千金要方

古今药方荟萃

中医治病誉美世界
古方妙治千金要方 中医药学经典
千古治病古书

王竹星 ◎ 主编

白话精解

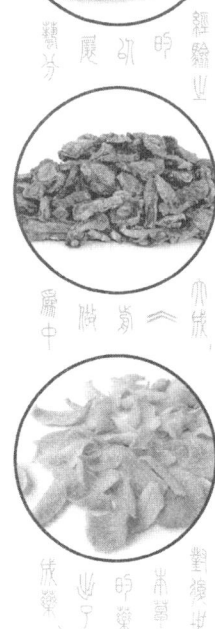

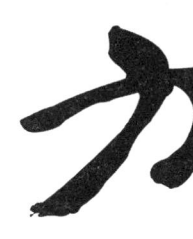

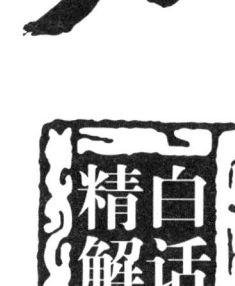

天津科学技术出版社

图书在版编目(CIP)数据

千金要方白话精解/王竹星主编. —天津:天津科学技术
出版社,2010.5(2018.9重印)
ISBN 978-7-5308-5363-4

Ⅰ.①千⋯　Ⅱ.①王⋯　Ⅲ.①千金方—研究　Ⅳ.①R289.342

中国版本图书馆 CIP 数据核字(2010)第 048552 号

责任编辑:孟祥刚
编辑助理:张建锋
责任印制:王　莹

天津科学技术出版社出版
出版人:蔡　颢
天津市西康路 35 号　邮编 300051
电话(022)23332402(编辑室)　23332392(发行部)
网址:www.tjkjcbs.com.cn
新华书店经销
三河市祥宏印务有限公司印刷

开本 710×1000　1/16　印张 28　字数 502 000
2018 年 9 月第 1 版第 2 次印刷
定价:92.00 元

前　言

古代医学典籍浩如烟海，其中不少著作都保存了中国医药学精湛的医学理论和丰富的临症经验，《千金方》就是其中之一。《千金方》(《备急千金要方》和《千金翼方》的合称)由唐代著名大医学家孙思邈所撰，是我国现存最早的医学类书籍。作者以人命重于"千金"，因此该书用"千金"命名。

《备急千金要方》(简称《千金要方》)广辑前代各家方书及民间验方，叙述妇、儿、内、外各科疾病的诊断、预防与主治方药，以及食物营养、针灸等养生疗疾内容。按照脏腑、寒热、虚实分类，分为医学总论、妇人方、少小婴孺、七窍、诸风、脚气、伤寒、脏腑、痈疽、解毒、备急诸方以及食治、平脉、针灸等法，总共二百三十余门，合方论五千三百余首。所列方剂，有一病而立数方，或一方治数病，较系统地总结和反映了自《黄帝内经》以后、唐代初期以前的医学成就，是一部收载丰富，内容博大精深的百科全书和大型医学史籍，也是一部科学价值颇高的医学著作。该书已流传一千三百余年，经久不衰，书中所用方药、养生、食疗等方至今仍被临床撷取选用，具有重要的学术意义和实用价值。

《千金翼方》主要内容包括本草、妇女、伤寒、小儿、养性、补肾、中风、杂病等，是《千金要方》的有益增补，并收载了当时医家所秘藏的汉代名医张仲景《伤寒论》精辟内容。需要指出的是，鉴于篇幅所限，我们不能全部收录，只能在《千金要方》的基础上，对其相关内容进行有效的补充，辑成这部合编《千金方》，尽管如此，我们仍旧相信这不失为一部切于实用的家疗养生必备读物。

由于水平所限，虽力求在翻译成白话的过程中能做到不失误，但仍难以避免，对此敬请广大读者指正。

目 录

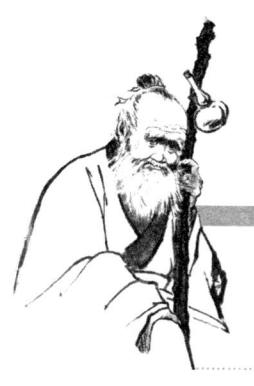

序例·卷一

大医习业第一 …………… 1	用药第六 …………… 8
大医精诚第二 …………… 1	合和第七 …………… 16
治病略例第三 …………… 3	服饵第八 …………… 21
诊候第四 …………… 5	药藏第九 …………… 23
处方第五 …………… 7	

妇人方上·卷二

求子第一 …………… 25	子死腹中第六 …………… 38
妊娠恶阻第二 …………… 26	逆生第七 …………… 38
养胎第三 …………… 28	胞衣不出第八 …………… 39
妊娠诸病第四 …………… 33	下乳第九 …………… 39
产难第五 …………… 37	

妇人方中·卷三

虚损第一 …………… 40	恶露第五 …………… 46
虚烦第二 …………… 42	下痢第六 …………… 48
中风第三 …………… 43	淋渴第七 …………… 49
心腹痛第四 …………… 44	杂治第八 …………… 50

妇人方下·卷四

补益第一 …………… 54	赤白带下崩中漏下第三 …… 60
月水不通第二 …………… 56	

目 录

少小婴孺方·卷五

序例第一 …………………… 62
初生出腹第二 ……………… 64
惊痫第三 …………………… 68
客忤第四 …………………… 73
伤寒第五 …………………… 75
咳嗽第六 …………………… 76
癖结胀满第七 ……………… 77
痈疽瘰疬第八 ……………… 78
小儿杂病第九 ……………… 80

七窍病·卷六

目病第一 …………………… 83
鼻病第二 …………………… 87
口病第三 …………………… 88
舌病第四 …………………… 90
唇病第五 …………………… 91
齿病第六 …………………… 92
喉病第七 …………………… 93
耳病第八 …………………… 95
面病第九 …………………… 97

风毒脚气·卷七

论风毒状第一 ……………… 99
汤液第二 …………………… 105
诸散第三 …………………… 108
酒醴第四 …………………… 109
诸膏第五 …………………… 112

诸风·卷八

论杂风状第一 ……………… 114
诸风第二 …………………… 116
贼风第三 …………………… 122
偏风第四 …………………… 127
风痱第五 …………………… 128
风懿第六 …………………… 130
角弓反张第七 ……………… 132
风痹第八 …………………… 133

伤寒上·卷九

伤寒例第一 ………………… 135
辟温第二 …………………… 139
伤寒膏第三 ………………… 140
发汗散第四 ………………… 141
发汗汤第五 ………………… 141
发汗丸第六 ………………… 143

目　　录

宜吐第七 …………………… 144
宜下第八 …………………… 145
发汗吐下后第九 …………… 146

伤寒下·卷十

伤寒杂治第一 ……………… 150
劳复第二 …………………… 152
百合第三 …………………… 154
伤寒不发汗变成狐惑病
　第四 ……………………… 156
伤寒发黄第五 ……………… 156
温疟第六 …………………… 162

肝脏·卷十一

肝脏脉论第一 ……………… 165
肝虚实第二 ………………… 171
肝劳第三 …………………… 173
筋极第四 …………………… 173
坚症积聚第五 ……………… 175

胆腑·卷十二

胆腑脉论第一 ……………… 180
胆虚实第二 ………………… 181
咽门论第三 ………………… 182
髓虚实第四 ………………… 182
风虚杂补酒煎第五 ………… 183
吐血第六 …………………… 186
万病丸散第七 ……………… 190

心脏·卷十三

心脏脉论第一 ……………… 194
心虚实第二 ………………… 200
心劳第三 …………………… 202
脉极第四 …………………… 202
脉虚实第五 ………………… 203
心腹痛第六 ………………… 203
胸痹第七 …………………… 205
头面风第八 ………………… 206

小肠腑·卷十四

小肠腑脉论第一 …………… 208
小肠虚实第二 ……………… 209
舌论第三 …………………… 209
风眩第四 …………………… 210

目录

风癫第五 …… 212
风虚惊悸第六 …… 219
好忘第七 …… 221

脾脏·卷十五

脾脏脉论第一 …… 222
脾虚实第二 …… 228
脾劳第三 …… 230
肉极第四 …… 230
肉虚实第五 …… 231
秘涩第六 …… 232
下痢第七 …… 233
冷痢第八 …… 236
疳湿痢第九 …… 237
小儿痢第十 …… 238

胃腑·卷十六

胃腑脉论第一 …… 240
胃虚实第二 …… 242
喉咙论第三 …… 242
反胃第四 …… 243
呕吐哕逆第五 …… 244
噎塞第六 …… 246
胀满第七 …… 247
痼冷积热第八 …… 249

肺脏·卷十七

肺脏脉论第一 …… 253
肺虚实第二 …… 258
肺劳第三 …… 260
气极第四 …… 261
积气第五 …… 262
肺痿第六 …… 266
肺痈第七 …… 267
飞尸鬼疰第八 …… 268

大肠腑·卷十八

大肠腑脉论第一 …… 271
大肠虚实第二 …… 272
肛门论第三 …… 272
皮虚实第四 …… 273
咳嗽第五 …… 273
痰饮第六 …… 278
九虫第七 …… 282

肾脏·卷十九

肾脏脉论第一 …… 285
肾虚实第二 …… 291

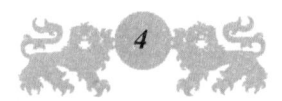

目　录

肾劳第三 …………………… 292
精极第四 …………………… 293
骨极第五 …………………… 295

骨虚实第六 …………………… 295
腰痛第七 ……………………… 296
补肾第八 ……………………… 297

膀胱腑·卷二十

膀胱腑脉论第一 …………… 300
膀胱虚实第二 ……………… 301
胞囊论第三 ………………… 302
三焦脉论第四 ……………… 303

三焦虚实第五 ……………… 304
霍乱第六 …………………… 307
杂补第七 …………………… 311

消渴淋闭尿血水肿·卷二十一

消渴第一 …………………… 314
淋闭第二 …………………… 320

尿血第三 …………………… 322
水肿第四 …………………… 323

疔肿痈疽·卷二十二

疔肿第一 …………………… 329
痈疽第二 …………………… 331
发背第三 …………………… 337

丹毒第四 …………………… 338
隐疹第五 …………………… 339
瘭疽第六 …………………… 340

痔漏·卷二十三

九漏第一 …………………… 345
肠痈第二 …………………… 349
五痔第三 …………………… 352

疥癣第四 …………………… 354
恶疾大风第五 ……………… 356

解毒并杂治·卷二十四

解食毒第一 ………………… 358
解百药毒第二 ……………… 359
解五石毒第三 ……………… 360
蛊毒第四 …………………… 365

狐臭漏腋第五 ……………… 367
脱肛第六 …………………… 368
瘿瘤第七 …………………… 369
癫病第八 …………………… 370

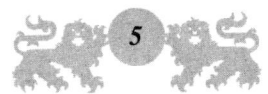

目 录

备急·卷二十五

猝死第一 …………………… 372
蛇毒第二 …………………… 374
被打第三 …………………… 375
火疮第四 …………………… 378

食治·卷二十六

序论第一 …………………… 382
果实第二 …………………… 385
菜蔬第三 …………………… 387
谷米第四 …………………… 392
鸟兽第五 …………………… 394

养性·卷二十七

养性序第一 ………………… 401
道林养性第二 ……………… 405
居处法第三 ………………… 409
按摩法第四 ………………… 410
调气法第五 ………………… 411
服食法第六 ………………… 413
黄帝杂忌法第七 …………… 415
房中补益第八 ……………… 416

平脉·卷二十八

平脉大法第一 ……………… 417
诊五脏脉轻重法第二 ……… 418
指下形状第三 ……………… 419
五脏脉所属第四 …………… 420
分别病形状第五 …………… 420
三关主对法第六 …………… 423
五脏积聚第七 ……………… 427
阴阳表里虚实第八 ………… 427
何时得病第九 ……………… 428
扁鹊华佗察声色要诀
第十 ………………………… 428
诊五藏六腑气绝症候
第十一 ……………………… 430
诊四时相反脉第十二 ……… 431
诊脉动止投数雏数死
期年月第十三 ……………… 431
扁鹊诊诸反逆死脉要
诀第十四 …………………… 432
诊百病死生要诀第十五 …… 434
诊三部脉虚实诀死生
第十六 ……………………… 437

附：古今医学常用度量衡对照表 …………………………………… 438

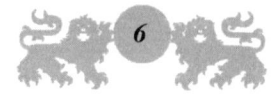

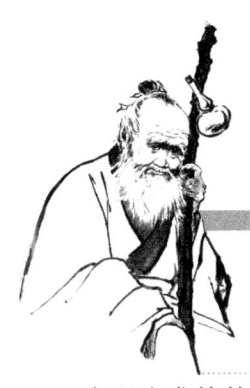

序列·卷一

大医习业第一

凡有所追求的从医者,想成为一名德才兼备、医术精湛的名医,必须悉心研究《黄帝内经·素问》、《黄帝三部针灸甲乙经》、《黄帝针经》、《明堂流注》等医学经典著作,以及十二经脉、三部九候、五脏六腑、全身表里的穴位等人体生理特征;以及《神农本草经》、《药对》等药物学专著;以及张仲景、王叔和、阮炳、范汪、张苗、靳邵等历代著名医家,还须精通阴阳学说、禄命学说、诸家相法;以及灼龟五兆、《周易》、六壬占卜法等。通过苦心钻研,熟习这些历代名作,才会具备成为一代名医的基本条件。如果没有这段学习的必经之路,就如同走在黑夜的人们,眼睛失去原有的效力,动辄就会因治疗失误而导致病人死亡。在熟悉以上这些的基础上,还须熟读这本《备急千金要方》,寻思其中深奥的医理,细加留意,精诚钻研,才可与他谈及医学之道。

此外,作为从医者,还须广涉群书。只有读得《诗经》、《尚书》、《礼记》、《周易》、《春秋》这五部儒家经典,才能知道何为仁义之道;不读《史记》、《汉书》、《后汉书》这三部历史著作,对古今的史事就不会有所了解;不读秦汉诸子百家的学说,遇事时就慌乱无主;不读《内经》,就不懂得慈悲喜舍之德行;不读《庄子》、《老子》,就体会不到天地自然运动变化的规律与真理,每当遇见任何事情时都会受到吉凶的拘束与顾忌;至于金木水火土五行的相生相克的互制化规律;太阳、月亮与金星、木星、水星、火星、土星的天体运行规律,都需要探讨。只有全面学习并掌握了这些知识,在从医的道路上遇到阻碍时,才能够运筹帷幄。

大医精诚第二

我国古代东晋大学者张湛说过:"医学与药物学,从来都很难精通。现在那些病,有的内因相同而病状各异,有的内因各异而病状却相同,所以五脏六腑的虚症与实症,血脉营卫的通流与阻塞,本来不是只凭耳朵、眼睛就能够审察得到的,必须先要通过诊脉来审察;而且寸口、关、尺各部的脉象有浮、沉、弦、紧的不同,腧穴流注有高、下、浅、深的差别,肌肤筋骨有厚、薄、刚、柔的差异。只有用心精细的人，才可以与他说及这些。若把这种最精微的事情却依赖于最肤浅的思维，后果不堪设想。若本来五脏六腑是实症而再去补益它，本来是虚症而再去削损它；本来营卫血脉是流通的而再去通彻它，本来是壅滞的而再去阻塞它；以及本来是寒症而再去冷泻它，本来是热症而再去温补它，这些做法都只会加重病人的疾患，而以此希望病人得生，我却只会看到病人因此而死。故医学、药物学与卜筮学，是很难精通的艺术学科，既然没有神仙传授，又是从哪里得到其中幽微的旨意呢？世上有些迂腐不堪者，仅仅读了几年的医书，就把自己吹嘘得无所不能，大言不惭道：天下没有我不能医治的病魔。待到三年后，才发现天下原来并没有现成的药方可用。所以学医的人必须广博极致地研究医学的道理，精细勤谨而不倦怠，不能只凭些道听途说，而说医家道理已被我穷尽了，这样只会深深地贻误自己。"

品德高尚、医术精湛的医师给人治病时，必定会先安定心神，让心志入定，没有欲望，没有要求，先发大慈大悲的恻隐之心，心中立誓愿意普救天下众生于病魔中。若有患病的人来求救，不会询问他的富贵贫贱、老幼美丑，或与自己有无恩怨，是否亲戚好友，以及没有种族、聪愚之分，都像对待自己亲人一样，同等对待，更不会瞻前顾后，考虑吉凶祸福，只爱惜自己的身体性命；把治病救人作为自己终生不渝的信念，不畏任何艰难险阻，全心全意地救治病人，不怕耽搁时间，不会婉言推辞。只有这样才能成为普天下人的救命之医，反之则是害人的巨贼。自古以来德高望重的行医者，把生死置之度外，救助别人于危难之中。我们人类生存的地球，人与人、人与动物间应友好地繁衍生息。现在编撰的这部《备急千金要方》，之所以不用有生命的动物来作为药物的原因就在这里。至于虻虫、水蛭一类，在出售前就已经有先死了的，于是拿来出售用作药物，并不在我们所讲的范畴之内。只是对于鸡蛋这一物，由于鸡雏尚未成形而处于混沌未分的状态，只有在那些非常要紧的情况下，不得已才隐忍而使用它；能不使用它的情况，连高尚而精深的哲人也很难做到。至于那些患疮痍、下痢污臭秽恶得不可入目、人人都厌恶看到的病人，为医者只能发出惭愧凄怜忧恤之心，不能起一丝芥蒂之意，这是众多行医者的志向所归。

品德高尚医术精湛的医生，常要澄净心神、内心反省，形象俨然端直、心中宽广，如大海汪汪，含混天地万物于其中，不是那么轮廓分明，也没有一丝晦暗。当他诊病时，须全心全意地专注，详细地审察病人的形体状况，一丝一毫也不要放过，从而判定用针灸或下处方，一点也不能出差错。虽说治病救人速效为好，但临事也当周密审察和深入思考，不能拿病人的性命开玩笑，自逞其能以图快意，或以此博取名誉，否则便是特别不仁不义不道德的行为！另外，到了病人家里时，即使有绮罗满目，也不能左顾右盼；有音乐入耳，也不能像有所喜好而痴迷；有美食接连不断地捧到面前，也只能像没有味道一样地吃；有美酒陈列，也只像没有看见一样。之所以要这样，因为还有一个病人在一边，满屋子的人快乐不起来,更何况病人时时刻刻在遭受痛苦,若医生却安然欢娱、傲然自得,这是人与神灵都难以接受的事情,必会遭到众人的谴责,是有高尚品德的人决不会做的事,这就是医家的医德。

医生行医治病时,要做到专心致志不能话多,不能调笑,不能戏谑喧哗,不能议论别人的是是非非、炫耀矜夸自己的声名、诋毁别的医生、自夸德行,偶然治愈了一个病人,就摆出一副自以为然的样子,趾高气昂地以为自己天下无双了。这样的医生如同病入膏肓的病人般无药可救。

老子说:人做了阳世间的好事,就自然会在阳世间得到善报;做了阴世间的好事,就会有鬼神来回报。人做了阳世间的坏事,就自然会在阳世间得到恶报;做了阴世间的坏事,就有鬼神来惩治他。这阴阳二途的循环相报,尽管有一定的迷信色彩,但也说明了尘世间的因果关系。故医生不能依仗自己的长处而一心收敛钱财,只应当有救苦之心,就会在命运的运行中自然感到多福。又不能因为病家富贵,就处以珍贵的药物,使他难以求到,以此来炫耀自我的才能,想来这也不是忠敬宽恕的道德。

治病略例第三

上天安排五行来繁殖万物,人禀承五行的性情,来作为五脏;经络与腧穴,是阴阳会通之处,阴阳二气的玄妙渺冥、深幽细微,其变化难以穷尽。《易经》上记载:若不是天下最幽深玄妙的,又有谁能达到这样? 看现在的医生,不深思经中旨义,来推断自己感触到的现象,只是各自继承家传技艺,始终遵从旧法。察病问疾,只注重自己口才敏捷,善于答辩,与病人面对面不多一会儿,则开方下药。捉寸口脉就不捉尺肤,即捉了手上的脉就忘了足下;对于人迎、趺阳脉,对于三部,并不详加考究;对于从脉搏的次数来探测呼吸,也数不满五十就罢手了;既判断不出病人生命的长短,也不能判定九候的潜伏病症;对于明堂、阙庭并不全都审察,只是略知一二,管中窥豹而已。想要凭这浅陋的诊断来判别病人的死生,本来就是很困难的。这些都是医家的大戒,生病的人必须谨慎地审察他,而自己预防病患。自古以来同业的医生们都互相嫉妒加害,如扁鹊正是被同行秦国的太医令李醯所害。一个医生开了处方,不能让别的医生掺和,恐怕有的医生私自加入毒药,使病人的疾病加重而渐渐地达到不可救药的地步。诸如此类的事件举不胜举,需要特别谨慎。宁愿不服他的药,以顺应与生俱来的自然天性的发展变化,也不能让愚医互相猜疑,害人性命,这是很令人哀伤的。

各种疾病的病根,为中风伤寒、寒热温疟、中恶霍乱、大腹水肿、肠澼下痢、大小便不通、奔豚上气、咳逆呕吐、黄疸消渴、积食不化、坚积症瘕、惊邪癫痫、鬼疰恶性流行传染病、喉痹齿痛、耳聋目盲、金疮踒折、痈肿恶疮、痔瘘瘤瘿,男子五劳七伤、虚乏羸瘦,女子带下崩中、血闭阴蚀,以及虫蛇蛊毒所伤。这些都是其大略的宗兆,其间的枝叶细微性的变动,各依其发生的具体症状来定性。又有冷热劳损、伤饱房劳、惊悸恐惧、忧患怵惕;还有产乳堕胎、堕下瘀血;也有贪服五石药物以求房室快乐的。这些都是形成疾病的根源,发作为各种枝叶性的症状,因此行医时,必须知道其病的本与末。但以前的医家说到的男女长幼的病症,有一半与病源联系相关的,就可服药。男人由各种阳气所汇聚而成,常居住在干燥处,阳气游动,又强力施行交泄,就会变成劳损损伤之类的疾病,这些病的名目也相当多,但比起女人来,则容易治疗十倍。凡是女子,大都十四岁以上就有月经,月经来之际,若遇到风、冷、湿、热四季之病相交缠,都应自己说出,否则若与治疗相违,或受药物刺激触动,就会增加其困扰,医生开处方时也应问清楚。凡是用药都须与其生长环境相适宜,江南岭外之地暑热多湿,那里的人肌肤脆薄,腠理开疏,用药宜轻宜少;关中河北的土地刚硬干燥,那里的人皮肤坚硬,腠理闭塞,用药宜重宜多。今有年少力壮者,不避风与湿而触犯禁忌,使精液暴竭,虽然患的是小病,猛药下泻的方法也不可轻易使用,一旦下利太过严重,使其精液枯竭,就会导致气血壅滞卧床不起,动辄须经年累月才能痊愈。凡是年龄较大又有宿疾的,宜服有通利作用的汤药,不须服完整剂药,一旦达到待通利的作用就马上停止,若病源未除的,待以后再与其他合治;稍有气力能服完整剂时就不这样对待了。对于病源须服通利的汤药才能去除的,服汤药之后,适宜时常用丸散药来辅助康复。

凡是服通利的汤药而治愈的病,这以后就须谨慎,不宜服进补的汤药,若服了进补的汤药,病势就会复发,此时再来重重地下泻,病人会受到很大地伤害。若是刚刚病愈而气力还没有很大程度地恢复的,只要消减其病的滋长就可以。需要服药的,应当用性味平和的药物来冲和。长期患病但不妨碍行走、气力也没有衰竭下去者,想要用冷热随宜的丸散药来滋补身体的,可先服通利的汤药,泻除胸腹中壅积的痰实,而后才能服补药。那些极度虚劳而应服进补的汤药的,不超过三剂就应停止。若是治疗风病而应服治风汤的,都不是三五剂能够见效的。素来就积滞有风邪、呕吐虚损的,连服十多剂,直到一百多天才能病愈。故云:若是实症,就用泻下的治法;若是虚症,就用补益的疗法。

天地之内,阴阳之中,人最为高贵。人,禀受天地中和之气而生,人制定了法制、规则、礼仪、音乐等人世间美好的东西。人刚刚生成时,是先生成其真精,真精生成后而脑髓生成;人的头是圆的,效法于天;足是方的,效法于地;双目与日月相应,五脏与五星相应;六腑与六律相应,而以心为中极。大肠长一丈二尺,以与十二时辰相应;小肠长二丈四尺,以与二十四节气相应;全身有三百六十五条经络,以与一年相应;人有九窍,以与九州相应。自然界有寒暑季节,人有虚、实症;自然规律有刑罚与奖励,人有爱、憎;自然界有阴与阳,人分男女;月份有大小,人有高矮。故若服食五谷不能适宜,

冷热咸苦更相触犯,一起来攻击人身,就会变成疾病。凡是医生诊断疾病的症状,本来就是不易的事,另外,通过询问病人而后知道他的病况,以此来辨别病的深浅轻重,这是取巧的医生。

张仲景说:"凡是想要运用汤合药与针灸的治法,必须深思熟虑,精通十二经脉,懂得三百六十孔穴,与营气卫气的运行规律,知道病位的所在,与适宜的治病的方法,这些都必须精通。古代最高明的医生,通过观察病人的面色来诊病,色脉与形体不能失调,若为黑色侵凌赤色则病人会死亡,为赤色侵凌青色则病人能够起死回生。古代中等的医生,通过听病人的声音来诊病,其声音与宫、商、角、徵、羽五音相合,如果从心脏听到水声,则是被病邪触犯而导致惊悸烦闷的病;从肝脏听到金声,恐怕金会来克木;脾属土,土为万物之源,脾摄取的食物养分周济于全身四肢。对于健康的人来说,是听不到脾土的声音的,只有人死时土音才归于脾;五音太过,则四肢不举;五音不及,则九窍不通,由色、声、香、味、触、法六境而生的见、闻、嗅、味、觉、知这六种认识作用就会遭到闭塞,就如同醉酒的人一般。这五音与四季相应而运转,周而复始。古代优秀的医生,通过诊察病人的脉象来察病,便知病的原由,与病的转移变化,以及与四季气候的逆与顺,及其相害相生关系,由此来审知脏腑的精微,这些才是高超的医术。

诊候第四

凡是要治病,应先审察病的根源,诊察病的关键与原理。若五脏并没有虚衰,六腑也没有穷竭,血脉没有错乱,精与神没有失散,服药后就必定能活;若病已生成,服药后可治愈一半;若病势已非常危险,即使服药性命也难保。

诊病的方法,常常在天刚刚亮时,因为此时阴气既没有发动,也没有散失,病人未进饮食,经脉还不亢盛,络脉调和均匀,气血没有错乱,此时精细地审察病人的脉象,知道病状的逆与顺,若不是这个时候则不能取用,深察三部九候而明白地告诉病人。古代善于行医则,最高明的医生能治理国家霍乱;中等的医生能医人;下等医生只能医病。古代高明的医生通过声音来诊病;中等的医生通过察面色来诊病;下等医生通过诊脉来诊病。高明的医生能医治还未发生的病;中等的医生能医治正要萌发的病;下等的医生只能医治已经生成的病。若不多加注意用心思考,就会临事混乱,分不清楚,导致病人不易救治。

什么叫三部呢? 指手脉的寸、关、尺。又者,上部为天,指肺;中部为人,指脾;下部为地,指肾。那九候又是指什么呢? 人体上、中、下三部每一部各有天、地、人三候,合为九候。上部的"天候",指两额动脉,即太阳穴主管头角部位的气;上部的"地候",指两颊动脉,即地仓穴主管口齿部位的气;上部的"人候",

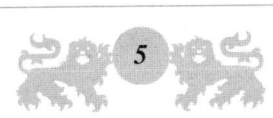

指耳前动脉,即耳门穴主管耳目部位的气。中部的"天候",指手太阴肺经,属肺气;中部的"地候",指手阳明大肠经,属胸中之气;中部的"人候",指手少阴心经,属心气。下部的"天候",指足厥阴肝经,属肝气;下部的"地候",指足少阴肾经,属肾气;下部的"人候",指足太阴脾经,属脾气。上述的合为九候。

这里的三部包含以下几种含义:①脏部上部下部;②身体之上中下;③面部之上中下;④手脉之寸关尺。那些形体亢盛而脉象细微的病人,若吸入的气稀少而供应不足的话,就会死亡;形体瘦弱而脉象大、胸中多气者也会死亡。而形体与气息相合的病人能够存活;错杂无绪不协调者会生病;三部、九候、脉象都错乱者则会死亡。那些庸医不能通晓三部九候及四季的规律,有的用错了汤药,针灸不合乎法度,只依照古方治病,就会增加其他疾病,而致病人死亡。其实有相当一部分的患者都是死于庸医的救治方法不得当。经书上说:"地、水、火、风,和合而成人。凡是人的火气不调,则全身蒸热;风气不调的,则全身僵直,所有的毛孔就会闭塞;水气不调,则身体浮肿,气满喘粗;土气不调,则四肢僵硬,说话时发不出音。没有火气,身体就发冷;风气停止,人的呼吸就会断绝;水气枯竭,血就会没有;土气散失,则身体分裂。但是庸医并不深谙脉理,反脉理而治病,令五脏中的五行互相克制削弱,简直如火上焦油,不能不慎呀!凡是地、水、火、风四气合德,则四神安详平和;其中一气不调,则会生病;四神一起妄动,则会百病齐生。只有一神妄动引起的病萌发时,可不治自愈;两神妄动引起的病同时发作时,须经过治疗而后能痊愈;三神妄动引起的病,即使治疗也难以痊愈;四神妄动引起的病,就难以救治,只好等待死亡了。

张仲景说:在治疗各种疾病之前,应当先用汤药荡涤五脏六腑,使百脉疏通,阴阳有序,邪气破散,枯焦的部位得到润泽,皮肤悦泽,气血增益;因为水能净化万物,故用汤药。若四肢已经得病很久,再次因风冷而发作,则应当用散药,因为散药能驱逐邪气。对于风气湿痹在表里移走,居无定处者,也应当用散药来平定它。其次应当用丸药,因为丸药能驱逐风冷,破除积聚,消释各种坚癖,增进饮食,调和营卫。若能合用汤、丸、散者,可以称得上是高明的医生。故曰:行医,就在于用心意。不须出汗的病人而强迫其发汗的,就会使病人丧失了津液,因津液枯竭而死;需要发汗的病人而不让其出汗,周身就会毛孔闭塞,也会使病人闷绝而死;再者不须下泻而强迫病人下泻的,会使病人开肠洞泄,无法止住而死;需要下泻而不让病人下泻的,会使病人心内懊侬,胀满烦乱,浮肿而死;还有不须灸灼而强迫给病人灸灼的,会使病人火邪入腹,触犯扰乱五脏,使病人的烦闷加重而致死;须灸灼而不给病人灸灼的,会使病人冷结重凝,时间一久则更加密固,当其气上逆冲心,而不得消散,就会病笃而死。

黄帝问道:"淫邪之气流散充溢怎么办?"岐伯回答说:"各种有害身心健康的因素,从外进攻入内,居无定所,就流散到五脏,仍不得定处,就与营卫同行而与魂魄一齐飞扬,使人睡卧不得安宁而

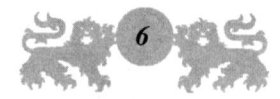

多梦。凡是邪气侵蚀到六腑,就会导致外有余而内不足;凡是邪气侵蚀到五脏,就有余于内而不足于外。"黄帝问道:"这有余与不足各有怎样的表现呢?"岐伯回答说:"阴气盛,就会梦见涉渡大水,惊恐万状;阳气盛,就会梦见赴大火之中而被焚烧;阴、阳气旺盛,就会梦见互相厮杀,破坏与受伤;上部气盛,就会梦见向上飞扬;下部气盛,就会梦见向下坠落;吃东西过饱就会梦见施舍给别人;而太饿则就会梦见索取食物。肝气盛则会梦见自己发怒;肺气盛则会梦见恐惧哭泣;心气盛则会梦见喜笑以及恐畏;脾气盛则会梦见唱歌欢乐及身体沉重,手脚不灵便;肾气盛则会梦见腰脊向两边分开而不连属。凡是属这十二盛的情形出现时,采取泻下的疗法,就会痊愈。若其气逆行,侵驻于心,就会梦见山丘烟火;气逆侵驻于肝,就会梦见向上飞扬,见到金、铁等奇异器物;气逆侵驻于肝,就会梦见山林树木;气逆侵驻于脾,就梦见丘陵深潭,或在风雨中倒塌的墙壁;气逆侵驻于肾,就会梦见身临深潭,或没入水中而居;气逆侵驻于膀胱,就会梦见游走在外;气逆侵驻于胃,就会梦见饮食;气逆侵驻于大肠,则会梦见田野;气逆侵驻于小肠,就会梦见城市街道聚集;气逆侵驻于胆,就会梦见与人打官司相斗而自剖;气逆侵驻于生殖器,就会梦见交合;气逆侵驻于颈项,就会梦见斩首;气逆侵驻于胻,就会梦见行走而不能前进,以及居住在池渠陷阱洼地之中;气逆侵驻于大腿,就会梦见礼节性的跪拜;气逆侵驻于膀胱,就会梦见小便。凡属这十五种不足的情况出现时,采取补益的疗法,就能治愈。善于诊候的医生也可深思此意,那就尽善尽美了。

《史记》上说:有六种病人是无药可救的:第一种为骄纵恣肆不讲道理者;第二种为轻视身体而看重钱财者;第三种为吃饭穿衣都不能适应者;第四种为阴阳混杂,五脏之气不能定位者;第五种为身体羸瘦不能服药者;第六种为信任巫婆而不信医生者。能生者,脉候还存在,身体与面色还尚未发生大的改变,病邪还未进入腠理,这时如能及时就医用药,自己能很好地将息调理,委托良医治病,就没有什么病是不能治愈的。

处方第五

治疗寒症用热药,治疗热症用寒药,治疗饮食不消化用吐下的药,治疗鬼疰蛊毒之类时行传染病当用蛊毒药,治疗痈肿疮瘤用疮瘤药,治疗风湿用风湿药,治疗风、劳、气、冷等症疾,都应随其症而用其药。雷公说:药有三种等级;病有三个阶段;药的性味与质地有甘、苦、轻、重之分;病的症候有新病、久病、寒病、温病的差异。重、热、腻、滑、咸、酸、石药、饮食等,对于风病是对症的疗法,于其他病则不对症;轻、冷、粗、涩、甘、苦、草药、饮食等对于热症是对症的疗法,于其他病则不对症。轻、热、辛、苦、淡、木药、饮食等,对于冷病是对症的疗法,于其他病则

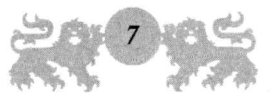

不对症。这个大纲可以粗略地显现出其源流,通过察视病状则可知其余病,再针对具体病情时须灵活运用,宜懂得这个用药的概要。

《药对》说:许多疾病的积聚,皆由虚亏而引起,身体一旦虚亏则百病滋生。积,是指五脏积累的;聚,指五腑汇聚的。诸如此类的疾病,医生多遵从旧方,不作增减。而旧方对于虚亏而劳损的病人,其弊端千千万万,故宜随应病情而在旧方基础上有所增减。古代的那些良医,都是自己采药,并仔细审察药物的分类及其药性,恰当地按照时节早晚取用,如果采药时节过早则药势尚未生成,过晚则其盛势已经衰竭。现在的医生,自己既不采药,也不顺应节气的早晚,一味地一同采取,用来做药,对药性的冷热与消长及其份量的多少也不了解,如此虽徒有治病的满腔热情,但永远也不会有必定治愈的效果,实属肤浅糊涂的医生。

现在暂且再来根据药物的冷热属性,对旧方的增损所针对的疾病进行阐述。对于虚劳而苦于头痛又发热的病人,加枸杞、萎蕤;对于虚而欲吐的病人,加人参;对于虚而不安的病人,也加人参;对于虚而纷纭多梦的病人,加龙骨;对于虚而多热的病人,加地黄、牡蛎、地肤子、甘草;对于虚而发冷的病人,加当归、芎䓖、干姜;对于虚而劳损的病人,加钟乳、棘刺、肉苁蓉、巴戟天;对于虚而大热的病人,加黄芩、天门冬;对于虚而健忘的病人,加茯神、远志;对于虚而惊悸不安的病人,加龙齿、紫石英、沙参、小草,如果发冷就用紫石英与小草,如果有热邪侵入就用沙参与龙齿,如果不冷不热就不用;对于虚而口干的病人,加麦门冬、知母;对于虚而气息缓弱的病人,加胡麻、覆盆子、柏子仁;对于虚而多气兼微咳的病人,加五味子、大枣;对于虚而身体僵直、腰中部不灵活的病人,加磁石、杜仲;对于虚而多冷的病人,加桂心、吴茱萸、附子、乌头;对于虚而小便呈赤色的病人,加黄芩;对于虚而有热邪侵入的病人,加地骨皮、白水黄芪;对于虚而发冷的病人,用陇西黄芪;对于虚而生痰、复有气的病人,加生姜、半夏、枳实;对于虚而小肠泄利的病人,加桑螵蛸、龙骨、鸡肶胵;对于虚而小肠不泄利的病人,加茯苓、泽泻;对于虚而小便呈白色的病人,加厚朴。上述诸药并非都是作者亲身使用过,只是根据药物的分类与冷热属性,与病情相对应,暂时叙述出来增添在这里,用药入处方的医生,应当依此。

用 药 第 六

上等药物有 120 种,为君药,其主要功用是养命,以顺应天德,无毒,多服久服皆不会伤人,本着上经用药,就会使身体轻快、增益和气,长生不老、延年益寿;中等药物有 120 种,为臣药,其主要功用是养性,以顺应人德,为有毒、无毒之分,须斟酌其宜,本着中经用药,则会抑制住病势的发展以及补虚羸的;下等药物有

125种,为佐使药,其主要功能是治病,以顺应地德,多有毒,不可长期服,本着下经用药,则祛除寒热邪气以及破除积聚而治愈疾病。三等药物共有365种,效法365度,每一度与每一天相应,而成为一年,其倍数为730。

药物之间有君、臣、佐、使的关系,以互相宣散与收摄,合用的则宜用一君二臣三佐五使,亦可用一君三臣九佐使等。用药又分阴阳配合,子、母、兄、弟,根、茎、花、实,草、石、骨、肉互相配合的关系。药物有单行的,有相须的,有相使的,有相畏的,有相恶的,有相反的,有相杀的,凡是有这七种情况出现时,需合用药物的,必须加以审视慎用。应当用相须相使的药物才有良好效果的时候,就不能用相恶相反的药物。若有毒需要制约,可用相畏相杀的药物,否则就不可合用。药物分酸、咸、甘、苦、辛五味,又有寒、热、温、凉四气以及有毒、无毒的区别,阴干、暴干的区别,采造时月的区别,生、熟土地所出的区别,真、伪和陈、新的区别,使用时都应遵循一定的方法。现将药物的相使、相畏等七种情况排列如下,医生开处方时须对其深入研究:

玉 石 上 部

玉 泉	畏款冬花
玉 屑	恶鹿角
丹 砂	恶磁石,畏咸水
曾 青	畏菟丝子
石 胆	以水英为使药,畏牡桂、菌桂、芫花、辛黄、白薇
云 母	以泽泻为使药,畏鮀甲及流水,恶徐长卿
钟 乳	以蛇床子、菟丝子为使药,恶牡丹、玄石、牡蒙,畏紫石英、蘘草
朴 硝	畏麦句姜
硝 石	以火为使药,恶苦参、苦菜,畏女菀
芒 硝	以石韦为使药,恶麦句姜
矾 石	以甘草为使药,恶牡蛎
滑 石	以石韦为使药,恶曾青
紫石英	以长石为使药,畏扁青、附子,不欲鮀甲、黄连、麦句姜
白石英	恶马目毒公
赤石脂	恶大黄,畏芫花
黄石脂	以曾青为使药,恶细辛,畏蜚蠊、扁青、附子
白石脂	以燕粪为使药,恶松脂,畏黄芩
太一余粮	以杜仲为使药,畏铁落、菖蒲、贝母

玉石中部

水　银	畏磁石
殷　孽	恶防己,畏术
孔公孽	以木兰为使药,恶细辛
阳起石	以桑螵蛸为使药,恶泽泻、菌桂、雷丸、蛇蜕皮,畏菟丝子
凝水石	畏地榆,解巴豆毒
石　膏	以鸡卵为使药,恶莽草毒公
磁　石	以柴胡为使药,畏黄石脂,恶牡丹、莽草
玄　石	恶松脂、柏子仁、菌桂
理　石	以滑石为使药,畏麻黄

玉石下部

青琅玕	得水银效果更好,畏鸡骨,杀锡毒
矾　石	得火效果更好,以棘针为使药,恶虎掌、毒公、鹜屎、细辛,畏水
方解石	恶巴豆代赭畏天雄
大　盐	以漏芦为使药

草药上部

六　芝	以薯蓣为使药,得头发效果更好,恶恒山,畏扁青、茵陈
天门冬	以垣衣、地黄为使药,畏曾青
麦门冬	以地黄、车前为使药,恶款冬、苦瓠,畏苦参、青蘘
术	以防风、地榆为使药
女萎　萎蕤	畏卤咸
干地黄	得麦门冬、清酒效果更好,恶贝母,畏芜荑
菖　蒲	以秦艽、秦皮为使药,恶地胆、麻黄
远　志	得茯苓、冬葵子、龙骨效果更好,杀天雄、附子毒,畏真珠、蜚蠊、藜芦、齐蛤
泽　泻	畏海蛤、文蛤
薯　蓣	以紫芝为使药,恶甘遂
菊　花	以术、枸杞根、桑根白皮为使药
甘　草	以术、干漆、苦参为使药,恶远志,反甘遂、大戟、芫花、海藻
人　参	以茯苓为使药,恶溲疏,反藜芦
石　斛	以陆英为使药,恶凝水石、巴豆,畏白僵蚕、雷丸
牛　膝	恶萤火、龟甲、陆英,畏车前
细　辛	以曾青、枣根为使药,恶狼毒、山茱萸、黄芪,畏滑石、硝石,反藜芦

续表

独活	以蠡实为使药
柴胡	以半夏为使药,恶皂荚,畏女菀、藜芦
菴䕡子	以荆子、薏苡仁为使药,恶细辛、干姜
蒺藜子	得荆子、细辛效果更好,恶干姜、苦参
龙胆	以贯众为使药,恶防葵、地黄
菟丝子	得酒效果更好,以薯蓣、松脂为使药,恶蘿菌
巴戟天	以覆盆子为使药,恶朝生、雷丸、丹参
蒺藜子	以乌头为使药
防风	恶干姜、藜芦、白蔹、芫花,杀附子毒
络石	以杜仲、牡丹为使药,恶铁落,畏菖蒲、贝母
黄连	以黄芩、龙骨、理石为使药,恶菊花、芫花、玄参、白藓皮,畏款冬,胜乌头,解巴豆毒
沙参	恶防己,反藜芦
丹参	畏咸水,反藜芦
天名精	以垣衣为使药
决明子	以蓍实为使药,恶大麻子
芎䓖	以白芷为使药
续断	以地黄为使药,恶雷丸
黄芪	恶龟甲
杜若	得辛夷、细辛效果更好,恶柴胡、前胡
蛇床子	恶牡丹、巴豆、贝母
茜根	畏鼠姑
飞廉得	乌头效果更好,恶麻黄
薇衔得	秦皮效果更好
五味子	以苁蓉为使药,恶萎蕤,胜乌头

草药中部

当归	恶䕡茹,畏菖蒲、海藻、牡蒙
秦艽	以菖蒲为使药
黄芩	以山茱萸、龙骨为使药,恶葱实,畏丹砂、牡丹、藜芦
芍药	以雷丸为使药,恶石斛、芒硝,畏硝石、鳖甲、小蓟,反藜芦
干姜	以秦椒为使药,恶黄连、黄芩、天鼠粪,杀半夏、莨菪毒
藁本	恶䕡茹

麻黄	以厚朴为使药,恶辛荑、石韦
葛根	杀野葛、巴豆、百药毒
前胡	以半夏为使药,恶皂角,畏藜芦
贝母	以厚朴、白薇为使药,恶干姜,畏牛膝、干漆,反乌头
栝楼	以枸杞为使药,恶干姜,畏牛膝、干漆,反乌头
玄参	恶黄芪、干姜、大枣、山茱萸,反藜芦
苦参	以玄参为使药,恶贝母、漏芦、菟丝子,反藜芦
石龙芮	以大戟为使药,畏蛇蜕皮、吴茱萸
石韦	以滑石、杏仁为使药,得菖蒲效果更好
狗脊	以萆薢为使药,恶败酱
萆薢	以薏苡为使药,畏葵根、大黄、柴胡、牡蛎、前胡
瞿麦	以蘘草、牡丹为使药,恶桑螵蛸
白芷	以当归为使药,恶旋覆花
紫菀	以款冬为使药,恶天雄、瞿麦、雷丸、远志,畏茵陈
白鲜皮	恶桑螵蛸、桔梗、茯苓、萆薢
白薇	恶黄芪、大黄、大戟、干姜、干漆、大枣、山茱萸
紫参	畏辛荑
仙灵脾	以薯蓣为使药
款冬花	以杏仁为使药,得紫菀效果更好,恶皂荚、硝石、玄参,畏贝母、辛荑、麻黄、黄芩、黄连、黄芪、青葙
牡丹	畏菟丝子
防己	以殷孽为使药,恶细辛,畏草薢,杀雄黄毒
女菀	畏卤咸
泽兰	以防己为使药
地榆	得头发效果更好,恶麦门冬
海藻	反甘草

草药下部

大黄	以黄芩为使药
桔梗	以节皮为使药,畏白及、龙胆、龙眼
甘遂	以瓜蒂为使药,恶远志,反甘草
葶苈	以榆皮为使药,得酒效果更好,恶僵蚕、石龙芮
芫花	以决明为使药,反甘草

续表

泽漆	以小豆为使药,恶薯蓣
大戟	反甘草
钩吻	以半夏为使药,恶黄芩
藜芦	以黄连为使药,反细辛、芍药、五参,恶大黄
乌头乌喙	以莽草为使药,反半夏、栝楼、贝母、白蔹、白及,恶藜芦
天雄	以远志为使药,恶腐婢
附子	以地胆为使药,恶蜈蚣,畏防风、甘草、黄芪、人参、乌韭、大豆
贯众	以䕡菌为使药
半夏	以射干为使药,恶皂荚,畏雄黄、生姜、干姜、秦皮、龟甲,反乌头
虎掌	以蜀漆为使药,畏莽草
蜀漆	以栝楼为使药,恶贯众
恒山	畏玉札
狼牙	以芜荑为使药,恶秦艽、地榆
白蔹	以代赭为使药,反乌头
白及	以紫石英为使,恶理石、李核仁、杏仁
䕡菌得	酒效果更好,畏鸡卵
茵茹	以甘草为使药,恶麦门冬
荩草	畏鼠妇
夏枯草	以土瓜为使药
狼毒	以大豆为使药,恶麦句姜
鬼臼	畏垣衣

木药上部

茯苓 茯神	以马兰为使药,恶白蔹,畏牡蒙、地榆、雄黄、秦艽、龟甲
柏子仁	以牡蛎、挂心、瓜子为使药,畏菊花、羊蹄、诸石、面、曲
杜仲	恶蛇蜕、玄参
干漆	以半夏为使药,畏鸡卵
蔓荆子	恶乌头、石膏
牡荆实	以防风为使药,恶石膏
五加皮	以远志为使药,畏蛇蜕、玄参
黄柏	恶干漆
辛夷	以芎䓖为使药,恶五石脂,畏菖蒲、蒲黄、黄连、石膏、黄环
酸枣仁	恶防己
槐子	以天雄、景天为使药

木药中部

厚朴	以干姜为使药,恶泽泻、寒水石、硝石
山茱萸	以蓼实为使药,恶桔梗、防风、防己
吴茱萸	以蓼实为使药,恶丹参、硝石、白垩,畏紫石英
秦皮	以大戟为使药,恶吴茱萸
占斯	解狼毒毒
栀子	清热,泻火,凉血
秦椒	恶栝楼、防葵,畏雌黄
桑根白皮	以续断、挂心、麻子为使药

木药下部

黄环	以鸢尾为使药,恶茯苓、防己
石南	以五加皮为使药
巴豆	以芫花为使药,恶蘘草,畏大黄、黄连、藜芦,杀斑蝥毒
蜀椒	以杏仁为使药,畏款冬
栾华	以决明为使药
雷丸	以荔实、厚朴为使药,恶葛根
溲疏	以漏芦为使药
皂荚	以柏子为使药,恶麦门冬,畏空青、人参、苦参

兽上部

龙骨	得人参、牛黄效果更好,畏石膏
龙角	畏干漆、蜀椒、理石
牛黄	以人参为使药,恶龙骨、地黄、龙胆、蜚蠊,畏牛膝
白胶	得火效果更好,畏大黄
阿胶得	火效果更好,畏大黄

兽中部

犀角	以松脂为使药,恶雚菌、雷丸。
羖羊角	以菟丝子为使药
鹿茸	以麻勃为使药
鹿角	以杜仲为使药

兽下部

麋脂	畏大黄,恶甘草

虫鱼上部

蜜 蜡	恶芫花、齐蛤
蜂 子	畏黄芩、芍药、牡蛎
牡 蛎	以贝母为使药,得甘草、牛膝、远志、蛇床效果更好,恶麻黄、吴茱萸、辛夷
桑螵蛸	畏旋覆花
海 蛤	以蜀漆为使药,畏狗胆、甘遂、芫花
龟 甲	恶沙参、蜚蠊

虫鱼中部

伏 翼	以苋实、云实为使药
猬 皮	得酒效果更好,畏桔梗、麦门冬
蜥 蜴	恶硫黄、斑蝥、芜荑
露蜂房	恶干姜、丹参、黄芩、芍药、牡蛎
䗪 虫	畏皂荚、菖蒲
蛴 螬	以蜚虫为使药,恶附子
鳖 甲	恶矾石
蛇鱼甲	以蜀漆为使药,畏狗胆、甘遂、芫花
乌贼鱼骨	恶白蔹、白及
蟹	杀莨菪毒、漆毒
天鼠粪	恶白蔹、白薇

虫鱼下部

蛇 蜕	畏磁石及酒
蚱 蜢	畏羊角、石膏
斑 蝥	以马刀为使药,畏巴豆、丹参、空青,恶肤青
地 胆	恶甘草
马 刀	得水效果更好

果上部

大 枣	杀乌头毒

果下部

杏 仁	得火效果更好,恶黄芪、黄芩、葛根,解锡胡粉毒,畏蘘草

菜上部

冬葵子	以黄芩为使药

菜中部

葱	实解藜芦毒

米上部

麻蕡　麻子	畏牡蛎、白薇,恶茯苓

米中部

大豆　黄卷	恶五参、龙胆,得前胡、乌喙、杏仁、牡蛎效果更好,杀乌头毒
大　麦	以食蜜为使药
酱	杀药毒火毒

上述190余种药物有相制相使的关系,其余皆无,故不再备录。

有人说:"古人用药特别少,分量也轻,而治愈的病极多。而今的处方,不仅药多,分量也重,却不比古人治愈的病,这又是为什么呢?"回答说:"古时的植物受日月光照耀和生长的时间较长,药物在土里生长,自养经久,气味真实;加上百姓的欲望很少,禀气中和,感染疾病也就轻微,也容易治疗;现在的药物受日月光照耀和生长的时间较短,药力轻虚;另外,现代人生活压力很大,疾病感染也就厚重,故不易治疗。病轻则用药须少,病重则用药须多,这是行医的一个基本因素,这并没有什么好奇怪的。再加上古代医生大都是自己亲自采药,其阴干、暴干就诶遵从法度而操作,对某地的人所用的药物必定依照某某地出产的,故治病十之八九能愈;而现在的医生只知诊脉开处方,无法确知采药的时节,至于药物的出处、产地、新与陈、虚与实,一概不知,故治病十人中五六人则无法治愈,就是这个原因。开处方的人常常需要多加用心,反复斟酌要取用的药,药才有效力,若一味效法古人,那只有贻误自己,希望后来的医生、学者周详地熟知这个道理。凡是紫石英、白石英、朱砂、雄黄、硫黄等,都须光明映澈,颜色纹理鲜明洁净的为好,若不是这样的药物,则会使人身体干燥,发热口干而死。凡是草药、石药,都须生长的土地坚实、气味浓烈的,才能治愈疾病,若不是这样的药物,用来治病也不能治愈。凡是狼毒、枳实、橘皮、半夏、麻黄、吴茱萸,陈久的为最佳。其余的药物则精细新鲜的为佳。

合和第七

有人问:"凡是和合汤药时,治各种草、石、虫、兽药时,用水的升数及其消杀法则是怎样的呢?"回答说:"凡是草药有根、茎、枝、叶皮、骨、花、果实的,各种虫药有毛、翅、皮、甲、头、足、尾、骨的,须烧炼炮炙,其生熟自有一定的限度,均得依照以下介绍的方法。顺应方法者则会带来福祉,违反方法者就可能遭受祸殃。

有的需要皮、去掉肉；有的去掉皮，需要肉；有的需要根茎，有的需要花与果实，皆都依照处方炼治，使其尽量干净清洁，然后升合秤量，不得有半点差错。药物之间有相生相杀的关系，其药力有强有弱，须使其君、臣、佐、使相互扶助。若不精通各种医家经典著作，就不会知道药物间的好恶关系。有的医生根本不遵循处方，随意加减分量，使各种草石药物强弱相欺，服入病人腹中后不但不能治病，反而更相斗争，如果草石药性相反，就会使人迷乱，其药力甚于刀剑。如果调和得当，即使没有能够达到治病的目的，也还能使五脏安和通利，对于病情也不会加剧。"例如说：各种经书上的处方的用药，所有的熬炼节度，都加有注脚。现在的处方却不如此，故作者在此篇中详细地将它们列出，读者且不可厌烦处方下的脚注。

凡是药物，必先经过选择、煎炒、炮制，然后才能秤其重量，用来作为药物，不能生秤。

凡是用石药及玉，都须使其碎如米粒，用棉布裹住纳入汤药或酒药中。

凡是钟乳等各种石药，用玉槌加水研细、漂炼三日三夜，务必使其极细。

凡是银屑，用水银调和成如泥状。

凡是礜石，先用赤泥围裹，放入火中半日，熟后就可以使用，但不能过度。如果不炼，生用入药，会使病人心肝涣散。

凡是朴硝矾石，都需烧之使其汁尽，才能用于丸散药中。芒硝、朴硝都需绞汁后，纳入汤中，再放到火上煎两三沸，熔化尽后才能服用。

凡是汤药中用丹砂、雄黄的，其熟末须如粉，临服用时要纳入汤药中，搅拌使其调和，然后服用。

凡用整个的药物于汤药中的，都须剖开，如干枣、栀子之类。用细核物，也要打碎，如山茱萸、五味子、蕤核、决明子之类。用细花子物，整个地用，如旋覆花、菊花、地肤子、葵子之类。米、麦、豆类，也可整用。

凡是橘皮、吴茱萸、椒等，加入汤药时不须碎成小块。

凡是各种果实、果仁都须去掉尖，以及双仁的，用热水浸泡使之柔软，拍打去皮，仍然切开。用栀子时去皮；用蒲黄须待汤药已成然后再加入。

凡是麦门冬、生姜加入汤药时都须切开，反复地捣多次绞多次取汁，待汤药已成、去渣后才加入，煮五六沸，而取得处方上要求的汤药升数，不可与药一起煮。另一种方法是切成薄片使用。

凡是麦门冬，都须微微润湿后抽去心。

凡是麻黄，须去节，先单独熬两三沸，掠去泡沫，然后加水还复到原来的升数，再加入他药。没有经过这种制作过程而直接入药的，会使人烦瞀。斩成每段一寸，小草、瞿麦斩成每段五分，细辛、白前斩成每段三分，用于膏药中时要细锉。

凡是牛膝、石斛等加入汤药或酒中时，须拍碎使用；石斛加入丸药散药中时，先用石槌极力槌打使之破碎，然后入臼，不然就捣不熟。加入酒时也应这样做。

凡是桂、厚朴、杜仲、秦皮、木兰之类，都须削去虚软、粗糙的表皮，取里面有味的来秤。茯苓、猪苓，须削除黑皮。牡丹、巴戟天、远志、野葛等，都须槌破去心，对紫菀先洗去泥土，暴干后再秤。对薤白、葱白，除尽其青色部分。对莽草、

石南、茵芋、泽兰，剔取叶及嫩茎，除去大枝。对鬼臼、黄连，都除去根毛。石韦、辛荑，拭擦掉其毛，辛荑另外去心。对蜀椒，除去闭口者及目。用大枣、乌梅，都除去核。用鬼箭，削取羽皮。

凡是茯苓、芍药，若用做补药，需要白色的；用做泻药，则只用红色的。

凡是菟丝子，用热水淘去泥沙，漉干，再用温酒浸泡一晚上，漉出，暴晒干使其微白，捣碎。若捣不尽，就再用酒浸泡三五天，取出晒得微干，再捣，一会儿就全都捣尽了，极其易碎。

凡是用甘草、厚朴、枳实、石南、茵芋、藜芦、皂荚之类，都须炙烤。枳实须除去穰，藜芦须除去头，皂荚须除去皮与子实。

凡是用椒实，须微炒，使其出汗，则有药势药力。

凡是汤、丸、散药中用天雄、附子、乌头、乌喙、侧子，都须经过煻灰炮制，使其微微裂开，削去黑皮，然后再秤。只有在姜附汤及膏酒中才生用，也削去皮再秤，沿着直条纹理，破成七八片。

凡是半夏，用热水洗去表皮上的滑腻，一种说法是洗十次破作四片，再秤，用来加入汤药中。若是加入膏、酒、丸、散中，则都用煻灰炮制。

凡是巴豆，须除去皮、心、膜，炒成紫色。桃仁、杏仁、葶苈、胡麻等各种有脂膏的药，都炒成黄黑色。单独捣成膏状，用指头击之，击到看上去模样紊乱后，才将以前制好的散药稍稍加入臼中，一起研捣使其消散，再全都用轻绢筛尽，又纳入臼中，依法捣几百杵。汤药膏药中即使有生的，也要一起捣破。

凡是麦芽、曲沫、大豆、黄卷、泽兰、芫荑，都微炒。干漆须炒到无烟的程度。用乌梅加入丸药散药的须煎，用熟艾时先炒再擘细，与各种药一起捣细成散，不可筛的，纳入散药中和匀。

凡是用各种毛、羽、齿、牙、蹄、甲，以及龟、鳖、鲮鱼、鲤鱼等的甲、皮、骨、肉、角、筋，以及鹿茸等，都须炙。蛇蜕皮微炙。

凡是用斑蝥等各种虫，都除去足、翅，微炒。用桑螵蛸，从中剖开，炙。用牡蛎，炒成黄色。用僵蚕、蜂房，都微炒。

凡是汤药中用麝香、犀角、鹿角、羚羊角、牛黄，须研成粉末，临服用时再加入汤药中，搅拌，使其调和，然后服用。

凡是丸、散药剂中用胶，先炙，使其通体沸起，燥热后，才能捣。有不沸起的部位，再炙烤。在断下汤中直接用，不炙。各种汤药中用阿胶，都是待汤药成后，加入汁中，再放到火上经两三沸，使其溶化。

凡是用蜜，先用火熬，掠去泡沫，使其颜色微黄，那么丸药就能经久不坏。至于掠去的泡沫的多少，应随蜜的精与粗，直到很浓稠时，制成的丸药才更好。

凡是丸药中用蜡，熔化后投入少许蜜中，搅拌调匀用来和药。

凡是汤药中用饴糖，都在汤药已成后再加入。各种汤药中用酒的，都宜在临熟时加入。

各种药物有的宜于制成丸药、散药、汤药，有的则宜于用酒浸泡的或熬成膏状的，也有同一种药物可制成以上多种形态的，也有不能加入汤药与酒中的，都不得违背其药性。现将不宜加入汤药或酒中的药物列出如下：

朱砂熟入汤	雌黄	云母	阳起石入酒	礜石入酒	硫黄入酒
钟乳入酒	孔公蘖入酒	矾石入酒	银屑	白垩	铜镜鼻
胡粉	铅公丹	卤咸入酒	石灰入酒	藜灰	

以上石类一十七种。

野葛	狼毒	毒公	鬼臼	莽草	蒴藋入酒
巴豆	踯躅入酒	皂荚入酒	藋菌	藜芦	蒚茹
贯众入酒	芫黄	雷丸	狼牙	鸢尾	蒺藜入酒
女苑	木耳	紫葳入酒	薇衔入酒	白及	牡蒙
飞廉	蛇衔	占斯	辛荑	石南入酒	楝实
虎杖入酒,单独浸渍	虎掌	蓄根	羊桃入酒	麻勃	苦瓠
瓜蒂	陟厘	狼跋子入酒	云实	槐子入酒	地肤子
蛇床子入酒	青葙子	茺蔚子	王不留行	蘹蒪子	菟丝子入酒

以上草木之类四十八种。

蜂子	蜜蜡	白马茎	狗阴	雀卵	鸡卵	雄鹊	伏翼	鼠妇
樗鸡	萤火	僵蚕	蜈蚣	蜥蜴	斑蝥	芫青	亭长	蛇胆
虻虫	蜚蠊	蝼蛄	马刀	赭魁	蛤蟆	猬皮	生鼠	生龟入酒
蜗牛	各种鸟兽入酒	各种虫鱼的油脂、骨、髓、胆、血、屎、溺						

上述虫兽之类为29种。

古代的秤只有铢和两,而没有分之名,现在则以十黍为一铢,以六铢为一分,以四分为一两,以十六两为一斤,这是神农氏时的称法。吴时的人以二两为一两,隋时的人以三两为一两,现在按照四分为一两来秤,已成约定。处方家凡是说等份的,都是指丸、散药,随应病情的轻重所需,其铢两的多少并不限定,故在上述三种和五种以铢两制的情况下,分两都是相等的。

凡是丸、散药方说若干分两的,指这一处方里的各种药的宜多宜少的分两比例,不一定就限定只是这若干分两。如果说处方上规定一天服三方寸匕,则需服到病愈为止,这是指三五两药。凡是散药处方上有说刀圭的,是指十分方寸匕之一,其标准是如梧桐子大。所谓"方寸匕",是指做一个正方一寸的匕来抄取散药,以散药不往下落为准则。所谓"钱匕",即用一个大钱,其上抄满散药。如果说是半钱匕,则是用一个大钱的一半边来抄取散药,这里说的钱都是用五铢钱。说"钱五匕",指以现在的五铢钱边的五字位置来抄取散药,以散药不往下落为准则。说"一撮",指四刀圭。十撮为一勺,两勺为一合。说用"升"来分药,是指药有虚实之别,其用量的轻重不能以斤、两来衡量,就以"升"为准则。作为度量衡的药升的规格是方形的,上径一寸、下径六分、深八分，用来装散药，不要按抑它，放置端正，微微摆动，使散药调平就是了。现在的人分药，已不再用它。凡是丸药有说如细麻大的，即指胡麻，不必将丸药制成扁扁的形状，只要它的大小略微与胡麻相等就是了。说如黍粟的，也同这个道理一样，以十六黍为一大豆。说如麻子的，即指现在的大麻子，其标准是三个细麻子般大。说如胡豆的，即指现在的青斑豆，其标准是两个大麻子般大。说如小豆的，即指现在的赤小豆，赤小豆粒有大、有小，这里的标准是三个大麻子般大。如果说如大豆的，其标准是两个赤小豆般大。说如梧桐子的，其标准是两个大豆般大。一方寸匕散药，加上蜜调和，应得如梧桐子大的药丸十九，这是规则。如果说如弹丸及如鸡子黄大小的，其标准是十个梧桐子般大。

凡是药方上标明巴豆若干枚的，因巴豆粒有大有小，故宜先除去心和皮，再秤，以十六枚重一分为标准。说附子、乌头若干枚的，去除皮之后，以一枚重半两为标准。说枳实若干枚的，去穰后，以二枚重一分为标准。橘皮以三枚重一分为标准。枣有大有小，以三枚重一两为标准。说"干姜一累"的，以半两为标准，《本草》上则说：以一两为标准。凡是药方上说半夏一升的，洗后，以秤其重量得五两为标准。说椒一升，以三两为标准。说吴茱萸一升，以五两为标准。说菟丝子一升，以九两为标准。说菴䕡子一升，以四两为标准。说蛇床子一升，以三两半为标准。说地肤子一升，则以四两为标准。这是它们各不相同之处。说某某子一升的，这某某子各有虚、实的差别，其用量的轻重不能全都以秤来衡量，应都以平升为标准。

凡是药方上说桂一尺的，削去皮之后，以秤其重量得半两为标准。说甘草一尺的，以重二两为标准。说某某草一束的，以三两重为标准。说一把的，以二两重为标准。

凡是药方上说蜜一斤的，为七合。说猪油一斤的，为一升二合。

凡是汤、酒、膏药，旧方都说"㕮咀"，说其法是秤完后捣成如大豆一般，又吹去细沫，这在事实上是不恰当的。有的药物易碎，有的药物难碎，其细沫也有多、有少，秤量就不再均匀。现在全都切细，使它比较起来大约就像"㕮咀"的，这样就可以没有细沫而以粒或片来说。凡是药方上说研成细末的，指按照法则捣和筛。

凡是丸药散药，先将药材切细，暴晒使其燥热，然后捣。有分别捣的，有合捣的，统统遵照处方去做。那些润湿药如天门冬、干地黄之类，都先切细暴晒干，单独捣得特别碎，再取出细细地剖分，再暴晒干。如果遇到阴雨天，可用微火烘烤，烤到已经干燥后，稍停，等它冷却后再捣。凡是湿药，干燥后都都会有很大的消耗，故事先应增加份量，须以得到细屑后再秤为标准；汤药、酒中则不需如此。

凡是筛丸药，用双层致密的绢来筛，使其极细，这样，蜜丸就容易熟。如果筛散、草药，用细绢，置入酒中服用时就不泥。石药也用细绢筛，使其如同药丸。

凡是筛丸、散药完毕后，都再合于臼中，用杵捣几百遍，看它的颜色与纹理已混合一体才为好。

凡是熬汤药都用微火，使其稍稍沸

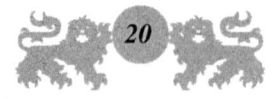

腾,加水的多少要遵照处方的规定。大约二十两药用一斗水来熬取四升,以此为标准。都绞去渣滓,然后斟酌用量。然而通利的汤药欲得生用,就少加水而多取汁,因为其病症需要很快地通利,故少加水而多取汁;进补的汤药欲得熟用,就多加水而少取汁,因为其病症需要补益,故多加水而少取汁。须仔细地视察,不能使水过多过少。汤药熟后,两个人用新布和尺木来绞,澄去渣滓。若分为二服三服的,第二第三服用纸覆盖严密,不要让它泄气。服用时,用铜器使其在热水中温暖即可,不要使铜器中有水汽。

凡是浸泡药酒,药物都须切细,用生绢袋盛装,才加入酒中密封,随寒暑季节来确定浸泡的天数,看到它浓烈时就可漉出,不必等到酒尽。其药渣可以使其暴晒干燥后微捣,再浸泡来饮用,也可制成散药服用。

凡是建中肾沥等各种滋补的汤药的药渣,将两剂药渣一起加水煮至干,其饮用后的药力也能抵一剂新药,是一举两得的好办法,贫穷人家大都取用这个办法。但都应先暴晒使其干燥。

凡是制膏剂,先用苦酒浸泡,使其全部淹住,用不着太多的汁,严密覆盖,不要使其泄气。说"日卒时"即一周时之意,也就是从今天早上到明天早上,但也有只浸泡一晚上的。熬膏时应当掌握火候使其沸腾三次,以泄散其热势,使药味得以出来,沸腾而上时使其周遭都沸腾,然后降下来,取其沸腾后静止一段时间才停止,宁愿让它稍微有点生。其中有薤白的,以两头微焦黄为佳;有白芷、附子的,也使其稍有黄色为准则。猪脂都不要使其沾水,腊月的更好。绞膏时也用新布来绞。若为可以服用的膏,其渣也可用酒熬来饮用。若是可以抹用的膏,其渣则宜用来敷在病位上,这样就可以吸收尽其全部的药力。

凡是膏中有雄黄、朱砂之类,都先单独捣碎研细如面粉一般,须等绞膏完毕后再投入其中,用一个物件急速搅动,直到凝固僵硬,不要让它沉聚在下面不得调匀。有水银的,在凝膏中研,使它消散。有胡粉的也宜如此。

凡是捣药的方法,先烧香、洒扫,让屋子、器具都洁净,捣药时不能需安静,可让儿童来捣,务必使药细熟。可捣至千、万杵,总之是越多越好。

凡是合制肾气薯蓣及各种大补五石、大麝香丸、金牙散、大酒煎膏等,合时与熬时,都不要让妇女、小孩、产妇、丧孝期的人或有旧病的、以及六根——眼耳鼻舌身意——不全的人以及鸡、犬、六畜等看见或接近,此乃大忌,须谨慎。而续命汤、麻黄等各种小汤药,则不在禁忌之列。

服饵第八

若用毒药治病,起初只能用黍粟那么一点点,一旦药到病除就要马上停药;若病邪未除,则可加倍用药,仍然病邪未除的,就十倍用药,其限度为病除。病在胸膈以上部位的,先吃饭而后服药;病在心腹以下部位的,先服药而后吃饭;病在四肢血脉的,宜在早晨空腹服药;病在骨髓的,以夜间饱食后服药为佳。

凡是服丸药散药,没有说用酒或水吞服的,本来处方就是这样,可以通用。

凡是服通利的汤药,在凌晨为好。凡是服汤药,稍热后再服,就容易消下不吐。如果冰冷,就会吐呕不下;若太热,就会破人咽喉,务必要用心留意。汤药必须澄清,如果混浊,服后会使病人心闷不解。服药间隔要有正常人步行十里路那么长的时间,如服药的间隔太短,易造成前面的药还未消化,后面的药又来冲击,而引起吐逆。故服用下副药时,须问病人前幅药是否已消化,若已消化,方可续服。

凡是服汤药的方法,大约都分为三服,取三升,然后乘病人饮食之气充盛后再服药。第一服最须多,第二服渐少,最末一服最须少,像这样服法就很安稳。因为病人气力渐渐衰微,所以汤药要随其逐渐减少。凡是服进补的汤药,可服三升半,白天三次夜间一次,中间隔以饮食,那么汤药之气就能灌溉百脉,而容易得药力。凡是服汤药,既不能过慢也不能过急。还须左右仰俯而卧,各一顿饭的时间,汤药的药势就行遍腹中。而后在屋中行走,上述几种情况下,都可走一百步左右,最好整天都不要外出。

凡是服汤药,需保持三天之内忌酒,这是汤药忌酒的缘故。凡是服治疗风症的汤药,第一服之后要盖上厚厚的被子来发汗。若出汗后,就应减薄被子,不宜使其过度出汗。服药中间也须以饮食来

间隔,若不这样就会使人感到乏力,结果变得更加虚弱。

凡是丸药,都如梧桐子般大小,滋补的丸药自十丸始,从第一服起渐渐增加,以四十丸为最大限度,太多了也会有损于人体。说一天服二次,是想让药力贯透整天,中间不断缺,药气渐渐浸渍,熏蒸五脏,积久为好。服药时不要过猛,以为服药越快越好,这样只能把名贵的药材白白地浪费掉,而获得的好处甚少。凡是四十岁以下的人,有病可服泻药,极少需要服补药,但是机体确实有所受损除外。而四十岁以上的人,则可服补药而不是泻药。五十岁以上的人,则一年四季都须服补药。其为养生的好办法,可延年益寿。补药的处方全在第二十七卷中。《素问》说:"若是实证就用泻法,若是虚证就用补法,既不是虚证也不是实证就通过经脉来调治,这是大概的治法。"凡是脏腑有积聚的,不论年少或年长,须泻就泻;凡是有虚损,不管年幼年长,须补就补,通过用心衡量而后采用不同的疗法。

凡是服治痔漏、瘰疬等药的期间,都要注意禁忌猪肉、鸡肉、鱼肉、油等,直至病愈。

凡是服泻药,以不超过通利效果为限度,千万不可过量,若过多,会使人没有节制地下利,特别损害人。

凡是各种恶疮,病愈后都要谨慎地忌口一百天,否则疮会复发。

凡是服药酒,要使酒气相连续而不断,若酒气间断就得不到药力了。药酒的多或少都以有感觉为限度,不能喝到醉与吐的程度,否则会严重损伤人。

凡是服药期间，都要断绝生冷食物以及醋、滑食物，猪肉、犬肉、鸡肉、鱼肉、油、面、蒜及果实等。其大补丸散，切忌陈臭宿滞的食物，有空青忌食生血物，天门冬忌鲤鱼，白术忌桃李及雀肉、胡荽、大蒜、青鱼鲊等食物，地黄忌芜荑，甘草忌菘菜、海藻，细辛忌生菜，菟丝子忌兔肉，牛膝忌牛肉，黄连、桔梗忌猪肉，牡丹忌胡荽，藜芦忌狸肉，半夏、菖蒲忌饴糖及羊肉，恒山、桂心忌生葱、生菜，商陆忌犬肉，茯苓忌醋物，柏子仁忌湿面，巴豆忌芦笋羹及猪肉，鳖甲忌苋菜。

凡是服药期间，忌见到死尸及接触产妇秽污，并忌忿怒忧劳。

凡是服汤药期间，其粥食、肉、菜都须完全煮熟。因为熟食易消化，相宜于药；若食生食就难以消化，使其药力也会受到损减。还须少食菜及硬的食物，这对于药生效极有好处。也要少吃盐、醋才好，并且不能苦心用力以及房室与喜怒。故治病所用的药力，只有在饮食管理上将息以得其大半药力，对用药才有好处。故病人务必要将息、节制、慎重，做到最佳程度的节制与慎重，不但可以治病救人，还可延年益寿。

凡是服泻利的汤药以及各种丸、散、酒药等，到了吃饭的时间想要吃饭的，都可先给病人一口冷醋饭，隔一会儿后再进食才好。

凡是人有忽然遇到风病发作，身心顿恶，或不能说话，有像这样的病人，应当服大、小续命汤及西州续命、排风越婢等汤药，在无风的密室之中安居，一日一夜服四五次药，不计剂数的多少，也不怕其虚弱，常使病人头、脸、手、足、腹、背汗出不绝才好。服汤药的时间，汤药消化后就食粥，粥消化后就服汤药，也稍微进补一些羊肉作成的肉羹。若病人的风症比较严重，须连续五天五夜不断地服汤药，接着停汤药两天，用羊肉羹来进补，将息四肢。若稍有好转，就应该停药，渐渐地将息；若仍不见好转，应当再服汤药来攻击，以病愈为准则。

凡是患风病后服汤药的，不得大汗，否则其风病不会消除，故各种治疗风病的处方中，都有麻黄。以至于像西州续命汤中，就用八两；越婢汤中用六两，大、小续命汤中有的用一两，有的用三两，有的用四两，因此得知不得大汗则不能病愈。故治风病，若不是在密室中，就不能服汤药，那只有枉然自误，只会使病情更加严重，没有见过减轻病情的。

凡是人在五十岁以上身体特别虚弱的，服三石即得再生，千万不要用五石。四季中常在凌晨服一二升，暖饮，终身不断，以及服药时不吃蒜、油、猪肉、鸡肉、鱼肉、鹅肉、鸭肉、牛肉、马肉等，就没病了。

药藏第九

大圣贤的最高教导教育我们，有所积存时不要忘记了一无所有时，安居乐业时不要忘记了悬悬欲危时；解救民众疾苦，体恤民众隐衷，此乃为仁慈的贤人用心。故神农氏汇集百药，黄帝编纂著作《针经》，皆为作预备的常用方法。况且人的疾病多是起于仓猝之间，并不会事先与有所人约定，某天忽然病倒了，怎么会懂得怎样解救呢？想各位好事者，可贮藏一些药物，以备意外之急。即所谓虽然起心很微，而所救的一定很广。看那些世承俸禄的大富人家里，有善于养马的，尚且贮存马药几十斤，却没见到过有养身的人蓄备人药一锱铢，以此推论，极可惭愧。以畜为贵而以身为贱，确实可羞。"伤人乎，不问马"，这句语又哪里用得上呢！至于有的人因公私任务而远行边疆，本来就为不毛之地的那里，又怎会出产药物呢？若突遇瘴疠，平常没有作好贮备，就没有用来救疗的药。于是只有拱手待毙，以致于夭折死亡，可见那些所谓的冤枉的横死，实际上都是自己所致。以前没有用心以求自我保护，某一天早上忽然至死，那时叹息已晚矣！故编一章药藏法，用来防备患疾的危险。

石药、灰土药、水药、根药、茎药、叶药、花药、皮药、果实药、五谷、五果、五菜，各种兽的齿、牙、骨、角、蹄、甲、皮、毛、尿、屎等药，酥、髓、乳、酪、醍醐、石蜜、沙糖、饴糖、酒、醋、胶、曲、蘖、豉等药。

上述各物按照时序收采，用来贮藏，虫类小动物用来作药的不采。

秤、斗、升、合、铁臼、木臼、绢罗、沙罗、马尾罗、刀、砧、玉、槌、瓷、钵、大小铜、铫、铛、釜、铜、铁匙等。

上述这些药物合制时所须的器具，应当极力预备蓄积。

凡是药物，都不要暴晒太多，多见了风与阳光，就容易减损耗竭药气药力，应该熟知这个道理。各种药物若不是立即就要使用的，可等天气大晴时，在烈日下暴晒，使其特别干燥，用新瓦器贮藏，外用泥密封，须用的时候才开取，用后立即封上，不要让它被风湿之气所沾染上，这样即使用过了若干年，也还像新的一样。其丸、散药用瓷器贮藏，用密蜡来封住，不要让其泄气，那么就能保持三十年不变质。各种杏仁以及杏子等药，用瓦器来贮存，就不会遭到老鼠的破坏。凡是贮药的方法，都须离地三四尺，就可避免土湿之气的侵害。

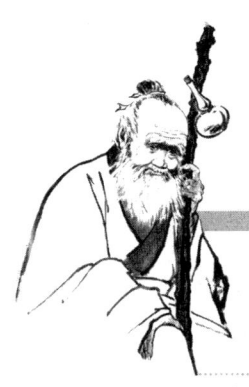

妇人方上·卷二

求子第一

妇女之所以用药不同于其他人,主要是因为她们有胎妊、生产和崩伤这些不同于其他人的特殊生理特点。故妇女的疾病比男子的疾病难治十倍。经中说:妇女,众阴会聚于一身,常常与湿相联系,十四岁以后,阴气就浮溢于外,若再百般烦心,就会内伤五脏,外损姿色、容颜,且月经开始去留,若前后时间交错,还会出现瘀血停顿、凝结,使中道断绝,其中受到伤害而堕下的情况,此处不能一一叙说。然而,五脏虚实相互交错,恶血内漏,气脉受到损伤而枯竭,加上有时饮食无节制,受到的损伤并非一种情况,有时疮痍未痊愈而又行房事,有时在悬厕上大小便,风从阴部吹入,而形成十二种痼疾,故妇女应有另外的处方。若是由于四时节气、虚实冷热而形成的病,就与男子的情况相同。只有怀孕时患的病,要避免使用有损胎气的药了。其余的杂病则与男性相同,这些病散见于各卷之中,可以从中了解到。然而,女人的嗜欲比男人多,感染疾病的机会也就比男人多,加上慈恋、爱憎、嫉妒、忧愤这些根深蒂固的情绪,情不目抑,使疾病形成的病根较深,故难以治愈。所以,善于养生的人,特别教授子女学习这三卷《妇人方》,让她们精通明白,即使是在仓猝的时刻,也没有什么可忧虑、害怕的。四德,是女子立身的根本。生育,是妇女生命中的首要任务。如果不通晓这些道理,就不能够免除夭亡的危险。故像古代那些保育、辅导富贵人家子女的老翁老妇,也宜学习这些道理。常常应该抄写一本,随身携带,以防备不测之用。

人的情性,都是希望自己贤能并且疾病不沾身,至于学问往往随性逐物,在事业上堕落,不肯专心一致地探求至理,无不虚度光阴,毫无教益。关于结婚生子,本是人伦的根本,国家教化的基础,圣人设置的教义,已讲解得很完备了。如今的人不能够精通明白,一旦事情来临的时候,昏昏然如同愚蠢的人一样,此乃只希望自己贤能且疾病不沾身的人过错了。以下所叙述的生子的方法,是备后世人所需,与这种情况相同者,或许可以披览选用。

 **白薇丸**

主治使妇女有孩子的处方。

白薇、细辛、防风、人参、秦椒、白敛一说白芷、桂心、牛膝、秦艽、芜荑、沙参、芍药、五味子、白僵蚕、牡丹、蛴螬各一两 干漆、柏子仁、干姜、卷柏、附子、芎䓖各二

十铢　紫石英、桃仁各一两半　钟乳、干地黄、白石英各二两　鼠妇半两　水蛭、虻虫各十五枚　吴茱萸十八铢　麻布叩巾复头一尺,烧

以上三十二味药研为末,用蜜调和成如梧桐子大的丸,每次用酒送服下十五丸,每天二次,渐渐加到三十丸,当泻下恶物,稍微感到有异样即停服。

大黄丸

主治各种带下病导致的无子,服药十天后就会使人下血,服药二十天就会泄下蛔虫及阴部流出清黄汁,服药三十天就会除去疾病,服药五十天就使人长得肥白的处方。

大黄破如米豆,熬黑　柴胡、朴硝各一升　芎䓖五两　干姜一升　蜀椒二两　茯苓如鸡子大,一枚

以上七味药研为末,用蜜调和成如梧桐子大的药丸。饭后用米汤送服七丸,逐渐增加到十丸,直至药显效为止,五天就会稍微有好转。

吉祥丸方

治妇女多年不孕。

天麻一两　五味子二两　覆盆子一升　桃花二两　柳絮一两　白术二两　芎䓖二两　牡丹一两　桃仁一百枚　菟丝子一升　茯苓一两　楮实子一升　干地黄一两　桂心一两

以上十四味药研为末,用蜜调和成如豆大的丸,每次空腹用酒送服下五丸,中午一服,晚上一服。

妇人绝子:灸然谷穴五十壮,然谷穴在内踝前直下一寸。

妇人绝后不生育,胞门闭塞:灸关元穴三十壮,重复灸。

妇人怀孕而不成功,如堕落、腹痛、漏见红:灸胞门穴五十壮,胞门穴在关元穴左边二寸的地方,右边二寸的地方叫子户。

妇女绝嗣后不能生育:灸气门穴,此穴在关元穴旁三寸处,灸一百壮。

妇女子宫闭塞,不能受精,疼痛:灸胞门穴五十壮。

妇女绝嗣不能生育,漏赤白带:灸泉门(即泉阴穴)十壮,重复三次,此穴位在横骨当阴上际。

妊娠恶阻第二

从妇人平而虚的脉象上,即可辨明其是否有妊娠。经说:尺部脉搏动在指下,大于寸口脉,阴阳两部位的脉有显著差别,是妇人受孕的脉象,故叫做有子。这是血气调和,男女精气相结合形成的。诊得妇人的手少阴脉搏动剧烈的,为妊娠的征象。少阴脉属心,心主血脉。肾又叫做胞门子户,胞门是子宫颈口;子户是妇女前阴部,从尺部可切得肾脉。若尺部的脉象按起来没有断绝,这也是妊娠的脉象。三部脉沉浮相等,按起来没有断绝的,也是有妊娠。妊娠刚开始时,寸部脉象微而小,一呼一吸心跳五次;妊娠三个月时,尺部脉象数;妊娠四个月

时，若想知道是男是女，则左手脉象疾的是男孩，右手脉象疾是女孩，左、右手脉象都疾的则为双胞胎。还有一种辨别方法，即左手脉象沉而实的是男孩，右手脉象浮而大的是女孩；左、右手脉象都沉而实的，为双胞胎男孩；左、右手脉象都浮而大的，为双胞胎女孩。尺部若左手脉象偏大的是男孩，右手脉象偏大的是女孩；左、右手脉象都大的，会生双胞胎孩子。脉象大与实的状况是一样的。

还有一种辨别方法，左手尺部脉象浮而大的是男孩，右手尺部脉象沉而细的是女孩；若脉来而又断绝的，则为月经不调。又有一种辨别方法说，左、右手尺部脉象都浮的会生两个男孩，否则就是两个女孩；左、右手脉象都沉的会生两个女孩，否则会是两个男孩。又有一种辨别方法，能够诊得太阴脉的是男孩，不能诊得太阳脉则为女孩；太阴脉的脉象沉，太阳脉的脉象浮。又一种辨别方法，让孕妇面向南而行，在她背后很远的地方叫她，若从左边回过者，则为男孩，从右边回头者，则为女孩。……又说，妇女有妊娠时，若她的丈夫左边乳房有核，怀的是男孩，而右边乳房有核的，则为女孩。妊娠即将临产时，脉与平常异同，若表现为浮脉，腰脊疼痛的，则可能当天生产。若只是脉象与平时表现不一样的话，则一切正常。又有方法说，孩子快生时，孕妇的脉象表现得与平时不一样，若半夜时觉得腹痛，那么第二天就会生产。

大凡身体虚羸瘦，血气不足，肾气又虚弱，或者当风、饮用冷水太多，心下有痰饮的妇女，若将怀孕必易患阻病。这里所说的将有妊娠，是说妇人的月经仍然再来，颜色肌肤如同往常，只是苦于全身沉重、昏闷，不思饮食，又不知病患之所在，脉理顺时平和，这就是将有妊娠了。像这样月经在两个月后开始结胎时则就不会再来了。而得阻病的，是说患者心中烦乱不安，头重眼花，四肢沉重，软弱无力不能抬举，无法从事工作，不喜欢闻到饮食的气味，只想吃盐、酸的果子，多睡少起，即所谓的恶食，往往达三四个月以上，剧烈呕逆，不能做任何事情，是经血闭塞，水积于五脏，使脏气不能渲通的缘故，故心中烦闷不安，气逆而形成呕吐。血脉不通，经络阻塞不畅，那么就会四肢沉重无力，若同时感受了风邪就会头昏目眩。如果有这种症状的，适宜服半夏茯苓汤，数剂后服用茯苓丸，消除痰饮，便能够饮食了。既然能够饮食，体强气盛，身体足够养胎，母体便健康。古今治疗恶阻病的处方有数十种之多，大多不问虚、实、冷、热、年长、年少，几乎葬命者都可被这副处方救活。

半夏茯苓汤

治妊娠恶阻，心中昏闷，空烦呕吐，恶闻饮食的气味，头昏重，四肢和全身关节疼痛沉重，多卧床，少于起床活动，恶寒，出汗，极度疲倦、黄瘦的处方。

半夏三十铢　茯苓、干地黄各十八铢　橘皮、细辛、人参、芍药、旋覆花、芎䓖、桔梗、甘草各十二铢　生姜三十铢

以上十二味药分别切细，加一斗水熬取三升药液，分成三次服。如果患恶阻病，积有一月多未治愈，以及服药冷热失候，客热烦渴等病变，口中生疮的，去橘皮、细辛，加前胡、知母各十二铢；如遇冷下痢的，去干地黄，加入桂心十二铢，

如果量减小,胃中虚急,生热,大便不通,小便赤少的,适宜加大黄十八铢,去地黄,加黄芩六铢。其余的依方服一剂,取下后,根据气力及冷热情况增加或减少,处方调定,再服一剂,便紧接着服茯苓丸,使患者能够饮食,身体便能够强健。

忌生冷、醋、滑物、油腻、菘菜、海藻等物。

治妊娠恶阻,呕吐,不下食的处方:

青竹茹、橘皮各十八铢　茯苓、生姜各一两　半夏三十铢

以上五味药分别切细,用六升水煮取二升半,分成三次服,不愈再频频饮用。

养 胎 第 三

旧时说大凡怀孕三个月,胎儿随事物而变化,因为胎儿禀质尚未确定,故妊娠三个月,去观看犀牛、大象、猛兽、珠玉、宝物等,就会生一个刚猛的孩子;若去观看礼乐、钟鼓、俎豆 古代宴客、朝聘、祭祀用的礼器、军旅等陈设,焚烧名香,口中朗诵诗书以及古今箴言,居处在简略、安静的地方,割得不正的肉不吃,摆得不正的席不坐,弹琴瑟,调节心神,平和性情,就会生一个贤人君子、盛德大师一样的孩子;若节制嗜欲,凡事清净,这样生下的孩子就能够长寿且忠诚孝顺,仁义聪慧,没有疾病,这大概就是所说的文王胎教吧。

孩子在胎儿期间,日月尚未满,阴阳还未俱备,五脏六腑及骨节都未形成,所以从刚刚怀孕到即将生产,饮食起居,都应有所禁忌。妊娠期间吃羊肝,会使孩子多厄运。妊娠期间吃山羊肉,会使孩子多病。妊娠期间吃驴马肉,孩子会延长月份娩出。妊娠期间吃骡肉,会造成孕妇难产。妊娠期间吃兔肉、狗肉,会使孩子无声音、耳聋并成缺嘴。妊娠期间吃鸡蛋及干鲤鱼,会使孩子多疮。妊娠期间吃鸡肉、糯米,会使孩子长寸白虫。妊娠吃桑椹及鸭子,会使孩子倒出、心寒。妊娠期间吃雀肉合豆酱,则会使孩子满脸多斑点黑子。妊娠期间吃雀肉饮酒,会使孩子心性淫乱,不顾羞耻。妊娠期间吃鳖,孩子则会颈项短。妊娠期间吃冰浆,则有可能造成绝胎。

徐之才逐月养胎方:妊娠一月时叫做始胚,这时孕妇的饮食应当精熟,控制酸味的美食,适宜吃大麦,不要吃辛辣、腥味的东西,此乃为饮食正。妊娠一月时,由足厥阴脉滋养,不能够针灸这条经脉。足厥阴经内属于肝,肝主筋及血。妊娠一月的时候,血液流行不顺畅,不想从事用力较重的事,必须选择安静的地方睡觉,不能让她感到恐惧害怕。妊娠第一个月,阴、阳刚刚结合而形成胎,寒多会引起疼痛,热多会忽然惊悸,拿举重物就会使孕妇腰痛腹胀胞急,忽然会有下坠感,宜预防而安胎,宜服用**乌雌鸡汤**方。

乌雌鸡汤

乌雌鸡一只,治如平时吃法　茯苓二两　吴茱萸一升　芍药、白术各三两　麦门冬五合　人参三两　阿胶二两　甘草一两　生姜一两

以上十味药分别切细,用一斗二升

水煮鸡,取汁六升,去除鸡后下药煎取三升,加入三升酒,并将阿胶烊化尽,取三升,放温,每天服一升,每日三次。

若妊娠一月时受到了伤害,应当预服补胎汤方。

补胎汤

细辛一两 干地黄、白术各三两 生姜四两 大麦、吴茱萸各五合 乌梅一升 防风二两

上述八味药分别切细,用七升水,煮取二升半,分成三次在饭前服。体内寒多的人,细辛、茱萸加倍用;若热多口渴的人,去除细辛、吴茱萸,加栝楼根二两;若患者心绪不宁,去除大麦,加入柏子仁三合。一方有人参一两。

妊娠两个月时称做始膏,此时忌辛辣、腥味的食物,选择安静的地方居住,不宜与丈夫同房,否则会导致全身关节疼痛,这是因为胎儿刚刚结成。妊娠两个月,由足少阳脉滋养,不能够针灸这条经脉。足少阳经内属于胆,主精。妊娠两个月的时候,孩子的精在胞里形成,应当谨慎养护不要让他受到惊吓。妇娠第二个月,阴阳开始形成经脉,寒多的不会有太大影响,热多则导致胎儿枯萎、憔悴,受了风寒后会使胎动不安,心胀满,脐下悬急,腰背强痛,似突然有下坠感,时寒时热,艾叶汤主治。

艾叶汤

艾叶、丹参、麻黄各二两 人参、阿胶各三两 甘草一两 生姜六两 大枣十二枚

上述九味药分别切细,加三升酒,一斗水煮到一半,去渣后加入阿胶,煎取三升,分成三次服。一方用一只肥乌雌鸡,如平时吃鸡的方法,先割鸡头取血,加入三升酒和匀。加水一斗二升再煮鸡取汁,去除鸡后加入药煎取三升,加入血酒和阿胶煎取三升,分成三次温服。

若怀孕两个月时受到伤害的,应当预服此黄连汤方。

黄连汤

黄连、人参各一两 吴茱萸五合 生姜三两 生地黄五两,一方用阿胶

上述五味药分别切细,加七升酢浆煮取三升,分成四次服,白天三次夜间一次,十天一换。若感到内心很不安,加乌梅一升。加乌梅的药,就不用浆,直接用水。一方可用当归半两。

妊娠三个月时称做始胎。此时,胎儿容貌还未定型,见物而化。想生男孩的,可以操持弓箭;想生女孩的,则可拨弄珠玑;想要孩子容貌娇美,就多看璧玉;想要孩子贤良,就清虚静坐;即所谓的外物相象使内受感应。妊娠三个月,由手心主脉滋养,不可以针灸这个经脉。手心主脉内属于心,不要有悲哀、思虑,以免惊动胎儿。

妊娠第三个月为胎儿定形的时候,有寒的人大便是青色的,有热的人小便艰难,不是赤就是黄,忽然惊恐、忧愁、发怒,容易困顿跌倒,惊动经脉,腹胀满,脐周疼痛,或腰背疼,忽有下坠感,服用雄鸡汤方。

雄鸡汤

雄鸡一只,治如平常吃法 甘草、人参、茯苓、阿胶各二两 黄芩、白术各一两 麦门冬五合 芍药四两 大枣十二枚,劈 生姜一两

十一味药分别切细,用一斗五升水

煮鸡,将水煮到减半,取出鸡加入药再煮取一半,加入清酒三升并加入阿胶,煎到三升,分成三次服,一日服完,在温暖之处睡下。一方用当归、芎䓖各二两,不用黄芩、生姜。

如果在妊娠三月时受到伤害的,应当预服**茯神汤**方。

茯神汤

茯神、丹参、龙骨各一两　阿胶、当归、甘草、人参各二两　赤小豆二十一颗　大枣二十一枚

上述九味药分别切细,加一斗酢浆煮取三升,分成四次在饭前服,七天后服一剂。腰疼痛的,加桑寄生一两。深师有薤白二两,麻子一升。

妊娠四个月时,胎儿开始接受水精而形成血脉。适宜吃稻粳,饮用鱼雁汤,这就是所说的强盛血气以通灵耳目、顺行经络。妊娠四个月时,因少阳脉滋养,不可以针灸这条经脉。手少阳脉内与三焦相连。妊娠四月的时候,孩子的六腑逐渐形成,应当静养形体,平和心志,节制饮食。

妊娠四个月,若体内有寒,就会心中昏闷想呕吐,胸膈胀满,不思饮食;若有热,就会小便艰难、频数如淋沥状,脐下苦急;如果忽然受了寒,会使颈项强痛,寒热;或者受了惊动,身体腰背腹痛,往来有时,胎上迫于胸,故心中烦乱不得安宁,忽然有下坠感,用**菊花汤**方。

菊花汤

菊花如鸡子大一枚　麦门冬一升　麻黄、阿胶各三两　人参一两半　甘草、当归各二两　生姜四两　大枣十二枚

以上九味药分别切细,加八升水煮到一半,加入三升清酒和阿胶,煎取三升,分成三次服,睡在温暖处,当汗出时,用爽身粉擦身,避四五天风寒。一方可用乌雌鸡一只煮水煎药。

如果在妊娠四个月时受到了伤害,应当预服**调中汤**方。

调中汤

白芍药四两　续断、芎䓖、甘草各一两　白术、柴胡各三两　当归一两半　乌梅一升　生姜四两　厚朴、枳实、生李根白皮,各三两

以上十二味药分别切细,加一斗水煮取三升,分成四次服,白天三次,夜间一次,八天后再服用一剂。

妊娠五个月时,胎儿开始接受火精而形成气,这时孕妇起床要晚一些,沐浴洗衣,深居简出,穿较厚的衣裳,早晨接纳自然的阳光以避免寒气的祸害,适宜食稻麦,喝牛、羊肉汤,内加茱萸,用五味调配,即以养气来定五脏。妊娠第五个月时,由足太阴脉滋养,这时不能针灸这条经脉。足太阴脉内输于脾。妊娠五个月的时候,胎儿的四肢都已形成,孕妇不能太饥饿,也不能太饱食,不能吃干燥的饮食,不能吃炙热的食物,不能太劳累疲倦。

妊娠第五个月,若体内有热就会出现头眩昏,心烦乱呕吐;若体内有寒,就会出现腹胀痛,小便次数多,突然有恐怖感,四肢疼痛,时寒时热,胎动异常,腹痛,闷得想倒下,忽有下坠感,用**阿胶汤**方。

阿胶汤

阿胶四两　旋覆花三合　麦门冬一升　人参一两　吴茱萸七合　生姜六合　当归、芍药、甘草、黄芩各二两

妇人方上·卷二

以上十味药分别切细，用九升水煮药到一半时，加入三升清酒并放入阿胶，用微火煎取三升半，分成四次服，白天三次夜间一次，饭前服，若不愈再服。一方用乌雌鸡一只，割断咽喉取鸡血倒入酒中，用水煮鸡，用鸡汤煎药到一半，加入血酒和阿胶，煎到三升半，分成四次服。

曾在妊娠五个月时受到伤害的，应当预服**安中汤**方。

安中汤

黄芩一两　当归、芎䓖、人参、干地黄各二两　甘草、芍药各三两　生姜六两　麦门冬一升　五味子五合　大枣三十五枚　大麻仁五合

以上十二味药分别切细，用水七升、清酒五升煮取三升半，分成四服，白天三服夜间一服，七天后再服一剂。

妊娠六个月，胎儿开始接受金精以形成筋。这时，孕妇可以轻微运动，不要一直在安静处，可在野外漫步，观看跑动的狗和马，适宜食用凶猛的鸟及兽的肉，即所谓的调养腠理坚韧筋骨来培养孩子的力量，坚硬孩子的背脊。妊娠第六个月时，由足阳明脉滋养，不可针灸这条经脉。足阳明脉内属于胃，主管人的口、目。妊娠六个月时，孩子的口目都已形成，此时孕妇应调节五味，饮食甘美的食物，但不宜吃得过饱。

妊娠六个月时，忽然胎动不安，寒热往来，腹内胀满，身体沉重，惊悸恐怖，忽有下坠感，腹痛得像快要生产，手足烦痛，适宜服用**麦门冬汤**方。

麦门冬汤

麦门冬一升　人参、甘草、黄芩各二两　干地黄三两　阿胶四两　生姜六两　大枣十五枚

以上八味药分别切细，加七升水煮取一半，加入清酒三升和阿胶，煎取三升，分成三次服，中间进食一些稀粥。一方用乌雌鸡一只煮水，用汁来煎药。

如果曾经在妊娠第六个月时受到伤害，应当预服**柴胡汤**方。

柴胡汤

柴胡四两　白术、芍药一方作紫葳　甘草各二两　苁蓉一两　芎䓖二两　麦门冬二两干地黄五两　大枣三十枚　生姜六两

以上十味药分别切细，加一斗水煮取三升，分成四次服，白天三次夜间一次，中间进食一些稀粥，不要吃生冷及坚硬的食物，七天后再服一剂。

妊娠七个月时，胎儿开始接受木精以形成骨。此时，孕妇应当活动四肢，不要安坐不动，自如地伸屈运动，以运畅血气，居住的地方须干燥，饮食宜忌寒冷，常吃稻粳，使腠理密实，即所谓的滋养骨骼，坚固牙齿。妊娠七个月时，由手太阴脉滋养，不可以针灸这条经脉。手太阴脉内属于肺，主皮毛。妊娠七个月的时候，孩子的皮毛已经形成，不能大声言论，不要号哭，不要穿薄衣服，不要洗浴，也不要饮用寒冷的茶水。

妊娠第七个月，孕妇忽然有下坠感，手足厥冷，若脉受了寒，就会烦热，腹中胀满，气短，常常出现颈项及腰背强痛，用**葱白汤**方。

葱白汤

葱白长三四寸，十四茎　半夏一升　生姜八两　甘草、当归、黄芪各三两　麦门冬一升　阿胶四两　人参一两半　黄芩一两　旋

覆花一合

上述十一味药分别切细,用八升水煮到一半,再加入三升清酒和阿胶,煎到四升,每次服一升,白天三次夜间一次,睡在温暖处,会有汗流出。如果不出汗的,加麻黄二两,煮服如以前的方法,若是秋天以后,就不要强行发汗。一方用黄雌鸡一只,割断咽喉取鸡血,倒入酒中,用煮鸡的汁煎药。

如果在妊娠七月时受到伤害的,应当预服**杏仁汤**方。

杏仁汤

杏仁、甘草各二两　麦门冬、吴茱萸各一升　钟乳、干姜各二两　五味子五合　紫菀一两　粳米五合

上述九味药分别切细,用水八升煮取三升半,分成四次服,白天三次夜间一次,中间进食,七天服用一剂。一方可用白鸡一只,煮汁煎药。

妊娠八个月,胎儿开始接受土精以形成皮肤。此时,孕妇应当平和心气,安静调息,不要使气出尽,即所谓的腠理密实,使脸色有光泽。妊娠八个月时,由手阳明脉滋养,不可针灸刺这条经脉。手阳明脉内属于大肠,主九窍。妊娠第八个月的时候,孩子的九窍都已经形成,不要吃燥性的食物,不要动辄饮食失节,不要强忍大便。

妊娠第八个月,受了风寒,有所犯触,就会全身疼痛,时寒时热,胎动不安,常常头眩昏、疼痛,脐周以下寒冷,时时小便,且白如米汁,或小便青、黄,或者使人打寒战,腰背冷而痛,目不明,用**芍药汤**方。

芍药汤

芍药、生姜各四两　厚朴二两　甘草、当归、白术、人参各三两　薤白切,一两

上述八味药分别切细,加五升水、四升清酒合煮成三升,分成三次服,白天两次夜间一次。一方用乌雌鸡煮汁来煎药。

如果在妊娠八个月时受到伤害的,应当预服**葵子汤**方。

葵子汤

葵子二升　生姜六两　甘草二两　芍药四两　白术、柴胡各三两　大枣二十枚　厚朴二两

以上八味药分别切细,用水九升煮取三升,分成三次在白天服,十天再服一剂。一方用乌雌鸡一只,用水煮取汁煎药。

妊娠第九个月,胎儿开始接受石精以形成皮毛,六腑及全身骨节没有不完备的。这时孕妇宜饮用甜酒、吃甘甜的食物,从容自如地等待生产,即所谓的滋养毛发,蓄养气力。妊娠九个月时,由足少阴脉滋养,不可针灸这条经脉。足少阴脉内属于肾,肾主生殖器官。妊娠九个月时,孩子的脉络及生殖器官都已形成,此时孕妇不要处在湿冷的地方,不要穿烤热的衣服。

妊娠九个月,如果忽然患下痢,腹胀满悬急,胎向上冲心,腰背痛得不能转侧,气短,服用**半夏汤**方。

半夏汤

半夏、麦门冬各五两　吴茱萸、当归、阿胶各三两　干姜一两　大枣十二枚

以上七味药分别切细,用水九升煮取三升,去渣,加入白蜜八合,在微火上加至温热,分成四次服,痢即停止。一方用乌雌鸡一只,煮汁来煎药。

如果在妊娠九个月时受到伤害,应

妇人方上·卷二

当预服**猪肾汤**方。

猪肾汤

猪肾一具　白术四两　茯苓、桑寄生、干姜、干地黄、芎䓖各三两　麦门冬一升　附子中者，一枚　大豆三合

以上十味药分别切细，用一斗水将肾煮熟，取出肾，加入其他的药，煎取三升半，分成四次服，白天三次夜间一次，十天更换一剂。

妊娠第十个月，胎儿五脏皆已俱备，六腑完全通畅，集纳天地之气于丹田中，故关节、人神都完备，只等待时间而生产了。

妊娠一月时称做始胚，二月时称做始膏，三月时称做始胞，四月时开始形成形体，五月时就能够活动，六月时筋骨形成，七月时生出了毛发，八月时已具备了脏腑，九月时谷气进入胃中，十月时诸多神气都具备，日期满则生产。刚进入十月时就宜服用滑胎药。

养胎临月时服，使胎滑容易生产，**丹参膏**方。

丹参膏

丹参半斤　芎䓖、当归各三两　蜀椒五合，有热的患者用大麻仁五合代替

以上四味药分别切细，用清酒浸湿，放一夜，把已煎成的四升猪膏放在微火上煎，直到膏的颜色变红如血时为止，用新布绞去渣。每天取如枣子大的一枚，放在酒中服下，不能事先服用，到临月时才可以服。旧时用常常应验。

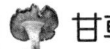
甘草散

使孩子容易出生，母亲没有疾病，在未出生前一个月预先服，过了三十天行走动作仍如原来一样，孩子生下来产妇都没有异样感觉的处方。

甘草二两　大黄卷、黄芩一方作茯苓　干姜、桂心、麻子仁、大麦蘖一方用粳米　吴茱萸各三两

以上八味药治择捣筛后制成散药。用酒送服方寸匕，每天三次。用温水服也可以。

蒸大黄丸

治妊娠养胎，使胎儿容易生产，用此方。

大黄三十铢，蒸　枳实、芎䓖、白术、杏仁各十八铢　芍药、干姜、厚朴各十二铢　吴茱萸一两

以上九味药研为末，用蜜调和成如梧桐子大的丸，空腹用酒送下二丸，每天三次，药效不明显稍稍增加。

滑胎令易产方

车前子一升　阿胶八两　滑石二两

以上三味药治择捣筛后制成散药。服方寸匕，每天两次。到孩子出生时的该月服用，此药可以通利九窍，不能事先服用。

妊娠诸病第四

◆ 胎动及数次堕胎第一

治妊娠从两三个月到八九个月，胎动不安、腰痛症状已有所表现的处方：艾叶、阿胶、芎䓖《肘后》不用　当归各三两　甘草一两

以上五味药分别切细，加水八升煮取三升，去渣，使阿胶完全融溶，分成三

次服，每天三次。

治妊娠胎动，昼夜呼叫，口噤唇闭，以及下重痢不停的处方：将艾叶切细，用五升好酒煮取四升，去渣，再煎取一升服下。口紧闭的，把嘴巴撬开，将药灌下，药下后就痊愈了。也可以治妊娠腰痛及妊娠发热的病，且妊娠间忽然下血者也可治。

旋覆花汤方

治妊娠六七个月，胎动不安，常服此方。

旋覆花一两　厚朴、白术、黄芩、茯苓、枳实各三两　半夏、芍药、生姜各二两

以上九味药分别切细，用水一斗煮取二升半，分成五次服，白天三次夜间二次，白天在饭前服。

治妊娠数次堕胎方：取赤小豆研末，用酒送服方寸匕，每天二次。也治妊娠已有数月，而月经仍然再来的。

又有一种方法，在妊娠三个月时，灸膝下一寸处，七壮。

◆ 漏胞第二

治妊娠后月经仍然如平常一样来，这叫漏胞，胞干便会死。用药方：生地黄半斤切细，用清酒二升煮三沸，绞去渣，不定时服用，能够多服最好。姚大夫加一只黄雌鸡，治如平常吃法。崔氏取鸡血和在药中服下。

治妊娠时仍然血流不止，名叫漏胞，血流完胎儿就死了。用药方：干地黄捣为末，用三指取一撮药末，用酒送服下，不超过三服。

◆ 子烦第三

治妊娠期间常常觉得烦闷，这是子烦，用**竹沥汤**方。

竹沥汤

竹沥一升　防己、黄芩、麦门冬各三两　茯苓四两

以上五味药分别切细，用四升水合竹沥煮到二升，分成三次服，不愈再作一剂。

◆ 心腹腰痛及胀满第四

治妊娠时心痛：青竹皮一升，用二升酒煮两三沸，一顿服下。

治妊娠期间腹中疼痛的处方：生地黄三斤，捣碎绞取汁，用清酒一升合在一起煎到一半，一次服下。

治妊娠期间腹中胀满疼痛、恶七，不能饮食的处方：白术六两　芍药四两　黄芩三两

以上三味药分别切细，用六升水煮取三升，分成三次服，半天内将药服完，微微下水，使孩子容易出生，一月饮一剂为好。

治妊娠间突感心腹疼痛的处方：将盐炒至极热，用三指取一撮用酒送服下，病立即痊愈。

治妊娠中恶阻，心腹疼痛的处方：新生鸡蛋二枚，弄破后放入杯中，用糯米粉调和成粥状，一次服下。也可治妊娠胎动不安，或只是腰痛；或胎转抢心，或者流血不止。

治妊娠腰痛的处方：大豆二升，用三升酒煮至二升，一次服下。也可治平常人忽然腰痛。

◆ 伤寒第五

治妊娠期间伤寒、头痛、发热、肢节烦疼的处方：石膏八两　前胡、栀子仁、知母各四两　大青、黄芩各三两　葱白切，一升

将以上七味药分别切细，用七升水

煮取二升半,去渣,分成五次服,其间隔如人走了七八里路的时间,共服两帖。

治妊娠期间头痛,壮热,心中烦乱、呕吐,不能下食的药方:生芦根一升 知母四两 青竹茹三两 粳米五合

以上四味药分别切细,用水五升煮取二升半,慢慢饮下,饮完再作,以病愈为止。

治妊娠期间患伤寒的处方:葱白十茎 生姜二两,切

以上两味药,加三升水煮取一升半,一次服下取汗。

治妊娠期间受风,寒热发作,腹中绞痛,不可以用针灸的药方。鲫鱼一头,烧成灰,捣为末,用酒送服方寸匕,取汗为宜。

治妊娠期间发热的药方:葱白五两 豆豉二升

上述二味药,用六升水煮取二升,分成二次服,再取汗。

治大热烦闷的处方:葛根汁二升,分成三次服。相隔如人走五里路的时间,服一次。

◆ 疟疾第六

治妊娠期间患疟疾的汤方:恒山二两 甘草一两 黄芩三两 乌梅十四枚 石膏八两

以上五味药分别切细,用酒、水各一升半合浸药一夜后,煮药三四去渣,初次服六合,第二次服四合,最后服二合,共分三次服。

又方:恒山、竹叶(各三两) 石膏(八两) 粳米(一百粒,崔氏《外台》作糯米,《集验》、《救急》作秫米)

上四味,以水六升,煮取二升半,去滓,分三服。第一服取未发前一食顷服之,第过发后乃进粥食。

◆ 下血第七

治妊娠期间忽然下血数升,胎燥不动的处方:榆白皮二两 当归、生姜各二两 干地黄四两 葵子一升,《肘后》不用。

以上五味药分别切细,用五升水煮取二升半。分成三次服,不愈又作一剂服下,效果好。

治妊娠期间忽然受惊奔跑,或从高处堕下,忽然出血数升,**马通汤**方。

马通汤

马通汁一升 干地黄四两 当归三两 阿胶四两 艾叶三两

以上五味药分别切细,先加五升水煮取二升半,去渣,再加入马通汁及阿胶,使阿胶烊化,分成三次服,不愈又重新作一剂。

治妊娠从两三个月到七八个月,孕妇忽然失去依靠而跌倒,胎动不安,孕妇受到损伤,腰腹疼痛得快要死了,如果有这种情况,以及胎儿向上顶撞心下,气短,用**胶艾汤**方。

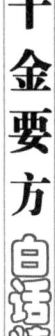

胶艾汤

阿胶二两 艾叶三两 芎䓖、芍药、甘草、当归各二两 干地黄四两

以上七味药分别切细,用五升水、三升酒合煮取三升,去渣后加入阿胶,使阿胶烊化尽,分成三次服,每天三次,不愈再作一剂。

治妊娠期间忽然失去依靠而倒下,胎动向上顶撞心下,情况严重时血会从口中流出,吐逆不止,或者血流下一斗五升,胎儿没有产出;如果孩子死了就会发寒,可用药熨患者的腹部,情况紧急得如

生产的样子,患者虚乏少气,困顿得像要死了一样,且烦闷反复发作,服药后母亲就可以得到安宁,血也可以停止,如果应当生产的就会立即产下,可服**蟹爪汤**方。

 蟹爪汤

蟹爪一升　甘草、桂心各二尺　阿胶二两

以上四味药分别切细,用东流水一斗煮取三升,去渣,加入阿胶使其烊化尽,能一次服下的为佳。如不能一次服完的,饭后一会儿再服。如果口急不能饮下的,把嘴巴掰开灌下,药下后胎儿便会活过来,与母亲一起生存下来;如果胎儿已经死了,而母亲也会活下来。如果不是仆倒损伤,妊娠平安无其他原因而流血,服用了这个处方母亲的血就会立即停止。有人说桂不能安胎,也未必。

治妊娠期间胎儿堕下,血流不止的处方:丹参十二两切细,用五升清酒煮取三升,温服一升,每天三次。

治半产血流不尽,烦闷胀满得要死,**香豉汤**方。

 香豉汤

取香豉一升半,用三升水煮三沸,滤去渣,加入研成末的鹿角一方寸匕,一次服下,一会儿血自然流下。鹿角烧后也可以用。

◆ 小便病第八

治妊娠期间小便不利的药方:葵子一升　榆白皮一把,切

以上二味药,用五升水煮五沸,每次服一升,每天服三次。

治妊娠期间小便淋沥的药方:取葵子一升,用三升水煮取二升,分成二次服。

治妊娠期间尿中带血的药方:取黍穰烧成灰,用酒送服方寸匕,每天服三次。

治妇人无缘无故地尿中带血的药方:鹿角屑、大豆黄卷、桂心各一两

以上三味药治择捣筛后制成散药;用酒送服下方寸匕,每天三次。

治妇人遗尿,不知尿是什么时候流出的处方:白薇、芍药各一两

以上二味药治择捣筛后制成散药;用酒送服方寸匕,每天三次。

◆ 下痢第九

治妊娠下痢方:酸石榴皮、黄芩、人参各三两　樗皮四两　粳米三合

以上五味药分别切细,用七升水煮取二升半,分成三次服。

治妊娠期间下痢的处方:取白杨皮一斤,切细,用一大升水煮取为二小升,分成三次服。

治妊娠期间淋沥不止的处方:阿胶、艾叶、酸石榴皮各二两

以上三味药分别切细,用七升水煮取二升,去渣,加入阿胶使其烊化,分成三次服。

治妊娠期间及产后寒热、下痢的处方:

黄连一升　栀子二十枚　黄柏一斤

以上三味药分别切细,用五升水浸药一夜,煮三沸,服一升,一天一夜服完。如出现呕吐症状,可加橘皮一两、生姜二两。也可以治男子平常的痢疾。

妇人患水泄痢:灸气海穴百壮,重复三次。

◆ 水肿第十

治妊娠期间浮肿,心腹急满的汤方:

茯苓、白术各四两,崔氏无术　黄芩三两　旋覆花二两　杏仁三两

以上五味药分别切细,用六升水煮取二升半,分成三次服。

治妊娠期间腹部肿大,胎儿浮肿,用**鲤鱼汤**方。

鲤鱼汤

鲤鱼一头,重二斤　白术五两　生姜三两　芍药、当归各三两　茯苓四两

以上六味药分别切细,用一斗二升水先将鱼煮熟,澄清后取八升,加入其他的药煎为三升,分成五次服下。

治妊娠毒肿方:取芜菁根洗去皮,捣烂,用酢和如薄泥,不要有汁,用猛火煮二沸,适性薄薄地盖在肿处,用帛急忙包裹住,一天换两次,寒冷时用温暖的被子盖上。没有芜菁根时,用芜菁子。如果肿在咽中,取汁含在口中慢慢咽下。

治妊娠期间手脚浮肿挛急的处方:赤小豆五升　商陆根一斤,切

以上二味药,用水三斗,煮取一斗,慢慢饮下,饮完再作一剂。一方加泽漆一斤。

产难第五

产妇在产前疼痛发作时,以及未生产或正在生产的时候,都不能够让家中有死丧、污秽的人来看产妇,否则会引起难产。若产妇正在生产,则会伤害到婴儿。……妇人生产时,特忌多人围观,两三人在旁边侍候等待即可,产完后才可告知其他人。若人多围观,大都会难产的。大凡产妇,特别不要匆忙、急迫、紧张。旁边的人也极须平静仔细,不要催促,都不要预缓、预急以及忧愁、郁闷,否则就会造成难产。若腹中疼痛,眼冒金星,这是胎儿在肚中回转,不是要出生。胎儿生出后,一切人以及母亲都应忌问是男孩还是女孩。孩子刚刚落地,让他吞下五口新汲水,忌给他暖而烫的东西,不要让母亲看见这些污秽之物。大凡产妇都应慎吃热药热面,饮食的温度应当如人的肌肤温度。

治妇人难产,或者半生,或胎衣不下,或子死腹中,或附着在脊背上,以及几天都产不下来,血气上抢心下,母亲脸无血色,气欲断绝的处方:成煎猪膏一升　白蜜一升　醇酒二升

以上三味一起煎取二升,分成二次服,两次不能服完的,可以随其所能而服下。治产后恶血不除,上抢心痛,烦急的,用地黄汁代替醇酒。

治难产方:槐枝切,二升　瞿麦、通草各五两　牛膝四两　榆白皮切　大麻仁各一升

以上六味药分别切细,用一斗二升水煮取三升半,分成五次服。

治难产多日,气力用尽,仍然不能产下,这是原先就有疾病,用药方:赤小豆二升　阿胶二两

以上二味,先用水九升煮到赤小豆熟后,除去渣,再加入阿胶烊化,一服五合,没有感觉的又服,不超过三服胎儿即可娩出。

治难产,以及日月不足而将生产的处方:取知母一两研为末,用蜜调和成如

兔屎一样大的丸,服一丸,如果痛未停止,再服一丸。

治难产方:吞下皂荚子二枚。

难产:针刺两肩井穴,针入一寸,泻后,一会儿就会分娩。

治产后血晕方:取半夏一两,捣细过筛后制成散药。和如大豆一样大的药丸,纳入鼻孔中即愈。这是扁鹊的治疗方法。

子死腹中第六

凡是妇人在生产时遇到难产,母亲脸色发红、舌头发青的,则孩子、母亲能救活;母亲嘴唇发青、嘴唇两边有唾沫流出的,母子都会死亡而不得救治;母亲脸色发青、舌头发红、口中有唾沫流出的,母亲将死而孩子能够救活。

治胎动以及生产困难,孩子死在腹中,并且怀了一死一生的双胞胎。让死胎产出,活胎平安,可用神验方:蟹爪一升 甘草二尺 阿胶三两

以上三味药,用一斗东流水煮前二药,煮取三升,去渣,加入阿胶使其烊化,一次服下。如果一次不能服下,分成二次服。如果人太困倦,掰开嘴巴把药灌下,药入后人即可救活。

治难产,子死腹中的处方:瞿麦一斤,用八升水煮取一升,服一升,如果死胎不出再服。

治胎死在腹中,变得干燥并靠着母亲背部的处方:葵子一两 阿胶五两

以上二味药,用五升水煮取二升,一次服下,如果未出再服。

治妊娠没有足月,胎忽然死亡而不能娩出,母亲被弄得快死的处方:用苦酒浓煮大豆,饮浓汁一次一升,死胎立即娩出,不能一次服下的,分成两次服。一方用醇酒煮大豆,也可以治积聚成瘕的病。

治妊娠时胎死在腹中,如果死胎已娩出而胞衣不能产出,腹中疼痛引起腰背也疼痛的处方:甘草一尺 蒲黄二合 筒桂四寸 香豉二升 鸡蛋一枚

以上五味药,用六升水煮取一升,一次服下,胎胞秽恶之物都能除尽,大有益处。

治妊娠期间患病,须除去胎儿的处方:用鸡蛋一枚,盐三指撮,一起调和后服下,胎儿立即堕下。

逆 生 第 七

凡是生产困难,或者婴儿横生、侧生,或者手足先出的,可以用针刺婴儿的手足,针入一二分左右,婴儿受到刺痛,惊转即会收缩,自然应当回顺了。

治逆生方:用盐涂在婴儿足底,也可以急搔胎儿足底,并把盐擦在产妇的腹上,即可。

治逆生及横生,婴儿不出,手足先出

的处方:取蝉壳二枚研为末,用三指拈一撮,用温酒送服。

治纵横生不能产出的处方:菟丝子研为末,用酒或者米汁送服方寸匕,即生。车前子也好,服法如以上的方法。

治产时胎儿不顺,胎位异常,头趋向直肠、肛门的处方:将盐熬热用来熨贴母亲的腹部,胎位自然端正。

胞衣不出第八

治孕妇产出胎儿后胞衣不出,让胞衣破烂的**牛膝汤**方。

 牛膝汤

牛膝、瞿麦各一两　滑石二两,一方用桂心一两　当归一两半　通草一两半　葵子半斤

以上六味药分别切细,用九升水煮取三升,分成三次服。

治产难胞衣不出,横倒的,以及胎儿死在腹中,因此气欲断绝的处方:半夏、白蔹各二两

以上二味药,治择捣筛后制成散药。送服方寸匕,稍稍难产的服一次、横生的服二次,倒生的服三次,胎儿死的服四次。也可以加入代赭、瞿麦各二两为好。

治胎死腹中,如果母病欲下的处方:取榆白皮切细,煮汁三升,服后即下,治难产的也可以。

治胞衣不出的处方:取小麦和小豆,煮成浓汤,饮汁,胞衣立即娩出。也可以治横生、逆生。

下乳第九

治产妇没有乳汁,服**漏芦汤**方。

 漏芦汤

漏芦、通草各二两　石钟乳一两　黍米一升

以上四味药分别切细,用米泔浸一夜,打碎磨细取汁三升,煮药三沸,去渣,慢慢服下,一天饮完。

治妇人无乳汁,单用石膏汤方:石膏四两研为末,用二升水煮三沸,慢慢服,一天服完。

治乳中无汁方:石钟乳四两　甘草二两,一方不用　漏芦三两　通草五两　栝楼根五两

以上五味药分别切细,用一升水煮取三升,分成三次服。一说用栝楼实一枚。

下乳汁,可用**鲫鱼汤**方。

鲫鱼汤

鲫鱼长七寸　猪肪半斤　漏芦八两　石钟乳八两

以上四味药分别切细,猪肪、鱼不需要洗,用一斗二升清酒一起煮,鱼熟后药即成,绞去渣,寒温适宜时分成五次送服,乳汁即下。饮药后间隔一会儿还可饮一次,使药力相连接。

妇人方中·卷三

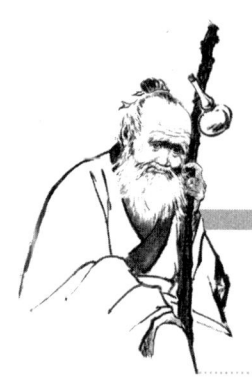

虚损第一

凡是女性,不仅仅是在临产的时候需要小心谨慎,到了产后,也当如此,因为那些危及生命的病症,常在此刻侵入人体。不要以为产时没有什么妨碍与不适,就纵心肆意,无所不犯。要知道微如秋毫的冲犯,感染的病患就会比嵩山、泰山还重。这是因为产后杂病,往往对以根除。妇女生产以后,五脏虚弱,只可进补而不能轻施泻法。如果此刻产妇有病,更不必用药性猛烈的泻药。如果用了性猛的泻药,反倒虚上加虚,于是五脏更加虚弱,挽救的机会就越来越小了。故妇女产后百日,一定要极尽关怀抚慰,防止忧郁恐惧,不要随意触犯禁忌,以及立即行房事。若在这期间有所冲犯,身体必强直强直就是颈项、肢体挺直不能屈伸,犹如角弓反张,这就叫做蓐风,也就是冲犯的症候。如果身体就像反张的角弓一样强直仰曲,此时生命就如同风中飘转的烛火一样衰微,凡是女性,都应好好思量啊!假若不小心因为轻微小事而有所冲犯,戏笑致病,一旦困卧在床,就没有可哭诉的地方了。即使付以重金,遍求良医,也是无济于事。

学医的人对于这里的药方,务必精熟地了解,不能把它当做平常的药方一样对待。产妇千万不要上厕所便溺,最好在室内盆中便溺。凡是产后满了百日,夫妇才能交合,否则,产妇将会终身虚弱,百病滋生,故须谨慎!大凡妇女患有风气,脐下虚冷,都是产后过早行房造成的。凡是产后七天内,恶血未尽,不能服汤,等到脐下块状消散后,方可进食羊肉汤。痛得厉害的,不在此例。经三两天消停平息以后,可进服泽兰丸。到满月的时候,以泽兰丸刚刚吃尽为妙。否则,虚损就不能恢复。身体极度消瘦不可挽救的,可服五石泽兰丸。凡在产期,必须服用泽兰丸来补益并且必须在生产七日以后服用,一定不能早服。大凡妇女,因为在夏季生产,取凉太多而患上风冷病,以致腹中积聚,百病竟起,一直到老,许多药方都无法医治。可用桃仁煎来治疗这种情况,产后月满即可服用。妇女若想无病,每到秋冬季节,就应服上一两剂,若能年内经常服用,效果会更佳。

产后也可服四顺理中丸:甘草二两人参、白术、干姜各一两

将以上四味药制成粉末,加蜜和成梧桐子大小的药丸,每次服食十丸,以后少量逐步地增加到二十丸。妇女刚产,五脏虚弱,此药可以滋养脏气。

桃仁煎

治疗妇女产后百病,补益诸气,泽悦容颜。将一千二百枚桃仁捣至细熟,用上等好酒一斗五升研滤三四遍,方法如做麦粥一样,越细越好。装入长颈瓷瓶中,塞入麦面封实瓶口,放在水中火不停熄地煮二十四小时。火不能猛烈,并将瓶口一直露出水面,不要让瓶口淹在水中。煮熟后将药取出,用温酒送服一合,一日两次,男人也可服用。

使妇女产后长白长胖,饮食平调,用**地黄羊脂煎**。

地黄羊脂煎

生地黄汁一斗　生姜汁五升　羊脂二斤　白蜜五升

先将生地黄汁煎至五升,接着放入羊脂合煎减去一半,加入姜汁再次煎减一次,与白蜜一道放入铜器中,煎成饴糖状即成。每次取鸡蛋大小一枚,投入热酒中服用,一日三次。

地黄酒

治疗产后百病,在产前一个月就应当预先酿制,在产后坐蓐期内服用。

地黄汁一升　好曲一斗　好米二升

先将地黄汁浸湿曲子并让它发酵,依照家庭制酒的方法将它酝酿成熟,密封七天,取食清酒。应常保持酒气相接,不让它中途断绝。忌吃蒜以及生冷酸滑食物,还有猪、鸡、鱼肉。所有的妇女都须服用。但应注意夏季三月天气炎热不可交合,春、秋、冬交合并服药可相互促进药性的发挥和吸收。将地黄以及药物残渣放入米中一同煮饭食用,一石至十石米都以加一升为标准,先服用羊肉当归汤三剂,再服食效果会更好。

治疗产后虚弱喘乏,自汗,腹中绞痛,用**羊肉汤**。

羊肉汤

肥羊肉三斤,去脂　当归一两　桂心二两　芍药四两　甘草二两　生姜四两　芎䓖三两　干地黄五两

将八味药咀细。加一斗半水煮羊肉,取汤七升,去掉羊肉后,放入其余几味药,煮取药汁三升,去掉药渣。分作三次服,病未全愈重做再服。

治产后虚弱喘乏,忽寒忽热,类似疟疾的症状,叫做蓐劳,用**猪肾汤**。

猪肾汤

猪肾一只,去脂,破成四块,若无猪肾可用羊肾代替　香豉绵包裹　白粳米一斗　葱白一斗

将以上四味放入三斗水中煮取汁水五升,去掉渣,随意服用,不愈重制再服。

羊肉黄芪汤

治疗产后虚乏,补益身体。

羊肉三斤　黄芪三两　大枣三十枚　茯苓、甘草、当归、桂心、芍药、麦门冬、干地黄各一两

将以上十味药咀细,加二斗水煮羊肉,得汤汁一斗,去掉羊肉,加入其余药物,煎取汁水三升,去渣。分作三次服用,一日三次。

当归芍药汤

治产后虚损,逆害饮食。

当归一两半　芍药、人参、桂心、生姜、甘草各一两　大枣二十枚　干地黄一两

将八味药咀细,注入七升水煮至三升,去渣。分三次服,一日三次。

治疗产后气虚,用**杏仁汤**。

杏仁汤

杏仁、橘皮、白前、人参各三两　桂心四两　苏叶一升　半夏一升　生姜十两　麦门冬一两

将上述九味药切细,加入一斗二升水煮取三升半药汤,去渣,分作五次服下。

治疗产后体虚、寒热、自汗,用猪膏煎。

猪膏煎

猪膏一升　清酒五合　生姜汁一升　白蜜一升

将上述四味煎至调和,沸腾五次后药膏制成。以酒随意送服一方寸匕,服时应放在炭火上熬煎。

鲤鱼汤

主治妇女体虚,流汗不止,或经常盗汗。

鲤鱼二斤　葱白切,一升　豉一升　干姜二两　桂心二两

将五味中的后四味咀细,以一斗水煮鱼,取六升鱼汁,去鱼,放进药物,用微火煮取药汁二升,去渣,分两次服用,微汗发出病就自然痊愈。不用生鱼。

治疗产后风虚,汗出不止,小便困难,四肢微急难以屈伸,用桂枝附子汤。

桂枝附子汤

桂枝、芍药各三两　甘草一两半　附子二枚　生姜三两　大枣十二枚

将上述六味药咀细,注入七升水煎取汁水三升,分三次服下。

虚　烦　第　二

薤白汤

主治产后胸中烦热逆气。

薤白、半夏、甘草、人参、知母各二两　石膏四两　栝楼根三两　麦门冬半升

将上述八味锉细,注入一斗三升水煮取汁水四升,去渣。分作五次服下,白天三次晚上两次。若热得厉害,就加石膏、知母各一两。

竹根汤

治疗产后虚烦。

甘竹根切细,取一斗五升,加入二斗水煮取汁水七升,去渣,放入小麦二升,大枣二十枚,煮熟小麦。水滚过三四遍后,再加入甘草一两,麦门冬一升,汤成去渣。每次服五合,不愈再服直至病愈。若气短,也可服用。

知母汤

治疗产后忽冷忽热,通身温壮热与壮热相似,温温然不是很热即为温壮热,心胸烦闷。

知母三两　芍药、黄芩各二两　桂心、甘草各一两

上述五味咀细,加五升水煮取汁水二升半,分三次服下。另一药方中不用桂心,加生地黄。

赤小豆散

治疗产后烦闷,不能饮食,虚弱内满。将二十一枚赤小豆烧制成末,用冷

水调和，顿服。

治疗产后烦闷，用**蒲黄散** 蒲黄用东流水调和一方寸匕服用，效果极佳。

蜀漆汤

治疗产后虚热往来，心胸烦满，骨节疼痛，以及头痛壮热发热热势壮盛，申时尤其厉害，类似疟疾症状。

蜀漆叶一两 黄芪五两 桂心、甘草、黄芩各一两 知母、芍药各二两 生地黄一斤

上述八味切细，加水一斗煮取药汁三升，分三次服下。此汤药能治寒邪热疾，不伤人。

芍药汤

治疗产后虚热头痛。

白芍药、干地黄、牡蛎各五两 桂心三两

将上述四味药咀细，加水一斗煮取汁水二升半，去渣，分三次服下，一日三次。此汤药不伤损人身，无毒，且还能治疗腹中拘急疼痛。若通体发热，加黄芩二两。

中风第三

凡是产后身体如角弓反张，以及各种风证，不能用药性毒的药物，只适宜单独进食一两味，也不能大发汗，尤其禁忌转用泻药和吐痢的药，否则，病人必死无疑。

大豆紫汤

产后服用非常好，能治产后百病，以及外感风邪，滋生痱瘼，或背部强直口不能言，或只是烦热苦渴，或头身沉重，或身体发痒，严重的呕逆直视。这些都是因虚风冷湿侵染身体，以及劳伤的缘故。

大豆五升 清酒一斗

用铁锅加猛火炒熟大豆，有焦烟冒出时用清酒浇豆，去渣取汁。每次服一升，昼夜几次，全部服完。如有其他症状，可配合独活汤消风去血，情况严重的只需十剂，微汗流出即可自然痊愈。此药有两大功能，一则可以去风，二则可消除滞血。若妊娠伤折，胎死腹中三日，服用此酒即愈。

甘草汤

治疗蓐风，背部强硬僵直，不能转动，名为风痉。

甘草、干地黄、麦门冬、麻黄各二两 芎䓖、黄芩、栝楼根各三两 杏仁五十枚 葛根半斤

将以上九味药切细。用一斗五升水、五升酒合煮葛根取汁水八升，并去渣，再放进其余药物，煮取药汁三升，也去渣，分作两次服用。一剂不愈，再服一剂效果更佳。

独活汤

治产后外感风邪，口噤不能言。

独活五两 防风、秦艽、桂心、白术、甘草、当归、附子各二两 葛根三两 生姜五两 防己一两

将上述十一味药切细，加水一斗二升煮取药汁三升，去渣，分三次服。

防风汤

治疗产后外感风邪，背急，短气。

防风五两 当归、芍药、人参、甘草、

干姜各二两　独活、葛根各五两

将上述八味药锉细，加水九升煮取药汁三升，去渣，分三次服，一日三次。

治产后外感风邪，用独活酒。

独活酒

独活一斤　桂心三两　秦艽五两

将上述三味药切细，加酒一斗半浸泡三天，最先饮用五合，后稍加至一升，不能多喝，随性服用。

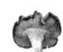 大豆汤

主治产后突然外感风邪，病发时心下闷、不省人事，以及妊娠挟风，同时兼治产后各种疾病。

大豆五升,炒至微焦　葛根、独活各八两　防己六两

将上述四味药切细。加酒一斗二升煮大豆，取八升酒汁，去渣后放入其余药物，煮取四升药汁，去渣。分六次服用，白天四次晚上二次。

小柴胡汤

柴胡半斤　黄芩、人参、甘草各三两　生姜二两　大枣十二枚　半夏半升

将上述七味药锉细，加水一斗二升煮取汁水六升，并去渣。每次服一升，一日三次。

三物黄芩汤

黄芩、苦参各二两　干地黄四两

将上述三味切细，加入八升水煮取药汁二升，并去渣。待冷热适中后进服一升。一日两次，吃后多会吐或下虫。

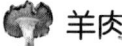 羊肉汤

治疗产后外感风邪，或长期不育，月经不利，乍赤乍白，以及男子虚劳冷盛。

羊肉二斤　成择大蒜去皮、切,三升　香豉三升

上述三味，加水一斗三升煮取汁水五升，去渣，放入一升蜜酥，再煮取三升汁水，分三次温服。

葛根汤

治疗产后中风，口不能言，痉挛，麻木不仁，气息迫急，眩晕困顿，以及产后各种疾病。

葛根、生姜各六两　独活四两　当归三两　甘草、桂心、茯苓、石膏、人参、白术、芎䓖、防风各二两

上述十二味锉细，加水一斗二升煮取三升药汁，去渣。分三次服，一日三次。

治产后中风，用防风酒。

防风酒

防风、独活各一斤　女萎、桂心各二两　茵芋一两　石斛五两

将上述六味药咀细，用二斗酒浸泡三晚。最初喝一合，以后稍加至三四合，一日三次。

心腹痛第四

蜀椒汤

治疗由过度寒冷造成的产后心痛。

蜀椒二合　芍药一两　当归、半夏、甘草、桂心、人参、茯苓各二两　蜜一升　生姜汁五合

上述共十味，锉细。先加水九升煮蜀椒。水沸后放入除姜汁、蜜外的其余七药煮取药汁二升半，去渣，再倒入姜汁和蜜煎取三升。一次服五合，以后渐渐加至六合，禁吃冷食。

大岩蜜汤

治疗产后心痛。

干地黄、甘草、独活、当归、芍药、细辛、桂心、小草各二两　吴茱萸一升　干姜三两

上述共十味药，锉细，加水九升煮取汁水三升，再放入五合蜂蜜重煮，分三次服，一日三次。

干地黄汤

治疗产后两胁满痛，兼治百病。

干地黄、芍药各三两　当归、蒲黄各二两　生姜五两　桂心六两　甘草一两　大枣二十枚

上述共八味，切细，加水一斗煮取药汁二升半，去渣，分服，一日三次。

治疗产后小腹疼痛难忍，用芍药汤。

芍药汤

芍药六两　桂心三两　甘草二两　胶饴八两　生姜三两　大枣十二枚

上述六味切细，加水七升煮取汁水四升，去渣，放进胶饴并让其烊化，分三次服，一日三次。

当归汤

治疗妇女寒疝，症见腹中拘急疼痛，出冷汗，恶寒肢冷，甚至手足麻木，遍体疼痛，虚劳不足，类似产后腹中绞痛。

当归二两　生姜五两　芍药二两　羊肉一斤

上述四味，切细，加水八升煮熟羊肉，取汁煎药得药汁二升，冷热适中进服七合，一日三次。

治疗产后腹中疾痛，用桃仁芍药汤。

桃仁芍药汤

桃仁半斤　芍药、芎䓖、当归、干漆、桂心、甘草各二两

将上述七味药锉细，加水八升煮药汁三升，分三次服。

羊肉汤

治疗产后伤寒，身体大虚，上气，腹中疼痛兼稍感风邪。

肥羊肉两斤，若没有，獐鹿肉可替　茯苓、黄芪、干姜各三两　甘草、独活、桂心、人参各二两　麦门冬七合　生地黄五两　大枣十二枚

上述十二味切细，加水二斗煮肉，取肉汁一斗，去肉放入余药，煮取药汁三升半，去渣。分四次服用，白天三次晚上一次。

内补当归健中汤

治疗产后虚弱不足，腹中绞痛不止，胸中气少，呼吸不继，或者苦于小腹拘急，疼痛牵引腰背，不能饮食。产后一月每天服四五剂为好，可使人强壮。

当归四两　芍药六两　甘草二两　生姜六两　桂心三两　大枣十枚

将以上六味咀细，加水一斗煮取药汁三升，去渣。分三次服下，一天吃完。如果身体太虚，其中加饴糖六两，待药汤煮成后放进并置火上煮，饴糖便立可溶解。如果没有生姜，就以干姜三两代替；若病人失血过多，崩伤内竭血流不止，加地黄六两、阿胶二两，总共八种药，药汤制成后去掉药渣，放入阿胶；若无当归，用芎䓖代替。

内补芎䓖汤

治疗妇女产后虚弱，以及崩伤过多，身体虚竭，腹中绞痛。

芎䓖、干地黄各四两　芍药五两　桂心二两　甘草、干姜各三两　大枣四十枚

将上述七味锉细，加水一斗二升煮取药汁三升，去渣。分三次服用，一日三次，如果不愈可再服一二剂。如果体内有寒，有微泻之苦，加附子三两。对妇女虚弱，少气伤绝，腹中拘急痛，崩伤虚竭，面目五色，以及吐血的治疗，效果甚佳。

桂心酒

治疗产后疼痛，以及突发心腹疼痛。取桂心三两，用三升酒煮取二升，去渣。分三次服，一日三次。

生牛漆酒

治疗产后腹中苦痛。取生牛膝五两，加五升酒煮取二升，去渣，分两次服。若是用干牛膝根，用酒浸泡一晚后才可以煮。

治疗产后腹中紧张如弦，时常剧痛而又无可奈何。取二方寸匕当归末，放入一升蜜中煎，冷热适中，顿服。

吴茱萸汤

治疗妇女先有寒冷，胸中满痛，或心腹刺痛，或呕吐，饭量小，或发肿，或发冷，或下痢，呼吸软弱欲绝，产后更加严重，这些都在其治疗范围。

吴茱萸二两　防风、桔梗、干姜、甘草、细辛、当归各十二铢　干地黄十八铢

将以上八味药咀细，加水四升煮取药汁一升半，去渣，分两次服下。

蒲黄汤

治疗产后杂病，胸中少气，腹痛，头疼，余血未尽，以及消除腹中极度胀满。

蒲黄五两　桂心、芎䓖各一两　桃仁二十枚　芒硝一两　生姜、生地黄各五两　大枣十五枚

将以上八味药切细，加水九升煮取汁水二升半，去渣，放入芒硝。分三次服用，一日三次，效果良好。

恶露 第五

干地黄汤

治疗产后恶露不尽，除祛多种疾病，可补益不足。

干地黄三两　芎䓖、桂心、黄芪、当归各二两　人参、防风、茯苓、细辛、芍药、甘草各一两

将上述十一味药咀细，加水一斗煮取药汁三升，去渣。分三次服用，白天两次晚上一次。

桃仁汤

治疗产后时寒时热，恶露不尽。

桃仁五两　吴茱萸二升　黄芪、当归、芍药各三两　生姜、醍醐、百炼酥、柴胡各八两

将上述八味切细，加酒一斗、水二升合煮，取汁三升，去渣。冷热适中，饭前服用一升，一日三次。

泽兰汤

治疗产后恶露不尽，腹痛不除，小腹急痛，疼痛牵引至腰背，少气力。

泽兰、当归、生地黄各二两　甘草一两半　生姜三两　芍药一两　大枣十枚

将以上七味切细,加水九升煮取药汁三升,去渣,分作三次服下,一日三次。下坠不堪,服用此药也可痊愈。

甘草汤

治疗产乳期余血不尽,逆抢心胸,手脚逆冷,唇干,腹胀,气短力弱。

甘草、芍药、桂心、阿胶各三两　大黄四两

上述五味锉细,用东流水一斗煮取药汁三升,去渣,放进阿胶并烊化,分三次服。第一次服下后,脸上立即变得红润。一天一夜吃完这三升药,即会下恶血一二升,病立可痊愈。有这种情况的妇女,应像刚刚生产时那样调养。

大黄汤

治疗产后恶露不尽。

大黄、当归、甘草、生姜、牡丹、芍药各三两　吴茱萸一升

上述七味切细,加水一斗熬煮至四升,去渣,分四次服下,一天服尽。如果另外加入人参二两,即是人参大黄汤。

治疗产后时冷时热,恶露不尽,用柴胡汤。

柴胡汤

柴胡八两　桃仁五十枚　当归、黄芪、芍药各三两　生姜八两　吴茱萸二升

将上述七味切细,加水一斗三升煎煮得药汁三升,去渣。饭前进服一升,一日三次。

蒲黄汤

治疗产后杂病,如积血不尽,腹大气短,饮食不良,气上冲胸胁,时时烦闷、恍惚、逆满,手足骨节疼痛,胃中结热等。

蒲黄半两　大黄、芒硝、甘草、黄芩各一两　大枣三十枚

将以上六味,锉细,加水五升煮取药汁一升,清晨饮服到日中。如果血还不止,进食冷粥半盏即止。若不下积血,喝少量热汤即下。身体虚弱者,服用时须减半。

治疗产后流血不尽,小腹绞痛,用栀子汤。

栀子汤

取栀子三十枚,加水一斗煮取汁水六升,放入当归芍药各二两、蜂蜜五合、生姜五两、羊脂一两,煎取药汁二升。分三次服用,一日三次。

治疗产后三至七天,腹中余血未尽,绞痛强满,气息不通,用生地黄汤。

生地黄汤

生地黄五两　生姜三两　大黄、芍药、茯苓、细辛、桂心、当归、甘草、黄芩各一两半　大枣二十枚

共十一味,切细。加水八升煮取药汁二升半,去渣。分三次服,一日三次。

治疗产后有血,腹中切痛,用大黄干漆汤。

大黄干漆汤

大黄、干漆、干地黄、桂心、干姜各二两

共五味,锉细。加水三升、清酒五升煮取药汁三升,去渣。温服一升,血立即下。如果不愈,翌日早晨再服一升,吃满三服无不痊愈。

治疗产后恶血不去,用麻子酒。

麻子酒

取麻子五升捣烂,用一斗酒浸泡一

晚,第二天早晨去渣。温服一升,饭前服用;不愈,晚上再服一升,不吐下。应忌房事一月,如新生产妇般将息调养。

治疗后恶物不尽,或历经一月、半年或一年不止,用升麻汤。

升麻汤

取升麻三两,加清酒五升煮取二升,去渣。分两次服下,立即会有恶物吐下,不要惊慌,此药效果甚佳。

治疗产后恶血不尽,腹中绞刺痛不能忍受,其药方是:大黄、黄芩、桃仁各三两 桂心、甘草、当归各二两 芍药四两 生地黄六两

将上述共八味,切细。加水九升煮取药汁二升半,去渣,分三次饭前服用。

治疗产后漏血不止的药方是:露蜂房、败船茹各等分

上述共二味,各取等分,烧制成灰,取乳酪混合制成浆状,每次服一方寸匕,一日三次。

治疗产后流血不止的药方:取干菖蒲三两,加清酒五升浸泡,煮取三升,两次服下,可立即止血。

治疗产后恶血不除,四体并恶的药方:取续骨木二十两,破成算子大小,加水一斗煮取药汁三升。分三次服,相隔时间约步行十里,其间须食适量的粥。服后或者小便数次,或者恶血尽下,立即痊愈。此续骨木必须煮三遍。

下痢第六

胶蜡汤

治产后三日内,下各种杂色痢。

阿胶一两 蜡如簿棋大小,三枚 当归一两半 黄连二两 黄柏一两 陈廪米一升

共六味,咀细。先加水八升煮米至冒出蟹眼般水泡,去掉米,再放入药物,煮取药汁二升,去渣,而后将阿胶和蜡放进并烊化。分四次服用,一天服完。

治疗产后余寒下痢,便赤血脓血,一天数十次,腹中时时疼痛下血,用桂蜜汤。

桂蜜汤

桂心二两 蜜一升 附子一两 干姜 甘草各二两 当归二两 赤石脂十两

以上共七味,切细。加水六升煮取药汁三升,去渣,再放入蜂蜜煎一两沸。分三次服下,一日三次。

治产后下赤白,腹中绞痛的药方:芍药、干地黄各四两 甘草、阿胶、艾叶、当归各八两

以上共六味,切细。加水七升煮取药汁二升半,去渣,放入阿胶使其熔化,分作三次服下。

治产后下赤白不断,身体脸部发肿的药方:大豆一升,稍炒 小麦一升 吴茱萸半升 蒲黄一升

以上共四味,加水九升煮取药汁三升,去渣,分三次服下,有神效。也可用水五升,酒一斗煎取四升汁水,分四次服下。

治产后下赤白痢,心腹刺痛方:薤白一两 当归二两 酸石榴皮三两 地榆四两 粳米五合

以上共五味，切细。加水六升煮取二升半药汁，去渣，分三次服下。

治产后下赤白痢，腹中疼痛，用当归汤。

当归汤

当归三两 干姜、白术各二两 芎䓖二两半 甘草、熟白艾、附子各一两 龙骨三两

以上共八味，切细。加水六升煮取药汁二升，去渣。分三次服下，一天服尽。

治产后下痢以及身体极虚，用白头翁汤。

白头翁汤

白头翁二两 阿胶、秦皮、黄连、甘草各二两 黄柏三两

以上共六味，切细。加水七升煮取汁水二升半，去渣，放入阿胶化，分三次服下，一日三次。

阿胶丸

治产后虚冷上吐下泻，心腹绞痛泄泻不止。

阿胶四两 人参、甘草、龙骨、桂心、干地黄、白术、黄连、当归、附子各二两

上述共十味药，捣制成末，加蜜制成梧桐子大小的药丸。用温酒送服二十九，一日三次。

治产后忽然感受寒热邪，下痢，用生地黄汤。

生地黄汤

生地黄五两 甘草、黄连、桂心各一两 大枣二十枚 淡竹叶二升，一作竹皮 赤石脂二两

以上共七味，切细。加水一斗煮竹叶，得汁水七升，去渣并放入余药，煮取二升半。分三次服，一日三次。

淋渴第七

治产后小便次多兼口渴，用栝楼汤。

栝楼汤

栝楼根、黄连各二两 人参三两 大枣十五枚 甘草二两 麦门冬二两 桑螵蛸二十枚 生姜三两

以上共八味，切细。加水七升煮取药汁二升半，分三次服下。

治产后小便次数多，用鸡膍胵汤。

鸡膍胵汤

鸡膍胵二十只 鸡肠三具，洗净 干地黄、当归、甘草各二两 麻黄四两 厚朴、人参各三两 生姜五两 大枣二十枚

以上共十味，切细。加水一斗煮鸡膍胵、鸡肠以及大枣，取汁水七升，去渣，再放入余药，煎取药汁三升半，分三次服下。

治妇女结气成淋，小便引痛上至小腹，或时有溺血，或色如豆汁，或状如胶饴，每次发作人几乎死去，饮食不长肌肉，面目萎黄，医生不能诊治的药方。

贝齿四枚，烧成末 葵子一升 石膏五两，碎 滑石二两，研末

以上共四味，先加七升水煮石膏和葵子，取汁水二升，去渣，再加入余药以及猪油一合，煎三沸。分三次服下，一日三次，不愈再服。

治产后猝然生淋,诸如血淋、气淋、石淋,服用石韦汤。

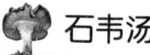
石韦汤

石韦二两　榆皮五两　黄芩二两　大枣三十枚　通草二两　甘草二两　葵子二升　白术、生姜各三两

以上共九味,切细,加水八升煮取汁水二升半,分三次服下。

治产后淋,服用茅根汤。

茅根汤

白茅根一斤　瞿麦四两　地肤子二两　桃胶、甘草各一两　鲤鱼齿一百枚　人参二两　茯苓四两　生姜三两

以上共九味,切细。加水一斗煮取药汁二升半,分三次服下。

治产后淋,可用滑石散。

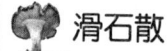
滑石散

滑石五两　通草、车前子、葵子各四两

以上共四味,捣制过筛,取末。用酢浆水送服一方寸匕,以后稍加至二匕。

治产后虚渴,少气力,可服用竹叶汤。

竹叶汤

竹叶三升　甘草、茯苓、人参各一两　小麦五合　生姜三两　大枣十四枚　半夏三两　麦门冬五两

以上共九味,切细。先加水九升煮竹叶和小麦,取汁水七升,去渣后再放入余药,再煎取药汁二升半,一次服五合,白天三次晚上一次。

杂治第八

治妇女劳气,食气,胃满吐逆,其病头重结痛,小便赤黄,下大气的病方。

乌头、黄芩、巴豆各半两　半夏三两　大黄八两　戎盐一两半　蚱蝉、桂心、苦参各十八铢　人参、消石各一两

以上共十一味,捣制成末,用蜂蜜及青中胆汁拌和,捣三万下,制成梧桐子大小的药丸。晚上不吃饭,用酒送服五丸,服后安卧片刻立即泻下。下黄的,腹中有积聚;青的,疝病;白的,内中风邪;像水的,有留饮;青如粥汁,膈上中邪气;下血如腐肉的,体内受伤;赤如血的,产乳杂疾;如虫刺的,有伏虫。泻下完毕后人必生渴,渴则喝粥。饿了吃酥糜,三天后应当将食物温热后吃,吃必定是肥浓食品,三十天后疾病恢复。此方又名破积乌头丸,主治心腹积聚气闷胀,疝瘕,内伤瘀血,产乳余疾,以及各种不足。

治妇女汗血、吐血、尿血、下血,服用竹茹汤。

竹茹二升　干地黄四两　人参、芍药、桔梗、芎䓖、当归、甘草、桂心各一两

以上共九味,切细。加水一斗煮三升,分三次服下。

治妇女从小患有风寒,头眩眼疼的药方:石南一用石韦　细辛、天雄、茵芋各二两　山茱萸、干姜各三两　薯蓣、防风、贯众、独活、川芎苗各四两

以上共十一味,切细,用酒三斗浸泡五天。最初饮二合,一日三次,以后可稍

稍增加药量。

治疗妇女服食硫黄丸后,忽然患头痛项冷,冷后又心胸烦热,眉骨眼角痒痛,有时生疮,喉中干燥,四体痛痒这类疾病的药方:栝楼根、麦门冬、龙胆各三两

大黄二两　土瓜根八两　杏仁二升

以上共六味,制成药末,加蜜制成药丸。每次饮服如梧桐子大小十丸,一日三次,逐渐增加数量。

治疗妇女癖病 由饮食不节,寒痰凝聚,气血瘀阻所致,病症是痞块生两胁,时痛时止;痞块平时隐伏,痛时可触摸,按摸时如有三五个并有水响,寝食不得,心常烦闷的药方:

取牵牛子三升捣制过筛,取末。饮服一方寸匕,一日一次,三十服后可服用好硫黄一两。

厚朴汤

治妇女下焦劳冷,膀胱肾气损弱,白带与小便一同流出。取如手掌般大小厚朴,长四寸,用酒五升煮至两沸,去渣。取一尺桂枝制成药末,放入药汁中调和,头天晚上不要吃饭,翌日清晨顿服。

温经汤

主治妇女小腹疼痛。

茯苓六两　芍药三两　薏苡仁半斤　土瓜根三两

以上共四味,切细。用酒三升浸泡一晚,早上加水七升煎取药汁二升,分两次服下。

治妇女胸满,心下坚,咽中如有肉块,吞之不下,吐之不出,可用半夏厚朴汤。

半夏厚朴汤

半夏一升　厚朴三两　茯苓四两　生姜五两　苏叶二两

以上共五味,切细。加水七升煮取药汁四升。分四次服下,白天三次,晚上一次,不愈可频频服用。另一方中无苏叶、生姜两味。

治妇女胸中伏气,用昆布丸。

昆布丸

昆布、海藻、芍药、桂心、人参、白石英、款冬花、桑白皮各二两　茯苓、钟乳石、柏子仁各二两半　紫菀、甘草各一两　干姜一两六铢　吴茱萸、五味子、细辛各一两半　杏仁百枚　橘皮、苏子各五合

以上共十二味,捣制成末,加蜜调和制成梧桐子大小的药丸。每次用酒送服二十丸,一日两次,后渐加至四十丸。

治妇女无故忧愤,胸中迫塞,气不得下的药方:芍药、滑石、黄连、石膏、前胡、山茱萸各一两六铢　大黄、细辛、麦门冬各一两　半夏十八铢　桂心半两　生姜一两

以上共十二味,捣制成末。加蜜和成梧桐子大小的药丸。每次用酒送服二十丸,一日三次,后加至三十丸。

治疗劳损产后无子,阴中冷物溢出,子宫关闭,积年不愈,身体寒冷的药方:

防风一两半　桔梗三十铢　人参一两　菖蒲、半夏、丹参、厚朴、干姜、紫菀、杜衡各十八铢　秦艽、白蔹、牛膝、沙参各半两

上述共十四味,制成药末,加入白蜜制成小豆般大小的药丸。每次饭后服十五丸,一日三次。没有感觉,增加至二十丸,怀孕即停药。丈夫不在时不能服用,服药七天后才可行房事。

治产后癖瘦,玉门阴道外口冷,服用五加酒。

五加酒

五加皮二升　枸杞子二升　干地黄、

丹参各二两　杜仲一斤　干姜三两　天门冬四两　蛇床子一升　乳床半斤

以上共九味，切细。用绢袋盛好，取酒三斗浸泡三晚，一次服五合，一日两次，后稍加至十合。

治疗子宫颈口关闭，血聚腹中生肉块，此乃内脏受寒邪引起的。其药方：生地黄汁三升　生牛膝汁一斤　干漆半斤

以上共三味，先捣散干漆，加入生牛膝汁和地黄汁中搅拌，用微火煎制成药丸。每次用酒送服如梧桐子大小三丸，一日两次。若觉得腹中疼痛，饭后服用。

治产劳，玉门开而不闭方：硫黄四两　吴茱萸一两半　菟丝子一两六铢　蛇床子一两

以上共四味，制成药散，加水一升煎取二方寸匕。洗玉门，一日两次。

治妇女阴脱，用硫黄散。

硫黄散
硫黄、乌贼鱼骨各半两　五味子三铢

以上共三味，捣制过筛，将药末抹在患处，一日涂抹三次。

治妇女阴脱，用当归散。

当归散
当归、黄芩各二两　芍药一两六铢　猬皮半两　牡蛎二两半

以上共五味，捣制过筛，取末。用酒送服一方寸匕，一日三次。忌用重力，有良效。

治产后阴下脱方：取蛇床子一升用布裹好，炙熨，产后阴道疼痛者，亦可治。

治妇女产后阴下脱方：茱半两　半夏、大黄、细辛各十八铢　蛇床子三十铢

将以上五味捣制过筛，用薄绢袋装上大小如手指的药末，放入阴道中，一天换两次，很快即可痊愈。

治妇女阴下挺出方：蜀椒、乌头、白及各半两

以上共三味，制成药末，在锦囊里装一方寸匕，放入阴道中约三寸处，腹中觉热即可更换，一天一次。第二天早上再次放入，七天即愈。

治产后阴户肿痛：捣熟桃仁敷在上面，效果良好，一日三次。

治男女阴疮膏方：米粉一酒杯　芍药、黄芩、牡蛎、附子、白芷各十八铢

以上共六味，切细，放入一斤未沾水的猪油中，用微火熬煎，沸过三次，白芷变黄膏即制成，绞去渣，放入白米粉，调和均匀，敷在疮上。亦可治口疮。

治疗阴道疼痛及生疮方：羊脂一斤　杏仁一升　当归、白芷、芎䓖各一两

将后四味制成末，放入羊脂中调和均匀，再装进钵内，放在甑子中蒸，待三升米蒸熟后药即制成。取出大豆般大小的药丸，放入锦囊内，塞进阴道中，一天换一次。

治疗男女阴中生疮、湿痒方：黄连、栀子、甘草、黄柏各一两　蛇床子二两

以上共五味，治后过筛，将药末扑在疮上，若不湿润，可用猪油调和再涂上。疮深的可用锦裹药，放在疮中，一日两次。

治阴道奇痒困乏方：大黄、黄芩、黄芪各一两　芍药半两　玄参、丹参各十八铢　吴茱萸三十铢

以上共七味，治后过筛，取末。用酒送服一方寸匕，一日三次。

治阴疮方：芫荑、芎䓖、黄芩、甘草、矾石、雄黄、附子、白芷、黄连各等分

以上共九味，每味取六铢并切细，放入四两猪油合煎后敷疮。

治妇女交接即出血方：桂心、伏龙肝各等分

以上共两味，每味二两，研为末，用酒送服一方寸匕，血即止。

治阴阳交合疼痛难忍方：黄连一两半 牛膝、甘草各一两

以上共三味，切细，加水四升煮取药汁二升，一日洗四次。

治妇女被丈夫所伤，四体沉重，嘘吸头痛方：生地黄八两 芍药五两 香豉一升 葱白一升 生姜四两 甘草二两

以上共六味，切细。加水七升煮取药汁二升半，分三次服下。不愈再服。慎房事。

治妇女交接过度，玉门疼痛，小便不通，用白玉汤。

白玉汤

白玉一两半 白术五两 泽泻、苁蓉各二两 当归五两

以上共五味，切细。先用水一斗煎白玉五十沸，去玉，放入余药煎取药汁二升。分两次服下，其间相隔一顿饭工夫。

治疗扰动胎儿血，腰及小腹疼痛，月经不通，阴道肿痛方：蒲黄二两 葱白一斤，切 当归二两，切 吴茱萸、阿胶各一两

以上共五味，加水九升煮取二升半，去渣，再放入阿胶烊化，分三次服。

治妊娠被丈夫所动疼痛欲死。

单行竹叶沥汁

取淡竹去掉两头竹节，用火烧中央，将容器放在两端，接住流出的竹汁并饮下，立即见效。

治被丈夫中伤，头痛不堪，想吐，心闷，用桑根白皮汤。

桑根白皮汤

桑根白皮半两 干姜二两 桂心五寸 大枣二十枚

以上共四味，切细。加酒一斗煮取药汁三升，去渣，分三次服下。衣服多少适度，不要出汗。

治小户嫁痛指妇女阴户小，交合时疼痛连日方：

甘草三两 芍药半两 生姜十八铢 桂心六铢

以上共四味，咀细。加酒二升煮至三沸，去渣，服完，有神效。

治阴冷，使其生热方：在牛胆中装满食茱萸，阴干百日。每次取十四枚放入锦囊中，嚼碎，放入阴道中，时隔不久里面热烈如火。

月经不利，奔豚气上下乱窜，以及无子。灸四满，每次三十壮，穴位在丹田两旁相隔一寸半，丹田在脐下二寸即是。

妇女子宫下垂：灸脐中三百壮。

又，灸身交五十壮，重复三次，穴位在脐下横纹中。

又，灸与肚脐正对的背脊处五十壮。

又，灸玉泉穴五十壮，重复三次。

又，灸龙门穴二十五壮，重复三次。此穴位置卑贱，今已废弃，不再针灸。

妇女子宫脱落：灸玉泉两旁三寸处，年龄几岁，灸几壮，重复三次。

妇女阴冷肿痛：灸归来穴三十壮，重复三次，穴位在玉泉两旁各五寸处。

妇女想断产：灸右踝上一寸处三壮，即可断产。

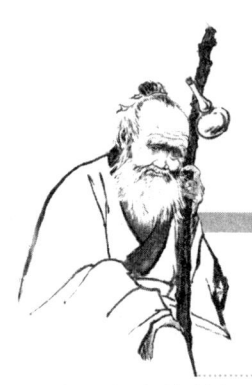

妇人方下·卷四

补益第一

大凡妇女皆希望自己容貌美丽,丰腴、白皙无比,即使年过花甲亦如此,那么药物中就不要有紫石英,否则会使人肤色变黑,应当服用钟乳泽兰丸。

柏子仁丸

治妇女五劳七伤,羸弱、瘦削、面无颜色,食量减少,皮肤失去光泽,以及产后再无生育能力,这样的人可以长期服用这种药,使人肥白补益的处方。

柏子仁二两　蜀椒一两半　杜仲四十二铢　厚朴、桂心各一两　泽兰二两六铢　黄芪二两　当归四十二铢　干姜二两　甘草四十二铢　芎䓖四十二铢　白术、细辛、独活、人参、石斛、白芷、芍药、五味子、桔梗各一两　藁本十八铢　苁蓉一两　芫华十八铢　防风　乌头一方作牛膝　干地黄各三十铢　钟乳、白石英、紫石英各二两　赤石脂一两

以上三十味药研为末,用蜜调和成如梧桐子大的丸,每次用酒送服二十丸,如果药效不明显,加到三十丸。《千金翼方》无乌头,有龙骨、防葵、茯苓、秦艽各半两,为三十三味。并且可以治产后半身枯悴。

大五石泽兰丸

治妇人因风、寒邪而致中焦虚惫,腹中响如雷鸣,缓风、急风引起头痛寒热,月经不调,脐周隐隐作痛,或者心腹有坚硬的痞走动,饮食上逆,手足常常冰冷,多梦,身体麻痹疼痛,营卫不和,身体虚弱得不能走动,以及产后虚损,都适宜服用此处方。

钟乳、禹馀粮各两半　石膏、白石英各二两　紫石英二两半　泽兰二两六铢　蜀椒、干姜各二两　当归、桂心、芎䓖、厚朴、柏子仁、干地黄、细辛、茯苓、五味子、龙骨各一两半　甘草、黄芪各二两半　石斛、远志、人参、续断、白术、防风、乌头各三十铢　山茱萸、紫菀各一两　白芷、藁本、芫华各十八铢

以上三十二味药研为末,用蜜调和成如梧桐子大的丸。每次用酒送服二十丸,渐渐加至三十丸。

小五石泽兰丸

治妇人劳冷虚损,饮食减少,面无光泽和血色,腹中发冷并且疼痛,经候不调,呼吸少气、无力,补益温中的处方。

钟乳、紫石英、矾石各一两半　白石英、赤石脂各四十二铢　石膏、阳起石各二两　泽兰二两六铢　干姜二两　当归、甘草各四十二铢　苁蓉、龙骨、桂心各一两半　白术、芍药、厚朴、人参、蜀椒、山茱萸各三十

铢　藁本、柏子仁各一两　芫青十八铢

以上二十三味药研为末，用蜜调和成如梧桐子大的丸。每次用酒送服二十丸，逐渐加到三十丸，每天三次。

增损泽兰丸

治产后百病，调理血气，补益虚劳的处方。

泽兰、甘草、当归、芎䓖各四十二铢　附子、干姜、白术、白芷、桂心、细辛各一两　防风、人参、牛膝各三十铢　柏子仁、干地黄、石斛各三十六铢　厚朴、藁本、芫青各半两　麦门冬一两

以上二十味药研为末，用蜜调和成如梧桐子大的丸。用酒空腹服下十五丸到二十丸。

大补益当归丸

治产后虚弱不堪，胸中少气，腹中拘急疼痛，有时引至腰背疼痛，或下血过多且血流不止，虚竭乏气，昼夜不能入眠，以及崩中，面目都无颜色，口唇干燥。男子伤绝，或者从高处堕下，引起内伤，内脏虚弱引起吐血，以及金疮伤犯皮肉者亦可治。

当归、芎䓖、续断、干姜、阿胶、甘草各四两　白术、吴茱萸、附子、白芷各三两　桂心、芍药各二两　干地黄十两

以上十三味药研为末，用蜜调和成如梧桐子大的丸。用酒送服二十丸，白天三次夜间一次。若药效不明显，可加到五十丸。若有真蒲黄，加一升最好。

白芷丸

治产后流血过多，以及崩中伤损，虚竭少气，面目脱色，腹中疼痛的处方。

白芷五两　干地黄四两　续断、干姜、当归、阿胶各三两　附子一两

以上七味药研为末，用蜜调和成如梧桐子大的丸，每次用酒送服二十丸，每天四至五次。没有当归，可以用芎䓖代替，加入蒲黄一两，效果奇妙，没有续断，可以用大蓟根代替。

钟乳泽兰丸

治妇人久虚羸瘦，四肢以及全身关节烦疼，脐下有冰冷的硬块，不能饮食，面目瘀黑，忧郁不乐，能治百病的处方。

钟乳三两　泽兰三两六铢　防风四十二铢　人参、柏子仁、麦门冬、干地黄、石膏、石斛各一两半　芎䓖、甘草、白芷、牛膝、山茱萸、薯蓣、当归、藁本各三十铢　细辛、桂心各一两　芫青半两　艾叶十八铢

以上二十一味药研为末，用蜜调和成如梧桐子大的丸。每次用酒送服下二十丸，逐渐加到四十丸，每天二次。

三石泽兰丸也叫石斛泽兰丸。治由于风虚引起的不足，通利血脉，御寒冷的处方：钟乳、白石英各四两　紫石英、防风、藁本、茯神各一两六铢　泽兰二两六铢　黄芪、石斛、石膏各二两　甘草、当归、芎䓖各一两十八铢　白术、桂心、人参、干姜、独活、干地黄各一两半　白芷、桔梗、细辛、柏子仁、五味子、蜀椒、黄芩、苁蓉、芍药、秦艽、防葵各一两　厚朴、芫青各一十八铢

以上三十二味药研为末，用蜜调和成如梧桐子大的丸。用酒送服下二十丸，逐渐加到三十丸，每天服用二三次。

大平胃泽兰丸

治男女由于五劳七伤引起的多种不足，安心定志，除烦解闷，手足虚冷，羸瘦，以及月经往来不调和，身体不灵便等

病的处方。

泽兰、细辛、黄芪、钟乳各三两　柏子仁、干地黄各二两半　大黄、前胡、远志、紫石英各二两　芎䓖、白术、蜀椒各一两半　白芷、丹参、栀子一本用枳实　芍药、桔梗、秦艽、沙参、桂心、厚朴、石斛、苦参、人参、麦门冬、干姜各一两　附子六两　吴茱萸、麦糵各五合　陈菊一升　枣五十枚,作膏

以上三十二味研为细末,用蜜调和成如梧桐子大的丸。每次用酒送服下二十丸,逐渐加到三十丸,使人丰腴健康。一本中无干姜,有当归三两。

泽兰散

治产后感受风邪使人虚弱的药方。

泽兰九分　禹食粮、防风各十分　石膏、白芷、干地黄、赤石脂、肉苁蓉、鹿茸、芎䓖各八分　藁本、蜀椒、白术、柏子仁各五分　桂心、甘草、当归、干姜各七分　芜荑、细辛、厚朴各四分　人参三分

以上二十二味,治择捣筛后制成散药。每次用酒送方寸匕,每天三服,根据实际酌情增加。

月水不通第二

桃仁汤

治妇女月经不通的处方。

桃仁、朴硝、牡丹皮、射干、土瓜根、黄芩各三两　芍药、大黄、柴胡各四两　牛膝、桂心各二两　水蛭、虻虫各七十枚

以上十三味分别切细,用九升水煮取二升半,去渣,分成三次。

干姜丸

治妇女寒热羸瘦,四肢酸痛怠惰,胸中支撑胀满,肩背脊沉重痛楚,腹中有积聚、坚硬胀满,或疼痛不可忍受,引起腰、小腹疼痛,四肢烦疼,手足厥逆寒至肘膝,或烦闷,手足虚热,时时想浸泡在水中,全身关节疼痛,心下常常悬急疼痛,时寒时热,恶心,流出涎唾,每当吃下咸、酸、甜、苦的食物,身体就犹如鸡皮,月经不通,大小便艰涩,食后不长肌肉。

干姜、芎䓖、茯苓、硝石、杏仁、水蛭、虻虫、桃仁、蛴螬、蛰虫各一两　柴胡、芍药、人参、大黄、蜀椒、当归各二两

以上十六味药研为末,用蜜调和成如梧桐子大的丸。空腹送服下三丸,如果药效不明显,加到十丸。《千金翼方》用来治疗妇人瘕结胁肋下疾。

干漆汤

治月经不通,小腹坚硬,痛得不能接近的处方。

干漆、萎蕤、芍药、细辛、甘草、附子各一两　当归、桂心、芒硝、黄芩各二两　大黄三两　吴茱萸一升

以上十二味药分别切细,用清酒一斗浸一夜,熬取三升,去渣,加入芒硝完全烊化。分成三次服,饮用间隔如煮一顿饭的功夫。

芒硝汤

治月经不通的处方。

芒硝、丹砂沫、当归、芍药、土瓜根、水蛭各二两　大黄三两　桃仁一升

以上八味药分别切细,用九升水熬取三升,去渣,加入丹砂、芒硝,分成三次服。

治月经不通,心腹绞痛欲死,通血止痛的处方:当归、大黄、芍药各三两　吴茱萸、干地黄、干姜、芎䓖、虻虫、水蛭各二两　细辛、甘草、桂心各一两　栀子十四枚　桃仁一升

分别将以上十四味药切细,用一斗五升水熬取五升,分成五次服。一方中另有牛膝、麻子仁各三两。

桃仁汤

治月经不通的处方。

桃仁一升　当归、土瓜根、大黄、水蛭、虻虫、芒硝各二两　牛膝、麻子仁、桂心各三两

分别切细以上十味药,用九升水煮取三升半,去渣,加入芒硝使其完全烊化,分成三次服。《肘后》无当归、麻子仁,用牡丹、射干、黄芩、芍药、柴胡各三两,为十三味。《千金翼方》无虻虫。

干地黄当归丸

治妇人月经不通,有时一月来两次,有时隔月不来,来时或多或少,有时淋沥不断,有时来后腰腹刺痛得难以忍受,四体嘘吸不思饮食,心腹坚胀作痛,有青、黄或黑色的月经流下,有时就像清水一样;身体沉重,不想行动,只想睡觉,想吃酸食物,虚乏黄瘦的处方。

干地黄三两　当归、甘草各一两半　牛膝、芍药、干姜、泽兰、人参、牡丹各一两六铢　丹参、蜀椒、白芷、黄芩、桑耳、桂心各一两　䗪虫四十枚　芎䓖一两十八铢　桃仁二两　水蛭、虻虫各七十枚　蒲黄二合

以上二十一味药研为末,用蜜调和成如梧桐子大的丸,每日空腹用酒送下十五丸,渐渐加到三十丸,以奏效为度。

牡丹丸

治妇人女子在其他疾病痊愈后,导致月经闭绝不通,以及从小月经就不通,或者第一次生产后瘀血不消,服用各种利血的汤药后,仍未平和的疾病,宜服这种药,使疾病得到平复的处方。

牡丹三两　芍药、玄参、桃仁、当归、桂心各二两　虻虫、水蛭各五十枚　蛴螬二十枚　瞿麦、芎䓖、海藻各一两

以上十二味药研为末,用蜜调和成如梧桐子大的丸。用酒送下十五丸,逐渐加至二十丸。血盛的人,把药作成散服下方寸匕,腹中应当如沸腾的水一样转动,血自然化成水除去。若小便赤少,除去桂心,加地肤子一两。

黄芩牡丹汤

治女人从小到大月经未曾来过,脸色萎黄,气力衰少,饮食无味的处方。

黄芩、牡丹、桃仁、瞿麦、芎䓖各二两　芍药、枳实、射干、海藻、大黄各三两　虻虫七十枚　水蛭五十枚　蛴螬十枚

分别切细以上十三味药,用一斗水煮取三升,分成三次服。服两剂后,灸乳下一寸黑圆际各五十壮。

治月经不通:取葶苈一升研为末,用蜜调和成如弹子大的丸,用绵布包裹,塞入阴道中三寸之处。每丸一夜,次日再换丸,以有汁流出为止。

干漆丸

治月经不通,百疗不愈的处方。

干漆、土瓜根、射干、芍药各一两半

牡丹、牛膝、黄芩、桂心、吴茱萸、大黄、柴胡各一两六铢　桃仁、鳖甲各二两　䗪虫、蛴螬各四十枚　水蛭、虻虫各七枚　大麻仁四合　䕡茹子二合

以上二十味药研为末，用蜜调和成如梧桐子大的丸。每天用酒送下十五丸，渐渐加至三十丸，每天三次。再用时用来浸酒送服前面的丸药。

当归丸

治女人脐下有症结，刺痛得如虫在啃啮，以及如用锥刀在刺，或赤白带下，十二种瘕疾，腰背疼痛，月经时而月前时而月后的处方。

当归、葶苈、附子、吴茱萸、大黄各二两　黄芩、桂心、干姜、牡丹、芎䓖各一两半　细辛、秦椒、柴胡、厚朴各一两六铢　牡蒙一方无　甘草各一两　虻虫、水蛭各五十枚

以上十八味药研为末，用蜜调和成如梧桐子大的丸。空腹用酒送下十五丸，每天二次。有胎的禁忌服用此药。

鳖甲丸

治女人小腹中有积聚，如上下移动的七八寸盘面，疼痛得不可忍受，手足逆冷，咳嗽、嗳气有腥臭味，两胁热得像火在灸烤，玉门冷如风吹，月经不通，或在月前或在月后，服这种药，三十日便会痊愈，且会有孕。此乃河内太守魏夫人所传的处方。

鳖甲、桂心各一两半　蜂房半两　玄参、蜀椒、细辛、人参、苦参、丹参、沙参、吴茱萸各十八铢　䗪虫、水蛭、干姜、牡丹、附子、皂荚、当归、芍药、甘草、防葵各一两　蛴螬二十枚　虻虫、大黄各一两六铢

以上二十四味药研为末，用蜜调和成如梧桐子大的丸。每次用酒送下七丸，每天三次，稍稍增加，以药效明显为度。

禹余粮丸

治妇人产后积冷坚癖的处方。

禹余粮、乌贼骨、吴茱萸、桂心、蜀椒各二两半　当归、白术、细辛、干地黄、人参、芍药、芎䓖、前胡各一两六铢　干姜三两　矾石六铢　白薇、紫菀、黄芩各十八铢　䗪虫一两

以上十九味药研为末，用蜜调和成如梧桐子大的丸。空腹用酒送下二十丸，每天二次，药效不明显就增加。

牡蒙丸

也名紫盖丸。治妇人产后十二种疾病，带下无子，都是由于冷风寒气，或产后未满一百天，胞络恶血尚未流尽，便悬在厕所上大小便，及久坐导致湿、寒进入胞宫，结集在小腹，使疼痛成为积聚，小的如鸡子，大的如拳头，按起来隐隐约约地感到在跳动，有时如虫啮，有时如针刺，当生气时则抢心，两胁支撑胀满，不能饮食，食后不消化，上下通流，或固守在胃府，痛时延及玉门、背膊，呕逆，气短，出汗，小腹苦寒，胞宫中溃烂成疮，咳嗽时引至浮痛，小便自己流出，阴道不正，使人无子，腰胯疼痛，四肢沉重、游走跳动，全身浮肿，时来时去，大便不利，小便淋漓，或月经不通，或下如腐肉、青、黄、赤、白等，如豆汁，梦想不祥的处方。

牡蒙、厚朴、硝石、前胡、干姜、䗪虫、牡丹、蜀椒、黄芩、桔梗、茯苓、细辛、葶苈、人参、芎䓖、吴茱萸、桂心各十八铢　大黄二两半　附子一两六铢　当归半两

以上二十味药研为末，用蜜调和成

如梧桐子大的丸。空腹用酒送服下三丸,每天三次。药效不明显,就加到五六丸。有鱼子一样的赤、白、青、黄物流下,病根就除了。

治月经不通,结成如石的症瘕,腹大骨立,适宜服用这种破血下症的处方:大黄、硝石各六两 巴豆、蜀椒各一两 代赭、柴胡熬变色 水蛭、丹参熬令紫色 土瓜根各三两 干漆、芎䓖、干姜、虻虫、茯苓各二两

以上十四味药研为末,巴豆另外研,用蜜调和成如梧桐子大的丸。空腹时用酒送服二丸,药效不明显则加到五丸,每天两服。《千金翼方》无柴胡、水蛭、丹参、土瓜根。

大虻虫丸

治月经有六七年不通,或肿满气逆,腹胀瘕痛,适宜服用这种多次有神验的处方。

虻虫四百枚 蛴螬一升 干地黄、牡丹、干漆、芍药、牛膝、土瓜根、桂心各四两 吴茱萸、桃仁、黄芩、牡蒙各三两 茯苓、海藻各五两 水蛭三百枚 芒硝一两 人参一两半 䕡茹五合

以上十九味药研为末,用蜜调和成如梧桐子大的丸。每日空腹时用酒送下七丸,药效不明显就增加剂量,每天三服。《千金翼方》无芒硝、人参。

桂心酒

治月经不通,结成症瘕的处方。

桂心、牡丹、芍药、牛膝、干漆、土瓜根、牡蒙各四两 吴茱萸一升 大黄三两 黄芩、干姜各二两 虻虫二百枚 䗪虫、蛴螬、水蛭各七十枚 细辛一两 僵蚕五十枚 大麻仁、灶突墨三升 干地黄六两 虎杖根、鳖甲各五两 䕡茹子二升

分别切细以上诸药,用酒四斗分成两瓮,浸药七日后合并成一瓮,搅调均匀,又分作两瓮。刚开始时每次服二合,每天二服,逐渐加至三、四合。

治月经不通,脐下坚硬成块,大如杯、升,往来发热,下痢羸弱瘦削,这叫做气瘕一作血瘕,疗气瘕的处方:

生地黄三十斤,取汁 干漆一斤,为末

把漆末加入到地黄汁中,用微火煎到可以做丸时为止,然后制成丸。每次服时用酒送下如梧桐子大的三丸。药效不明显则稍稍增加剂量,常在饭后服用。

治月经不通,严重闭塞的处方:牛膝一斤 麻子三升,蒸 土瓜根三两 桃仁二升

分别切细以上四味药,用好酒一斗五升浸泡五宿。每次服五合,逐渐加至一升,每天三次,能多服更好。

治产后当风受凉,导致瘀血停留聚积成结,而月经闭塞的处方:桃仁、麻子仁各二升 䕡茹子一升

分别切细以上三味药,用三斗好酒浸泡五宿。每次服五合,每天三服,逐渐增加至一升。

鸡鸣紫丸

治妇人症瘕积聚的处方。

皂荚一分 藜芦、甘草、矾石、乌喙、杏仁、干姜、桂心、巴豆各二分 前胡、人参各四分 代赭五分 阿胶六分 大黄八分

以上十四味药研为末,用蜜调和成如梧桐子大的丸。每次在鸡鸣时服一丸,每天加服一丸,一直到五丸为止,又从一丸开始,循环往复。有白色恶物流下的,是有风;有赤色恶物流下的,是有症瘕;有青微黄恶物流下的,是有心腹病。

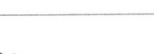 辽东都尉所上丸

治脐下有坚硬的痞块,无所不治的处方。

恒山、大黄、巴豆各一分　天雄二枚　苦参、白薇、干姜、人参、细辛、狼牙、龙胆、沙参、玄参、丹参各三分　芍药、附子、牛膝、茯苓各五分　牡蒙四分　藋芦六分。

一方说:二两三分

以上二十味药研为末,用蜜调和为丸。晚上不要饮食,每次服五丸,每天三次。身体极为羸瘦,月经不调,连服二十五日,就会下出长虫,或各种病除,服药二十五日后,即除去所有的苦痛,肌肤开始丰腴,服药五十日后万病都可除去,曾经有育而后无生育的人则会有生育。

牡蛎丸

治经闭不通,不思饮食的处方。

牡蛎四两　大黄一斤　柴胡五两　干姜三两　芎䓖、茯苓各二两半　蜀椒十两　葶苈子、芒硝、杏仁各五合　水蛭、虻虫各半两　桃仁七十枚

以上十三味药研为末,用蜜调和成如梧桐子大的丸。每次服七丸,每天三次。

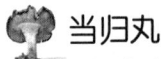 当归丸

治腰腹痛,月经不通利的处方。

当归、芎䓖各四两　虻虫、乌头、丹参、干漆各一两　人参、牡蛎、土瓜根、水蛭各二两　桃仁五十枚

以上十一味药研为末,用白蜜调和成如梧桐子大的丸。每次用酒送下三丸,每天三次。

硝石汤

治血瘕,月经滞留,瘀血不通,下散坚血的处方。

硝石、附子、虻虫各三两　大黄、细辛、干姜、黄芩各一两　芍药、土瓜根、丹参、代赭、蛴螬各二两　枣十枚　桃仁二升　牛膝一斤　朴硝四两

以上十六味药分别切细,用五升酒、九升水浸药一夜,第二天早晨煎取四升,去渣,下朴硝、硝石烊化尽。分成四服,间隔一顿饭的功夫服用一次。去除病后吃黄鸭羹,不要见风。

赤白带下崩中漏下第三

诸方所说的妇人三十六种疾病,包括十二种症瘕,九种痛症,七种害病,五种伤病,三种痼疾不通。那么,什么是十二种症瘕?是说所流下的恶物,一是如膏的形状,二是如黑色的血,三是如紫色的汁,四是如赤色的肉,五是如脓痂,六是如豆汁,七是如葵羹,八是如凝血,九是如水一样的清血,十是如同米泔,十一是如月经时前时后,十二是月经周期不对应;什么是九种痛症呢? 一是阴中伤痛,二是阴中淋沥痛,三是小便作痛,四是寒冷痛,五是经来时腹中痛,六是气满痛,七是汁从阴中流出如有虫啮痛,八是胁下皮肤痛,九是腰胯痛;七种害病又是什么呢? 一是阴道疼痛不通利,二是感受了寒热痛,三是小腹急坚痛,四是脏不

仁，五是子门不端引起背痛，六是月经时多时少，七是呕吐不已；什么是五种伤病呢？一是两肋支撑胀满痛，二是心痛牵引到脊背痛，三是气郁结不通，四是邪恶泄利，五是前后痼寒；什么叫做三种痼疾不通呢？一是赢瘦不生肌肤，二是绝产乳，三是月经闭塞。然而，病有异同，宜根据具体的情况进行诊治。

白垩丸

治女人三十六疾方。

白垩、龙骨、芍药各十八铢　黄连、当归、茯苓、黄芩、瞿麦、白蔹、石韦、甘草、牡蛎、细辛、附子、禹食粮、白石脂、人参、乌贼骨、藁本、甘皮、大黄各半两

以上二十一味药研为末，用蜜调和成如梧桐子大的丸。每次空腹送下十丸，每天二次，药效不明显就增加，服药二十天就可见效，服药一月，皆可祛除百病。若是十二种症瘕，牡蛎、禹馀粮、乌贼骨、白石脂、龙骨加倍用；若是九种痛症，黄连、白蔹、甘草、当归加倍用；如果是七种害病，细辛、藁本、甘皮加倍用，另加椒、茱萸各一两；如果是五种伤病，大黄、石韦、瞿麦加倍用；如果是三种痼疾，人参加倍用，另加赤石脂、矾石、巴戟天各半两。合药时随病情增减。

治女人腹中十二疾。

一是月经时来时止；二是月经如清水；三是月经不通；四是月经无周期；五是生育后没有乳汁；六是断绝无子；七是性欲减退；八是腹痛如刺；九是阴中寒；十是阴道牵掣作痛；十一是月经来时冰冷如葵汁状；十二是腰部急痛。凡是这十二种病发作时，因与丈夫同床，月经不去，或躺卧在湿冷的地方，及用冷水洗浴，为了获得当时的快乐而后滋生百病，或疮痍未愈便行房事及起早劳作，衣单席薄，寒从阴部侵入的病症的处方。

半夏、赤石脂各一两六铢　蜀椒、干姜、吴茱萸、当归、桂心、丹参、白敛、防风各一两　藿芦半两

以上十一味药研为末，用蜜调和成如梧子大的丸。每日空腹用酒送服十丸，每日三次，药效不明显则稍微增加，以药效明显为度。

白石脂丸

治妇人三十六疾，胞中疼痛，漏下赤白的处方。

白石脂、乌贼骨、禹馀粮、牡蛎各十八铢　赤石脂、干地黄、干姜、龙骨、桂心、石韦、白蔹、细辛、芍药、黄连、附子、当归、黄芩、蜀椒、钟乳、白芷、芎䓖、甘草各半两

以上二十二味药研为末，用蜜调和成如梧桐子大的丸。每日空腹用酒送下十五丸，每天二次。另一方可用有黄柏半两。

少小婴孺方·卷五

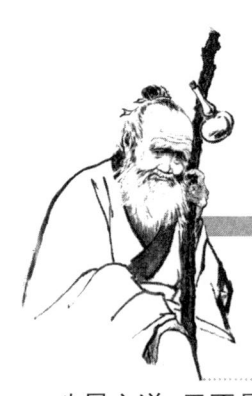

序例第一

生民之道，无不是通过抚养小的才成其为大的，若没有小的，最终也不能成为大的，所以《易经》中称：积小可以成大；《诗经》中有厥初生民的故事；《左传》中有声子人名，鲁隐公之母，惠公继室生隐公的记载。这里生养少小的大义，就是从细微到显著，从年少到年长的圣人之道。人之常情都在这里显现，不必借助经史的记载来证明，因此如今先有妇女小孩，而后才有男人老人，就是崇尚圣道大义。然而小孩气势微弱，医生宜留心救治，难以即刻显现立竿见影的功效。《小品方》中记载道：凡人年龄在六岁以上的称为小，十六岁以上的称为少，三十岁以上的称做壮，五十岁以上的称做老。经书上关于六岁以下儿童的病症，药方均无记载，故乳下婴儿有病难治，都是因为没有师承，无以为据的缘故。如今我博采众家著书以及自己试用中颇有成效的药方，成就此篇，凡是居家过日子的百姓，则可以采用这一养小之术，孩子就可避免横夭的祸患了。

小孩子的病与大人的没有什么区别，只是用药的多少有些差异。其中惊痫、客忤、解颅囟门应合却不合、骨缝开解、不行等八九篇，合写在此卷中，下痢等余方以及药散在其他各篇中，读者披览可得。

凡是出生六十天以上的小孩，瞳子长成，就能笑着与人应和；百天后任脉长成，孩子就能自己翻转身体；一百八十天后骶骨长成，孩子就能独坐；二百一十天后掌骨长成，就能匍匐爬行；三百天后膑骨长成，就能独自站立；三百六十天后膝骨长成，就能行走。此乃固定的规律，若不能如期出现，孩子的身体发育必有未完全的地方。

大凡在生后三十二天的小孩，就出现第一变变指婴幼儿发育过程中一生理变化，变其情智，发其聪明，有发热、脉乱、出汗等现象发生，不属病症，六十四天第二变，变伴随着蒸指婴幼儿发育过程中一生理变化，蒸其血脉，长其百骸，伴有发热、脉乱、出汗等现象，不属病症；九十六天第三变，一百二十八天第四变，变伴随着蒸；一百六十天第五变，一百九十二天第六变，变伴随着蒸；二百二十四天第七变，二百五十六天第八变，变伴随着蒸；二百八十八天第九变，三百二十日第十变，变伴随着蒸；经过三百二十天小蒸完毕，六十四天后出现大蒸，大蒸后六十四天再次大蒸，蒸后一百二十八天后再一次大蒸；凡是小孩自出生后三十二日为一变，两次变就称为一蒸，总共十变就是

少小婴孺方·卷五

五小蒸,或是三大蒸。过五百七十六天后,大小蒸都已完毕,于是各种器官脉络才完全长成。小孩之所以要变蒸,就是要荣华他的血脉,改善他的五脏,故一变过后,小孩情态就会立即觉得有异。至于变蒸的症候,变则为上气,蒸则为体热。变蒸有轻有重,轻的,体热伴有微惊,耳朵臀部发冷,上嘴唇起鱼眼珠子大小的白泡,出微汗;重的,身体高热并且脉象乱,有的出汗有的不出汗,不欲食,一吃就吐,眼白微赤,黑睛微白。又有种说法是眼睛白的重,赤黑的轻,变蒸完毕以后,眼睛自然明亮,这是它的症候。单独的变比较轻微,变同时兼有蒸,就稍稍剧烈一些了。大凡很平和的蒸,五天就消,长的也就是十天,前五天,后五天,十天之内,热自然消除。婴儿出生后三十二天一变,在第二十九天先期发热时,便依法处理,到了第三十六七天,蒸于是就完毕了,这点恐怕难以了解,故重新说一说它。而且变蒸的时候,不要惊动孩子,不要让他周围有很多人。小孩变蒸有早有晚,未按时变蒸的居多。还有初变的时候,有发热过甚的,超过了正常天数而不停止,审计变蒸的时日,当孩子不时发热伴有微惊,谨慎不能施治以及用灸刺,只是平静地观察,若日久热仍不消退,可少给一点儿紫丸稍微取下,热退便要停止进药;若在变蒸之中,又感上流行的热病,或者是在不是变蒸的时候而患上流行的热病,其病候都是极其相似,只是耳朵以及臀部通热,上嘴唇没有白泡罢了,应当先服用黑散,用以发汗,汗出,再扑上温粉,热可消退,热一退病就痊愈;如果还不能全部消退,就喂紫丸取下;小孩在变蒸之时,若再外感寒邪,就会寒热交争,腰腹屈曲拘急,啼哭不止,熨可以治熨法见下篇。变蒸的症候与温壮病名,胃失调和,气机雍塞,体热而致,大便黄臭,或白酸,发热嗜睡,食欲减少等,伤寒的症候相似,如果不是变蒸,身体发热耳朵臀部也发热的,这是患上其他疾病,可作杂病医治,但若审定是变蒸,就不可按杂病医治。

还有一法,凡是小孩出生三十二日即开始变,变就是身体发热。到了六十四天第二变,变伴着蒸,症状是睡卧端正。到九十六日第三变,定者候丹孔出而泄。到一百二十八日第四变,变伴着蒸,于是孩子就能够咳笑。到一百六十日第五变,于是心机灵性已生成。到一百九十二日第六变,变伴有蒸,五脏已长成。到二百二十四日第七变,就能够葡匐前行。到二百五十六日第八变,变伴随着蒸,于是知道学习说话。到二百八十八日第九变,孩子则可站立了。凡是小孩出生后二百八十八天经过九变四蒸,在变的日子,千万不可妄加施治,否则加剧他的病症。变且伴有蒸的,是小孩的送迎月份。蒸表现为很热且脉乱、出汗。短的五天就消,长的八九天就消,在孩子蒸的日子里,不能用艾灸针刺妄加治疗。

紫丸 治小孩变蒸,发热不退,且挟有伤寒温壮,汗出后热不消退,以及腹中有痰癖因乳食内积生痰所致,肋腹下有积块 哺乳不进,吃乳则吐,食痫 乳食不节,脾胃不顺,乳食滞结化痰生热,上扰神明所致,嗳吐酸馊,发作时四肢抽搐,眼睛上视等,先冷后热。

代赭、赤石脂各一两 巴豆三十枚 杏仁五十枚

以上共四味，前两味研制成末，巴豆和杏仁另外研制成膏，相和调匀，再捣二千杵。如果比较硬，加入少许蜂蜜同捣，然后用密闭容器收藏。三十日给孩子用少许乳汁服下麻子大一丸，食后一会儿，喂予少量乳汁，但不宜过多，日中时分热就会消退。若热未能全部消退，第二天早晨再喂服一丸。已满百日的小孩服用小豆子大小一丸，其余以此为基准增减。夏季气温高，容易发疹，每二三十天服一次，效果挺好。紫丸无所不治，虽然能导下但不会使人虚弱。

黑　散

治疗小孩在变蒸期间伴有时下流行温病，或者在非变蒸期而患时下流行热病。

麻黄半两　　大黄六铢　　杏仁半两

以上共三味，先将麻黄大黄捣制成散，再将杏仁研制成膏，于是细细放入散，再捣至调和，放入密闭容器中。一月大的小孩服小豆大一枚，用乳汁拌和服下，抱紧小孩使其出汗，汗出以后，扑上温粉，不要让孩子见风。百日大的小孩服枣核量，但也要根据孩子的实际大小来决定药量。

◆ 择乳母法

大凡乳母，她的乳汁皆由血气生成，五情善恶，也是由她的血气生成的。故她哺乳婴儿，都应当慎于喜怒。身形颜色适合做乳母的，她的特征有很多，不可能求全求备，那些没有狐臭、瘿瘘、咳嗽、癣瘕、癞头、疬疡、瀋唇、耳聋、鼻齆鼻、癫痫等病的妇女，都可以哺育婴儿。有经验的医生看到她身上原来的灸瘢，就可知道她以前疾病的根源。

初生出腹第二

小儿刚刚生下来，应先用绵布缠住手指，拭去小儿口中以及舌上如青泥般的恶血，这称为玉衡。若不赶紧拭去，孩子啼声一发，立即将其吞入腹中而滋生百病。小儿落地不发声的，取少量热水灌进去，一会儿就会哭出声来。小儿生下来不作声，是因难产少气的缘故，可将婴儿脐带在他身上向后捋捋，让气吸入腹内，并且呵他百来次，啼哭声便自然发出。也可用葱白慢慢鞭打小儿，立即会有啼声。小儿一生下来就应立即举起，举得迟了，会让他感受寒邪，以致于腹中如雷鸣。于是先洗，然后才断脐带。不能用刀子割断脐带，须让人隔着单衣咬断，同时向它呼七遍暖气，然后打结，所留脐带的长度，达到小儿足背即可。过短就会感受寒邪，使小儿腹中不调，时常下痢。若先断脐带，然后洗身，就会脐中中水即水毒，肚脐中水就会腹痛。脐带断后，连脐一节中多有虫，应赶紧剔拨除去，否则，虫进入小儿腹中可滋生疾病。小儿脐带的长短，应当长约六七寸，过长会伤肌，过短会伤脏。不及时断脐，若捋汁不尽，会让暖气渐渐衰微，寒气自生，使小儿患脐风。若生的是男孩应用他父亲的旧衣服来包裹,生的是女孩应用她母亲的旧衣服来包裹,最好都不用新帛布来裹。不能让衣物过厚,容易伤及婴儿皮肤和损害血脉,以致患杂疮发黄。婴儿穿绵帛衣物,最忌又厚又热,千万要小心。

凡是初生小儿,肌肤还未生长坚实,不可穿得过暖,过暖就会使筋骨缓弱。应当时常让孩子接受阳光照射以及微风吹抚,若全不见风日,就会使婴儿肌肤脆弱,容易中伤,皆应给小儿穿上旧棉衣,而不是新棉衣。凡是在天气暖和而且没有风的日子里,母亲应将孩子放在阳光下嬉戏,这样经过几天的风吹日晒,孩子就会血凝气刚,肌肉坚实,能忍耐风寒,不致于生疾病。如果经常将孩子藏在帏帐之中,给他穿着厚重暖和的衣物,犹如阴地上生长的草木,不见风日,软脆不堪,耐受不住风寒的侵袭。

大凡裹脐的方法,是用捶治过的白练,它轻柔而软和,四寸见方,并用半寸厚新绵布与帛布等包在上面。松紧应合适,过紧会使小儿呕吐。孩子出生后二十天,就可解开白练探视脐带,若十多日见小儿怒啼,好像衣服中有刺一样,这或许是脐带干燥刺在腹上,应当解开,换上衣物另行包裹。在寒冷的冬天,裹脐时应关闭窗户,放下帐子,燃起炉火让帐中温暖,换衣服时同样如此,再用温粉扑身。

如若脐还未痊愈,烧绛帛灰擦拭。若一月后仍不愈,脐处有液状分泌物,应烧蛤蟆灰扑在上面,一日三四次。如果肚脐中水或中冷,就会使小儿腹中绞痛,屈曲拘急,啼哭不止,面目青黑,这是中水引起的祸害,应当灸粉絮来熨。不及时护治,以致肚脐发肿的,应根据肿的轻重施以护疗,重的便用艾灸,可灸八九十壮;轻的脐处肿得不大,只有液态分泌物流出,时常啼叫的,用捣制成末的当归和胡粉敷,天天灸絮熨脐,直至第一百天就可痊愈,小儿停止啼呼则表明痊愈了。

若小儿大便很清,是中冷的缘故,疗法同于肚脐中水。小儿洗浴断脐包裹完毕之后,不能喂朱蜜,可适当喂些甘草汤。将大小如中指一节左右的甘草打碎,加水二合煮取一合甘草汤,用绵布沾取,让小儿吮吸,连续吮吸,估计吸进一蚬壳为止,小儿很快会呕吐,以吐出心胸之中的恶汁。如果吐出,剩下的药就不必再喂了。如果还未吐出,待他气息平静估且有了饥渴感时,稍等一会儿则用甘草汤喂之。如果前次和第二次喂进的药都不能让小儿吐的话,只需稍稍喂一点,让他吃尽这一合甘草汤,若有恶汁吐出,可使小儿心神智慧没有疾病。饮尽一合仍不见恶汁吐出的,是因为小儿心胸中不含有恶汁,则不要再喂其甘草汤了。于是就可以喂他朱蜜,用以镇定心神,安定魂魄。小儿初生三日内便喂给朱蜜,不宜多,多了就会让小儿脾胃冷,腹胀,容易患阴痫四肢偏冷、不叫、不抽搐、脉沉,多由慢惊之后,痰入心包所致,呼吸急促变为噤痓小儿病,寒邪壅闭经脉所致,症状有背项强直,噤口不语,腰身反张,目呆不省,摇头掣痓等而身亡。新生儿喂朱蜜的方法是,用飞炼过的如大豆般大小的朱砂,加入一蚬壳的赤蜜调和,用绵布缠筷子头蘸取,让小儿吮吸,吸上三次就应停止,一天吃完这一豆大小的朱砂即可。也可喂上三天,朱砂则需三粒豆子左右。不宜过量,过量就会使小儿受到损伤。喂完朱蜜后,可喂与量如朱蜜般的牛黄,牛黄能补益肝胆祛除热邪,定精神止惊悸,避恶邪,祛小儿百病。

　　小儿出生三日后应当开肠胃,助谷神,可研米制成厚饮,如乳酪一样厚薄,取豆子大小让小儿吞下,连吞上三粒即止,一日喂三次。满了七日就可用食物喂他,小儿初生十天开始喂他如枣核大小的食物,二十天喂如两倍枣核大小,五十天喂如弹丸大小,百天喂如枣子大小。若乳汁少,则不能遵循这一方法,应当着意稍稍增加一些。如果三十天后才喂给小儿食物,可使小儿不生疾病,过早的给小儿喂食,小儿肠胃不胜谷气,可滋生百病,头脸身体容易生疮,疮好后容易复发,使小儿瘦弱难养。三十天后,喂食也不宜多,若小儿不喜欢进食,不要强行喂他,否则可使其消化不良,反倒再生疾病。喂奶不进的小儿,腹中都有痰癖,应当用四物紫丸来微下痰癖,同时还要节制喂奶的量,几天后自然病愈。小儿微寒发热,应当立即施以泄泻下痢,然后才能痊愈。

　　凡是给小儿喂奶,都不要太饱,太饱就会使其呕吐。每每遇见小儿吐奶的,都是喂奶过饱造成的,用空乳房喂他则会立即消除,一天四次。在肚脐未愈时给小儿喂奶,喂得太饱,很可能引起中脐风。夏天不挤去热奶,会使小儿呕逆;冬天不挤去寒乳,会使小儿咳嗽下痢。母亲刚行房后喂小儿,会使小儿赢瘦,很久不能行走;母亲有热疾喂小儿,会使小儿面黄、不能进食;母亲发怒时喂小儿,致小儿易受惊发疝气,又会使小儿气逆癫狂;母亲刚呕吐下痢后喂儿,会使小儿虚弱消瘦;母亲酒醉喂儿,会使小儿身热腹满。

　　凡是新生小儿,一月内较好的是经常饮用猪乳。凡是乳母给小儿喂奶,应先尽量揉搓,以先散去乳房热气,不要让乳汁涌出,使小儿受哽。喂一会儿应夺去乳头,让他得以平息,气息平定以后再喂,如此反复十次五次,根据小儿饥饱的节度,便可知一天中需喂几次奶就足够了,并形成定式。在晚上给小儿喂奶,小儿如果是卧着,乳母应当用手臂枕着小儿,让乳头与小儿头部平齐才能喂他,可避免小儿受哽。乳母若想睡觉就应夺去乳头,防止乳房堵住小儿口鼻,而且此时又不知道小儿是饱是饥。

◆ 浴儿法

　　凡是给小儿洗浴的水,一定要让它冷热调和,若冷热失调,会使小儿受惊,也会导致小儿五脏生病。凡在冬天,小儿不能久浴,洗浴时间长了就容易伤寒;夏天也不能久浴,时间长了则会伤热,洗上几次会使背部受冷而发为癫痫。若不洗,又会使小儿毛发脱落。新生儿洗浴,应取猪胆一枚,将胆汁倒入水中,用这种水给小儿洗浴,可使小儿终身不患疮疥。不要用杂水来给小儿洗浴。小儿生后三天,宜用桃根汤来洗浴,取桃根、李根、梅根各二两,枝条也行,切细,加水三斗煮二十沸,去渣后给小儿洗浴,效果极佳,可以驱凶邪,使小儿终身不生疮疥。治小儿受惊,避恶邪,可用金虎汤给小儿洗浴,取金子一斤,虎头骨一枚,加水三斗煮成浴汤,只要在需要洗浴的时候,即可煮汤来用。凡是小儿初生就患有鹅口疮

的,小儿舌上有米粒般大小的白屑,严重的鼻子外也有,此乃小儿在胞胎中受到的谷气很旺盛的缘故,或是在妊娠期间母亲嗜吃糯米造成的。可用头发缠筷子头沾取井花水来撩拭,如此三天,便可脱去。若还不能除去,可煮粟米取浓汁,用绵布缠在筷子头上沾取擦拭,如果春夏没有粟米,可以煮粟木皮,与撩拭井花水的用法相同。小儿刚生下来有连舌,舌下如有石榴子般的膜隔在中间,并连在舌下,以后容易致小儿言语不发,或言辞不清,可以用手掐断它。微有血出不会有危害,如果出血不止,可用头发灰来敷敷,血便立即停止。小儿出生六七天后,他的血气收敛成肉,于是口舌喉颊里就清净了。若此时喉里舌上还有异物,如像芦竹皮盛水的样子,像悬痈胀起的样子,可用绵布缠住长针,留粟米长短的针锋在外,刺破它,让气泄出,挤去青黄赤血以及汁液,刺一下即可,等它自然消散。一天未能消的,第二天又刺,最多三次,就会自然消尽,余下很小未消的,刺三次后也应停止,它会自然消散。舌下有如此异物的,名叫重舌;生在颊里以及上腭的,名叫重腭;有生在齿龈上的,名叫重龈,皆应刺破并挤去血汁。

◆ 小儿生辄死治之法

当看到小儿口中悬雍以及前上腭有血包,应用手指抠出悬雍和血包上部,务必刺破它们以让血汁流出,同时不要让血进入小儿咽喉,恶血入咽必将使小儿受伤,千万要谨慎。

刚生下来的小儿,骨肉还未收敛,肌肉还仍是血,血经凝固才能坚实,成为肌肉。若小儿的血脉败坏而不能收敛成肌肉,就会使面目以及环鼻口左右全部发黄,且伴有啼哭,眼睛紧闭,口面部拘急挛缩,口中干燥,四肢不能伸缩,这些皆因血脉不能收敛的缘故,不易长大成人。若有如此症状的,都宜用龙胆汤洗浴。

◆ 相儿命短长法

刚生下来的小儿叫声连绵相连的,长寿。

声音断绝而后又高扬急促的,短寿。

啼声散乱、啼声深、脐中无血、眼睛自开的,皆不成人。

脐小、浑身软弱似无骨头的,不长寿。

鲜白长大的,长寿。

目视不正的,不停转动的,长大不佳。

汗中带血的,多厄短寿。

汗流不止,不易成人。

小便凝如脂膏的,不易成人。

头部四破的,不易成人。

常摇手足的,不易成人。

早坐早走,早生齿早说话的,生性都恶,不是好人。

头上周围不长发的,不易成人。

头发稀少的,耳听不明。

额上有旋毛的早贵,妨父母。

小儿初生枕骨未长成的,能说话时便死。

骶骨未长成的,能坐时便死。

掌骨未长成的,能匍匐爬行时便死。

跟骨未长成的,能行走时便死。

膑骨未长成的,能站立时便死。

身体不收敛的,死。

口如鱼口一样的,死。

股间没有生肉的,死。

额下破的,死。

阴不起的,死。

阴囊下有白的死,红的也死。

卵缝全是黑色的,长寿。

三岁以上,十岁以下的小孩,看他的性情气质的高下,便可知他大概的夭寿。小孩小时聪敏过人的,多会夭折,长大则会成为颜回一样短命之流。小儿骨法,成就威仪,回转迟舒,稍稍费力,精神细琢的,长寿。那些能预知人意,回旋敏锐迅速的,也会夭折,即杨修、孔融之辈等等。由此可知,夭寿的大概是可以知晓的。也就像梅花早开,还未见天气寒冷,甘菊晚开,终究也会完成一年的花事,故知道晚成,是长寿的征兆。

惊痫第三

小时候之所以有痫病以及痉病,皆是脏气不平的缘故。小儿刚生下来就有痫病,是因为他的五脏没有收敛,血气不汇聚,五脉不流通,骨节未长成,多没有完全发育。在一月或四十天以上到一周岁而生痫病的,也是乳养失调,血气不和,感受风邪的缘故。发病时先是身体发热,瘈疭惊啼叫唤,而后发为痫病,脉象浮的是阳痫,病在六腑,外在肌肤,还容易救治。病时先有身冷,既不惊瘈也不啼呼,而病发时脉象沉的,是阴痫,病在五脏,内在骨髓,这就极难救治了。发病时身体发软,时时醒来的,称为痫病;身体强直,如角弓反张,不常醒来的,称为痉病。至于反张,只要大人脊下可通过侧手,小儿可容得三指通过的,皆为不可救治者。

凡通过沉浮的脉象,可判断病在阴还是在阳,在表还是在里。脉象的浮沉,还有大小滑涩虚实迟快等症状,分别依照脉形施治。《神农本草经》中说道:小儿惊痫有一百二十种,只要小儿的症候稍稍不同于常病,则是痫病的症候。小儿刚出生,血脉未曾收敛,五脏还未发育完全,喂养稍微有所失宜,就会生病,以致到时不能长大成人。小儿经过变蒸之后生病的,其余病症皆可放心,唯有中风最易突然发作。小儿四肢不适,惊掣,气息稍异,像要发作痫病,等到变蒸日满还未消除的,适宜用龙胆汤洗浴。

大凡小儿痫病有三种,有风痫、惊痫、食痫。然而风痫惊痫时时都可能有,但十人之中没有一二是食痫的。凡是先发寒后发热者,都是食痫。惊痫应按图艾灸;风痫应当喂以猪心汤;食痫取下就愈,用紫丸很好。大凡小儿之所以得风痫,是因穿得过暖的衣服而致汗水流出,风邪因此侵入而成。得风痫的,刚患的时候,手指屈节如在计数,于是就发作了,这就是风痫;得惊痫的,刚发病时惊怖大叫,于是就发作了,这就是惊痫。惊痫轻微的,应立即抚慰小儿,不要再次让其受到惊吓,或许可以自然痊愈。那种先不吃奶,吐后发热,而后发痫的,就是食痫,早点下泻就能痊愈,用四味紫丸驱逐癖饮最好,除病迅速而不会使人虚弱。

用赤丸治疗，很快就会痊愈，病重的人当用赤丸。

凡是小儿不能用乳喂养，则应喂以紫丸来泻下。小儿初生，生气还很旺盛，只要稍有恶邪，就须立即取下，一定没有什么损害，等到病痊愈后，就会带来更大的好处，如不及时取下，就会酿成大病，病一旦生成就难以治疗了。凡是取下，用四味紫微丸最佳，虽然取下但不会损人，而且足以祛除疾病。若四味紫丸不能泻下的，应当用赤丸来取下，赤丸不能，就用双倍赤丸，若已经泻下但还有未尽余热，应当按方制作龙胆汤，稍稍喂一点儿，并抹上赤膏。风痫也应立即取下，然而当用猪心汤来取下，惊痫只能按图艾灸以及抹生膏，不能猛烈取下。这是因为患惊痫的小儿气心不定，取下会导致内虚，于是使其虚上加虚。惊痫严重的，特别难治，故喂养小儿，应时常谨慎不让其受惊，不要让他听到大的声音，抱持的时候，应当慢慢安放不要让其受到恐惧。还有在雷声阵阵时，应当塞住小儿的耳朵，并发出缓慢细微的声音来干扰雷声。

凡是喂养小儿，微惊都可以长血脉，但不要受到大惊，受到大惊就应灸惊脉，若在出生五六十天后灸，惊痫会更严重，生后百天灸惊脉就好。小儿有热不想吃奶，卧不安宁，又屡屡惊悸，这是痫病的初期症状，服用紫丸便可痊愈，若不愈者再喂予紫丸即可。小儿睡眠时受到小惊的，一月就喂给他一粒紫丸下惊，可减去过盛之气，让小儿不得痫病。

小儿立夏有病，治疗要小心不能妄肆艾灸，不要催吐取下，只用除热汤来洗浴，再扑上除热散，以及抹上除热赤膏。再将赤膏涂在小儿脐中，让小儿处在凉爽的地方，不禁水浆，常用新鲜水来喂他。

小儿衣服很薄，就会使他腹中乳食不消，乳食不消则致大便酸臭，这是癖病饮食不节，寒痰凝集，血气瘀阻，血气饮食与寒邪相搏而导致的病在渐渐生成，便用紫丸来稍稍消食。服法是先少吃一点，使大便经常保持清稀，而不是大泻，大便变稀后便逐渐减少，待到不再酸臭时，就应停药。

凡是小儿冬月取下没有什么可怕的，夏季取下就难以痊愈，然而有病的小儿，不可不取下，取下后其腹中必稍稍胀满，故喂奶应当节制几天，不可妄肆轻下。再者喂养小儿，喂量时常保持一个定数，并随着小儿渐渐长大而稍稍增加。若食量减少的，此时腹中已有稍许不调，则不需再喂他食物，而稍稍喂些药,,但应当喂以奶汁，严重十多天，轻的五六天便可痊愈，喂食自然同于日常。

若不肯吃任何食物，而只是想吃奶，这就是有癖病。严重的，要立即取下，不可不下，不下就会导致寒热，或者呕吐而发为痫病，或者更会导致下痢，这些都是重病，是不早早取下导致的，都难以救治了。只要在病轻时治疗，小儿才没有耗损而病可迅速痊愈。

凡是小儿大便发黄发臭的，这是腹中有伏热，宜稍稍服些龙胆汤；若大便像蜡的，这是仍没有消除腹中挟有的宿寒，应当服紫丸，病轻的可少喂一些，让寒邪内消，病重的稍稍增加药量，让小儿稍稍下泻。无论内消还是取下，都要再次调节乳食几天，让胃气平和。如不节调乳食，那么病就容易复发，再取下就会损伤

胃气,让腹中胀满。两三次取下尚还可以,超过了两三次就有伤身体。

凡是小儿有癖病,其脉象大必定要发为痫病,这是食痫,取下就愈,应时常审察掌中脉象以及三指脉象,不可让其出现痫病的脉象。若不及时取下,等到痫病发作,就难以治疗了。如果早点取下,这种病的脉象终不会生成。此脉在掌中尚还可早加治疗,若脉象出现在指上病势就已加重了。

凡小儿腹中有病发生,就会身体发寒发热,发寒发热则会血脉扰动,血脉扰动则会心不定,心不定则易受惊,一旦受惊则会很快发作痫病。

◆ 候痫法

痫病,是小儿的恶病,有得了痫病却未及时求医而导致困厄的。然而气发于体内,凡事必定先有征兆,因此应时常审察小儿的精神,来捕捉病的征兆。

手白肉鱼际脉黑的,是痫病的症候;鱼际脉呈赤色的,受热。

脉象青大的,受寒;脉象青细的,为平脉。

口鼻干燥,大小便不利,是痫病症候。

眼睛不明,眼睛上视,是痫病症候。

耳后完骨上青络旺盛,睡卧不安静,为痫病症候。针刺青脉,让血流出。

小儿头发上逆,啼哭面暗,脸色不变,为痫病症候。

鼻口发青,不时小惊,这是痫病症候。

目闭发青,不时小惊,这是痫病症候。

身体发热,头常出汗,这是痫病症候。

身体发热,呕吐气喘,这是痫病症候。

身体发热,睛睛不时直视,这是痫病症候。

卧时猛然发惊,手足振摇,这是痫病症候。

睡梦发笑,手足摇动,这是痫病症候。

嗳气频发,停止就妄自发怒,这是痫病症候。

咽乳不利,这是痫病症候。

眼睛瞳子猛然放大,黑于平常,这是痫病症候。

爱打呵欠,眼睛上视,这是痫病症候。

身体发热,小便困难,这是痫病症候。

身体发热,目视不明,这是痫病症候。

吐痢不止,厥痛时起,这是痫病症候。

弄舌摇头,这是痫病症候。

以上共十二条的各种症候,皆为痫病初发时的症状。见到这种症状,便掐小儿阳脉中那些应当艾灸的地方,掐时一定要用力,让小儿突然啼哭,包括脚上绝脉,同时也应依方喂与汤药。眼睛直视瞳子转动,腹中胀满转而鸣叫,下血,身体发热,口紧闭不能吃奶,角弓反张、脊背强直,出汗发热,昏睡不醒、手足抽搐、容易惊悸,总共八条,是痫病严重的症候。如有这些症候的,不再是掐穴位和汤药能救治的,应当立即艾灸。

若病人刚刚发病,便来医生处求治,医生可诊断病候,依法解治,按一定次序来治疗,以按一定的节度和先后除去疾病。如果病人已经有过没有次序的杂治,但病情未能抑制,疾病本来的症候变异后,医生就不能明了先前症候的虚实,只是依照后来的症候施治,病就不能痊愈了。此时精心问诊审察才是治病的关键,根据医生前面所配伍的药方,探索先前疾病的踪迹来施治,就不会有逆。前面的医生所开的药,本来只需数剂便可治愈,然而病人服了一两剂未见成效,家人就说不灵验,以后便转向别的医生求治了。如果医生没有探寻前人治疗寒温的次序,而是将其次序改变,不顺着以前医生施治的次序而施治就会有危害,或者前面医生已经取下,后面就需平和治疗来续接,而疾病就得痊愈;或者以前没有取下、或者病没有祛、或者前面治疗寒温失度,后面的医生应当调治,因为治疗前面施治失败的病,都必须尽力调治,病情然后才能减轻。若没有按前面的次序且不仔细审察,一定会酿成恶果。

龙胆汤

治疗婴儿初生,血脉盛实,寒热温壮,四肢惊掣,发热及大呕吐的,如果已能进食,害食实不消的,壮热及变蒸不消,受客人鬼气中伤的,以及各种惊痫,都能治疗。小儿十岁以下的皆可服用,小儿龙胆汤第一是新出生婴儿的药方,如果年龄稍大,可按以下的标准:确定是中客忤有魅气的,可加入人参、当归,与龙胆一样多少;一百天小儿加三铢,两百天小儿加六铢,一岁儿加半两,其他的药以此为准。

龙胆、钩藤皮、柴胡、黄芩、桔梗、芍药、茯苓一方作茯神 甘草各六铢 蜣螂二枚 大黄一两

以上十味切细,加水一升煮取药汁五合。药有虚实,虚药宜饮足药水的合数。小儿初生一日至七日,取用一合,分三次服;小儿初生八日至十五日,取用一合半,分三次服;小儿初生十六日至二十日,取用二合,分三次服;小儿初生二十日至三十日,取用三合,分三次服;小儿初生三十日至四十日,取用五合,分三次服;得下即停药,不必再服。

大黄汤

治疗少小风痫,积聚,屈曲腹痛,二十五痫。

大黄、人参、细辛、干姜、当归、甘皮各三铢

以上共六味切细,加水一升煮取药汁四合,进服如枣子大小,一日三次。

治少小儿及新生儿因肌肤幼弱,容易被风邪所中,身体壮热,或中大风,手足惊掣,用五物甘草生摩膏。

五物甘草生摩膏

甘草、防风各一两 白术二十铢 雷丸二两半 桔梗二十铢

以上各味切细,将未沾水的猪脂一斤煎成膏,在微火上煎药,煎成稠浊状药膏,膏成去渣,取如弹丸大一枚,炙后用手抹几百遍,寒者转热,热者转寒。小儿即使无病,早起常在囟上及手足心抹上膏,能避寒风。

◆ 灸 法

新生无疾病的小儿,切记不要用针灸来预防,如果用针灸,小儿必忍痛,一定会惊动小儿的五脉,因而容易生成痫病。河洛及关中地区,土地多寒,小儿容易生痉病,小儿初生三日,多事先用针灸来预防,又灸双颊来预防口噤。患有口噤的,舌下脉急,牙床筋急。土地多寒,都应刺破舌下去血,应灸面颊来防口噤。吴地和蜀地,土地多温,故没有这种疾病。古方虽已流传下来,但今人对南北地理气候的差异不了解,便按照药方生

搬硬套，因此多会伤害小儿。故田舍小儿，任其自然皆可，并没有什么夭横灾难。小儿惊啼，睡眠中四肢掣动，因变蒸还未消除，小心不能用针灸或掐穴位，那样会惊动小儿百脉，仍然会因受惊而生成痫病，唯有阴痫口噤痉病可用针灸或掐抓。凡是灸治痫病，应当先给小儿取下使其内虚，于是乘虚灸治，没有取下体中有实而针灸，实气逼迫前后不通，可丧人性命。痫病在早晨发作的，病在足少阳；在早旦发作的，病在足厥阴；在晨朝发作的，病在足厥阴；在日中发作的，病在足太阳；在黄昏发作的，病在足太阴；在夜深人定时发作的，病在足阳明经；夜半时发作的，病在足少阴。以上是痫病发作时病所处的位置，治疗时应根据病发的早晚，灸相应的位置。

痫病有五脏之痫，六畜之痫，或在四肢，或在腹内，应仔细分辨它们的症候，根据病所处的位置来灸治，即使略略灸上几次也会痊愈，若失去要点，就反而为害。患肝痫病的，表现是症状为面色发青，眼睛反视，手脚摇动，在足少阳和厥阴各灸三壮；心痫病，症见面色赤，心下有热，气息短微，在心下第二肋端下陷处灸几次，这是巨厥穴，又灸手心主以及手少阴各三壮；脾痫病，症见面黄腹大，容易下痢，灸胃管 即中脘穴 三壮，并在胃管两旁各灸二壮，足阳明和足太阴各二壮；肺痫病，症见面目发白，口中吐沫，灸肺俞三壮，又灸手阳明及手太阴各二壮；肾痫病，症状为面发黑，眼睛如死尸般直视不动，灸心下二寸二分处三壮，又灸肘中动脉各二壮，再灸足太阳及少阴各二壮；膈痫病，症见目翻，四肢不举，灸风府，又灸顶、上人中和唇下的承浆，有多少岁灸多少壮；肠痫病，症见不动摇，灸两承山，又灸足心以及两手劳宫穴，又灸两耳后完骨，有多少岁灸多少壮，再灸脐中五十壮。以上是五脏痫病的症候。马痫病，症见张口摇头，作马鸣，角弓反张，灸颈部风府以及脐中二壮；病在腹中，烧马蹄，研制成末，服之效果甚佳。牛痫病，症状为眼正直视，腹胀，灸鸡尾骨以及大椎各二壮，烧牛蹄制末，服下效果佳。羊痫病，症见易扬目吐舌，灸大椎三壮。猪痫病，症见爱吐沫，灸完骨两边各一寸处七壮。犬痫病，症见手拘急痉挛，灸两手心一壮，以及足太阳一壮，肋户一壮。鸡痫病，症状为摇头反张，爱惊掣自己摇动，灸足诸阳各三壮。以上是六畜痫病的症候。

男孩突然患上痫病，灸两乳头；女孩则灸乳下二分的地方。治小儿猝发痫病，身体如死人般僵直，以及腹中雷鸣，灸太仓以及脐中以及上下两边各一寸处，共六处；又灸正对腹部的背部位置，将绳子绕在颈上向下量至脐中为止，再将绳子转至背部，并顺着脊柱下行，绳子尽头即为所取位置，灸该处两旁各一寸处五壮。若小儿面色发白，啼哭时颜色不变，就灸足阳明、足太阴。若眼睛上翻，眸子转动，应当灸顶门。取位方法：横向测量口的宽度，起止为两嘴角；再横向测量鼻下宽度，以鼻的两边为起止，并折取一半。相加两长度，从额上发际开始向上量出相同的长度，即找出应灸的位置，正在囟门上未合的骨中，随手而动的便是，这是最为关键的地方。接着灸额上入发际二分左右并与鼻尖正对的地方；再灸它的两旁，位置在入发际二分左右正对瞳子处；接下来灸顶上旋毛中部；再接着灸客主人穴，眉后动脉处即是；再灸两耳门，即是开口时骨缝张开并下陷的地方；再灸两耳，将耳朵卷起其最顶端处就是。还有一种方法是取耳上横三指处，小儿用他自己的手指来取位；再灸两耳后完骨上的青脉，也可用针刺让它出血；再灸玉枕穴，颈后高骨即是；再灸两风池穴，在耳后两大筋外发际内陷的地方；再灸风府穴，正在颈后发际中央，也可是与风池相比，三者高低平齐处；再灸头两角，两角就是头顶旋毛两边的起骨。以上头部位置共十九处，小儿初生十日可灸三壮，三十日可灸五壮，五十日可灸七壮。病重的通灸一遍，轻的只灸顶门、风池和玉枕三穴。将艾制熟，炷弄平正后才能与皮肉接触，火势才能到达病灶所处的地方。若艾是生的，炷不平正就不能很好地接触到皮肉，白白地灸许多炷，也不会起到什么效果。

若腹满气短转致发鸣，灸肺募，穴在两乳上第二肋间下陷的地方，用悬线来定位，与瞳子正对处便是；再灸膻中；再灸胸膛；再灸脐中；再灸薛息，薛息在两乳下方，第一肋骨间下陷处便是；再灸巨阙穴，大人的离鸠尾下行一寸，小儿从脐中至鸠尾六等份处，即鸠尾下一寸处。并灸其两旁；再灸胃管；再灸金门，金门在肛门前阴囊后，正中央便是，也即是从阴囊下到肛门前，中分处便是。以上是腹部十二处，胸膛、巨阙以及胃管，十日小儿可灸三壮，一月以上可灸五壮，阴下缝中可灸三壮，或者有多少岁则可灸多少壮。

若脊背强直，角弓反张，灸大椎，以及灸各脏俞，还有督脊正中。取大椎到骶骨一半的长度，再从大椎开始下测，尺子尽头便是督脊。上述是背部十二处，十日小儿可灸三壮，一月以上可灸五壮。

若手足掣疭受惊的，灸尺泽，依次再灸阳明、少商、劳宫、手心主、合谷、三间、少阳。以上是手部十六处，关键部位是阳明、少商、心主、尺泽、合谷、少阳，壮数相同于前面。再灸伏兔，然后依次灸足三里、腓肠、鹿溪、足阳明、少阳、然合。以上是足部十四处，都是可以灸的重要穴位，壮数与前面的相同。手足阳明，指人的四指或四趾，凡是小儿惊痫都应灸，若风病剧烈发作，手足掣疭的，灸遍手足十指（趾）尖，再灸本节指或趾与掌交接处的骨节后面部位。

客忤第四

少小孩儿之所以患上客忤病，是因受外人的气息忤逆，又称为中人，这就是客忤。即使是家人或者是别房异户，即使是乳母或者父母，或从外面回来，衣服经鬼神粗尸暴气的侵染，或者有牛马气息，都可导致客忤。孩子表现出喘息不定，乳气未定的，都是客忤。乳母喝醉或者房劳喘息之后给小儿喂奶最为严重，能生杀小儿，须多加小心。凡是各种乘马行走，身上黏附有马汗气味，没有经过盥洗和换衣，便走向小儿旁边，会使小儿中马客忤，小儿突然看到有马来，以及听到马的鸣叫声，还有闻到马上衣物带有马的气味，皆可致其害马客忤，一定要小心呵护，一岁小儿要特别注重。凡是小儿穿衣，布帛绵衣中不能有头发，鞋中也同样如此。白衣青带，青衣白带，都会让小儿中忤。凡是不经常见面的人以及从外面来的事物，也能惊动小儿使他患病。故若有外人或异物进入室内，应立即抱走小儿以回避，不要让他看见，若不能避开，就烧牛屎，让屋前常有烟气萦绕，就会好转。

中了客忤的小儿，以后无时不有这种病，而秋初所有的小儿都易患病，难道是所有的小儿都中客邪了吗？小儿之所以春冬少病，秋夏多病，是因为秋夏两季小儿阳气在外，血脉嫩弱，秋初夏末，早晚常有暴冷，小儿嫩弱，在外就容易受到暴冷伤害而使阳气受到损折，阳气阻结就会发壮热，胃受冷就会下痢，故夏末秋初，小儿多发生壮热下痢的疾病，其实未必都是受了客邪或鬼邪。治疗少小孩儿的方法是在夏末秋初应常注意观察天气的冷暖，有暴寒暴冷的，小儿多患壮热及下痢，千万不能先行取下，皆应先行杀毒，然后才能取下。《玄中记》中讲道：天下有一种雌鸟，名叫姑获，又名天帝女、隐飞鸟、夜行游女、钓星鬼，喜欢在阴雨的夜晚边飞边叫，那种回旋进村，唤得来的就是。这种鸟全是雌性没有雄鸟，不生产，是阴气毒化而生成，它喜欢把羽毛抖落在人家院落中。若将其毛放在小儿衣服中，便会致小儿痫病发作，且一旦发作而必死无疑，死后的小儿也即将化作姑获的后代。故小儿从生下来一直到十岁期间，衣服被子不可露在外面，尤应禁忌七八两月。

凡是中了客忤而发病，都上吐下泻青、黄、白色物，水谷杂下，大便不实，腹中拘急屈痛，面色改变，症候与痫病相似，只是眼睛不上翻，脉象急数的便是。应喂与龙胆汤取下，并加入与龙胆等分的人参、当归。

小儿中了客忤，立即察看他口中悬雍的左右，当有青黑色肿脉，核如麻豆大小，或呈赤、白、青色，有这样的就应当用针迅速刺破将其除去，也可掐破它，并用绵缠的钗头拭去污血。小儿中客忤发病，症状为上吐下痢青、赤、白汁，腹中疼痛，以及颠倒仰侧，不能安卧，气喘如痫病症状，只是目不上翻，睡眠少，面色变化不定，脉象弦急，如果不及时救治，时间稍长则难以治疗。宜用香豉数合，加水拌湿，捣熟，制成鸡蛋大小的丸子治疗，在小儿顶门以及手足心滚摩，各摩完五六遍后，再摩小儿心和肚脐，上下辗转滚摩，一顿饭功夫，破开查看，里面应当有细毛，立即把丸子甩在路中，疼痛于是便停止了。

治小儿寒热以及赤气中人，用**一物猪蹄散**。

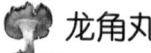

一物猪蹄散

将猪后脚悬蹄烧成粉末，捣后过筛，用乳汁送服一撮，即见效。

小儿中马客忤而呕吐不止的，灸手心主、间使、大都、隐白、三阴交各三壮。

◆ 小儿夜啼方

龙角丸

主治小儿五惊夜啼。

龙角三铢　牡蛎九铢,一作牡丹　黄芩半两　蚱蝉二枚　牛黄如小豆,五枚　川大黄九铢

以上六味研制成末,制成如麻子的蜜丸。褥中婴儿服二丸,根据孩子大小,酌情增减 崔氏名五惊丸。

治疗小儿夜啼,天明才安寐,用芎䓖散。

芎䓖散

芎䓖、白术、防己各半两

以上共三味治后过筛取末,用乳汁调和喂与小儿,斟酌多少。又将母亲的手掩在小儿脐中,也抚摸儿头及脊,有灵验。二十日小儿不能服散的,用乳汁调和好,喂服如麻子一丸,小儿稍大能服药的,斟酌服用。

治少小儿夜啼,用一物前胡丸。

一物前胡丸

取前胡不拘多少,捣末,用蜜和制成如大豆大小的药丸。每次服一丸,一日三次,以后稍加至五六九,以愈为度。

伤　寒　第　五

因小儿从未经历过霜雪,也就不会生伤寒病。大人衣物解脱过久,伤了风寒,就不用说了。然而自然运行若不按节气规律,则会伤害到人。在病疫流行的年月,小儿一生下来便患有斑的,按照流行疾病的节度医治,同于大人的治法,只不过用药的分量稍有不同,药性稍冷罢了。

治疗小儿未满百日而伤寒,鼻中流血,身体发热,呕逆,用麦门冬汤。

麦门冬汤

麦门冬十八铢　石膏、寒水石、甘草各半两　桂心八铢

以上共五味切细,加水二升半煮取药汁一升,分服一合,一日三次。

治疗少小孩儿伤寒,用芍药四物解肌汤。

芍药四物解肌汤

芍药、黄芩、升麻、葛根各半两

以上共四味切细,加水三升煮取药汁九合,去渣,分两次服,一周岁以上分三次服。

治疗少小儿伤寒,发热咳嗽,头面发热,用麻黄汤。

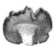
麻黄汤

麻黄、生姜、黄芩各一两　甘草、石膏、芍药各半两　杏仁十枚　桂心半两

以上共八味切细,加水四升煮取药汁一升半,分二次服,如果孩子太小可酌情减少。

治疗小儿伤寒方:葛根汁、淡竹沥各六合

将以上二味相混和,二三岁小孩分三次服,百日小儿斟酌服用,不宜生服,煮后服用效果佳。

治疗小儿时气方时气即季节性、流行性、传染性兼有的病邪。取桃叶三两捣烂,加水五升煮十沸,取汁,一天遍淋五六次。

治疗少小儿伤寒,用莽草浴汤。

莽草浴汤

莽草半斤　牡蛎四两　雷丸三十枚　蛇床子一升　大黄一两

以上共五味切细,加水三斗煮取药汁一斗半,冷热适中洗浴小儿,洗时避开眼睛以及阴部。

治小儿肉中长期有宿热,瘦瘠,热生热消没有定时,用**大黄汤**。

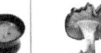 大黄汤

大黄、甘草、芒硝各半两　桂心八铢　石膏一两　大枣五枚

以上共六味切细,加水三升煮取药汁一升,每次服二合。

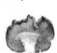 调中汤

治疗小儿春秋两季早晚中暴冷,冷气折其四肢,热不得泄则壮热,冷气入胃变成下痢,或欲赤白滞起数去,小腹胀痛,极壮热气,脉象洪大,或脉象急数的,服后热便消,下后即愈。只是壮热、呕吐、下泻的,也可治。

葛根、黄芩、茯苓、桔梗、芍药、白术、藁本、大黄、甘草各六铢

以上共九味切细,加水二升煮取药汁五合,服法如后:小儿出生一日至七日,取一合,分三次服;出生八日至十五日,取一合半,分三次服;出生十六日至二十日,取二合,分三次服;出生二十日至三十日,取三合,分三次服;出生三十日至四十日,取五合,分三次服,若怕吃五合不会见效,再斟酌加量;出生百日至三百日的小儿,一如前篇,加龙胆汤。

治小儿时寒时热,啼呼腹痛,用生地黄汤。

生地黄汤

生地黄、桂心各二两

以上共二味切细,加水三升煮取一升,一周岁以下服二合,一周岁以上的服三合。一方中有七味,分别是芍药、寒水石、黄芩、当归、甘草各半两。

治小儿伤寒发黄方　捣土瓜根取汁三合,服下。

治少小孩儿有热而不出汗,用二物通汗散。

二物通汗散

雷丸四两　粉半斤

将上述两味捣和下筛,用粉扑身。

治少小儿头汗,用二物茯苓粉散。

二物茯苓粉散

茯苓、牡蛎各四两

以上各味治下筛,取合粉八两捣制成药散。有热,轧上药粉,汗即自然停止。

治少小儿盗汗,用三物黄连粉。

三物黄连粉

黄连、牡蛎、贝母各十八铢

以上各味共取粉一升,合捣下筛,取粉扑身,有良效。

小儿温疟:灸两乳下一指处三壮。

咳嗽第六

出生二百天左右的小孩子,头部、身上长出小疮,经过治疗后稍稍愈合,但不久又再次复发。满五个月时忽然稍微有点咳嗽,用较温和的药物进行治疗,于是

变成了痫病。一天发作二十余次,四肢挛缩,背脊屈曲拘急,眼睛翻白,一会儿就没有了呼吸,过了许久才会苏醒。用通常治疗痫病的药,让他服用后尽快呕吐取下,连日不间断,之后让他单饮竹沥汁,慢慢饮,一天一夜共服一升左右。这样,就会延长发病的时间间隔,病情开始趋缓,第二天服用下面的竹沥汤,让他吐下,就会更加延长发病的时间间隔。在这段时间当中等他不吐时,再慢慢让他饮一些竹沥汁,**竹沥汤**方。

竹沥汤

竹沥五合　黄芩三十铢　木防己、羚羊角各六铢　大黄二两　茵芋三铢　麻黄、白薇、桑寄生、萆薢、甘草各半两　白术六铢,一方作白鲜

以上十二味药分别切细,用水二升半煮取一半,加入竹沥煎取一升,分次服下,每次服二合,每次之间相隔做一顿饭的功夫一方无萆薢。

治小儿轻微咳嗽,**八味生姜煎**方。

八味生姜煎

生姜七两　干姜四两　桂心二两　甘草三两　杏仁一升　款冬花、紫菀各三两　蜜一升

以上药研为末,放在微火上煎成饴脯状,根据小儿的年龄大小,让他含化咽下,一百天内的小儿每次吞咽如枣核大的一枚,每天四五次,很有效。

治小儿咳嗽,白天轻微,夜间严重,刚开始时咳得不止,甚至不能哭啼,用**四物款冬丸**方。

四物款冬丸

款冬花、紫菀一两半　桂心半两　伏龙肝六铢

以上药研为细末,用蜜调和成泥状,取如枣核大的一粒敷在母亲的乳头上,再让小儿吸乳,每天敷三次,让小儿慢慢食下。

十天以上到五十天小儿,忽然患有顿咳,吐乳汁,呕逆,暴咳,昼夜不停,用**桂枝汤**方治。

桂枝汤

桂枝半两　甘草二两半　紫菀十八铢　麦门冬一两十八铢

以上四味药分别切细,用二升水煮取药汁半升,将一小块绵布浸入汤中,而后拿出来把药滴入孩子的口中,一夜四五次,节制哺育乳汁。

治小儿喘气时肩部起伏,呼吸出气不得安宁。这是恶风侵犯了肺,用**麻黄汤**方。

麻黄汤

麻黄四两　甘草一两　桂心五寸　五味子半升　半夏、生姜各二两

以上六味药分别切细,用五升水煮取药汁二升,孩子在一百天以内的每次服用一合,其余的随孩子的年龄大小情况斟酌饮用,便会痊愈。

癖结胀满第七

治八岁以上儿热结痰实,不能食,自下方:芍药、栀子各二两　柴胡六铢　升麻、

黄连、黄芩各二两半　竹叶切,一升半　桔梗一两半　细辛十五铢　知母、大黄各二两

上述十一味药分别切细,用六升水煮取药汁一升八合,去渣,分成四次服。十岁的孩子分成三次服。一方另有枳实、杏仁各一两半,而无桔梗、黄连。

十五岁以下的孩子,治热结多痰、饮食减少者,自下方:大黄、柴胡、黄芩各三两　枳实一两八铢　升麻、芍药、知母、栀子各二两半　生姜十八铢　杏仁二两　竹叶切,一升半

上述十一味药分别切细,用六升水煮取二升,十岁到十五岁的孩子,分成三次服。

治小儿羸弱、瘦削,不妨喂乳的处方,适宜常服。

甘草五两研为末,用蜜和为丸。一岁大的小儿每次服如小豆大的十丸,每天三次,服完后再做。

小儿五六天不吃东西,气逆,用桂心橘皮汤方治。

桂心橘皮汤

桂心半两　橘皮三两　成择薤五两

黍米五合　人参半两

以上五味药分别切细,用七升水先煮药,煎取二升,再下薤、米,米熟了药即成,慢慢服下。

治小儿胃气不调,不嗜饮食,不生肌肉,用地黄丸方。

地黄丸

干地黄、大黄各一两六铢　茯苓十八铢　当归、柴胡、杏仁各半两

以上六味药研为末,用蜜调和成如麻子大的丸。每次服五丸,每日三次。

治小儿不下大便,腹大且坚硬的处方:韭根汁和猪脂一起煎后,慢慢服下。

小儿有癖:灸两乳下一寸,各三壮。

治由于毒气使孩子呕吐,下痢,腹胀,逆害乳哺,用藿香汤方。

藿香汤

藿香一两　生姜三两　青竹茹、甘草各半两

以上四味药分别切细,用二升水煮取八升,每次服一合,每天三次。如有热,加升麻半两。

痈疽瘰疬第八

五香连翘汤

治小儿风热毒肿,肿的地方颜色发白,或者其间有恶核瘰疬,附着在骨上的痈疽,关节像散了架一样不能举动,白丹在身上到处发,白疹奇痒难以忍受的处方。

青木香、薰陆香、鸡舌香、沉香、麻黄、黄芩各六铢　大黄二两　麝香三铢　连翘、海

藻、射干、升麻、枳实各半两　竹沥三合

以上十四味药分别切细,用四升水煮药到一半,加入竹沥煮取一升二合。一百天到二百天的小儿,一服三合;二百天到一岁的小儿,一服五合。另一方中不用麻黄。

治小儿因热毒太盛,内搏气血,外发于肌肤的溺灶丹,初起时从两股到脐间,

随后传染到阴部,使阴茎头都变得红肿的处方 桑根皮切一斗,用二斗水煮到一斗,用来洗浴患处。

治小儿丹毒方:捣慎火草,绞取汁涂丹毒,效果极佳。

治小儿患赤游丹毒,若长遍全身,长到了心腹部就有死亡的可能,治疗方:取白豆研末,用水和匀后敷患处,不要让它干。

治小儿半身红赤,逐渐引至身体其余各处的处方:牛膝、甘草各等份

以上二味药分别切细,合起来共五升,用八升水煮三沸,去渣,和伏龙肝末一起敷患处。

治小儿身体发红发肿的处方:把米粉熬黑,用唾沫调匀敷患处。

治小儿忽然腹皮青黑的处方:用酒和胡粉调匀敷患处,如果不尽快治疗,一会儿便会死去。

另外,灸脐上下左右离脐半寸的地方,并灸鸠尾骨下一寸,这五处,各灸三壮。

治小儿被火烧后成疮,全身疮如麻豆大,有的还流出脓汁,时痛时痒的处方:甘草、芍药、白蔹、黄芩、黄连、黄柏、苦参各半两

以上七味药研为末,用蜜和匀后敷患处,白天二次夜间一次,也可做成汤洗患处。

治小儿刚长时像火疮一样流出汁水,名叫做䘌疮,也叫烂疮的用药方:桃仁捣熟,用面脂和匀后敷疮,也治遍身红肿。

治小儿全身上下都生疮的处方:芍药、黄连、黄芩各三两 苦参八两 大黄二两 蛇床子一升 黄柏五两 拔葜一斤

以上八味药分别切细,用二斗水煮取一斗,给小儿洗澡。

苦参汤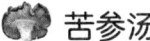

治小儿浑身上、下百疮不愈的处方。

苦参八两 地榆、黄连、王不留行、独活、艾叶各三两 竹叶二升

以上七味药分别切细,用三斗水煮取一斗,浴洗小儿的疮,洗完后,再敷黄连散。

泽兰汤

主治丹及瘾疹,该病如果长入腹中就会死人。

泽兰、芎䓖、附子、茵芋、藁本、莽草、细辛各十二铢

以上七味药分别切细,用三升水煮取一升半,分成四次服。先服用这种药,此后用其余治疮疗法施治。

治疗小儿手足及身体肿大的处方:巴豆五十枚去掉皮和心,用三升水煮到一升,用绵布在汤中浸后擦患处,随手消除病患,还可以治瘾疹。

治小儿头上长疮的处方:胡粉一两 黄连二两

以上二味药研为末,将疮洗净除去痂壳,擦干后敷上药末,即可痊愈。再次复发时,如前法敷。

治小儿头上生疮,苦参洗汤方。

苦参洗汤

苦参、黄芩、黄连、黄柏、甘草、大黄、芎䓖各一两 蒺藜子三合

以上八味药分别切细,用六升水煮取三升,把布浸湿盖在疮上,每日换几次。

治小儿头不生发的处方:取鲫鱼烧成灰末,用酱汁和匀后敷患处。

治小儿生瘑疮的处方:烧桑根成灰,并且烧乌羊角成灰,一起和匀后敷患处。

治小儿月蚀疮,随月生死的处方:用胡粉与醋调匀后敷疮,五日即可痊愈。

治小儿生黄水疮方:烧艾灰敷在疮上。

治小儿生疥疮方:用臭酥和胡粉调匀后敷患处。

治疗小儿头脸长疮疥的处方:把麻子五升研为末,用水调匀后绞取汁,再与蜜和匀后涂敷在疮上。若有白猪的胆敷疮,则效果更佳。

治小儿湿癣方:枸杞根捣为末,和腊月猪膏调匀后敷在患处。

小儿杂病第九

治小儿脐中生疮的处方:将桑汁涂在母乳上,让孩子吸乳。

治小儿脐风引起恶疮,历年不愈方:干蛴螬虫研为末,将末粉放在脐处,不过三四次即愈。

治小儿脐不合方:烧蜂房研为末,敷在脐上。

治小儿脐红肿方:杏仁半两 猪颊车髓十八铢

以上二味药,先研杏仁如脂状,和髓敷在脐中肿处。

治小儿鹅口疮,不能饮乳的处方:用黍米汁涂患处。

治小儿心中发热,口中生疮,重舌、鹅口疮的处方:柘根锉五升,无根弓材也可以,用五升水煮取二升,去渣,又煎取五合,细细地敷,数次即好。

治小儿重舌方:赤小豆研为末,用醋涂在舌上。

治重舌:灸行间,病人有多少岁就灸多少壮,穴在足大趾歧中。

治小儿舌上生疮方:桑白汁涂在母亲的乳头上,让儿吮乳。

治舌肿强满方:满口含糖醋,效果好。

治小儿口中生疮,不能吮乳的处方:大青十八铢 黄连十二铢

以上二味药分别切细,用三升水煮取一升二合,一服一合,白天二次夜间一次。

治小儿口中流涎方:用桑白汁涂在孩子口中,就会痊愈。

治小儿忽然患喉颈毒肿,壮热不能吸乳的处方:升麻、射干、大黄各一两

以上三味药分别切细,用一升五合水煮取八合,一岁的孩子分成五次服,把药渣敷在肿处,冷后又更换,大孩子要酌情加量。

升麻汤

治小儿喉咙疼痛,若是毒气太盛,就会咽不下东西,且可治大人咽喉不利的处方。

升麻、生姜、射干各二两 橘皮一两

以上四味药分别切细。用六升水煮取二升,去渣,分成三次服。

治小儿喉痹的处方:桂心、杏仁各半两

以上二味药研为末,用绵布裹成枣子般大小,含化吞下。

治小儿脑门下陷:灸脐上下各半寸,以及鸠尾骨端和足太阴,各一壮。

治小儿患有狐疝,伤损生癀的处方:芍药、茯苓各十八铢 防葵一作防风 大

黄各半两　半夏、桂心、蜀椒各六铢

以上七味药研为末，用蜜调和成如大豆大的丸，每次服一丸，每天五次，可以逐渐加到三丸。

五等丸

治小儿阴偏大，又治卵核坚癖的处方。

黄柏、香豉、牡丹、防风、桂心各二两

以上五味药研为末，用蜜调和成如大豆大的丸。三岁的小儿服用五丸，逐渐加到十丸；三岁以下的小儿，酌情减量，涂在乳头上让儿吮吸。

治小儿睾丸肿大的处方：取鸡翅六茎，烧成灰服下，随睾丸的左右取鸡羽茎下空白的部分。

治小儿气癞的处方：土瓜根、芍药、当归各一两

以上三味药，将其分别切细，用二升水煎取一升，每次服五合，每天二次。

治气癞：灸足厥阴大敦穴，患病在左灸右，患病在右灸左，各一壮。

治小儿阴肿方：捣熟芜菁，将其薄敷患处。

治小儿睾丸肿大，壮热有实的处方：甘遂、青木香、石膏各十八铢　麝香三铢　大黄、前胡各一两　黄芩半两　甘草十八铢

以上八味药分别切细，用七升水煮取一升九合，每次服三合，白天四次夜间二次。

小儿阴肿：灸大敦七壮。

治小儿脱肛：灸顶上旋毛中三壮，肠即缩入。

治小儿长期下痢而形成脓痢，患湿蜃的处方：艾叶五升，用一斗水煮取一升半，分成三次服。

治小儿疳疮方：用猪脂和胡粉敷患处五六次。

治小儿湿疮方：浓煎地榆汁洗浴患处，每天二次。

除热结肠丸：除小儿热，泄下物呈黄、赤汁沫及如鱼脑杂血一样的东西，肛门中的疮腐烂，坐蜃生虫的处方：黄连、柏皮、苦参、鬼臼、独活、橘皮、芍药、阿胶各半两

以上八味药研为末，用蓝汁及蜜和如小豆大的丸，每天服三至十丸，冬天没有蓝汁，可以用蓝子一合，春天则蜜和为丸。

小儿疳湿疮：灸第十五椎侠骨两旁七壮，若未愈，再加七壮。

治小儿羸瘦，有蚘虫的处方：藋芦二两，用一升水二合米，煮到米熟，去除渣后，服食下。

治寸白虫的处方：桃叶捣烂绞取汁水服下。

小儿尿血：灸第七椎两旁各五寸，根据年龄大小而决定壮数。

治小儿遗尿方：瞿麦、龙胆、皂荚、桂心各半两　鸡肠草一两　车前子一两六铢　石韦半两　人参一两

以上八味药研为末，用蜜调和成如小豆般大小的丸，每次饭后服下五丸，每天三次，可加至六七丸。

小儿遗尿：灸脐下一寸半，根据年龄而决定壮数。

治小儿淋沥的处方：车前子一升，水二升，煮取一升，分次服。

治小儿小便不通的处方：车前草切，一升　小麦一升

以上二味药，用二升水煮取一升二合，煮粥服食，每天三、四次。

治小儿吐血方：取油三分，酒一分和

后,分次服下。

治小儿鼻塞生息肉的处方:通草、细辛各一两

以上二味捣细末,取如豆大的一粒,用绵布缠裹,将药塞入鼻中,每天二次。

治小儿鼻塞不通,浊涕流出的处方:杏仁半两　蜀椒、附子、细辛各六铢

以上四味药分别切细,用五合醋浸药一夜,第二天用五合猪脂煎药,使附子颜色变黄,膏成后除去渣,待冷却后涂在棉花上,塞入鼻中,每天二次,同时按摩鼻外。

治小儿呕吐的处方:生姜汁、生乳各五合

以上二味药煎取五合,分成二次服下。

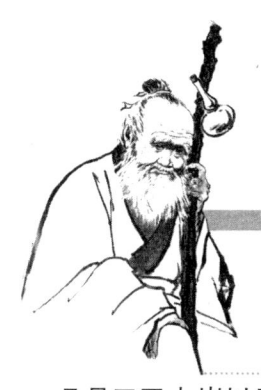

七窍病·卷六

目病第一

凡是四五十岁以后的人，渐渐地就会感觉到眼睛昏暗，到六十以后，还会渐渐地失明。治疗的方法是：五十岁以前，可服用泻肝汤；五十岁以后，就不能再服泻肝汤了。眼中有病，可敷石胆散药等；眼中无病，不能总是敷散药，只补肝就不行了。如果是由于肝中有风热而使人眼睛昏暗的，应当灸肝俞，以及服用除风汤丸散几十剂，就会痊愈。

生吃五种辛味的食物，或饮食时让热气冲触眼睛，或吃很热的面食，或饮酒不止，或性交次数没有控制，或极尽目力远望，或长久地注视日月，或夜间注视星星与灯火，或夜间阅读很细小的字，或在月下看书，或从事抄写工作多年，或雕刻精细的艺术品以及其他精细的手工作品，或以下棋为赌博而无休无止地进行，或久居烟火之地，或流泪过多，或刺头出血过多，上述十六种因素，皆为眼睛失明的主要原因，养性的人士，要仔细地注意这些因素。又有奔驰打猎，被风霜所侵；或迎着大风日夜不休地追捕野兽，也是失明的间接因素。放纵一时的浮躁而求快意，则可能成为一生的痼疾，是我必须谨慎的事情。凡是人在年青时不自己将息慎重的，年龄到了四十岁，就开始眼睛发昏。若能依照这些方法谨慎养护，到白头之时也可以不会患眼病。故四十岁以后的人们，常须瞑目合眼，不要张望别的事物，不是有要紧的事，不宜总是大睁着眼睛。这一种方法是谨慎护理眼睛的极要。那些因为读书下棋过度而患目疾的，名叫肝劳。要想治好，除非三年闭目不读书下棋，否则不能痊愈。若只是泻肝以及其他治法，终究是无效的。有风疹的人，必然多有眼昏，先攻克他的风疹，其眼昏就会自然痊愈。

足太阳膀胱经，足阳明胃经，手少阳三焦经脉引起的眼病：

黄帝问道："我曾经登上很高的清冷之台，在中间的阶梯上向后回望，再匍匐而前行，则因眩晕而惑乱不清。我私下感到惊异，心中暗自觉得奇怪，就闭一会儿眼，再睁开来看，并安定心神，平息躁气，想镇静下来，但很久这种现象也没能消除，仍感到头晕目眩。于是披着头发，久跪地上放松精神，但当我又向下看时，眩晕仍经久不止。但突然之间，这种现象却自动停止了，这是何缘故呢？"

歧伯回答说："人体五脏六腑的精气，都向上输注于眼睛，使眼睛具有视物的功能。脏腑的精气汇聚于眼窝，便形成为眼睛；骨中之精注于瞳仁；筋之精注于黑睛；心之精注于血络；气之精注于眼球的眼白；肌肉之精注于上下眼睑；眼睛包罗了筋、骨、血、气等的精气，与脉络合并而成为目系，目系向上连属于脑，向后出于颈部中间。故如颈部中邪，又遇人体虚弱，邪气就会深入，随眼系而入脑。邪入脑后则脑转头晕，从而引起目系急，出现眼目眩晕的症状。因睛斜不正，就会视眼模糊，视一为二，以致精气分散，出现视歧。所谓视歧，就是把一物看成两物。汇聚五脏六腑精华之处则为眼目，也是营、卫、魂、魄经常伏藏的地方，其精明视物的功能主要来自于神气的生养。所以当人的精神过于疲劳时，就会魂飞魄散，意志紊乱。人的瞳仁和黑眼属于阴脏精气所生，白睛和赤脉属于阳脏精气所生，阴精阳精相互抟合，目就能清晰视物。目能视物，主要是受心的支配，因为心主管藏神。人精神散乱时，阴阳精气便不相抟合。因此，人在突然见到异乎寻常的情景的时候，就会精神散乱，魂魄不安，也就发生眩惑了。"

黄帝说："你所说的这些话，我有些怀疑。每次我去东苑，都会发生眩惑的，离开后就恢复正常了。难道我只有在东苑才会劳神吗？为什么只有在东苑才会发生这种奇怪的现象呢？"岐伯说："不是这样的。心神本来有所喜好，当遇到异常情景，往往会有所喜恶，喜恶突然相互交感，就会使精神散乱，引起视觉失常而发生眩惑。等到离开之后，精神意识就转移了，于是恢复正常。就这种情况，称较轻的为迷，称较重的为惑。"

眼角向外裂口于面部的，为外眼角；在内接近鼻梁的，为内眼角。向上的为外眼角，向下的为内眼角。

眼睛呈红色的，其病因在心脏；呈白色的，其病因在肺脏；呈青色的，其病因在肝脏；呈黄色的，其病因在脾脏；呈黑色的，其病因在肾脏；呈说不出的黄色的，其病因在胸中。

诊断眼睛中发痛的赤脉，从上往下的，是足太阳膀胱经引起的眼病；从下往上的，是足阳明胃经引起的眼病；从外往内的，是手少阳三焦经引起的眼病。

胆移热于脑，鼻梁内就会觉得辛辣成为鼻渊，所谓鼻渊，即恶浊的鼻涕下流不止，日久传变，就会鼻塞不通，目暗不明。此乃胆逆热气上行的缘故。

足阳明胃经有经由鼻两边入于面部的，名叫悬颅，属口对，入目系。视力有损的人可针灸其经，损其有余，补其不足。若补泻之法用反了就会更严重。

足太阳膀胱经有通过颈项入于脑的，正属于目系。头、目疼痛时可针灸其经，在颈项中两筋之间，入脑之后分行。阴跷脉与阳跷脉，阴阳之气上行并相会，阳气入而阴气出，阴阳相会于外眼角。若阳气盛旺，就会睁大眼睛；阴气竭绝，就会入眠。

瓜子散方

又名个子散。补肝，治眼迷蒙不明的处方。

冬瓜子、青葙子、茺蔚子、枸杞子、牡荆子、蒺藜子、菟丝子、芜菁子、决明子、地肤子、柏子仁各二合，牡桂二两　蕤仁一合，另一本说：二两，细辛半两，另一本说：一两半，蘡薁根二两　车前子一两

以上十六味，捣、筛后制成散药，在饭后，每次皆以酒送服方寸匕，每日

二次，神验。

补肝丸

治眼暗不明，每次受寒就泪出，这是因肝痹由于筋痹不愈，又感受邪气，邪气内驻于肝而成肝痹。以夜眠多惊，饮水多，小便频为主证，循肝经由上而下牵引小腹作痛，腹大如怀孕所损的处方。

兔肝二具　柏子仁、干地黄、茯苓、细辛、蕤仁、枸杞子各一两六铢　防风、芎䓖、薯蓣各一两　车前子二合　五味子十八铢　甘草半两　菟丝子一合

以上十四味药研成细末，调制成蜜丸，每次用酒送服如梧子大的二十丸，每日服两次，可加至四十丸。

补肝散

治目失明迷蒙的处方。

青羊肝一具，除去上膜切成薄片，将没有用过的新瓦瓶子擦拭净，纳肝于其中，着炭火上炙烤使其极干，汁尽，研成细末　决明子半升　蓼子一合，炒香

以上三味药一起治择捣筛后制成散药，在饮食后，以粥送服方寸匕，每日二次，稍加至三匕，不超过两剂。若能连续不断地服一年，可夜读细书。

泻肝汤方

治眼红迷蒙看不见物，息肉生　目中胬肉由眼角横贯白睛，攀侵黑睛的病症的处方。

柴胡、芍药、大黄各四两　决明子、泽泻、黄芩、杏仁各三两　升麻、枳实、栀子仁、竹叶各二两

以上十一味药分别切细，加九升水熬取二升七合汤药，分三次服下。热重体壮者，需加一两大黄；瘦弱年老者，除去大黄，加栀子仁五两。

大枣煎方

治目热眼角红，生赤脉侵睛，息肉急痛，眼闭不开，如同眼睛受到芥子的刺激而引起的不适与疼痛感的处方。

大枣七枚，去皮与核　黄连二两，碎，以药棉裹住　淡竹叶切，五合

以上三味药，先用二升水熬竹叶，取一升，澄清后得八合，再加入枣肉、黄连熬取四合，去渣使其澄净，用来细细地敷在眼角里。

治目中息肉的处方：驴脂、石盐研为末

将以上二味混合均匀，注入两眼角中，白天三次，夜晚一次，就能痊愈。

治人马白膜漫睛指白色翳膜漫侵黑睛之证的处方　将鸡翅截断，用来吮其近黑睛及当白睛处，膜自聚，用钩针钩挽，割去，即能见物，用药棉于眼上着血处断开，三日即可痊愈。

治毒病后，目赤痛有翳的处方：以青布掩目上，以冷水渍青布，换几次。

治热病后生翳的处方：取十四枚豉，烧后研成末，装入管中，来吹在目中。

治目忽然肿的处方：以醋浆水作盐汤来洗眼，每日四、五次。

治目忽然痒痛的处方：将干姜削圆滑，纳入眼角中，若有汁，就取出姜来拭掉，再纳入，味尽时再换另一片姜。

治热邪侵入五脏，上冲眼内，外受风邪，使目痛不明的处方：地肤子、瓜子仁、青葙子、蒺藜子、茺蔚子、蓝子、菟丝子、蕤仁《千金翼方》作车前子各二合　柏子仁一合半　决明子五合　细辛一两六铢　桂心一两十八铢　大黄二两　黄连一两半　萤火六铢

以上十五味药研成末，制成蜜丸，每次饭后服如梧子般大的三十丸，每日三

次。《千金翼方》无柏子仁。

治眼暗赤冷泪方：蕤仁、波斯盐各等分

以上二味药，拾择捣筛后制成散药，以驴生脂来调和，每夜以一粟米大的药末来敷四只眼角，在密室中将息静养一月，即愈。忌五辛。失明者连敷三十日。

治目痛及泪出不止的处方：削附子作蚕屎般大，纳入目中，立即睡觉，效果极佳。

治目不明，泪出的处方：用乌鸡胆汁在临卧时敷眼。

治雀盲即夜盲。双名雀目

地肤子五两　决明子一升

以上二味药研成末，以米汤来和成药丸，在饭后服二十丸至三十丸，每日二次，药尽即再制，直到病愈为止。

治稻麦芒等入目中的处方：取生蛴螬，以新布覆目上，捉持蛴螬在布上摩，芒即出而粘着布，此法很好。

治砂石草木入目不出的处方：以鸡肝来灌眼。

治眼睛被外物所触伤而致青黑色的处方：将羊肉煮热，用来熨敷眼睑或太阳穴，不能煮得过热。猪肝亦可。

治眼睛疼痛而睡不着觉的处方：在傍晚时分将新青布炙热，用来熨眼睑或太阳穴，并将大豆蒸熟，用布袋盛装，枕着入睡，让它夜间保持温热。

◆ 灸法二十八首

眼中发红、疼痛：从内眼角开始，灸阴跷。

眼中疼痛不能视物：这是上星穴主治，先灸谚语穴，然后灸天牖、风池。

眼睛发生青盲病，看不清楚远处：这是承光穴主治。

眼睛昏花，远视恍惚：这是目窗穴主治。

眼睛不明、赤痛：这是天柱穴主治。

目眩指风邪乘虚随目系入于脑，使脑转而目系急，瞳子转动而昏眩的病症视不见物，偏头痛牵引外眼角而急　这是颔厌主治。

眼睛远视不明，恶风泪出，憎寒头痛，眼睛昏眩不明，内眼角赤痛，远视恍恍不见物，眼角痒痛，有淫肤白翳：这是睛明穴主治。

患青盲病一种病程较长的慢性眼病看不见事物，远视不明，目中有淫肤，白膜覆住了瞳子　这是巨髎穴主治。

眼睛不明，泪出，眼睛昏眩，瞳子痒，远视恍然，在黄昏与夜里就看不见物体，眼皮跳，牵动口颈，引致嘴歪，口不能言：刺承泣穴。

眼睛疼痛，斜视，昏暗不明：这是四白穴主治。

眼睛发红，发黄：这是颧髎穴主治。

患眲目症：眼泪涓涓漏出这是水沟主治。

眼睛疼痛不明：这是龂交主治。

眼睛昏暗、身体出汗：这是承浆主治。

患青盲病，眼睛恶风寒：这是上关主治。

患青盲病：这是商阳穴主治。

患眼病，眼睛看不清物体：这是偏历主治。

眼痛：这是下廉主治。

患眼病，眼睛不明，少气：灸五里穴，右眼患病灸左穴，左眼患病灸右穴。

眼中白翳：这是前谷主治。

眼睛疼痛，流泪，最严重的像眼球脱出一般：这是前谷主治。

白膜覆住了眼珠，看不见物体：这是

解溪主治。

眼睛昏暗：灸大椎以下数节第十椎棘突下正当脊中,安灸二百壮,更多为好,特别灵验。

患肝劳病眼睛视力疲劳,多因劳瞻竭视等而致邪气入眼而眼红灸当容穴一百壮,两边各相等。当容穴在外眼角向后与耳朵之前,三阳经三阴经的交汇处,用两手按它,有上下横脉的就是当容穴,恰相对于耳门。

眼睛急痛,不能远视：灸正对瞳子往上入发际一寸处,病人有多少岁就灸多少壮,其穴名当阳。

风翳,患右目：灸右手中指本节头骨上五壮,炷如小麦大,左手也这样。

风痒赤痛：灸人中近鼻柱二壮,仰卧着灸。

眼睛忽然生翳：灸大指节横纹三壮,是左眼生翳则灸右手大指节横纹,是右眼生翳则灸左手大指节横纹。这个办法很好。

鼻病第二

治鼻塞又名鼻窒。指肺气被风冷所伤,鼻气不宣利,以致鼻腔塞窒的病症,脑冷多因风冷侵袭脑部而致。症见项背寒,后头枕部冷,痛不可忍,出清涕的处方。

通草、辛夷各半两　细辛、甘遂或写做甘草　桂心、芎䓖、附子各一两

以上七味药研成细末,调制成蜜丸,用药棉裹住纳入鼻中,密封塞住不让它泄气,蜜丸如大麻子般大,稍用力微觉小痛,捣姜为丸即愈。用白狗胆汁来调和,更好。

涕出不止劳灸鼻两孔与鼻柱相齐的部位七壮。

治鼻齆指因风冷伤肺,邪气蕴结于鼻,导致津液壅塞,鼻气不宣,发音重浊不清,辨别不出香臭的病症的处方：

通草、细辛、附子各等分

以上三味药,研成细末,用蜜调和,以药棉裹少许,纳入鼻中。

治鼽鼻指鼻塞流清涕的病症,鼻中有息肉,呼吸困难的处方：矾石六铢　藜芦六铢　瓜蒂十四枚　附子十一铢

以上四味分别捣筛,再合和,用小竹管将小豆般多少的药末吹入鼻孔中,以药棉塞鼻中,每日两次,以痊愈为限度。《古今录验》有葶苈半两。

治鼻中息肉的处方：炙烤猬皮为末,以药棉裹住塞鼻孔三日。

鼻中息肉：灸上星三百壮,穴在正对鼻入发际一寸处。

又　灸夹对上星两旁相距三寸处,各一百壮。

治鼻中生疮的处方：捣杏仁用乳来敷。也可烧核,压取油来敷。

治𧏾虫蚀鼻生疮的处方：烧铜箸头,以醋浇淬几遍,取醋来敷。

治鼻痛的处方：常以油涂鼻内外,用酥也可。

治忽然食物从鼻中缩入脑中,心中不安,痛而不出的处方：取指头大的牛脂或羊脂,纳入鼻中,以鼻吸取脂,一会儿

脂消融,则食物随脂而出。

鼻头微白者,是失血。若出现相违时季的鼻头微赤的迹象,则是死症。病人色白者,都是失血。凡是时行病引起的鼻孔出血,不宜断绝它,如流血一二升以上,恐怕太多者可断,即以龙骨末吹入鼻孔。九窍出血者,都用龙骨末吹来止血。

治大便出血,以及口鼻都出血,血上攻胸心,气急者,这是劳热所致,可用处方:生地黄八两 蒲黄一升 地骨皮五两 黄芩、芍药、生竹茹各三两

以上六味药分别切细,用八升水来熬取二升七合汤药,分作三次温服。

凡吐血、衄血、溺血,都是因为脏气虚,膈气伤,或起于惊悸的治疗处方:生竹皮一升 芍药二两 芎䓖、当归、桂心、甘草各一两 黄芩二两

以上七味药分别切细,用一斗水来熬竹皮,减三升后加入其他药,熬取二升汤药,分作三次服用。

治衄血的处方:伏龙肝二枚,如鸡蛋那么大 生地黄六两 芎䓖一两 桂心三两 细辛六铢 白芷、干姜、芍药、吴茱萸、甘草各二两

以上十味药分别切细,用三升水、七升酒来熬取三升汤药,分作三次服用。

治鼻出血不止的处方:干地黄、栀子、甘草各等份

以上三味治择捣筛后制成散药,用酒送服方寸匕,每日三次。如果鼻疼,就加豉一合;如果鼻有风热,就以葱汁调和成丸药,服用如梧子般大的五丸。

治鼻衄的处方:取五合地黄汁,熬取四合汤药,空腹服用,忌酒、炙肉。暂且服粳米汤。

治鼻出血不止的处方:捣楮叶汁,饮三升,特效。

又 灸风府一穴四壮,若出血未止,又灸。

又 灸涌泉二穴各一百壮。

口病第三

凡是患口疮,及牙齿有病的,应禁油、面、酒、酱、酸、醋、咸、腻、干枣,即使病愈后仍应谨慎。若长期不谨慎食用则很容易复发,复发后就难以治愈。蔷薇根、角蒿是治疗口疮的神药,是人们须了解的。

凡是口中或面上的息肉变大时,用刀挑破,除去脓血,就能痊愈。

治口中疮长期不愈,而传入胸中并生疮三年以上不愈的处方将蔷薇根熬取浓汁,含在口中,又慢慢咽下它。白天三次晚间一次。冬季用根、夏季用茎和叶。

又一处方:以角蒿烧灰敷口疮,一夜见效,两夜痊愈。如果有汁,须吐出,不能咽下。

治膀胱热不已,口舌生疮,咽喉肿,用升麻煎方。

 升麻煎

升麻、玄参、蔷薇根白皮、射干各四两 大青、黄柏各三两 蜜七合

以上六味药分别切细,用七升水来

熬取一升五合,去掉药渣,加入蜜再熬两沸,细细地含咽。

治胃中客热,唇口干燥生疮的处方:茯苓、黄芩、甘草、大黄、蔷薇根各三十铢 枳实、杏仁、黄连各二两 桂心半两 栝楼根十八铢

以上十二味药研成粉末,在饭前以浆水送服方寸匕,每日一次。

治口热生疮的处方:升麻三十铢 黄连十八铢,《古今录验》用黄柏

以上二味药研成粉末,以药棉裹住含在口中,汁可咽,也可吐掉。

治口中疮烂,疼痛而吃不下饭的处方:杏仁二十枚 甘草一寸 黄连六铢

以上三味药研成粉末,合和,用药棉裹杏仁那么大一点含在口中,不要吞咽,白天三次夜间一次。

治燕吻疮指口角生疮干裂。其疮为白色,开口时就燥痛,遇风时就开裂,并有清血微量。多因脾胃中有从外侵入的热邪留滞而致的处方 将白杨枯枝放在铁上烧,取其汁液,趁热敷在疮上。

治热病,口烂,咽喉生疮,吞不下水浆的膏药处方:当归、射干、升麻各一两 附子半两 白蜜四两

以上四味药分别切细,将四两猪脂先熬成膏,放在地上散热,再加入其他药,以微火熬附子成黄色,绞去药渣,再加入蜜又上火熬一两沸,使其混合均匀,置器中使冷凝,取如杏仁那么大一点含在口中,每日四五遍,咽下。

治因打呵欠等的闪失,而致下颌关节脱位,开张不合,其治疗方法:一个人用手指牵住病人的下颌,慢慢往里推,则能使脱位的下颌关节恢复原位。推后应迅速取出手指,以免误咬伤手指。

治因打呵欠等的闪失,而致下颌关节脱位的处方:以消蜡和水来敷。

治因打呵欠等的闪失,而致下颌关节脱位:灸背第五椎棘突下产,一日十四壮。满三日未愈的,再灸气冲穴二百壮。气冲穴在胸前喉下甲骨中,又名"气堂"。

又 灸足内踝上三寸宛曲中,或三寸五分处一百壮,重复三次,这是三阴交穴。

治忽然口噤不开的处方:以附子捣成末,纳入管中,将病人的口强制打开,吹入口中。

治口中热干,用**甘草丸**。

甘草丸

甘草、人参、半夏、生姜、乌梅肉各二两半 枣膏二两半

以上六味药研成粉末,制成如弹子大的蜜丸,随即含而咽汁,每日三次。

治口干的处方:取羊脂或猪脂像鸡蛋那么大一团,剖开,纳入半升醋中浸泡一晚上,绞取汁来含在口中。

治虚劳口干的处方:麦门冬二两,末 大枣三十枚,肉

以上二味药,以一升蜜调和均匀,放在五升米下蒸,随便服用。

五香丸

治口及身臭,欲使其香,止烦散气的处方。

豆蔻、丁香、藿香、零陵香、青木香、白芷、桂心各一两 香附子二两 甘松香、当归各半两 槟榔二枚

以上十一味药研成粉末,以蜜调和成丸药,常含如大豆那么大的一丸,咽汁,白天三次夜间一次,也可常含咽汁。五日后口香,十日后体香,十四日后衣被

香,二十一日后处于下风的人也能闻到香,二十八日后洗手后落地的水也香,三十五日后握别人的手也香。慎五辛。下气去臭。

百和香

通道俗用的处方。

沉水香五两　甲香、丁子香、鸡骨香、兜娄婆香各二两　薰陆香、白檀香、熟捷香、炭末各二两　零陵香、藿香、青桂皮、白渐香就是柴　青木香、甘松香各一两　雀头香、苏合香、安息香、麝香、燕香各半两

以上二十味药研成粉末,洒酒在上面,使其柔软,两晚上后酒气停歇,以白蜜调和,纳入瓷器中,以蜡纸封住使其不泄气,到冬月打开取用,极佳。

舌病第四

舌受制约于心脏,心脏有热就表现于舌,若有舌生疮或裂破,红唇外翻的症状,治疗用**生麻煎**泄热方。

生麻煎

蜀升麻、射干各三两　柏叶切碎,一升　大青二两　苦竹叶切碎,五合　赤蜜八合　生芦根、蔷薇根、白皮各五两　生玄参汁三合　地黄汁五合

以上十味药物分别切细,加水四升,熬取一升汤药,去渣,先加入玄参汁熬沸腾两次,接着加入地黄汁熬沸腾两次,再加入蜜熬取一升七合汤药,用药棉蘸取药汁,安放在舌上含住,细细地吞咽。

治舌忽然肿即脾舌、泡舌,舌头忽然胀满口中因心火上冲,痰随火上注之故且溢出,如吹胀的猪胞,因此呼吸不能畅通,若不能止住一会儿的功夫就会死人,其治疗的方法:

急速用手指刮破舌头两边,让痰汁流出就能痊愈,也可用铍针划破舌头两边,然后再用疮膏来敷。

另一个方法是刺舌下两边大脉使其出血,不要刺着舌下中央脉,否则出血不止也会死人。若不愈,已出血数升,就烧红铁箆,来熨疮几遍,以止血。

治舌肿因血虚或心脾有热引起的病症舌头僵直,胀满口腔,其处方是

含满口糖、醋一会儿,待疏通心脾之热后,舌肿就会消除。

治舌头肿起如猪胞的处方:取饭锅下的墨灰,加醋,厚厚地敷在舌头上下,脱落了又敷,一会儿舌肿就能消除。更好的方法是先划破舌头使之出血,再敷。凡是这种病症,人们都不知道它,有的人治疗方法错误,则使病更加严重,很快就会死人。此时只要看病人的舌头底下,自有噤虫形状,或像蝼蛄,或像卧蚕子,细看它有头有尾,其头微白,这时可烧铁针烙那虫头上,使其被烙熟,舌肿则自然消退。

治舌根僵硬,活动不灵,不能说话的处方:矾石、桂心各等份

以上二味药,研成细末,安放在舌下,立即病愈。

舌头上发黑,有像筷子头般大的几

个孔,出血如涌泉,这是心脏有病,治疗用处方:戎盐、黄芩或写做葵子 黄柏、大黄各五两 人参、桂心、甘草各二两

以上七味药研成细末,以蜜调和,每次以汤水送服十丸,每丸如梧桐子大,一日三次。也可烧铁来烙。

治舌上出血如涌泉的处方:烧铁篦深深地灼烫其孔中,效果很好。

唇病第五

润脾膏

治脾热引起的口唇焦枯不得滋润的处方。

生地黄汁一升 生麦门冬四两 生天门冬切,一升 萎蕤四两 细辛、甘草、芎䓖、白术各二两 黄芪、升麻各三两 猪膏三升

以上十一味药物分别切细,用苦酒淹浸各种药物一晚上,用药棉裹药,临熬时,加入生地黄汁与猪膏一起熬到让水气蒸腾尽为止,去渣,取其药膏来细细地含在口中。

甲煎唇脂

治唇裂口臭的处方。

先以麻捣泥,泥抹两口好瓷瓶,容一斗以上,各厚半寸,暴晒使其干。

甘松香五两 艾纳香、苜蓿香、茅香各一两 藿香三两 零陵香四两

以上六味药,先用一升酒、五升水调和成汤药,洗各种香使其净洁,分别切细,又用酒和水各一升浸泡一晚上,第二天早上纳入于一斗五升乌麻油中,用微火熬,让药液沸腾三次,去渣,装入以前做好的其中一口瓶中,不装满留少许空位,然后再取以下药物。

上色沉香三斤 雀头香三两 苏合香三两 白胶香五两 白檀五两 丁香一两 麝香一两 甲香一两

以上八味药物,先用酒和水混合成汤药,洗各药使其净洁,一一分别捣碎,用不着捣得特别细,用二升蜜、一升酒来调和香药末,装入以前做好的瓷瓶中,使其实满,用药棉裹住瓶口,又用竹篾交错地缚束住,使香气不要逸出。先挖掘地中,埋入油瓶,使瓶口与地面相平,使香瓶合覆在油瓶上,使两瓶口严实相对,用麻捣泥,泥两瓶口边缘,使其牢固致密,可厚半寸左右,用糠壅垫瓶上,厚五寸,烧糠,火将尽时就再加糠,烧三天三夜,火不要熄灭,总计烧糠十二石完毕,停三天使其冷下来,然后取出。另外炼蜡八斤,熬沸腾几次;加入紫草十二两,熬沸腾几十次;取出一茎紫草,在指甲上研试,看紫草骨的颜色已变白,就取出药。又用药棉滤过,与前面熬的药和匀,就再加入六两朱砂粉,搅拌均匀,微冷而未凝固时倾倒于竹筒中,用纸裹住竹筒,用麻缠好,等待凝固冷却后再解开,随意取用。总计可以得到五十挺。(挺:量词)

治紧唇 指因唇疮而引起的口唇紧急难以开合的病症的处方:将白布缠裹成如指头大的大灯芯,安放在斧刃上,烧灯芯使斧刃出汗,拭取汗来敷在口唇上,每天二三

次。用旧青布也好，同时可治沈唇指常有渗出的唇部湿疮。

治紧唇：灸虎口穴，男左女右。

又，灸承浆三壮。

治沈唇的处方：用干蛴螬烧末来调和猪脂，临睡时敷用。

治口唇生疮的处方：用胡粉来敷在口疮上。

治唇边生疮，几年不愈的处方：将十斤八月蓝叶绞取汁，用来洗唇，不超过三天即愈。

治口唇黑肿痛痒不能忍受的处方：用竹弓来弹击它，出其恶血，即愈。

治冬季口唇干裂出血的处方：捣桃仁，用猪脂调和来敷唇。

治因远行受风寒而口唇面部皴裂的处方：熬熟猪脂，在将要出行的当夜就用来常常敷面而卧，那么即使步行万里路且露宿野外也无损于口唇面部了。

齿病第六

凡是齿龈宣露指齿龈先肿，接着龈肉日渐萎缩，以至于牙根宣露，或齿间出血，或溢浓汁的病症。又名牙宣，齿挺多是疳䘌症见牙龈肿痛腐烂，口腔黏膜溃疡，常因多种慢性疾患引起以及月蚀症。夜晚用角蒿灰来敷满龈间，不要吃油，不超过两三夜晚就能痊愈。吃油和干枣时就会复发，故患有齿病的，要忌油、干枣以及桂心。每天早上以一撮盐纳入口中，用温开水含化，揩齿及叩齿百遍，叩齿时不间断，不超过五天就能使口齿牢密。凡是人的牙齿不能吃水果蔬菜的，皆因齿龈宣露的缘故。做这种用盐汤揩齿叩齿的治法，没有不痊愈的，效果神奇良好。凡是人常患齿病的，大多是因为月蚀之夜吃了食物而致，知道这个道理的人应该谨慎，故日蚀月蚀为恢复平衡时，切忌饮食。小孩也一样。

治龋齿及虫痛的处方：白附子、知母、细辛各六铢、芎䓖、高良姜各十二铢。

以上五味药研成细末，用药棉裹少许置于牙齿上，有汁就吐出，一天这样含两遍。口中异气，此方也可治。

治虫齿的处方：取三合莨菪子，如果没有莨菪子，就用葱子、韭子也可以。将七文青钱烧红，取腹大口小的瓶子，要瓶口可以含得住的，将青钱放入瓶子中。取一撮莨菪子安放在青钱上，使其有炮制裂开的声音，仍用半合左右的水来淋，使气向上欲从瓶口冲出，就将口含住瓶口使其气不得冒出，用其气来熏齿。冷后再重复操作，以三合药尽为一剂。不只是可以治愈虫齿，有的风齿因头面有风，阳明胃脉虚，风来虚随脉流入于齿而使齿有风，微痛而根浮的病症、龋齿、以及各种齿中病全都能治。口中津液多时就吐出。

治疳虫蚀齿根齿龈肿痛，接着腐溃多脓，最严重的穿破唇颊的病症。多因阳明胃火上炎而致将地龙置于石上，着一撮盐，一会儿就化为水，用面展取其水，待其凝厚，取来置于病齿上。又用去皮的皂荚涂在病齿上，虫即出。

治牙齿有孔，吃不下饭，脸肿的处

方：莽草+叶　猪椒附根皮长四寸者,七枚

以上二味药分别切细,以二升浆水来熬取一升汤药,满口含,倦了就吐掉,如此每日二三遍。

治齿根肿的处方：松叶一把,切　盐一合

以上二味,以三升酒来熬取一升汤药,用来含在口中消肿。

治齿根摇动欲脱落的处方：将生地黄用药棉裹住来安于齿上,咬住。又分别切细,以其汁来浸渍齿根,每日四五次,并咽其汁,十日后就会完全好转。

治齿龈间津液和血不住地浸出的处方：将二两生竹茹用醋熬来含在口中以止血。

治牙齿间出血的处方：以苦竹叶浓熬,加少量盐,在寒温适当时用来含在口中,冷后就吐掉。

治头面风证,口齿疼痛不可忍的处方：蜀椒二合　莽草+叶　雀李根、独活各二两　细辛、芎䓖、防风各一两

以上七味药分别切细,以二升半酒来熬三五沸,去掉药渣,含在口中,冷后吐掉再含,不要咽汁。张文仲此方有白术二两。

风齿疼痛：灸外踝之上高骨之前的交脉处,三壮。

含漱汤

治齿痛的处方。

独活三两　黄芩、芎䓖、细辛、筚拨各二两　当归三两　丁香一两

以上七味药分别切细,以五升水来熬取二升半汤药,去掉药渣,含在口中漱,一会儿后感觉烦闷时就吐掉,再含。《古今录验》同,有甘草二两。

治牙痛塞,口噤不开的处方：附子较大的取一枚　黄连十八铢　矾石一两

以上三味药研成末,纳入管中,强制性地打开病人的口而吹入其喉间,细细地吹。

喉病第七

凡是患猝喉痹指中风失语不能说话的,可服小续命汤,加杏仁一两。小续命汤方见第八卷中。

喉咙,是脾胃的外在症候。如果脾脏热,喉咙就会肿塞,气就不畅通,用乌翼膏来主治,其处方是：

生乌+两　升麻三两　羚羊角二两　蔷薇根切,一升　艾叶六铢,生的更好　芍药二两　通草二两　生地黄切,五合　猪脂二斤

以上九味药分别切细,以药棉裹住,以一升苦酒来淹浸一晚上,再纳入猪脂,用微火熬,以苦酒被熬尽,膏不鸣出响声为止,然后去掉药渣,贴近药棉上裹膏,似大杏仁那么大,纳入喉中细细地吞下。

治喉肿痛,风毒冲心胸的处方：豉一升半　犀角、射干、杏仁、甘草各二两　羚羊角一两半　芍药三两　栀子七枚　升麻四两

以上九味药分别切细,以九升水来熬取三升汤药,去掉药渣,再加入豉熬一沸,分三次服用。

喉肿胸肋支满的症候：灸尺泽穴百壮。

治喉咙因风毒而咽不下水,以及因

患瘰疬而肿的处方：升麻、芍药各四两　射干、杏仁、枫香、葛根、麻黄各三两　甘草二两

以上八味药分别切细，以八升水来熬取二升半汤药，分三次服用。

治喉痹指咽喉肿痛、声音嘶哑、吞咽困难的病症。多因外感风寒、风热；内伤阴阳，气血虚损；气滞肝郁等原因所致，以荆沥慢慢地咽下。

治喉痹及毒气的处方：取二两桔梗，加三升水熬取一升汤药，一次服完。

治喉痹：刺手小指爪纹中，出三粒大豆左右的血，依次刺左右。都须慎用酒、面、毒物。

治喉突然肿痛吃不下饭的处方：以一把韭，捣碎，炒，将药物涂敷于患部，冷后又换用。

治悬痈：多由火毒炽感所致的病症，证见上腭肿起，发红色，疼痛，饮食吞咽均感不适，或见身发寒热，口渴，舌苔黄，脉数等症状咽喉热，忽然肿胀的处方：取干姜、半夏各等份，研成末，以少量药末来慢慢地敷在舌头上。

凡是患喉痹深肿连颊，吐气频数者，名叫马喉痹这是喉痹中来势更急骤的一种，又称走马喉痹。多由热毒之气结于喉间所引起。症见喉间肿痛，甚至肿连颊腮，发热烦闷，危及生命其治疗的处方是：

取一握马鞭草根，不要让它受风，截去其两端，捣取汁来服用。

咽门，是肝胆的外在症候，若肝脏热，咽门就含闭而气塞；若胆腑寒，咽门就会破而声音嘶哑，用母姜酒主治，其处方是：母姜汁二升　酥、牛髓、油各一升　桂心、秦椒各一两　防风一两半　芎䓖、独活各一两六铢

以上九味药研成末，纳入姜汁中，熬到姜汁能淹住其他药时，再加入酥、髓、油等，使其调和，以微火熬，沸腾三次而止，在凌晨时温清酒一升，加入二合膏，即细细地吞下，白天服三次夜间服一次。

治咽喉受伤而语声不响亮的处方：酒一升　干姜二两半，研为末　酥一升　通草、桂心、石菖蒲各二两，研为末

以上六味药合和，每次服一匕，每日三次。

治咽喉痛，逆气不能饮食的处方：将一升麻子炒黑，以一升酒来淋取汁，空腹一次服一升，渐加至二升，多汗时盖好被子，不要触及风冷。此方兼治产妇及男子中风，如角弓反张、口噤不开者，特别有效，与紫汤药力相等。

治忽然咽喉痛的处方：取悬木枸烧末，每次以水送服方寸匕，每日三次。

治忽然受风邪而咽喉肿和面部肿的处方：以杏仁末来调和鸡蛋黄，捣两次敷在患处，干后又换药，如此七八遍。若肿汁流出，就熬醋和伏龙肝来敷，干后再换用。

治咽喉痛痒，吐而不出，咽而不下，好像患了虫毒的样子，其处方是：

含生姜五十日，即愈。

耳病第八

治肾热背急挛痛,耳脓流血,或生肉肿塞,耳朵听不见人声的处方:磁石、白术、牡蛎各五两 甘草一两 生麦门冬六两 生地黄汁一升 芍药四两 葱白一升 大枣十五枚

以上九味药分别切细,以九升水来熬取三升汤药,分三次服用。

治肾热,脸黑,目白,肾气内伤,耳鸣吼闹,短气,四肢疼痛,腰背相引疼痛,小便赤黄的处方:羊肾一具,如食用法治过 白术五两 生姜六两 玄参四两 泽泻二两 芍药、茯苓各三两 淡竹叶切,二升 生地黄切,一升

以上九味药分别切细,以二斗水来熬羊肾、竹叶,取一斗汤药,去掉药渣澄清,再加入其他药,熬取三升汤药,分三次服用。若病未见好转,三日后再服一剂。

治肾虚寒,腰脊苦痛,阴阳微弱,耳鸣焦枯的处方:生地黄汁二升 生天门冬汁、白蜜各三升 羊肾一具,炙 白术、麦曲各一斤 甘草、干姜、地骨皮各八两 桂心、杜仲、黄芪各四两 当归、五味子各三两

以上十四味药研为末,纳入盆中,取前三种药物的汁来和研,将盆在微火上暖热,再研,暴晒干,常研使其与盆脱离。每次以酒送服方寸匕,每日二次。

治耳聋耳鸣流汁,这些都是由于肾寒引起的症状,有的人一二十年也不能痊愈,其治疗的处方是:

服天门冬酒,百日即愈,其处方在第十四卷中。

劳聋 指因气血真元亏虚所致的耳聋。

气聋 指因气虚所致的耳聋,据其病因病机可分为气虚耳聋和气逆耳聋。

风聋 指聋而兼有头痛的症候,多由宗脉虚,风邪入耳,使经气否塞不宣而致。

虚聋 因肾虚而导致的耳聋。

毒聋 因脓毒瘀血,壅塞耳窍所致的耳聋。

久聋 因气虚、血虚、肝肾阴虚等导致的长时期耳聋。

耳鸣 分为由肾阴亏虚或中气下陷引起的虚证耳鸣和由血瘀、肝火或痰火上逆所引起的实证耳鸣。

以上病症全都可治的处方:山茱萸、干姜、巴戟天、芍药、泽泻、桂心、菟丝子、黄芪、干地黄、远志、蛇床子、石斛、当归、细辛、苁蓉、牡丹、人参、甘草、附子各二两 菖蒲一两 羊肾二枚 防风一两半 茯苓三两

以上二十三味药研成末,制成如梧子大的蜜丸。每次在饭后服十五丸,每日三次,渐加至三四十丸而止。以上各种症候都是由于肾虚引起,所以制作补肾的处方,又制作通利九窍的药来敷,就能痊愈。

治耳聋的处方:蓖麻仁五合 杏仁、菖蒲、磁石、桃仁各三分 巴豆一分 石盐三分 附子二分 黄陆香、松脂各十分 蜡八分 通草三分

以上十二味药,先将草石药捣细,单独研各种药仁如脂状,再加入松脂、蜡,

合捣几千杵，直至可调制成丸药的程度才停止。将如枣核那么大的丸用药棉裹住塞入耳中，一日四五次，每次取出转捻一番后又塞入，不超过三四日就可换药。

治耳聋，齿痛，用赤膏方：桂心、大黄、白术、细辛、芎藭各一两　干姜二两　丹参五两　蜀椒一升　巴豆十枚　大附子二枚

用二升苦酒来浸泡一晚上以上分别切细的十味药，加入三斤成煎猪肪，在火上熬沸腾三次，药成后去掉渣。可以服用，也可用来摩涂，耳聋的人以药棉裹住纳入耳中；齿冷痛的人就将药安放在牙齿间；对各种疼痛的症候都可用来摩涂；若腹中有病，就以酒调和来送服如枣核那么大的丸两丸；咽喉痛，就取枣核那么大的丸吞下。

治猝耳聋又称暴聋、风聋。指突然发生之耳聋。多属于实证。由于外邪壅滞经络，以致气机上下升降不利；或因忧思郁怒，血郁于上，气血壅塞，导致窍闭不通；或因外伤等所致**的处方**：

细辛、菖蒲各六铢　杏仁、曲沫各十铢

以上四味合捣，制成药丸，若干了就加入少许猪脂，取如枣核那么大一丸，以药棉裹住纳入耳中，一日换一次药；稍有好转后，二日换一次药，夜间除去凌晨又塞上。

治耳鸣、耳聋的处方：当归、细辛、芎藭、防风、附子、白芷各六铢

以上六味药研为末，以八两鲤鱼脑合熬沸腾三次，膏成后去掉药渣，在凌晨时以枣核那么多的药来灌入耳中，用药棉将耳孔塞住。

治耳鸣如流水声，若不治，久必成聋的处方：取生乌头，掘得后趁湿削成枣

那么大，纳入其中，一日换用一次，三日不过就能痊愈。此方也用于治疗耳痒及猝风聋症。

治因水入而耳鸣的处方：通草、细辛、桂心各十八铢　菖蒲一两　附子六铢　矾石六铢　当归、甘草各十二铢　独活一两半

以上九味药研成末，以半合白鹅脂来慢慢调和成如枣核那么大的丸药，以药棉裹住纳入耳中，每日三次。用一次药调制一次。另一本用葱涕半合。

治耳聋有脓的散药处方：乌贼骨、釜底墨、龙骨、伏龙肝各半两　附子一两　禹余粮六铢

以上六味药研成末，取如皂荚子般大的颗粒，以药棉裹住纳入耳中，一日换一次，直到痊愈为止。若不愈的，那是因为有虫，就加用一豆那么多的麝香。

治耳聋有脓不愈，有虫的处方：鲤鱼肠一具，切　醋三合

以上二味药合捣，以药棉裹住纳入耳中，过两顿饭的时间后就会觉得闷痛，有白虫黏在药棉上，去掉它，再纳入新药于耳中，直到虫尽后才停止。将药棉择去虫后，还可用。

治聍耳又称底耳，脓耳。多因肝、肾火热上冲于耳，或沐浴时水进入耳中，与气血相争，蕴结成热，而出脓汁。若长期不愈，就会变成耳聋出脓汁**的处方**：

矾石、乌贼骨、黄连、赤石脂各等分

将以上四味药，研成末，每次以药棉裹住如枣核那么多纳入耳中，每日三次。《小品》不用赤石脂。《姚氏》加龙骨一两，《千金翼方》与《姚氏》相同。

治聍耳的处方：将桃仁捣熟，用旧绯绢裹住纳入耳中，一日换三次药，直致痊

愈止。

治耳聋,干耵聍耵聍又称耳垢,耳屎。系耳内津液结聚所成。人的耳朵里都有,轻微的不能为患;若被风热侵袭,而硬结成核塞住耳朵,也能导致耳聋出不来的处方 捣自死的白颈蚯蚓,置于葱叶中,以面封住两端,蒸熟,就能化为水,以其汁滴入耳中,滴满则止,不超过几遍,就容易挑出了;好转后,以头发裹盐来塞耳。《肘后方》此为治疗蚰蜒入耳有效的方子。

治百虫入耳的处方:取一撮蜀椒末,以半升醋来调和,灌入耳中,行二十步的时间后虫子就会出来。

治蜈蚣入耳的处方:将猪肉炙香,用来掩耳,蜈蚣立即就会出来。

治蚰蜒入耳的处方:将炒胡麻捣碎,用葛袋盛装,倾侧耳朵枕在袋上,蚰蜒就会出来。

面病第九

五香散

治雀斑、粉刺、黑痣、面黑气、黑晕赤气,使人面色发白光泽滋润的处方。

毕豆四两 黄芪、白茯苓、萎蕤、杜若、商陆、大豆黄卷各二两 白芷、当归、白附子、冬瓜仁、杜衡、白僵蚕、辛夷仁、香附子、丁子香、蜀水、旋覆花、防风、木兰、芎䓖、藁本、皂荚、白胶、杏仁、梅肉、酸浆、水萍、天门冬、白术、土瓜根各三两 猪胰二具,暴晒干

以上三十二味治择捣筛后制成散药,用来洗面部,十四日后面色转白,一年后大大区别于众人。

治面上雀斑的处方:取李子仁末来调和鸡蛋清,敷面一晚上,雀斑就会脱落。

治面上雀斑、面黑气,使人容颜悦目滋润有光泽,以及去除手皱的处方:猪蹄两具,如食用法一般治过 白粱米一斗,洗净

以上二味药加五斗水来合熬猪蹄,熬到烂熟,得三斗清汁,用来熬以下的药物。

白茯苓、商陆各五两 萎蕤一两 白芷、藁本各二两

以上五味药分别切细,以前面的三斗药汁,以及研过的一升桃仁,合熬取一斗五升汤药,去掉药渣,以瓷瓶贮存,在膏中加入甘松、零陵香末各一两,搅拌均匀,以药棉覆盖,每夜用来涂敷手和脸。

治粉滓、雀斑、面黑气的处方:白蔹十二铢 白石脂六铢

以上二味药捣筛,以鸡蛋清来调和,夜里睡觉时将药涂在脸上,早上用井花水洗去。

白 膏

治面部有查、疱、疥、痛、恶疮的处方。

附子十五枚 野葛一尺五寸 蜀椒一升

以上三味药分别切细,以醋来浸泡一晚上,加一斤猪膏熬到附子的颜色变黄时,除去药渣后用来涂在面部的查、疱、疥、痛、恶疮上,每日三次。

栀子丸

治酒糟鼻、粉刺的处方。

栀子仁三升 芎䓖四两 大黄六两

豉三升　木兰皮半两　甘草四两

以上六味药研为末，以蜜来调和，制成药丸，每次服十丸，每丸如梧桐子那么大，每日服三次，逐加至十五丸。

敷鼻疱方。

蒺藜子、栀子仁、豉各一升　木兰皮半斤，另一本无

以上四味药研为末，以醋浆水调和成如泥的模样，在夜里用来涂于鼻疱上，在太阳没有出来时以温热水洗去。此方也用于治瘢痕。

治面部游风的处方：玉屑、蜜陀僧、珊瑚各二两　白附子三两

以上四味药研成末，用酥来调和，在夜里敷于面部，早上洗去。此方也用于消除瘢痕。

治面部粉刺严重的处方：冬葵子、柏子仁、茯苓、冬瓜子各等分

以上四味药各取等分研为末，每次以酒送服方寸匕，在饭后服，每日三次。

治面部粉刺的处方、治面部有热毒恶疮的处方：胡粉炒　黄柏炙　黄连各等分

以上三味药研为末，用来涂敷在热毒恶疮上，直到痊愈为止。若疮干，就以面脂调和来涂上，每日三次。

消除瘢痕的处方：取禹余粮、半夏各等分，研为末，以鸡蛋黄来调和，先用新布拭瘢痕到发红，将药涂上，不要见风，每日涂二次，十日就会痊愈，十年的瘢痕，亦能治好。

治全身及面部印纹的处方：用针刺破所纹的字，以醋调红土来敷上，干后又换药，直至黑纹消除殆尽为止。

风毒脚气·卷七

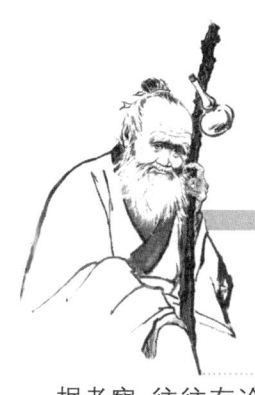

论风毒状第一

据考察，往往有论述脚气病的各种医书验方，然而古时却很少有人得这种病。自晋朝永嘉南渡晋永嘉以后，因战乱蜂起，晋室南迁，直至司马睿在建康即今南京重建政权，史称永嘉南渡以来，豪门贵族多有人患此病。岭南有位叫支法存的僧人，江东有位仰道人，他们都十分留意医书验方，尤其擅长治疗脚气病，晋朝士族望门，全仰仗这两位先生，大都获得治疗而痊愈。南北朝刘宋萧齐年间，有佛门弟子深师向道人学习医术，并收录了支法存等各家旧医方三十卷，其中治疗脚气的药方有百余首。

拓跋魏朝及宇文周朝时期，都没有这种病，所以姚僧垣南北朝名医家收集此类验方，一点也不殷勤，徐之才撰录医方，也未加以留意。特别是三国鼎立时期，还未统一风俗教化，各地霜露并不相同，寒暑时间各不相等，所以函谷关以西黄河以北的广大地区并不知道还有这种疾病。自从唐朝建立以来，天下大统无一遗落的地方，最南端的地势非常重要，朝庭于是委派将士，镇守南疆，但因将领们不习水土，全都患上了脚气病。近来中国古时指黄河流域一带的士大夫虽从未去过长江以南地区，居然也有患上脚气病的，这的确是因为如今天下风气混同，物类全都相同齐等造成的。然而这种疾病的发作，最先是从脚上起的，接着就有了胫肿，被人们称为"脚气病"，深师所说的脚弱也是此意。深师记述了支法存所用的由水平山、敷施连、范祖耀、黄素等配伍的各种脚气病药方，总共有八十余条，条条都是精要。然而学习医术的人搜寻披览，颇感繁重的，正是药方集成，突然想用来救急，却又失去了方向，不知如何使用才好。今天，本书选取那些经过使用且疗效甚佳的方药，用来预备应急时使用，其余的则不再赘述。

◆ 论何以得之于脚

有人问风毒中伤人体，身上任何地方都可能发病，但脚气病为何偏偏表现在脚上呢？回答说：人有五脏，心肺两脏的经络起于手十指，肝肾和脾三脏的经络起于脚的十趾。风毒的邪气，都是从地上发起的，地的寒暑风湿都发作蒸气，而脚常常踩在大地之上，故风毒侵害人体，必先侵害双脚。长期不愈，会遍及四肢腹背以及头颈。轻微的时候人不会觉察，等到痼滞形成时才能觉察。医经上所述的次传、间传就是指的这种情况。

◆ 论得已便令人觉否

凡是脚气病，皆由感受风毒而造成的，得了这种病多让人不能立即觉察，它常会因为其他疾病，才一度开始发作，或突然生大闷，过两三天没有起色，这才觉察到疾病的存在，那些庸医对这种疾病并不都认识，纷纷当作杂病来治疗，病人必会毙命。因此人们大多不认识这种病，它起病之初非常轻微，饮食嬉戏以及气力与以往一样，只有突然发生脚屈弱不能走动时，才觉得有异，黄帝所说的缓风湿痹就是指的这种病。

◆ 论风毒相貌

有脚上还未觉察到什么异样，而头颈臂膊已有些不适；其余各处都还没有什么感觉，而心腹五脏都已受到困扰。风毒侵袭人身后，或者看见饮食就呕吐，讨厌闻到食物的味道，或者有腹痛下痢发生，或者大小便秘涩不通，或胸中冲动惊悸，不想见光亮，或精神昏愦，或妄生喜迷，言语错乱，或壮热头痛，或身体酷冷疼痛烦燥，或觉得转筋，或脚胫要肿不肿，或大小腿顽痹，或时时缓纵不遂，或又百节挛急，或小腹麻木，这些都是脚气病的症状，也称为风毒脚气的症候。脚气的症候难以觉察，应当细细审察，否则，一定会失去要点，一旦生成疾病，就难以治理了，同样，妇女也如此。又有妇女生产之后，春夏取凉，多会中脚气风毒，应当深加小心。产后妇女有热闷挈动抽搐，惊悸心烦，呕吐气上这些情况，皆为脚气的症候。另外，只要觉得脐下冷痛，闷满不快，兼有小便淋涩，情况大不一样于平时正常情况的，即是脚气的症候。顽弱的称为"缓风"，疼痛的称为"湿痹"。

◆ 论得之所由

一年四季之中，都不能久立、久坐在湿冷的地方，也不能因为酒醉出汗，就脱去衣服鞋袜，当风取凉，否则这些都易生成脚气病。若夏季在潮湿的地方坐立时间长久了，湿热之气会蒸入人的经络，病一发作必定生热，四肢必定酸痛烦闷；若冬季在湿冷的地方久立、久坐，那么冷湿地气就会向上侵入经络，病一发作就会四体酷冷转筋；若因当风取凉得了脚气，病发作就会皮肉顽痹，各处肌肉掣动，并渐渐转向头部。凡是平常时日天气忽然暴热，人们都不能忍受，当在这个时候，一定不能立即取寒来畅快心意，突然有暴寒也不能感受它的寒气，否则都会使人生病。有些专心致志求学的世人，一心一意地专注手中的事情，久坐久立在潮湿的地方，而又不时时活动，冷风袭来，侵入经络，疾病在不知不觉中也就生成了。故风毒侵袭人体，要么先侵入手脚十指（趾），因为出汗时毛孔大开，皮肤开通，风就像急驶的箭一般，或先中脚心，或先中脚背，或先中膝下小腿的内外侧。人若不想得这种病，刚刚发觉身体有些异常时，便在感觉不适的地方灸二三十壮，疾病就会因此而痊愈，并不会复发。黄帝说：当风取凉，酒醉行房，都会得上这种疾病。

◆ 论冷热不同

有人问生病为什么有的冷有的热？

回答说：脚有三阴经三阳经，寒邪侵袭三阳经所生的病必为冷病，暑邪侵袭三阴经所生的病必为热病，故疾病有表里冷热。因为冷热不同，所以热病用冷药来治，冷病用热药来疗，小心治疗以缓解病情。脾感受到阳毒即"生热顽"，肾感受到阴湿毒气即"生寒痹"。

◆ 论因脚气续生诸病

虽然患了脚气病，但钟乳石的动发并不受到妨碍，这都需服用压石药来治疗。因为患脚气而继生其他疾病的，就用各种药物有针对性地治疗。或有小便不利的，就用猪苓、茯苓以及各种通利小便的药来治；大便非常坚涩的，就用五柔麻仁丸等来治疗；遍体肿满生成水肿病的，就取用治水肿的药方中各种治水药来治，其他的皆仿照这种方法，也无须什么拘束禁忌。

◆ 论须疗缓急

凡是稍微觉得病情有异，即需警惕小心，赶紧就医，由于治疗迟缓使邪气上攻入腹，会导致有的肿有的不肿、胸肋逆满、气上肩息喘息耸肩，病发得急的死神顷刻就会到来，病发作得慢的不过几天也必会死去，故须及早治疗。只要出现心下急，气喘不停，或者屡屡自汗，或者忽冷忽热，脉象促短而数，呕吐不止症状的，都会丧命。

◆ 论虚实可服药不可服药

凡是脚气病，皆因气实而夺人性命，始终无一人是因为服药导致虚弱而身亡的。故患脚气的人皆既不能大补，亦不能大泻，始终不要害怕内虚，所以不要服用预止汤。若施以大补都会不治而死。

◆ 论看病问病人

世间有许多生了疾病的人，亲朋旧友都相继前来看望，这些人并未经历过治病救人这种事情，也未曾研读过一纸药方，却假装明了医理，为显示自己的能耐，尽说些不着边际的话，有的说是虚，有的说是实，有的说是风，有的说是蛊，有的说是水肿，有的说是痰饮，这些都是一派胡言。各不相同的种种说法，扰乱了病人的心，不知究竟谁说的才算正确，于是犹豫不决起来，而事实上又时不待人，很快就会酿成灾难，这些"亲朋好友"到头来仅仅是各自走散而了之。所以病者，非常需要明事理的人以及好的名医前去探望，他们能认清病的深浅，探究各种药方书籍，博览古今。故在此把具体的病的来龙去脉以及症候讲出来，好让以后的病人读了，用以自防。只要有一种症状相同，就必须依照药方加紧治疗，不要听信他人乱言，自找忧悔，只是需要详细了解药方的旨意。人很容易就会死去，所以不要相信他人言论反而使自己疑惑，以致于贻误时机。名为"门冬煎方"的药方，治脚气病很有效果（天门冬切三斗半，捣烂取汁　酥三升，炼　生地黄切，三斗半，捣烂取汁　枸杞根切，三斗，加水二石煮取一斗三升汁　獐骨一具，捣碎，加水一石煮取五斗清汁　白蜜三升，炼。共六味，先在铜器中分别将天门冬汁、地黄汁煎至一半，再合熬至二斗，再加入余药熬至一斗。然后再放入铜器中重新熬煎并制成丸，每日两次，每次空腹用酒送服梧桐子大小二十丸。以后逐渐加到五十丸，忌生、冷、醋、猪、鸡、鱼、蒜、油、面等）。

◆ 论脉候法

凡是脚气病，虽然诊断的途径有很多种，但三部之脉，一定不违背四时的好，若违背四时就不可医治，其余的同于《脉经》中所说的，在此就不再累赘地全部载录出来。病人本来就黑瘦的容易治疗，肥大肉厚肤色赤白的难治愈，皮肤黑的人耐风邪湿气，肤色赤白的不耐风邪，体瘦的人皮肉硬实，体胖的人皮肉松软，皮肉松软那么疾病就会侵入体内，所以难以治愈。

◆ 论肿不肿

曾有人久患脚气，自己又不知辨别，后来因有其他疾病而发动，治疗后得以痊愈。再后来遇到患上呕吐而又重新脚软，医生为他诊治，则告诉他这是脚气病。病人于是问：我生平从没有患过脚肿，这为什么要称为脚气呢？于是不肯服用汤药，其他的医生都认为是石药发作，狐疑之间，不过十天，病人就死去了。因此脚气不能一向把脚肿当作症候，有肿的，也有不肿的。那些因小腹顽痹不仁，脚多不会肿，小腹顽痹后不过三五天，就会使人呕吐的，这叫做脚气入心，这样的病人大多生命危在旦夕之间。凡患上脚气病人心就难以治疗了，这是因为病人的肾水克心火的缘故。

◆ 论须慎不慎

凡是患有脚气病的，千万要慎房事，慎吃羊肉、牛肉、鱼肉、蒜、蕺菜、菘菜、蔓菁、瓠子、酒、面、酥油、乳糜以及猪鸡鹅鸭肉，有的药方中用了鲤鱼头，这些应一并禁用，不得违反，以及忌大怒。只能吃些粳米、粱米、粟米、酱、豉、葱、韭薤、椒、姜、橘皮等，各种生果子以及酸性食物不宜吃，违反的都不能痊愈。最好还吃些生牛奶和生栗子。

◆ 论善能治者几日可瘥

大凡患了脚气病的，枉死的众多，简单地可分为三种：一是觉察较晚，二是骄横恣傲，三是狐疑不决。出现这三种情况，正是枉死之相。因此，世间的确无良医，即使有良医，而病人有生机灵性并能接受药物治疗取得效果的，却又更加稀少，故虽有良马但遇不上伯乐，虽有尼父孔子的尊称，人们却不知道去拜他为师，那些枉死的人非常相似于这种情况。现在有人生了病，并有接受药性的生机灵性，让我依法治疗，不过十天就可永绝病根。若没有生机不能接受药性的话，也就不必为他治疗了，纵然给他治疗，恐怕也没有痊愈的时候。不只是脚气，其他的疾病亦如此。良药忠言，可以马上得到，但不一定能使人信服。法只施向那些信奉它的人，不必向那些心存疑虑的人论说。

◆ 论灸法

凡是脚气，初得时腿脚发软，便赶快灸治，同时服用竹沥汤，灸完以后，可服用八风散，没有不痊愈的，唯一需要的是赶紧治疗。若只灸而不服药散，或只服药散而不灸，这样会半愈半死，虽然能够治好，或许一二年以后会再次发作。一

旦觉察有病就立即依照这种方法灸治以及服八风散的，治十个，十个皆会痊愈。患这种病较轻的，虽然一时不会立即恶化，但若不合理治疗，没有除去病根，时间长了与杀人没有区别，所以不能不精心在意。

最先灸风市，再依次灸伏兔、犊鼻、两膝眼、足三里、上廉、下廉、绝骨，总共灸八处。第一灸风市穴，可让病人站起来，端正身体平直站立垂下两臂，舒伸十指掩在两大腿上，手中指头所正对大腿上的大筋便是，灸一百壮，再多可随意，轻的不能少于一百壮，重的可在这一处灸上五六百壮，不要一下灸完，较好的是重复三次；第二灸伏兔穴，让病人端坐手四指并列，横向放在膝上，让掌下沿与弯曲的膝头平齐，掌上沿手指中央所对的位置就是，灸一百壮，也可灸五十壮。

第三是犊鼻穴，在膝头盖骨上方，骨旁外侧平坦的地方，用手按可摸到骨节相连的缝隙便是，还有一种说法是在膝头下方中央，跪坐在脚根上，动脚，用手按有凹陷的地方即是，灸五十壮，可达一百壮；第四是膝眼穴，在膝盖头骨两边凹陷处正中就是；第五是三里穴，在膝头骨节下一手夫同身量法之一，患者四指并列，过中指中节横纹处四指的宽度，胫骨上外侧就是，一种说法是在膝盖骨节下三寸，人有长短大小，取穴应以病人手夫一夫即是三寸为准，灸一百壮；第六是上廉穴，在足三里下一手夫，也就是紧靠胫骨的外侧处，灸一百壮；第七是下廉穴，在上廉穴下一手夫，另一种说法是紧靠胫骨外侧便是，灸一百壮；第八是绝骨穴，在脚外踝上方一手夫，又说在外踝上四寸处便是。这些穴位，灸时不必一次灸完壮数，每天可重复灸，以三天之内灸完壮数为佳。

哪脚生病则灸哪一只脚，两只脚病则灸两只脚，大凡脚气病多是两脚皆病。又有一药方是：如果觉得脚恶，便灸一侧的足三里以及绝骨，两脚恶则四处一同灸，次数多少应根据病情的轻重决定，最关键的是病即使很轻也不能减少到一百壮，如果不愈，立即灸接下的穴位，多多益善。另一种说法是灸绝骨最关键。若人患上脚气未能立即施治，等到病邪进入腹部，腹部肿大，上气，于是就须用大法灸，依照各种输节解的灸法灸遍腹背，同时服用八风散，往往能够痊愈。各种管输节解的灸法，全在第二十九卷中。觉察到病邪进入腹中，若病人不堪痛苦，不能全用大法灸，只是灸心胸腹部诸穴以及双脚上诸穴位，也能得以痊愈。度量一夫的方法，是将手翻转朝下并舒伸四指，经过中指横纹处四指的宽度为一夫。夫有两种，还有一种以三指宽为一夫的，灸治脚气时采用四指为一夫。也有依支法存的旧法，有梁丘、犊鼻、足三里、上廉、下廉、解溪、太冲、阳陵泉、绝骨、昆仑、阴陵泉、三阴交、足太阴、伏留、然谷、涌泉、承山、束骨等，总共一十八个穴位。旧法多灸百会、风府、五脏六腑输募，灸的时候，都会觉察到引气向上，故不采取他的方法，气不上的可以使用，要点是病恐怕已经到了无可救治的地步，都须灸遍。脚十趾上距离趾奇一分处，两脚共有八大窗位，曹氏称它们为八冲，下气极为有效，脚十趾尖名叫气端，一天灸三壮，以及大神要。八冲可一天灸七壮，气下即止。如果病人不是深知熟习的人，小心不要让他灸八冲，要千万小心谨慎。凡是灸八冲，艾炷必须要制作得小些。

◆ 论服汤药色目

风毒之气侵入人体之中，脉象有三种，内外症候虽然相似，但只有脉象不同。若脉象浮大而缓，宜服续命汤，两剂应当痊愈；若风邪太盛，宜喝越婢汤，加白术四两；若脉象浮大紧转快，宜服竹沥汤；若病人脉象微而弱，宜服风引汤，此人的脉象多是因为内虚而造成的；若大虚短气力乏，可间或服一些滋补药汤，根据病的冷热进服，若还未痊愈，再服竹沥汤；若病人脉象浮大而紧快，此乃三种脉象中最不好的一种，有沉细而快的，这种脉象正与浮大而紧的脉象一样同是恶脉，脉象浮大的病在外，沉细的病在内，治疗也相同，应当用心留意调治。那些身形尚可而手脚还没有达到极度虚弱的，几天之内，气上逆即便身亡，像这种脉象的，往往是得上的人，是没能活命的，应立即服竹沥汤，一天服一剂，切记要随时保持药势前后相连，不能出现半天之内腹中没有药汤的情况。这种竹汁汤服多了，如果药不是太热，就会停留在胸心，更会酿成人患，所以每次服用前应煮至极热。如果服下竹沥汤得以泻下的效果一定佳，若三剂竹沥汤服完后，病情及脉热没有好转反而胀满不堪，可以服大鳖甲汤来取下，汤的药力使完而未见泻下的，可以用丸药来辅助取下，下后再服竹沥汤，可很快使脉势缓和，气息平和便停止服用，再服三十二物八风散为佳。另外，最初患上脚气病时便抹上野葛膏，

一天两次，麻痹不仁以及腿脚无力都消失后就可停止。若服用了竹沥汤，脉势缓和如同未病时一样，气力转强，脚还是依旧不能行走，只有待体力充足以后才能稍事步行，病重的愈后半年才能开始扶人行走已觉得脉象正常且体内痊愈，只须勤服八风散，不应因脚不能行走而轻意使用其他方法治疗，那些治疗未必能够全得要领，若再滋生其他恶疾，反倒浪费了以前治疗的全部功劳。鄙陋之徒在旁边时也不要用野葛膏施治，有人听说过竹沥汤，说它恐怕有伤腰脚，即不能给他治疗。因为这种人没有接受药性的生机灵性，这是不可以给他治疗的缘故。不向怀疑它的人讲，指的就是这种事。竹沥汤有三种。轻的服前面一种，重的依次服以后的。此病毒可相互传染，病人找空闲宜进服小金牙散，并涂少许在鼻孔耳门处。病困的人以及刚死的人容易将病传染他人，强健的人也宜服小金牙散，也在耳鼻处涂上，才能接近刚死的人，以及看望患病的人，并将一方寸匕小金牙散盛入绛囊中，戴在手臂上，男左女右。这种药散有毒，开始时先少量服用，**金牙散方** 在第十二卷中（金牙五分　雄黄、草薢、黄芩、蜀椒、由跋、桂心、莽草、天雄、朱砂、麝香、乌头各二分　牛黄一分　蜈蚣一枚六寸　细辛、萎蕤、犀角、干姜各三分　黄连四分。共十九味，治后下筛，与牛黄鹿香一起捣三千下。白天服三次，晚上服二次，温酒送服，每次五匕）。病人只适宜饮用赤小豆汤，冬天服侧子金牙酒、续命汤。刚得时很像风毒，而且脉象浮缓不变快，这是不治之症，或几天就死去，或十天就丧身，或一得病就不认

风毒脚气·卷七

识人,或发黄,或发斑,或目赤,或脚膝下部穿烂的,这些病最急,得了立即先服续命汤一剂,并须服葛根汤、麻黄汤来取下,若病情还没有减缓,再喂食续命汤两三剂,必愈。这种病尤其危急,应当让药势连接不断,不能有半天缺药,否则,就会夺人性命。续命汤在第八卷中。

汤液第二

第一竹沥汤:治疗两脚麻木软弱或转筋,皮肉不仁,腹部肿胀,手按不陷,心中恶,饮食不欲,或怕冷。

竹沥五升 甘草、秦艽、葛根、黄芩、麻黄、防己、细辛、桂心、干姜各一两 防风、升麻各一两半 茯苓二两 附子二枚 杏仁五十枚

以上共十五味,切细,加水七升连同竹沥煮取药汁三升,分三次服下,出汗《千金翼方》无茯苓杏仁,有白术一两。

第二竹沥汤:治突然外感风邪,口噤不能说话,四肢缓纵,麻木挛急,风邪侵袭五脏,恍惚,恚怒无常,手足不遂。

竹沥一斗四升 独活、芍药、防风、茵芋、甘草、白术、葛根、细辛、黄芩、芎䓖各二两 桂心、防己、人参、石膏、麻黄各一两 生姜、茯苓各三两 乌头一枚

以上共十九味,切细,用竹沥煮取药汁四升,分六次服,未出汗的先发汗,相同于前面出汗情况时即服。

第三竹沥汤:治疗风毒侵入人体五脏,短气,心下烦热,手足烦疼,四肢不举,皮肉麻木,口噤不能说话。

竹沥一斗九升 防风、茯苓、秦艽各三两 当归、黄芩《千金翼方》作芍药 人参、芎䓖《千金翼方》作防己 细辛、桂心、甘草、升麻《千金翼方》作通草 麻黄、白术各二两 附子二枚 蜀椒一两 葛根五两 生姜八两

以上共十八味,切细,用竹沥煮取药汁四升,分五次进服。初得病即须抹野葛膏,一日两次,麻木消失即可停止《千金翼方》无麻黄蜀椒生姜。

治恶风毒气,双脚软弱无力,麻痹,四肢不仁,失音不能说话,毒气冲心。生有这种病的,只要一有病候就应立即服药,第一先服麻黄汤,接下来进服第二、三、四方:

麻黄一两 大枣二十枚 茯苓三两 杏仁三十枚 防风、白术、当归、升麻、芎䓖、芍药、黄芩、桂心、麦门冬、甘草各二两

以上共十四味,切细。加水九升,清酒二升一同煮取药汁二升半,分四次进服,白天三次晚上一次。再让病人蒙头稍微发汗,扑上爽身粉,莫让病人见风。

第二服独活汤

独活四两 干地黄三两 生姜五两 葛根、桂心、甘草、芍药、麻黄各二两

以上共八味,切细,加水八升,清酒二升一同煎取药汁二升半,分四次服下,白天三次晚上一次。脚气病特忌吃瓠子、蕺菜,违犯了一辈子也难以治愈。

第三服兼补厚朴汤方:治疗各种气邪咳嗽,逆气呕吐。

厚朴、芎䓖、桂心、干地黄、芍药、当

归、人参各二两　黄芪、甘草各三两　吴茱萸二升　半夏七两　生姜一斤

以上共十二味，切细。先加水二斗煮猪蹄一具，取汤汁一斗二升，去掉上面浮油，再注入清酒三升，与药合煮取药汁三升，分四次服，其间隔时间为步行二十里路。

第四服风引独活汤兼补方：独活四两　茯苓、甘草各三两　升麻一两半　人参、桂心、防风、芍药、当归、黄芪、干姜、附子各二两　大豆二升

以上共十三味切细，加水九升、清酒三升一同煮取药汁三升半，分四次进服，相隔时间如步行二十里，再进服。

治脚痹防风汤

并主治毒气上冲心胸，呕逆宿癖病长期不愈而形成积块。积气疝气，一有病相就应立即服用。

防风、麻黄、芎䓖、人参、芍药、当归、茯苓、半夏、甘草各一两　鳖甲、生姜、桂心各二两　杏仁一两半　赤小豆一升　贝子五枚　乌梅五枚　大枣二十枚　吴茱萸五合　犀角、羚羊角各半两　橘皮一两　薤白十四枚

以上共二十二味切细，加水一斗煮取药汁三升，分三次服下，一天服尽。一方中加水一斗二升，其中有食糜。一方中用半夏三两，随时服用。

治脚痹独活汤

独活四两　当归、防风、茯苓、芍药、黄芪、葛根、人参、甘草各二两　大豆一升　附子一枚　干姜三两

以上共十二味切细，加水一斗、清酒二升合煮取药汁三升，分三次服下。

越婢汤

治疗风痹脚弱。

麻黄六两　石膏半升　白术四两　大附子一枚　生姜三两　甘草二两　人枣十五枚

以上共七味切细，先加水七升煮麻黄，两沸后，掠去泡沫，放入诸药煮，取药汁三升，分三次服，再取汗《胡洽方》只有五味。若是恶风的，加附子一枚；多喝水的，加四两白术。

茱萸汤

治疗脚气入腹，困闷欲死，腹胀。苏长史方。

吴茱萸六升　木瓜两颗，切

以上二味，加水一斗三升煮取药汁三升，分三次进服，相隔时间为每步行十里进服一次，或呕吐，或出汗，或下利，或大热闷，即愈，此乃起死回生的药方。

小风引汤

治疗感中风邪，腰脚疼痛软弱胡洽名大风引汤。

独活、茯苓、人参各三两　防风、当归、甘草、干姜胡洽作桂心　石斛各二两，胡洽作黄芪　附子一枚　大豆二升

以上共十味切细，加水九升、酒三升煮取药汁三升，分四次服，服药间隔时间为步行十里路之久。

风邪湿毒相迫激，骨节烦疼，四肢拘急，不可屈伸，近之则痛，自汗出而短气，小便不通利，怕风不想脱衣，或头面手足时时浮肿，用四物附子汤主治。

四物附子汤

附子二枚　桂心四两　白术三两　甘草二两

以上共四味切细，加水六升煮取药汁三升，分三次服，微汗发出即愈。大汗

心烦的,一次服五合;身体浮肿的,加防己四两;悸气,小便不利,加茯苓三两,如有附子,则加生姜三两。

治疗脚弱,风毒实以及岭南瘴气,面肿,忽寒忽热如生疟疾般,脚肿,气上心闷,咳嗽,瘫缓顽痹方:麻仁、升麻、麻黄、射干、菖蒲、芒硝、甘草、大黄各半两 豉三合

以上共九味切细,加水六升煮取药汁二升半,放入芒硝,再煎三沸,分三次服。微下利一二次,解毒热;有肿,用药渣敷肿处;凡觉气满,再服一剂效果更佳。

石膏汤

治疗脚气风毒,热气上冲头面,面赤挛急,不时鼻塞,病发时令人昏愦,心胸恍惚,或惊悸不堪,身体颤抖,手足缓纵或酸痹,头目眩重,眼翻鼻辛,热气冲出口中,或患味甜,各种不适不可名状。

石膏、龙胆、升麻、芍药、贝齿、甘草、鳖甲、黄芩、羚羊角各一两 橘皮、当归各二两

以上共十一味切细,加水八升煮取药汁三升,分为三次进服。

半夏汤

治疗脚气上侵入腹,腹部急上冲胸,气急欲绝。

半夏一升 桂心八两 干姜五两 甘草、人参、细辛、附子各二两 蜀椒二合

以上共八味切细,加水一斗煮取药汁三升,分为三服。最初应少量进服,以免病气冲上,堵塞不得下行,少量进服,可使人气通利。

乌头汤

治疗风冷脚痹,疼痛挛弱,不可屈伸。

乌头、细辛、蜀椒各一两 甘草、秦艽、附子、桂心、芍药各二两 干姜、茯苓、防风、当归各三两 独活四两 大枣二十枚

以上共十四味切细,加水一斗二升煮取药汁四升,分五次服。如果是热毒,多服更佳。

紫苏子汤

治疗脚弱上气,以前,宋湘东王在南州患脚气病危,服用此汤很是得力。

紫苏子一升 前胡、厚朴、甘草、当归各一两 半夏一升 橘皮三两 大枣二十枚 生姜一斤 桂心四两

以上共十味切细,加水一斗三升煮取药汁二升半,分为五次服,白天三次晚上两次。

附子汤

治疗湿痹缓风,身体疼痛如断折,肉疼痛如锥刺刀割。

附子三枚 芍药、桂心、甘草、茯苓、人参各三两 白术四两

以上共七味切细,加水八升煮取药汁三升,分三次服。

防风汤

治疗肢体虚风微痉,发热,肢节不遂,恍惚狂言,没有定时,自己不能知觉。南方支法存使用此方多能得力,因该药温和而不损伤人,胜过续命汤、越婢风引等汤,广州一门南州士人经常服用,治脚弱的效果也很好。

防风、麻黄、秦艽、独活各二两 当归、远志、甘草、防己、人参、黄芩、升麻、芍药各一两 石膏半两 麝香六铢 生姜、半夏各二两

以上共十六味切细,加水一斗三升煮取药汁四升,一次服一升。刚开始服

时盖上厚被子捂取微汗,也当有两三次利下,其间隔的时间如步行十里路之久,再服。如果有热,则加二两大黄;先有冷心疾痛的,用两倍当归,加三两桂心,而不用大黄。

甘草汤

治疗脚弱,全身洪肿,反胃,吃饭吐逆,胸中气结不安而寒热,下痢不止,小便困难,服此汤药即愈,也可服女曲散使小便通利,肿消后,服大散并摩膏,有灵验(**女曲散** 女曲一升 干姜、细辛、椒目、附子、桂心各一两 共六味,治后下筛,用酒送服一方寸匕,无效可增至二三匕,每日三次)。

甘草、人参各一两 半夏一升 桂心、蜀椒各三两 小麦八合 大枣二十枚 生姜八两 吴茱萸二升

以上共九味切细,加水一斗三升煮小麦,取汤汁一斗,去掉小麦,放入诸药煮,取药汁三升,分为六次进服。

寒热若在一天内再三发作,可服恒山甘草汤。

恒山甘草汤

恒山三两 甘草一两半

以上共二味切细,加水四升煮取药汁一升半,分三次服,中间相隔时间如步行五里久。

诸 散 第 三

按照惯例,春秋最好服散。

八风散

治疗风虚,脸上呈青黑土色,不见日月光,脚气痹弱,依照医经所说面青黑主肾,不见日月光主肝,补肾治肝。

菊花三两 石斛、天雄各一两半 人参、附子、甘草各一两六铢 钟乳、薯蓣、续断、黄芪、泽泻、麦门冬、远志、细辛、龙胆、秦艽、石苇、菟丝子、牛膝、菖蒲、杜仲、茯苓、干地黄、柏子仁、蛇床子、防风、白术、干姜、萆薢、山茱萸各一两 五味子、乌头各半两 苁蓉二两

以上共三十三味治后过筛,用酒送服一方寸匕,一日服三次,若没有感觉,加至二匕。

秦艽散

治疗风毒,长期不能解除的,突然不省人事,四肢麻木,全身疼痛,瘫痪不遂,不能屈伸,时寒时热,头目眩倒,或口面歪斜。

秦艽、干姜、桔梗、附子各一两 天雄、当归、天门冬、人参、白术、蜀椒各三十铢 乌头、细辛各十八铢 甘草、白芷、山茱萸、麻黄、前胡、防风、五味子各半两

以上共十九味药治后过筛,用酒送服一方寸匕,一日三次,若是老人就少服一点胡洽无天门冬前胡,有莽草、桂心、防己、萆薢、白蔹、黄芪,为二十三味。

只服松脂,可治疗一切风毒以及大风,**脚弱风痹方** 取松脂三十斤用棕皮袋装好,系紧袋口,在锅底铺上竹木,把

袋子放在上面,压上三五块石头,在锅中注满水煮,松膏浮出得尽以后,再煮沸二十沸,接着放在冷水中,换袋洗锅再煮,如此九遍,制成为药,捣筛为散,用粗罗过筛,用酒送服一方寸匕,一日二次。最初用冷酒和药,药进入腹后饮热酒来行药,以有感觉为限度。若觉得发热即减少用量,不减,则使人大小便秘涩。若大小便秘涩,宜吃葱羹,如仍然不通,宜服生地黄汁,使取泄痢。除忌大麻子以外没有什么禁忌的,若想断米,加茯苓与松脂各等分,制成蜜丸,只吃淡面饼,一日吃两顿,一顿一小碗,不要多吃。做面饼的方法:用热水和面揉搓,煮五十沸沥出,加冷水淘洗,再放入汤中煮十余沸,然后沥出即可吃。服松脂三十日以后,就会觉得有效果,两脚如感觉到像是有水流下便是药力生效了。如害怕秘涩,和一斤松脂茯苓与枣制成栗子一般大小的酥,就不会秘涩,服过一百日后,脚气病就应痊愈。《仙经》上说:服一年松脂增一年寿,服二年增二年寿,服十年增十年寿。

茱萸散

主治冷风脚跛瘫痪,半身不遂,尽夜呻吟,不能医治。

吴茱萸、干姜、白蔹、牡荆《千金翼方》作牡桂　附子、天雄、狗脊、干漆、薯蓣、秦艽、防风各半两

以上十一味治后过筛,饭前服一方寸匕,一日三次。药进入肌肤中流动,三日便有感觉,一个月,则病就会痊愈。

酒醴第四

按照惯例,凡是制作药酒都要将药切薄,用绢袋装好,放入酒中,密封瓶口,春夏四五天,秋冬七八天,皆以药味充足为准,去渣服酒,喝完后将药渣捣碎,用酒送服一方寸匕,一日三次。服用的基本原则是,冬季宜服药酒,立春时宜停服。

石斛酒

治疗风虚气满,脚疼痹挛,脚弱不能行走。

石斛、丹参、五加皮各五两　侧子、秦艽、杜仲、山茱萸、牛膝各四两　桂心、干姜、羌活、芎䓖、橘皮、黄芪、白前、蜀椒、茵芋、当归各三两　薏苡仁一升　防风二两　钟乳八两,捣碎,另用绢袋盛,系大药袋内

以上共二十一味切细,用清酒四斗浸泡三天,初服三合,一日两次,以后稍加量,以有感觉为准。

乌麻酒

取乌麻五升微炒,捣碎,加酒一斗浸泡一宿,随量饮服,服尽后再制,很有良效。

枸杞菖蒲酒

治疗缓急风毒,四肢不遂,行走不正,口急以及四体不得屈伸。

枸杞根一百斤　菖蒲五斤

以上共二味锉细,加水四石煮取药汁一石六斗,去渣,酿二斛米酒,酿熟后,少量饮服。

虎骨酒

治疗骨髓疼痛,风经五藏。取虎骨一具用炭火炙黄,槌刮取净,捣碎得数升,用清酒六升浸五宿,随意少量饮服,《易》中说:虎啸风生,龙吟云起。这也是有情与无情之间相互感应,治风的效果,不必怀疑。

蓼 酒

治疗胃管冷,不能饮食,耳目不聪明,四肢有气,冬天睡卧时脚冷,服用此酒十天后,眼睛精明,身体又充壮。在八月三日取蓼曝干,扎成五升大小的六十把,取水六石煮取药汁一石,去渣,用平常酿酒的方法酿成药酒,多少随意饮服,服后可迅速见效。

小黄芪酒

大治风虚痰癖,四肢偏枯,两脚软弱,手不能举过头,或小腹缩痛,肋下挛急,心下有伏水,肋下有积饮,夜多梦,悲愁不乐,恍惚善忘,这是因风虚,五脏受邪造成的。或久坐腰痛,耳聋,突然起立眼眩头重,或遍体流肿疼痹,饮食恶冷,恶寒,胸中痰满,心下寒疝,此药皆能治疗,以及妇女产后杂病,风虚积冷不除等症。

黄芪、附子、蜀椒、防风、牛膝、细辛、桂心、独活、白术、芎䓖、甘草各三两　秦艽、乌头《集验》用薯蓣三两　大黄、葛根、干姜、山茱萸各二两　当归二两半

以上共十八味切细,年少体壮的人无须熬炼,虚弱老人应稍微熬炼,用绢袋盛好,加清酒二斗浸泡,春夏五天秋冬七天,可饭前服一合,没有感觉,可加至四五合,一日三次。此药攻痹效果很佳,且不会使人吐闷。小热,宜冷服;大虚,加苁蓉二两;下痢,加女萎三两;多忘,加石斛、菖蒲、紫石各二两;心下多水的,加茯苓人参各二两、薯蓣三两。酒服完后,可再加酒二斗重新泡渣饮服,否则,可曝干药渣并捣碎,每次用酒送服一方寸匕,没有感觉,可稍加量。服一剂可增加力量,使人耐寒冷。补虚,治疗各种风冷,确有神效。

黄芪酒

治疗风虚脚疼,痿弱气闷,不能收摄,兼补益身体。

黄芪、乌头、附子、干姜、秦艽、蜀椒、芎䓖、独活、白术、牛膝、苁蓉、细辛、甘草各三两　葛根、当归、菖蒲各二两半　山茱萸、桂心、钟乳、柏子仁、天雄、石斛、防风各二两　大黄、石南各一两

以上共二十五味切细,不须熬炼,加清酒三斗浸泡,饭前服一合,若无感觉,可加至五合,一日三次。本药最能攻痹,大虚加苁蓉,下痢加女萎,多忘加菖蒲,各三两胡洽方中有泽泻三两,茯苓二两,人参、茵芋、半夏、栝楼、芎䓖各一两,无秦艽、芎䓖、牛膝、苁蓉、甘草、葛根、当归、菖蒲、钟乳、大黄,为二十二味,名大黄芪酒。

茵芋酒

劳治疗大风头眩晕沉重,眼睛昏花不清,或仆地气绝,半天才苏醒过来,口歪紧闭不开,半身偏死,拘急痹痛,不能动摇,按压骨节肿痛,骨中酸疼,手不能举上头,足不能屈伸,不能转侧,行走不定,皮中如有虫啄动,瘙痒,搔后生疮,严重的狂走,有这些病的,本药皆能治愈。

茵芋、乌头、石南、防风、蜀椒、女萎、附子、细辛、独活、卷柏、桂心、天雄、秦

芜、防己各一两 踯躅二两

以上共十五味切细，少壮的人不必熬炼，虚弱的老人须稍稍炼制，加清酒二斗浸泡，冬季七天，夏季三天，春秋两季五天。初服一合，若没有感觉，加至二合，但宜从少量喝起，一日两次，以微痹为度胡洽方中无蜀椒、独活、卷柏，为十二味。

秦艽酒

治疗四肢中风，手臂不收，髀脚疼弱，或有拘急，挛缩屈同时针刺九次，即可痊愈。灸也可以。针刺的穴位有：风池穴，肩髃穴，曲池穴，支沟穴，五枢穴，阳陵泉穴，巨虚下廉穴，共针刺七穴即可痊愈。

治四肢缓弱，身体疼痛不遂，妇人产后中了柔风病症，因产后气血虚损，风邪乘虚而致以及气满，用**葛根汤**方。

葛根汤

葛根、干地黄、芍药、桂心、羌活各三两　麻黄、甘草各二两　生姜六两

以上八味药分别切细，用三升清酒，五升水煮取三升，每次温服五合，每天三次。

治腰背疼痛，用**独活寄生汤**腰背疼痛的人，皆因肾气虚弱，又喜欢卧在寒冷、潮湿的地方，当风而引起的，如不尽快治疗，就会流注到脚、膝，出现偏枯冷痹，缓弱疼重，或者腰痛、痉挛，脚成重痹者适宜服用此处方。

独活寄生汤

独活三两　寄生《古今录验》用续断　杜仲、牛膝、细辛、秦艽、茯苓、桂心、防风、芎䓖、人参、甘草、当归、芍药、干地黄各二两

以上十五味药分别切细，用一斗水煮取三升，分成三次服，随时保持身体温暖不让受冷。身体虚而下痢的人，去除干地黄服汤药。取蒴藋叶用火燎后，在席上厚厚地铺一层，趁热睡在上面，冷后再用火燎。冬天取蒴藋根，春天取茎熬汁，睡卧后用热汁熏蒸极好，用来薄熨都不如薰蒸好，这种方法也可用于治疗其他的风湿病。刚刚生产后的妇人如果腹痛得不能转动，以及腰脚挛痛，不能伸屈，痹弱的人，适宜服用这种汤，可以除风消血。《肘后》有一枚大附子，无寄生、人参、甘草、当归。

菊花酒

主治男女风虚寒冷，腰背疼痛，饮食少，羸瘦无颜色，呼吸少气，去除风冷，补益不足的处方：

菊花、杜仲各一斤　附子、黄芪、干姜、桂心、当归、石斛各四两　紫石英、苁蓉各五两　萆薢、独活、钟乳各八两　茯苓三两　防风四两

以上十五味药分别切细，用七斗酒浸五天，一次服二合，逐渐加到五合，每天三次。《千金翼方》不用干姜。

杜仲酒

主治腰、脚疼痛不遂，风虚的处方。

杜仲八两　石南二两　羌活四两　大附子五枚

以上四味药分别切细，用一斗酒浸三夜，每次服二合，每天二次，患有冷病的妇女也可服用。

诸膏第五

（例一首　方八首）例曰：凡作膏常以破除日，无令丧孝、污秽产妇、下贱人、鸡犬、禽兽见之，病在外火炙摩之，在内温酒服如枣核许。

神明白膏

治百病。中风恶气及头面诸病，青盲风目烂管翳、耳聋鼻塞、龋齿齿根挺痛及痔痔、疮癣疥等方。

吴茱萸、川椒、川芎、白术、前胡崔氏作白前　白芷各一升　附子三十铢　桂心、当归、细辛各二两

上十味，淳苦酒于铜器中，淹浸诸药，一宿以成。煎猪膏十斤，炭火上煎三沸，三上三下，白芷色黄为候。病在腹内，温酒服，如弹丸，一枚，每日三次。目痛取如黍米纳两中，以目向风，无风可以扇扇之。诸疮痔龋齿耳鼻百病主之，皆以膏敷，病在皮肤炙手摩病上，每日三次。（《肘后》九味无桂心）

卫侯青膏

治百病久风，头眩鼻塞，清涕泪出，霍乱吐逆，伤寒咽痛，脊背头项强，偏枯拘挛。

或缓或急或心腹久寒，积聚疼痛，咳逆上气，往来寒热，鼠漏瘰疬，历节疼肿，关节尽痛，男子七伤，胪胀腹满，羸瘦不能饮食，妇人生产余疾诸病，疥、恶疮痈肿阴蚀、黄疸，发背马鞍牛领疮肿方。

当归、栝楼根、干地黄、甘草、川椒各六两　半夏（七合）　桂心、川芎、细辛、附子各四两　黄芩、桔梗、天雄、藜芦、皂荚各一两半　浓朴、乌头、莽草、干姜、人参、黄连、寄生、川断、戎盐各三两　黄野葛二分　生竹茹六升　巴豆二十枚　石南、杏仁各一两　猪脂三斗　苦酒一斗六升

上三十一味，诸药以苦酒渍一宿，以猪脂微火上煎之，三下三上，膏成。病在内以酒服如半枣，以外摩之，每日三次。

神明青膏

治鼻中干灌之并摩服方。

川椒五合　皂荚、黄芩、石南、黄连、雄黄、桂心、藜芦各三铢　白术、川芎、大黄、泽泻各七铢　乌头、川断、莽草、人参各五铢　半夏、当归各十二铢　干地黄十一铢　葳蕤、细辛各十铢　附子、桔梗各二铢　干姜六铢　戎盐杏子大一枚

上二十五味，以苦酒一斗渍之，羊髓一斤，为东南三隅灶，纳诸药，炊以苇薪。作三聚新好土，药沸即下，置土聚上，三沸三下讫，药成，以新布绞去滓。病在外火炙摩之，在内温酒服如枣核，每日三次，后稍益，以知为度。

太傅白膏

治百病。伤寒咽喉不利，头项强痛，腰脊两脚疼，有风痹湿肿难屈伸，不能行步，若风头眩鼻塞，有附息肉生疮，身体隐疹风瘙，鼠漏瘰疬，诸疽恶疮，马鞍牛领肿疮，及久寒结坚在心，腹痛胸痹，烦满不得眠饮食，咳逆上气，往来寒热，妇人产后余疾，耳目鼻口诸疾悉主之。亦曰太一神膏方。

川椒、升麻切各一升　附子三两　巴

豆、川芎各三十铢　杏仁五合　狸骨、细辛各一两半　白芷半两　甘草二两　白术六两

一方用当归三两。

上十二味，苦酒淹渍一宿，以猪脂四斤微火煎之，先削附子一枚，以绳系着膏中，候色黄膏成，去滓。伤寒心腹积聚，诸风肿疾，颈项腰脊强，偏枯不仁，皆摩之，日一。

痈肿恶疮鼠漏瘰疬，炙手摩之。耳聋，取如大豆灌之。目痛，炙緲缥。白翳如珠当瞳，视无所见，取如糜米敷白上，令其人自以手掩之，须臾即愈，便以水洗，视如平复，且勿当风，三十日后乃可行。鼻中痛，取如大豆纳鼻中并以摩之。龋齿痛，以绵裹如大豆着痛齿上咋之。

中风面目鼻口，僻以摩之。若晨夜行辟霜雾，眉睫落数数以铁浆洗，用膏摩之。

曲鱼膏

治风湿痛痹，四肢肢弱，偏跛不仁，并痈肿恶疮方。

大黄、黄芩、莽草、巴豆、野葛、牡丹、踯躅、芫花、川椒、皂荚、藜芦、附子各一两

上十二味药，以苦酒渍药一宿以成，煎猪膏三斤，微火煎三沸一下，另纳白芷一片，三上三下，白芷色黄，药成去滓，微火炙手摩病上，每日三次。

野葛膏

治恶风毒肿，疼痹不仁，瘰疬恶疮，痛疽肿胫，脚弱偏枯百病方。

野葛、犀角、蛇衔、莽草《外台》作茵芋　乌头、桔梗、升麻、防风、川椒、干姜、鳖甲、雄黄、巴豆各一两　丹参三两　踯躅花一升

上十五味，以苦酒四升渍之一宿以成，煎猪膏五斤，微火煎三上三下，药色小黄去滓，以摩病上。此方不可施之猥人，慎之（胡洽无丹参、踯躅，有细辛，又苏恭以白芷、防己、吴茱萸、附子、当归代巴豆、雄黄、蛇衔、防风、鳖甲）

苍梧道士陈元膏

主一切风湿骨肉疼痛痹方。

当归、细辛、川芎各一两　桂心五寸　天雄三十枚　生地三斤　白芷一两半

上十二味，以地黄汁渍药一宿，煎猪肪去滓，纳药煎十五沸去滓，纳丹砂末熟搅，用火炙手摩病上，日千遍瘥（胡洽有人参、防风各三两，附子三十枚，雄黄二两，为十五味。《肘后》、《千金翼方》有附子二十二铢，雄黄二两半，大醋三升，为十五味。崔氏与《千金翼方》同。）

裴公八毒膏

治猝中风毒，腹中绞刺痛，飞尸入脏，及魇寐寐不寤，尸厥奄忽不知人，宿食不消。温酒服如枣核大，得下止。若毒瓦斯甚，咽喉闭塞不能咽者，折齿纳葱叶口中，以膏灌葱叶中令下。病肿者向火摩肿上。若岁中多温，欲省病及行雾露中，酒服之，纳鼻中亦得方。

川椒、当归、雄黄、丹砂各二两　乌头、巴豆各一升　薤白一斤　莽草四两

上八味，以苦酒三升渍一宿，用猪脂五斤，东向灶苇薪火煎之，五上五下，候薤白黄色绞去滓。研雄黄丹砂如粉，纳之搅至凝乃止，膏成盛不津器中，诸蜈蚣蛇蜂等毒者，以膏置疮上，病在外悉敷之摩之。以破除日合〔一方用石一两　蜈蚣二枚，是名八毒膏〕（《肘后》不用巴豆、莽草，名五毒膏。）

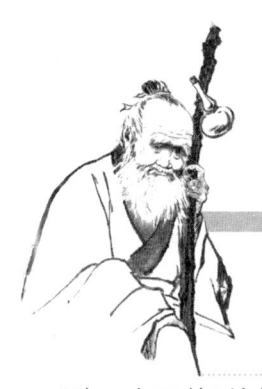

诸风·卷八

论杂风状第一

（论二十五首）岐伯曰：中风大法有四，一曰偏枯，二曰风痱，三曰风懿，四曰风痹。夫诸急猝病多是风，初得轻微，人所不悟，宜速与续命汤，依穴灸之。夫风者百病之长，岐伯所言四者说，其最重也。

偏枯者，半身不遂，肌肉偏不用而痛，言不变智不乱，病在分腠之间。温卧取汗，益其不足，损其有余，乃可复也。（《甲乙经》云：温卧取汗则巨取之。）

风痱者，身无痛，四肢不收，智乱不甚。言微可知，则可治。甚则不能言，不可治。

风懿者，奄忽不知人，咽中塞窒窒然（巢源作噫噫然有声。）舌强不能言，病在脏腑，先源作眼下及鼻人中左右白者可治，一黑一赤吐沫者不可治。）风痹、湿痹、周痹、筋痹、脉痹、肌痹、皮痹、骨痹、胞痹，各有症候。形如风状，得脉别也，脉微涩，其证身体不仁。

凡风多从背五脏俞入诸脏受病。肺病最急，肺主气息又冒诸脏故也。肺中风者，其人偃卧而胸满短气冒闷汗出者，肺风之证也。视目下鼻上两边下行至口，色白者尚可治。急灸肺俞百壮，服续命汤，小儿减之。若色黄者，此为肺已伤化为血矣，不可复治；其人当妄言、掇空指地，或自拈衣寻缝，如此数日死。若为急风邪所中，便迷漠恍惚、狂言妄语，或少气、不能复言；若不求师即治，宿昔而死。即觉便灸肺俞及膈俞、肝俞数十壮，急服续命汤可救也。若涎唾出不收者，既灸当并与汤也。诸阳受风亦恍惚妄语，与肺病相似，然着缓可经久而死。

肝中风者，其人但踞坐不得低头，绕两目连额上色微有青者，肝风之证也。若唇色青、面黄尚可治，急灸肝俞百壮，服续命汤。若大青黑，面一黄一白者，此为肝已伤，不可复治，数日而死。

心中风者，其人但得偃卧，不得倾侧，闷乱冒绝汗出者，心风之证也。若唇正赤尚可治，急灸心俞百壮，服续命汤。若唇或青或白、或黄或黑者，此为心已坏为水，面目亭亭时悚动者，不可复治，五六日死。（一云旬日死）脾中风者，其人但踞坐而腹满，身通黄，吐咸汁出者，尚可治。急灸脾俞百壮，服续命汤。若目下青、手足青者，不可复治。

肾中风者，其人踞坐而腰痛，视胁左右未有黄色如饼粢大者，尚可治。急灸肾俞百壮，服续命汤。若齿黄、赤鬓、发直，面土色者，不可复治。

大肠中风者，卧而肠鸣不止。灸大

诸风·卷八

肠俞百壮，可服续命汤。

贼风邪气所中则伤于阳，阳外先受之，客于皮肤，传入于孙脉。孙脉满则入传于络脉，络脉满则输于大经中成病。归于六腑则为热，不时卧止为啼哭。其脉坚大为实，实者外坚，充满不可按之，按之则痛也。经络诸脉旁支去者，皆为孙脉也。

凡风之伤人，或为寒中，或为热中，或为疠风，或为偏枯，或为贼风。故以春甲乙伤于风者为肝风，以夏丙丁伤于风者为心风，以四季戊己伤于风者为脾风，以秋庚辛伤于风者为肺风，以冬壬癸伤于风者为肾风。风中五脏六腑之俞亦为脏腑之风。各入其门户所中，则为偏风。风气循风府而上，则为脑风。风入头则为目风眼寒。饮酒中风则为酒风。入房汗出中风则为内风。新沐中风则为首风。久风入房中风则为肠风。外在腠理则为泄风。故曰：风者百病之长也。至其变化，乃为他病，无常方焉。是知风者，善行而数变，在人肌肤中，内不得泄，外不得散，因人动静，乃变其性。有风遇寒则食不下，遇热则肌肉消而寒热。有风遇阳盛则不得汗，遇阴盛则汗自出。肥人有风，肌肉浓则难泄，喜为热中目黄。瘦人有风，肌肉薄则常外汗，身中寒目泪出。有风遇于虚，腠理开则外出，凄凄然如寒状，觉身中有水淋状，时如竹管吹处，此是其证也。有风遇于实，腠理闭则内伏，令人热闷是其证也。

新食竟取风为胃风，其状恶风颈多汗，膈下塞不通，食饮不下，胀满形瘦，腹大失衣则愤满，食寒即洞泄，新热食竟入水自渍及浴者，令人大腹，为水病。

因醉取风为漏风，其状恶风多汗少气，口干喜渴，近衣则身如火烧，临食则汗流如雨，骨节懈惰不欲自劳。

新沐浴竟取风为首风，其状恶风而汗多头痛。

新房室竟取风为纳风，其状恶风，汗流沾衣。

劳风之为病，法在肺下，使人强上而目脱；唾出若涕，恶风而振寒，候之三日及五日，中不精明者是也；七、八日，微有青黄脓涕如弹丸大，从口鼻出为善，不出则伤肺。

风邪客于肌肤，虚痒成风疹瘙疮。风邪入深，寒热相搏则内枯。邪客半身入深，真气去则偏枯。邪客关机中即挛，筋中亦然。邪淫于脏，梦脏大形小。淫于腑，梦脏小形大。邪随目入脑，则目转眩。邪中睛，则散视见两物。风邪入脏，寒气客于中，不能发则喑哑，喉痹舌缓，不时服药针灸。风逐脉流入脏，使人猝喑缓纵嚌痓致死。风入阳经则狂，入阴经则癫。阳邪入阴，病则静。阴邪入阳，病则怒。

若因热食，汗浴通，腠理得开，其风自出则觉肉中如针刺，步行运力欲汗亦如此也。

凡觉肌肉中如刺，皆由腠理闭，邪气闭在肌中因欲出也，宜解肌汤则善。

夫目动、口唇动偏，皆风入脉，故须急服小续命汤。将八风散摩神明白膏、丹参膏依经针灸之。

诸痹由风、寒、湿三气并客于分肉之间。迫切而为沫，得寒则聚，则排分肉；肉裂则痛，痛则神归之；神归之则热，热则痛解；痛解则厥；厥则他痹发，发则如

是。此内不在脏而外未发于皮肤,居分肉之间,真气不能周,故为痹也。其风最多者,不仁则肿,为行痹,走无常处。其寒多者,则为痛痹。其湿多者,则为着痹。冷汗濡,但随血脉上下不能左右去者,则为周痹也。在肌中更发更止,左以应左,右以应右者,为偏痹也。

夫痹,其阳气少而阴气多者,故令身寒从中出。其阳气多而阴气少者,则痹且热也。

诸痹风胜者则易愈,在皮间亦易愈,在筋骨则难痊也。久痹入深,令营卫涩,经络时疏则不知痛。

风痹病不可已者,足如履冰,时如入汤,腹中股淫泺,烦心头痛。伤脾肾时呕眩,时自汗出。伤心目眩,伤肝悲恐,短气不乐。伤肺不出三年死。(一云三日。)太阳中风,重感于寒湿则变痉也。痉者,口噤不开,脊强而直,如发痫之状,摇头马鸣,腰反折;须臾十发,气息如绝,汗出如雨,时有脱。易得之者,新产妇人及金疮血脉虚竭。小儿脐风,大人凉湿得痉风者皆死。温病热盛入肾,小儿痫。热盛皆痉,痉、喑、厥、癫皆相似。故久厥成癫,宜审察之。其重者,患耳中策策痛,皆风入肾经中也。不治流入肾,则喜卒然体痉直如死,皆宜服小续命汤两三剂。若耳痛肿,生汁作痈疖者,乃无害也。唯风宜防耳,针耳前动脉及风府神良。

诸 风 第 二

(方二十九首,灸法三十六首)

小续命汤

治猝中风欲死,身体缓急口目不正,舌强不能语,奄奄忽忽,神情闷乱。

诸风服之皆验,不虚方令人。

麻黄、防己(崔氏《外台》不用) 人参、黄芩、桂心、白芍药、甘草、川芎、杏仁各一两 防风一两半 附子一枚 生姜五两

上十二味,以水一斗二升,先煮麻黄三沸去沫,纳诸药,煮取三升,分三服甚良。不瘥更合三四剂必佳。取汗随人风轻重虚实也。有人脚弱,服此方至六七剂得瘥。有风疹家,天阴节变,辄合服之,可以防喑。

小续命汤

治中风冒昧不知痛处,拘急不得转侧,四肢缓急,遗矢便利。此与大续命汤同,偏宜产后失血并老小人。

麻黄、桂心、甘草各二两 生姜五两 人参、川芎、白术前方用杏仁 附子、防己、芍药、黄芩各一两 防风一两半

上十二味,以水一斗二升,煮取三升,分三服。(《古今录验》无桂心,名续命汤,胡洽《千金翼方》同。)

又方:治风历年岁或歌、或哭、或大笑,言语无所不及方。

麻黄三两 人参、桂心、白术各二两 芍药、甘草、防己、黄芩、川芎、当归各一两

上十味,以水一斗二升,煮取三升,分三服,每日三次,覆取汗。

大续命汤

治肝疠风猝然喑哑。依古法用大小续命二汤通治五脏偏枯贼风方。

麻黄八两　石膏四两　桂心、干姜、川芎各二两　当归、黄芩各一两　杏仁七十枚　荆沥一升

上九味，以水一斗，先煮麻黄两沸，掠去沫，下诸药煮取四升，去滓。又下荆沥煮数沸，分四服，能言。未瘥后服小续命汤。旧无荆沥，今增之，效如神。（《千金翼方》有甘草。）

又方：治大风经脏，奄忽不能言，四肢垂曳，皮肉痛痒不自知方。

独活、麻黄各三两　川芎、防风、当归、葛根、生姜、桂心、茯苓、附子、细辛、甘草各一两

上十二味，以水一斗二升，煮取四升，分五服，老小半之。若初得病便自大汗者减麻黄，不汗者依方。上气者，加吴茱萸二两、浓朴一两。干呕者，倍加附子一两。若胸中吸少气者，加大枣十二枚。心下惊悸者，加茯苓一两。若热者，可除生姜加葛根。初得风未须加减，但且作三剂，停四五日，以后更候。视病虚实平论之行汤。行针依穴灸之。

又方：治与前大续命汤同，宜产妇及老小等方。

麻黄、川芎各三两　干姜、石膏、人参、当归、桂心、甘草各一两　杏仁四十枚

上九味咀，以水一斗，煮取三升，分三服。（《外台》名续命汤，范汪同云，是张仲景本欠两味。）

西州续命汤

治中风痱（一作入脏），身体不知自收，口不能言，冒昧不识人，拘急背痛不得转侧方。

麻黄六两　石膏四两　桂心二两　甘草、川芎、干姜、黄芩、当归各一两　杏仁三十枚

上九味咀，以水一斗二升煮麻黄，再沸掠去上沫，后下诸药，煮取四升。初服一升犹能自觉者，勿熟眠；可卧浓覆，小汗出已渐减衣，勿复大覆，可熟眠矣。前服不汗者，后复一升。汗后稍稍，五合一服，安稳乃服，勿顿服也。汗出则愈，勿复服。饮食如常无禁忌，勿见风。并治上气咳逆。若面目大肿，但得卧，服之大善。凡服此汤不下者，人口嘘其背，汤则下过矣，病患先患冷汗者，不可服此汤。若虚羸人，但当稍与五合为佳。有辄行此汤与产妇及羸人，喜有死者，皆为顿服三升，伤多且汤浊不清故也。但得清澄而稍稍服，微取汗者，皆无害也。（胡洽方《古今录验》名大续命汤）

大续命散

治八风十二痹，偏枯不仁。手足拘急疼痛，不得伸屈；头眩不能自举，起止颠倒；或卧苦惊如堕地状，盗汗、临事不起，妇人带下无子。风入五脏，甚者恐怖，见鬼来收摄；或与鬼神交通，悲愁哭泣，忽忽欲走方。

麻黄、乌头、防风、桂心、甘草、蜀椒、杏仁、石膏、人参、芍药、当归、茯（《千金翼方》作川芎、黄芩、茯苓、干姜各一两

上十五味治下筛，以酒服方寸匕，日再后加，以知为度。

续命煮散

治风无轻重，皆主之方。

麻黄、川芎、独活、防己、甘草、杏仁

各三两　桂心、附子、茯苓、升麻、细辛、人参、防风各二两　石膏五两　白术四两

上十五味粗筛下,以五方寸匕纳小绢袋子中,以水四升和生姜三两,煮取二升半,分三服,日日勿绝,慎风冷。大良吾尝中风,言语謇涩,四肢曳,处此方日服四服,十日十夜,服之不绝得愈。

排风汤

治男子妇人风虚湿冷,邪气入脏,狂言妄语,精神错乱。其肝风发则面青,心闷乱,吐逆呕沫,胁满头眩重,耳不闻人声,偏枯筋急,曲拳而卧。其心风发则面赤,翕然而热,悲伤嗔怒,张目呼唤。其脾风发则面黄,身体不仁,不能行步,饮食失味,梦寐倒错,与亡人相随。其肺风发则面白,咳逆唾脓血,上气奄然而极。其肾风发则面黑,手足不遂,腰痛难以俯仰,痹冷骨疼,诸有此候,令人心惊,志意不定,恍惚多忘。服此安心定志,聪耳明目。通脏腑,诸风疾悉主之。

白藓皮、白术、芍药、桂心、川芎、当归、杏仁、防风、甘草各二两　独活、麻黄、茯苓各三两　生姜四两

上十三味咀,以水一斗,煮取三升,每服一升,覆取微汗,可服三剂。

大八风汤

主治外中毒风,顽痹,手脚不遂,身体偏枯,或毒弱不任。或风入五脏,恍恍惚惚,多语善忘,有时恐怖。或肢节疼痛,头眩烦闷。或腰脊强直不得俯仰,腹满不食,咳嗽。或始遇病时猝倒闷绝,即不能语便失音,半身不随不仁沉重,皆由体虚怯少不避风冷所致方。

当归一两半　五味子、升麻各一两半　乌头、黄芩、芍药、远志、独活、防风、川芎、麻黄、秦艽、石斛、人参、茯苓各一两　杏仁四十枚　黄紫菀各一两　石膏一两　甘草、桂心、干姜各二两　大豆一升,《千金翼方》云二合

上二十三味咀,以水一斗三升、酒二升合煮取四升,强人分四服,羸人分六服。

八风散

治八风十二痹。猥退半身不遂,历节疼痛,肌肉枯燥,皮肤𥉂动,或筋缓急痛不在处。猝起目眩,失心恍惚,妄言倒错,面上疱起,或黄汗出,更相染渍,或燥或湿,颜色乍赤乍白,或青或黑,角弓反张,乍寒乍热方。

麻黄、白术各一斤　羌活三斤　黄芩一斤五两　大黄半斤　栝楼根、甘草、栾荆、天雄、白芷、防风、芍药、天冬、石膏各十两　山萸、食茱萸、踯躅各五升　茵芋十四两　附子三十枚　细辛、干姜、桂心各五两　雄黄、朱砂、丹参各六两

上二十五味治下筛,酒服方寸匕,初每日一服,三十日后,一日两次,五十日知,百日瘥,一年平复,长服不已佳。先食服。

小八风散

治迷惑如醉,狂言妄语,惊悸恐怖,恍惚见鬼,喜怒悲忧,烦满颠倒,邑邑短气不得语,语则失忘。或心痛彻背,不嗜饮食,恶风不得去帷帐,时复疼热,恶闻人声,不知痛痒,身悉振摇,汗出,猥退,头重浮肿,抓之不知痛,颈项强直,口面㖞戾,四肢不随不仁偏枯,挛掣不得屈伸,悉主之方。

天雄、当归、人参各五分　附子、天

诸风·卷八

冬、防风、蜀椒、独活各四分　乌头、秦艽、细辛、白术、干姜各三分　麻黄、五味子、桔梗、山萸、柴胡、莽草、白芷各二分

上二十味㕮咀下筛，合相得。酒服半方寸匕，渐至全匕，日三服，以身中觉如针刺状，药行也。

乌头汤

治八风五尸恶气游走胸心、流出四肢，来往不住，短气欲死方。

乌头、芍药、干姜、桂心、细辛、干地黄、当归、吴茱萸、甘草各二两

上九味㕮咀，以水七升，煮取二升半，分三服。

苍耳散

治诸风方。当以五月五日午时干地刈取苍耳叶，洗曝燥捣下筛，酒若浆服一方寸匕，日三。作散，若吐逆可蜜为丸，服十丸，准前计一方寸匕数也。风轻易治者，日再服。若身体有风处皆作粟肌出，或如麻豆粒，此皆为风毒出也。可以披针刺溃去之，皆黄汁，出尽乃止。五月五日多取阴干之，着大瓮中，稍取用之。此草辟恶。若欲看病省疾者，便服之，令人无所畏。若时气不和，举家服之。若病胃胀满、心闷发热即服之，并杀三虫。肠痔，能进食，一周年服之佳，七月七、九月九皆可采用。

治心风虚热，发即恍惚烦闷、半身不仁挛急方：荆沥、竹沥各五升　枸杞根、白皮、麦冬各一升　香豉三合　人参、茯苓、栀子仁、黄芩、川芎、桂心、细辛、杏仁、防风、白藓皮各二两　生姜、石膏、甘草各三两

上十八味㕮咀，以水二斗，和竹沥、荆沥煮取三升，分四服，相去如人行六七里。凡五剂间三日服一剂。（一用防己三两）

治虚热恍惚惊邪恐惧方：荆沥三升　竹沥三升　香豉三合　牛黄十八铢　麦冬、人参各三两　升麻、铁精各一两　天冬、龙齿、茯苓、栀子各二两

上十二味㕮咀，以水二斗，煮取三升去滓，下牛黄、铁精，更煎五六沸，取一升七合　分五服，相去十里久。

地黄煎

治热风心烦闷及脾胃间热不下食冷补方。

生地黄汁二升　枸杞根汁三升　生姜汁、酥各三升　荆沥、竹沥各五升　天冬、人参各八两　茯苓六两　大黄、栀子仁各四两

上十一味捣筛五物为散，先煎地黄等汁成煎，次纳散药搅和。每服一匕，日再渐加至三匕，觉利减之。

又方：黄芩、干蓝、芍药、鼠尾草各三两　栀子仁、生葛各六两　羚羊角五两　豉一升，绵裹

上八味㕮咀，以水七升，煮取二升五合，分三服。

治积热风方：地骨皮、葳蕤、丹参、黄芪、麦冬、泽泻各三两　清蜜、姜汁各一合　生地汁一升

上九味㕮咀，以水六升煮取二升，去滓，纳生地汁更缓火煮减一升，纳蜜及姜汁又煮一沸，药成，温服三合，日再。

大防风汤

治中风发热、无汗、肢节烦、腹急痛、大小便不利方。

防风、当归、麻黄、白术、甘草各十八铢　黄芩三十铢　干地黄、山茱萸、茯苓、附

子各一两

上十味咀,以水九升,煮取二升半,一服七合。大小便不利纳大黄、人参各十八铢、大枣三十枚、生姜三两,煮取三升,分三服。(深师加天冬一两。)

大戟洗汤

治中风发热方。

大戟、苦参等分

上二味为末,以药半升,白酢浆一斗煮三沸,适寒温洗之,从上下寒乃止瘥。小儿三指撮浆水四升煮洗之。

金牙酒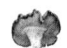

积年八风五痊,举身𤸪曳,不得转侧,行步跛,不能收摄;又暴口噤失音,言语不正,四肢背脊筋急肿痛,流走不常;劳冷积聚少气,乍寒乍热,三焦不调,脾胃不磨,饮澼结实,逆害饮食,酢咽呕吐,食不生肌,医所不能治者方。

金牙碎如米粒,小绢袋盛 干地黄、地肤子无子用茎,苏恭用蛇床子 蒴根、附子、防风、细辛、莽草各四两 羌活一斤,胡治用独活 蜀椒四合

上十味咀,以绢袋盛,用酒四斗于瓷罂中渍,密闭头,勿令泄气。春夏三四宿,秋冬六七宿,酒成去滓,日服一合。此酒无毒,及可小醉,常令酒气相接不尽,一剂病无不愈,又令人肥健。酒尽自可加诸药各三两,唯蜀椒五两用酒如前,勿加金牙也。冷加干姜四两。

服此酒胜灸刺。(《肘后》、《备急》用升麻、干姜各四两,人参二两,石斛、牛膝各五两,不用蒴根,为十四味。苏恭不用地黄,为十三味。一方用蒺藜四两。)

常山太守马灌酒

除风气、通血脉、益精华、定六腑、聪耳明目、悦泽颜色、头白更黑、齿落更生。服药二十日力势倍,六十日志气充盈,八十日能夜书,百日致神明。房中强壮如三十时,力能引弩。年八十人服之亦当有子。病在腰膝,悉主之方。

天雄二两,生用 商陆根、踯躅、蜀椒各一两 乌头一枚大者 附子五枚 桂心、白蔹、茵芋、干姜各一两

上十味咀,以绢袋盛,酒三斗渍,春夏五日,秋冬七日,去滓。初服半合,稍加至两三合。捣滓为散,酒服方寸匕,日三,以知为度。夏日恐酒酸,以油单覆之下井中近水,令不酸也。(《千金翼方》无商陆、桂心,为八味)

蛮夷酒

治久风枯挛三十年着床及诸恶风眉毛堕落方。

干地黄、独活、丹参石各一两 麦冬、附子、甘遂各二两 赤石脂二两半 干姜、芫荑、莞花、柏子仁各一合 苏子一升 苁蓉、茯神一作茯苓 金牙、薯蓣、白术、杜仲、石南、牡荆子、山萸、款冬各十八铢 白芷、乌喙、乌头、人参、野狼毒、蜀椒、防风、细辛、矾石、寒水石、牛膝、麻黄、川芎、当归、柴胡、芍药、牡蛎、桔梗、狗脊《千金翼方》作枸杞、天雄各半两 石斛、桂心各六铢

上四十五味药,以酒二斗渍,夏三日,春秋六日,冬九日,一服半合,密室中合药,勿令女人、六畜见之,三日清斋乃合。(《千金翼方》无川芎,云加大枣四十枚更佳)

又方:治八风十二痹偏枯不随、宿食

久寒虚冷、五劳七伤及妇人产后余疾、月水不调皆主之方。

石、桂心、白术、野狼毒、半夏、石南、白石脂、龙胆、续断、芫花、代赭、白石英、茹、石苇、元参、天雄、山萸、防风、桔梗、藜芦、卷柏、寒水石、细辛、乌头、踯躅、蜀椒、白芷、秦艽、菖蒲各一两　矾石、附子、远志各二两　石膏二两半　蜈蚣二枚

上三十四味咀，以酒二斗渍四日，服一合，日再。十日后去滓，曝干捣筛为散，酒服方寸匕，日再，以知为度。（胡洽四十二味无桂心、细辛、乌头、踯躅、蜀椒，而有芒硝、恒山、黄芩、黄连、大黄、麻黄、地黄、前胡、甘草、菟丝子、芍药、紫菀各一两、杏二十枚同捣筛，绢袋盛，用水三斗、面三斤，黍米三斗作饭，依酿酒法以药袋置酿中，春秋七日，冬十日，夏三日，酒成服半鸡子壳，日三服，曝药为末，酒服方寸匕，以身体暖为度）。

鲁王酒

治风眩心乱、耳聋目暗、泪出、鼻不闻香臭、口烂生疮、风齿䘌、喉下生疮、烦热、厥逆上气、胸胁肩胛痛、手不能上头、不能带衣、腰脊不能俯仰、脚痹不仁、难以久立。八风十二痹、五缓六急、半身不遂、四肢偏枯、筋挛不可屈伸；贼风咽喉闭塞、哽哽不利或如锥刀所刺、行人皮肤中无有常处。久久不治，入人五脏，或在心下，或在膏肓，游走四肢，偏有冷处如风所吹，久寒积聚风湿，五劳七伤，虚损，百病悉主之方。

茵芋、乌头、踯躅各三十铢　天雄、防己、石斛各二十四铢　细辛、牛膝、甘草、柏子仁、通草、桂心、秦艽、茵陈、山茱萸、黄芩、附子、瞿麦、干地黄、王不留行胡洽作天冬，《千金翼方》作王荪　杜仲、泽泻、石南、防风、远志各十八铢

上二十五味咀，以酒四斗渍十日，每服一合加至四五合，以知为度。（《千金翼方》名此为鲁公酒，有干姜。胡洽无防己，以绢囊盛药，用水二斗、法曲二斤，同渍三四宿，出药囊，炊二斗黍米纳汁酿之，酒熟饮如鸡子大，每日二次，稍饮，以知为度。）

又方：治风偏枯半死，行劳得风若鬼所击，四肢不遂、不能行步、不自带衣、挛五缓六急，妇人带下，产乳中风，五劳七伤。

干姜、踯躅、桂心、甘草、川芎、川断、细辛、附子、秦艽、天雄、石膏、紫菀各五两　葛根、通草、防风、柏子仁、巴戟天、石斛、石南、山萸、石龙芮各四两　牛膝、天冬各八两　乌头二十枚　蜀椒半斤

上二十五味咀，以水五升渍三宿；法曲一斤合渍秫米二斗，合酿三宿；去滓，炊糯米一斗，酝三宿。药成先食服半合，每日两次，待米极消尽乃去滓，曝干末服。

独活酒

治八风十二痹方。

独活、石南各四两　防风三两　附子、乌头、天雄、茵芋各二两

上七味咀，以酒二斗渍七日，每服半合，每日三次，以知为度。

灸法

扁鹊云，治卒中恶风，心闷烦毒欲死。急灸足大趾下横纹，随年壮立愈。若筋急不能行者，内踝筋急灸内踝上四十壮，外踝筋急灸外踝上三十壮立愈。若眼戴睛上插灸目两后二十壮。若不能语灸第三椎上百壮。若不识人灸季肋头七壮。若眼反口噤、腹中切痛灸阴囊下

第一横理十四壮,灸猝死亦良。治久风狷风缓急、诸风猝发动不自觉知,或心腹胀满,或半身不遂,或口噤不言、涎唾自出、目闭耳聋,或身冷直,或烦闷恍惚、喜怒无常,或唇青口白戴眼角弓反张,始觉发动即灸神庭一处七壮,穴在印堂直上发际是。次灸曲差二处各七壮,穴在神庭两旁各一寸半是。次灸上关二处各七壮,一名客主人穴,在耳前起骨上廉陷者中是。次灸下关二处各七壮,穴在耳前下廉动脉陷者中是。次灸颊车二穴各七壮,穴在曲颊陷者中是。次灸廉泉一处七壮,穴在当头直下骨后陷者中是。次灸囟会一处七壮,穴在神庭上二寸是。次灸百会一处七壮,穴在当顶上正中央是。次灸本神二处各七壮,穴在耳正直上入发际二分是穴（又作四分）。次灸天柱二处各七壮,穴在项后两大筋外入发际陷者中是。次灸陶道一处七壮,穴在大椎节下间是。次灸风门二处各七壮,穴在第二椎下两旁各一寸半是。次灸心俞二处各七壮,穴在第五椎下两旁各一寸半是。次灸肝俞二处各七壮,穴在第九椎下两旁各一寸半是。次灸肾俞二处各七壮,穴在第十四椎下两旁各一寸半是。次灸膀胱二处各七壮,穴在第十九椎下两旁各一寸半是。次灸曲池二处各七壮,穴在两肘外曲头陷者中屈肘取之是。次灸肩二处各七壮,穴在两肩头正中两骨间陷者中是。次灸支沟二处各七壮,穴在手腕后臂外三寸两骨间是。次灸合谷二处各七壮,穴在手大指虎口两骨间陷者中是。次灸阳辅二处各七壮,穴在外踝上绝骨端陷者中是。次灸昆仑二处各七壮,穴在外踝后跟骨上陷者中是。治风灸上星及百会各二百壮,前顶二百四十壮,脑户及风府各三百壮。一云治大风灸百会七百壮。治百种风。灸脑后项大椎平处两厢量二寸三分,须取病患指寸量,两厢各灸百壮得瘥。治风耳鸣。从耳后量八分半,里许有孔,灸一切风得瘥,狂者亦瘥,两耳门前后各灸一百壮。治猝病恶风欲死、不能语及肉痹不知人。灸第五椎名曰藏输,百五十壮,多至三百壮便愈。心俞穴在第五节（一云第七节）,对心横三间寸,主心风腹胀满,食不消化,吐血酸削,四肢羸露,不欲饮食,鼻衄目眩,晾晾不明,肩头胁下痛,小腹急,灸二三百壮。大肠俞在十六椎两边相去一寸半。主风腹中雷鸣、肠泄利、食不消化、小腹绞痛、腰脊疼强,或大小便难、不能饮食,灸百壮,三日一报。掖门在腋下攒毛中一寸,名太阳阴,一名掖间。灸五十壮,主风。绝骨在外踝上三寸,灸百壮,治风身重、心烦、足胫疼。

贼风第三

（论一首　方二十九首　灸法六首）

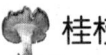**桂枝酒**

治肝虚寒,猝然喑哑不声、踞坐不得、面目青黑、四肢缓弱、遗失便利。

桂枝、川芎、独活、牛膝、薯蓣、甘草各三两　附子二两　防风、茯苓、天雄、茵芋、杜仲、菵根、白术各四两　干姜五两

踯躅一升　猪椒叶根皮各一升　大枣四十枚

上十八味咀,以酒四斗渍七日,每服四合,日二,加至五、六合。

肝风占候其口不能言,当灸鼻下人中。次灸大木椎次灸肝俞,第九椎下是,五十壮、余处随年壮。眼暗灸之得明,二三百壮良。

大定心汤

治心气虚悸恍惚方。(见十六卷小肠腑中。)

干姜附子汤

治心虚寒风,半身不遂、骨节离解、缓弱不收,便利无度,口面㖞斜方。

干姜、附子各八两　桂心、麻黄各四两　川芎三两

上五味咀,以水九升,煮取三升,分三服,三日后服一剂。

侧子酒

治心寒或笑或呻口㖞方。(见前七卷香港脚门中。)

川芎汤

治猝中风,四肢不仁、善笑不息方。

川芎一两半　黄芩、石膏一方用黄连 当归、秦艽、麻黄、桂心、干姜、甘草各一两　杏仁二十一枚

上十味咀,以水九升,煮取三升,分三服。

荆沥汤

主治中风,虚热狂言,恍惚惊悸,诸风疾有热者,及风痉疾。

荆沥三升　母姜取汁,一升　麻黄、白术、川芎各四两　防风、桂心、升麻、茯苓、远志、人参、羌活、当归各二两　防己、甘草各二两

上十五味咀,以水一斗五升煎麻黄两沸,去沫,次下诸药,煮取三升,去滓,下荆沥、姜汁煎取四升。分四服,日三夜一。

白术酒

补心志定气。治心虚寒,气性反常,心手不随,语声冒昧。其疾源疠风损心,俱如前方所说无穷。

白术切　地骨皮、荆实各三升　菊花二斗

上四味,以水三石,煮取一石五斗,去滓澄清取汁,酿米二石,用曲如常法。酒熟随能饮之,常取半醉,勿令至吐。

治心风寒方:灸心俞各五十壮,第五节两边各一寸半是。

依源麻黄汤

治脾虚寒疠风所伤,举体消瘦,语音沉涩如破鼓声,舌强不转而好咽唾,口噤唇黑,四肢不举,身重如山,便利无度方。(见别卷中。)

半夏汤

温中下气治脾寒,语声忧惧,舌本卷缩,嗔喜无度,闷恍惚胀满方。

半夏、大麻仁熬研为脂　生姜各一升 芍药、茯苓、五味子、桂心、橘皮各三两

上十二味咀,以水一斗二升,煮取三升,去滓,下大麻仁脂,更上火一沸,分三服。

当归丸

补脾安胃、调气止痛。治脾虚寒身重不举、语音沉鼓、疠风伤痛、便利无度。

当归、酸枣仁、干姜各八两　川芎、干地黄、天雄各六两　黄芪、地骨皮各七两 大枣二十枚　吴茱萸五合　甘草、秦椒叶、

浓朴、秦艽各四两　桂心、防风、附子、白术各五两

上十八味为末,蜜丸如梧子,酒服三十丸加至四十丸,日再服。

脾风占候声不出或上下手,当灸手十指头,次灸人中。次灸大椎。次灸两耳门前脉,去耳门上下行一寸是。次灸两大指节上下各七壮。

治脾风方(脾风者,总呼为八风。)灸脾俞挟脊两边各五十壮。凡人脾俞无定,所随四季月应病,即灸藏输是脾穴,此法甚妙。

依源麻黄续命汤

治肺虚寒疠风所中,嘘吸战掉,声嘶塞而散下,气息短备,四肢痹弱,面色青黄,遗矢便利,冷汗出。

麻黄六两　大枣五十枚　杏仁、白术、石膏各四两　桂心、人参、干姜、茯苓各三两　当归、川芎、甘草各一两

上十二味咀,以水一斗二升煮麻黄,去沫,次下诸药,煎取三升,去滓,分三服。旧方无白术、茯苓,今方无黄芩,转以依经逐病增损。

八风防风散

治肺寒虚伤、语音嘶下、拖气用力战掉,缓弱羸瘠、疠风入肺方。

防风、独活、川芎、秦椒、干姜、黄芪、附子各四十二铢　天雄、麻黄、五味子、山茱萸、石膏各三十六铢　秦艽、桂心、薯蓣、细辛、当归、防己、人参、杜仲各三十铢　甘草十一铢　贯众二枚　甘菊、紫菀各二十四铢

上二十四味治下筛,每服方寸匕,酒调进至两匕,日再。

温中生姜汤

治肺虚寒羸瘦缓弱、战掉嘘吸、胸满肺痿方。

生姜一斤　桂心、橘皮各四两　甘草、麻黄各三两

上五味咀,以水一斗,煮取二升半,分三服,煎麻黄两沸去沫,然后入诸药合煮。

治肺寒方:灸肺俞百壮。

肾沥汤

治肾寒虚为疠风所伤。语音謇吃,不转偏枯、脚偏跛蹇、缓弱不能动。口喎,言音混浊、便利仰人。耳偏聋塞、腰背相引,随病用药,依源增损方。

羊肾一具　黄芪、川芎、桂心、当归、人参、防风、甘草、五味子各三两　元参、茯苓、芍药各四两　磁石五两　地骨皮二升,切　生姜八两

上十五味咀,以水一斗五升煮羊肾,取七升下诸药,取三升去滓,分三服,可服三剂。

茵芋酒

治耳聋口㖞等病(方见七卷香港脚门中)。

干地黄丸

治肾虚呻吟、喜恚怒、反常心性、阳气弱、腰背强急髓冷方:

干地黄、山茱萸、天门冬、桂心、续断各一两半　柏子仁、杜仲、牛膝、苁蓉各四十二铢　茯苓、天雄、钟乳各二两　松脂、远志、干姜各三十铢　菖蒲、薯蓣、甘草各一两

上十八味为末,蜜丸梧子大,酒服三十丸,日二,加至四十丸。

治肾寒方:灸肾俞百壮。

大岩蜜汤

治贼风腹中绞痛并飞尸遁注，发作无时，发即抢心胀满，胁下如锥刀刺，并主少阴伤寒方。

栀子十五枚　甘草、干地黄、细辛、羊脂青羊角亦得　干姜、吴茱萸、芍药（《小品》用川芎）　茯苓、当归、桂心（各一两）

上十一味药，以水八升，煮取三升去滓，纳脂令烊，分三服，温服，相去如人行十里顷，若痛甚者加羊脂三两、当归、芍药、人参各一两。心腹胀满坚急者加大黄三两。（胡洽不用栀子、羊脂、茯苓、桂心，名岩蜜汤。）

小岩蜜汤

治恶风角弓反张、飞尸入腹绞痛、闷绝往来、有时筋急，少阴伤寒、口噤不利。

大黄二两　雄黄、青羊脂各一两　当归、干姜、桂心、干地黄、芍药、甘草、细辛各四两　吴茱萸二两

上十一味药，以水二斗，煮取六升，分六服。重者加药，用水三斗，煮取九升，分十服。

排风汤

治诸毒风邪气所中，口噤闷绝不识人，及身体疼烦、面目手足暴肿者方。

犀角、贝子、升麻、羚羊角各一两

上四味治下筛为粗散，以水二升半纳四方寸匕，煮取一升，去滓，服五合。杀药者，以意增之。若肿，和鸡子敷上，每日三度。老小可斟酌加减神良。亦可多合备用。

乌头汤

治寒疝腹中绞痛，贼风入腹攻五脏，拘急不得转侧，叫呼发作，有时使人阴缩、手足厥逆方。

乌头十五枚，《金匮要略》用五枚　大枣十枚　甘草二两　芍药四两　桂心六两　老姜一斤

上六味药，以水七升煮五物，取三升，去滓；别取乌头，去皮四破，蜜二升，微火煎，令减五六合，纳汤中煮两小沸，去滓。服一合，日三间食，强者三合，以如醉状为知，不知增之。

治贼风所中腹内挛急方：麻黄四两　甘草一尺　石膏、鬼箭羽一名卫茅，各鸡子大

上四味药，以东流水二升，煮取一升，顿服之。

论曰：夫历节风着人久不治者，令人骨节蹉跌，变成癫病，不可不知。古今以来，无问贵贱，往往苦之，此是风之毒害者也。治之虽有汤药而并不及松膏、松节酒。若羁旅家，贫不可急办者，宜服诸汤，犹胜不治，但于痛处灸三七壮佳。

防风汤

治身体四肢节解如堕脱肿，按之皮陷、头眩短气，温温闷乱欲吐者方。

防风、白术、知母、桂心各四两　川芎、芍药、杏仁、甘草各三两　半夏、生姜各五两

上十味药，以水一斗，煮取三升，分四服，日三夜一。（《古今录验》无半夏、杏仁、川芎。用附子二枚）

羌活汤

治中风身体疼痛、四肢缓弱不遂、及产后中风方。

羌活、桂心、芍药、葛根、麻黄、干地黄各三两　甘草二两　生姜五两

上八味药，以清酒三升、水五升，煮取三升，温服五合，日三服。

防己汤

治风历节四肢疼痛如槌锻不可忍者方。

防己、茯苓、白术、桂心、生姜各四两　甘草三两　人参二两　乌头七枚

上八味药，以苦酒一升、水一斗，煮取三升半，一服八合，日三夜一。当觉焦热痹忽忽然，慎勿怪也。若不觉复合服，以觉乃止。凡用乌头皆去皮，熬令黑乃堪用。不然至毒人，宜慎之。《千金翼方》不用苦酒。

治风湿体痛欲折、肉如锥刀所刺方：附子、干姜、芍药、茯苓、人参、甘草、桂心各三两　白术四两

上八味药，以水八升，煮取三升，每日三服。（一方，去桂心用干地黄二两。）

大枣汤

治历节疼痛方。

大枣十五枚　附子一枚　甘草一尺　黄芪四两　生姜二两　麻黄五两

上六味药，以水七升，煮取三升，每服一升，每日三次。

犀角汤

治热毒流入四肢、历节肿痛方。

犀角二两　羚羊角一两　前胡、黄芩、栀子仁、射干各三两　大黄、升麻各四两　豉一升

上九味药，以水九升，煮取三升，去滓，分三服。

石膏汤

逐风毒方。

石膏鸡子大三枚　鸡子二枚　甘草一尺　麻黄三两　杏仁四十枚

上五味药，以水三升，破鸡子纳水中烊，令相得，纳药煮取一升。服之覆取汗，汗不出，烧石熨，取汗出为佳。

松膏

治历节诸风百节酸痛不可忍方。

松脂三十斤炼五十遍，酒煮十遍，不能五十遍，二十遍亦可，炼酥三升，温和松脂三升，熟搅令极调匀。旦空腹酒服方寸匕，每日三次。数数食面粥为佳，慎血腥生冷物，醋、果子，百日以后瘥。

松节酒

治历节风，四肢疼痛，犹如解落。

松节三十斤　猪椒叶三十斤，细锉，各用水四石煮，取一石

上二味澄清合渍，干曲五斤候发，以糯米四石五斗酿之，依家酝法酘，勿令伤冷热，第一酘时下后诸药。

柏子仁、天雄炮、萆川芎各五两　秦艽六两　人参、茵芋各四两　防风十两　磁石十二两末　独活十五两

上十味药，纳饭中炊，如常酘法，酘足讫，封头四七日，压取清，适性服之，勿至醉吐，忌猪肉、冷水。

松膏酒

治历节风方。

松膏一升，酒三升，浸七日，每服一合，日再，数剂愈。

松叶酒

松叶三十斤，酒二石五斗，渍三七日，服一合，日五六度。

偏风第四

（方十二首　针灸法五首）

防风汤

治偏风甄权处疗安平公方：

防风、川芎、白芷、牛膝、狗脊、萆、白术各一两　羌活、葛根、附子《外台秘要》作人参　杏仁各二两　薏苡仁、石膏、桂心各三两　麻黄四两　生姜五两

上十六味药，以水一斗二升，煮取三升，分三服。一剂觉好，更进一剂，即一度针，九剂九针即瘥。灸亦得。

针风池一穴、肩髃一穴、曲池一穴、支沟一穴、五枢一穴、阳陵泉一穴、巨虚下廉一穴。凡针七穴即瘥。

仁寿宫备身患脚奉敕，针钚铫一穴、阳陵泉一穴、巨虚下廉一穴、阳辅一穴。凡针四穴即能起行。

大理赵卿患风腰脚不随不能跪起行，针上髎一穴、钚铫一穴、阳陵泉一穴、巨虚下廉一穴。凡针四穴即能跪起。

库狄钦患偏风不得挽弓，针肩髃一穴即得挽弓甄权所行。

治猥退风半身不遂失音不语者方：杏仁去双仁及皮尖三斗洗，入臼捣二斗令碎，研如寒食粥法，取汁八升，煎取四升，口尝看香滑即熟，如未及此，则为不熟，唯熟为妙，停极冷。然后纳好曲一斗六升，煎取八升，第一遍酘馈也。次一炊，复取杏仁三升研取一斗二升汁，煎取六升，第二酘也。次一炊，准第二酘取杏仁汁多少为第三酘休。若疑米不足，别更取二升杏仁研，取八升汁煎取四升。

更斟酌炊米酘之。若犹不足，更研杏仁二升，取八升汁，煎取四升更酘之，以熟为限。一石米杏仁三斗。所以节次研杏仁者，恐并煎汁酢故也。若冬日任意并煎，准计三斗杏仁取汁一石六斗，煎取八斗四升渍曲。以分之酘馈酒熟封四七日，开澄取清，然后压糟，糟可干末，和酒服之，大验秘方。

又方：萆麻子脂一升、酒一斗铜钵盛，着酒中一日，煮之令熟，服之。

又方：灸百会、次灸本神、次灸承浆、次灸风府、次灸肩、次灸心俞、次灸手五里次灸手髓孔、次灸手少阳、次灸足五里、次灸足髓孔、次灸足阳明各五百壮。

治大风半身不遂方：蚕砂二石熟蒸，分作直袋三枚，各受七斗，热盛一袋着患处，如冷即取余袋一依前法，数数易换，百不禁瘥止，须羊肚酿粳米、葱白、姜、椒、豉等烂煮热吃，日食一枚十日止。

又方：蒸鼠壤土袋盛熨之瘥。

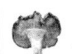葛根汤

治四肢缓弱、身体疼痛不遂、妇人产后中柔风及气满方。

葛根、芍药、桂心、干地黄、羌活各三两　麻黄、甘草各二两　生姜六两

上八味药，以清酒三升，水五升，煮取三升，温服五合，每日三次。

麻子汤

治大风周身四肢挛急，风行在皮肤，身劳强服之不虚人，又治精神蒙昧者方。

秋麻子三升，净择，水渍一宿　防风、桂心、生姜、石膏碎绵裹　橘皮各二两　麻黄

三两　竹叶、葱白各一握　香豉一合

上十味药，先以水二斗半煮麻子，令极熟，漉去滓，取九升。别煮麻黄两沸掠去沫，纳诸药汁中煮取三升去滓，分三服，空腹服。当微汗，汗出以粉涂身，极重者不过两三剂，轻者一两剂瘥。有人患大风贼风刺风，加独活三两，比之小续命汤，准当六七剂。

仲景三黄汤

治中风手足拘挛、百节疼痛、烦热心乱、恶寒、经日不欲饮食方。

麻黄三十铢　黄芩十八铢　黄芪、细辛各十二铢　独活一两

上五味药，以水五斗，煮取二升，分二服，一服小汗，两服大汗。心中热加大黄半两，胀满加枳实六铢，气逆加人参、心悸加牡蛎，渴加栝楼各十八铢，先有寒加附子一枚。

白蔹薏苡汤

治风湿挛不可屈伸方。

白蔹、薏苡仁、芍药、桂心、酸枣仁、牛膝、干姜、甘草各一升　附子三枚

上九味药，以淳酒二斗渍一宿，微火煎三沸，每服一升，每日三次，扶杖起行。不耐酒五合。（《千金翼方》有车前子。）

独活寄生汤

夫腰背痛者，皆由肾气虚弱、卧冷湿地当风得之，不时速治，喜流入脚膝为偏枯冷痹缓弱疼重、或腰痛挛脚重痹，宜急服此方。

独活三两　寄生《古今录验》用续断　杜仲、牛膝、细辛、秦艽、茯苓、桂心、防风、川芎、干地黄、人参、甘草、当归、芍药各二两

上十五味药，以水一斗，煮取三升，分三服，温身勿冷。风虚下利者，除干地黄。服汤取萴叶火燎浓安席上及热眠上。冷复燎之。冬月取根、春取茎熬卧之佳。其余敷熨不及萴蒸为愈也。诸处风湿亦用此法，新产竟便患腹痛不得转动，及腰脚挛痛不得屈伸痹弱者，宜服此汤除风消血。（《肘后》有附子一枚，无寄生、人参、甘草、当归。）

菊花酒

治男女风虚寒冷腰背痛，食少羸瘦无颜色、嘘吸少气，去风冷补不足方。

防风、附子、黄芪、干姜、桂心、当归、石斛各四两　紫英石、肉苁蓉各五两　萆薢、独活、钟乳粉各八两　茯苓三两　菊花、杜仲各一斤

上十五味药，以酒七斗渍五日，一服二合，稍加至五合。每日三次（《千金翼方》不用干姜。）

杜仲酒

治腰脚疼痛不遂风虚方。

杜仲八两　石南二两　羌活四两　大附子五枚

上四味药，以酒一斗渍三宿，每服二合，日再。偏宜冷病妇人服之。

风痱第五

（论二首　方九首　灸法一首）

论曰：夫风痱者，猝不能语口噤，手足不遂而强直者是也。治之以伏龙肝五升为末，冷水八升和搅，取汁饮之，能尽

诸风·卷八

为善。（《肘后》此方治心烦恍惚，腹中痛满，绝而复苏。）

自此以下九方皆主此风，用之次第宜细寻之。

论曰：凡欲医此病，当知先后次第，不得漫投汤药以失机宜，非但杀人，因兹遂为痼疾。已既得之，当进三味竹沥，饮少似有胜于常，更进汤也。竹沥饮子，患热风者，必先用此制其热毒。

竹沥汤

治四肢不收、心神恍惚、不知人不能言方。

竹沥二升　生葛汁一升　生姜汁三合

上三味相和，温暖，分三服。平旦、日晡、夜各一服，服讫觉四体有异似好，次进后汤方：

竹沥一升　生葛汁五合　川芎、防己、附子、人参、芍药、黄芩、甘草、桂心各一两　生姜四两　羚羊角二两　石膏六两　杏仁四十枚　麻黄、防风各一两半

上十六味药，以水七升煮减半，纳沥煮取二升五合，分三服，取汗，间五日更服一剂，频与三剂，渐觉少减，仍进后方。

竹沥三升　防风、升麻、羚羊角、防己、桂心、川芎各二两　麻黄三两

上八味药，以水四升合竹沥煮取二升半，分三服，两日服一剂。常用加独活三两最佳，此方神良，频进三剂。若手足冷者加生姜五两、白术二两。若未除更进后方。

防风、麻黄、芍药各一两半　防己、桂心、黄芩、白术、附子一本作杏人四十枚　羚羊角、竹沥一升　甘草一本作葛根二两　人参、川芎、独活、升麻各一两　生姜、石膏各二两

上十七味药，以水八升煮减半，内沥煮取二升半，分三服，相去如人行十里久，更服。若有气者，加橘皮、牛膝、五加皮一两。

煮散

凡风痹服前汤得瘥，讫可常服此除风方。

防风、防己、独活、秦艽、黄芪、芍药、人参、白术、茯神、芎䓖、远志、升麻、石斛、牛膝、羚羊角、丹参、甘草、浓朴、天门冬、五加皮、地骨皮、黄芩《千金翼方》作薯蓣、桂心各一两，一云各四两　干地黄、橘皮、生姜、麻黄各三两　槟榔本《千金翼方》作附子　杜仲《千金翼方》作麦门冬　乌犀角各二两，《翼方》作山茱萸　薏苡仁一升，石膏六两，一云三两

上三十三味捣筛为粗散，和搅令匀，每服以水三升，药三两煮取一升，绵滤去滓，顿服之，取汗，日一服。若觉心中热烦，以竹沥代水煮之。

荆沥汤

凡患风人多热，常宜服此方。

荆沥、竹沥、生姜汁各三合

上三味相合，温暖为一服，每日旦服煮散，午后进此，平复好瘥乃止。

独活煮散

治诸风痹方。

独活八两　川芎、芍药、茯苓、防风、防己、葛根各一两　羚羊角、当归、人参、桂心、麦门冬、石膏各四两　磁石十两　甘草三两　白术三两

上十六味各切锉，分为二十四份，每份入生姜、生地黄切一升、杏仁二七枚，以水二升，煮取七合。或日晚、或夜中、

或日一服,或间日服,无所忌。

五补丸

凡风服汤药多患虚热翕翕然,宜除热方。

防风、人参、苁蓉、干地黄、羚羊角、麦门冬、天门冬各一两半　芍药、独活、干姜、白术、丹参、食茱萸一云山茱萸　甘草、茯神、升麻、黄芪、甘菊、地骨皮、石斛、牛膝、五加皮、薯蓣各三十铢　秦艽、川芎、桂心、防己、生姜屑、黄芩各一两　附子十八铢　石膏三两　寒水石三两

上三十二味为末,蜜和丸如梧子大,生姜蜜汤服二十丸,日三,稍加至三十丸,忌油面、蒜生冷酢滑及猪羊鸡鱼等肉。

论曰:古人立方,皆准病根冷热制之。今人临急造次搜寻,故多不验。所以欲用方者,先定其冷热,乃可检方,用无不效,汤酒既尔,丸散亦然。凡此风之发也,必由热盛,故有竹沥、葛汁等诸冷药焉。后之学人,不能仔细识其方意,故有兹论具而述之。其人无密室者,不可与疗风。强人居室不密,尚中风邪,况服药之人乎。

治风痱不能语手足不遂方:度病者手小指内歧间至指端为度,以置脐上直望心下,以丹注度上端毕,又作两度。续所注上合其下,开其上取其本,度横置其开上令三合,其状如倒作"人"字形。男度左手,女度右手,嫌不分了故上丹注三处。各一百壮愈。

风懿第六

(论三首　方二十三首　针灸法六首)

独活汤

治风懿不能言,四肢不收、手足亸曳方。

独活四两　桂心、芍药、栝楼根、生葛各二两　生姜六两　甘草三两

上七味药,以水五升,煮取三升,分三服,每日三次。

论曰:脾脉络胃挟咽,连舌本,散舌下。心之别脉系舌本,今心脾二脏受风邪,故舌强不得语也。

治中风口噤不能言方:防己、桂心、麻黄各二两　葛根三两　甘草、芍药各一两　生姜四两

上八味,以水六升,煮取二升半,分三服,喑哑不语皆治之。

石南汤

治六十四种风注走入皮肤中如虫行,腰脊强直、五缓六急、手足拘挛,隐疹搔之则作疮、风尸身痒、猝风面目肿起,手不出头、口噤不能言方。

石南、干姜、黄芩、细辛、人参各一两　桂心、麻黄、当归、川芎各一两半　甘草二两　干地黄十八铢　山茱萸三十铢

上十二味药,以水六升、酒三升,煮取三升,分三服,大汗勿怪。

治中风口噤不知人者方:芥子一升　酢三升

上二味煮取一升,敷头以布裹之,日一度。(《肘后》以治猝不得语。)

又方:豉五升　吴茱萸一升

上二味以水七升,煮取三升,渐饮之。(《肘后》以治不能语。)

又方:白术四两,以酒三升,煮取一升,顿服。

又方:服荆沥一升。

又方:服淡竹沥一升。

针灸法

中风口噤不得开,灸机关(《千金翼方》名颊车)二穴。穴在耳下八分小近前,灸五壮,即得语,又灸,随年壮。僻者逐僻,左右灸之。中风失喑不能言语,缓纵不随,先灸天窗五十壮,息火仍移灸百会五十壮,毕还灸天窗五十壮者。始发先灸百会,则风气不得泄。内攻五脏,喜闭伏仍失音也。所以先灸天窗,次百会佳。一灸五十壮悉泄火势,复灸之,视病轻重,重者一处三百壮大效。凡中风服药益剧者,但是风穴悉皆灸之三壮,无不愈也。

论曰:风寒之气客于中,滞而不能发,故喑不能言及喉痹失音,皆风邪所为也,入脏皆能杀人。故附之于治风之末。凡尸厥而死脉动如故,此阳脉下坠,阴脉上争,气闭故也。针百会入三分,补之,灸熨斗熨两胁下,又灶突墨弹丸大,浆水和服之。又针足中趾头去甲如韭叶,又刺足大趾甲下内侧去甲三分。

桂汤

治瘖失音方:浓煮桂汁服一升,覆取汗。亦可末桂着舌下,渐渐咽汁。

又方:浓煮大豆汁,含亦佳,无豆用豉。

治瘖不得语方:酒五合,和人乳汁中半分,分为二服。

论曰:夫眼,动口唇偏,皆风入脉,急与小续命汤、附子散、摩神明膏(见前七卷脚气门)、丹参膏(见二十四卷痈疽门),依穴灸之,喉痹舌缓亦然。风入脏,使人喑哑卒死,口眼相引,牙车急,舌不转僻者,伏龙肝散和鸡冠血及鳖血涂,干复涂之,并灸吻边横文赤白际,逐左右,随年壮报之至三报,三日不瘥,更报之。

附子散

治中风手臂不仁口面僻方:附子、桂心各五两 细辛、防风、人参、干姜各六两

上六味治下筛,酒服方寸匕,每日三次,稍增之。

甘草汤

治偏风积年不瘥,手脚枯细,面口㖞僻,精神不定,言语倒错方。

甘草、桂心、川芎、麻黄、当归、芍药各一两 人参二两 附子、侧子各二枚 独活、防己各三两 生姜、石膏、茯神各四两 白术、黄芩、细辛各一两 秦艽、防风各一两半 菊花一升 淡竹沥四升

上二十一味药,以水一斗,先煮麻黄去沫,取七升,纳竹沥及诸药,煮取三升,分四服,服三服讫,间一杯粥后,更进一服,待药势自汗。慎风冷醋蒜面奶酪鱼等。

治中风面目相引,口偏着耳,牙车急,舌不得转方:独活三两 生地黄汁、竹沥各一升

上三味合煎,取一升顿服之即愈。

又方:牡蛎、矾石、附子、灶下黄土(各等分)

上四味为末,取三年雄鸡冠血和药敷其上,持镜候之,才欲复故便急洗去之,不速去,便过不复还也。(《千金翼》云,偏右涂左,偏左涂右。)

又方：竹沥三升　防风、防己、升麻、桂心、川芎各二两　麻黄四两　羚羊角三两

上八味药，以水四升合竹沥煮取一升半，分三服，日服一剂，常用效。

治口耳僻方：防风、附子、葛根各二两　柏实、麻黄各三两　独活、生姜各四两　杏仁三十枚

上八味药，以水一斗、酒二升，煮取三升，分四服。

又方：青松叶一斤捣，令汁出，酒一斗渍二宿，近火一宿。初服半升，渐至一升，头面汗出即止。

又方：酒煮桂取汁，以故布拓病上，正则止，左拓右，右拓左，此秘方不传，余常用，大效。

治卒中风口不止方：取空青末如豆大一枚。含之即愈。

又方：炒大豆三升令焦，以酒三升淋，取汁顿服。（《肘后》以治口噤不开。）

又方：大皂荚一两去皮子下筛，以三年大酢和，左涂右，右涂左，干更涂之。

又方：以苇筒长五寸，以一头刺耳孔中，四畔以面密塞之，勿令泄气。一头纳大豆一颗，并艾烧令燃，灸七壮即瘥。患右灸左，患左灸右，耳病亦可灸之。

又方：灸手交脉三壮，左灸右，右灸左，其炷如鼠屎形，横安之，两头下火。

枳茹酒

主诸药不能瘥者方。

枳实上青刮取末，欲至心止，得茹五升，微炒炒去湿气，以酒一斗渍，微火暖，令得药味，随性饮之，主口僻眼急大验。治缓风急风并佳。（《肘后》以治身直不得屈伸反复者，枳树皮亦得。）

角弓反张第七

（方六首）

治卒半身不遂，手足拘急不得屈伸，身体冷，或智或痴，或身强直不语，或生或死，狂言不可名状，角弓反张，或欲得食，或不用食，或大小便不利皆疗之方：

（《古今录验》名八风续命汤）　人参、桂心、当归、独活、黄芩、干姜、甘草各十八铢　石膏一两半　杏仁四十枚

上九味药，以井华水九升煮取三升，分三服，每日三次，覆取汗，不汗更合加麻黄五两合服。

仓公当归汤

治贼风口噤角弓反张痉者方：当归、防风各十八铢　独活一两半　附子一枚　细辛半两　麻黄三十铢

上六味药，以酒五升，水三升煮取三升，服一升。口不开者，格口纳汤，一服当苏，二服小汗，三服大汗。

又方：酒一斗，胶二斤，煮令烊，得六升，每服一升，稍服得愈。

又方：单服荆沥良。

秦艽散

治半身不遂、言语错乱，乍喜乍悲、

诸风·卷八

角弓反张、皮肤风痒方。

秦艽、独活胡洽用乌头　黄芪、人参、甘菊各二两,胡洽用蜀椒　茵芋十八铢,胡洽用甘草　防风、石斛胡洽用萆薢　山茱萸、桂心各二两半　附子、川芎胡洽用桔梗　细辛、当归、五味子、甘草、白术、干姜、白藓皮胡洽用白薇,各三十铢　麻黄、天雄、远志各一两,胡洽用防己

上二十二味治下筛,酒服方寸匕,日再,渐渐加至二匕。又云治风无新久并补。

吴秦艽散

治风注入肢体百脉,身肿,角弓反张,手足酸疼,皮肤习习,身体尽痛,眉毛堕落,耳聋惊悸,心满短气,魂志不定,阴下湿痒,大便有血,小便赤黄,五劳七伤,万病皆治方。

秦艽、蜀椒、人参、茯苓、牡蛎、细辛、栝楼根、麻黄各十八铢　干姜、附子、白术、桔梗、桂心、独活、当归各一两　黄芩、柴胡、牛膝、天雄、石南、杜仲、莽草、乌头各半两　甘草、川芎、防风各一两半

上二十六味治下筛,盛以苇袋,食前温酒一升服方寸匕,每日三服,急行七百步许,更饮酒一升,忌如常法。

风痹第八

(论一首　方九首)

论曰:血痹病从何而得之?师曰:夫尊荣人骨弱肌肤盛,因疲劳汗出,卧不时动摇加被微风遂得之,形如风状。(巢源云其状如被微风所吹。)但以脉自微涩,涩在寸口,关上紧,宜针引阳气,令脉和紧去则愈。

防己黄汤

治风湿脉浮身重汗出恶风方。

甘草二两　黄芪五两　汉防己四两　生姜、白术各三两　大枣十二枚

上六味药,以水六升煮取三升,分三服,服了坐被中,欲解如虫行皮中,卧取汗。

黄芪汤

治血痹阴阳俱微,寸口关上微,尺中小紧,外证身体不仁如风状方:蜀黄芪、人参《金匮要略》无、芍药、桂心各二两　生姜六两　大枣十二枚

上六味药,以水六升,煮取二升,服七合,每日三服,令尽。

治风痹游走无定处,名曰血痹大易方:萆薢、薯蓣、牛膝、泽泻各二两　白术、地肤子各半两　干漆、蛴螬、车前子、狗脊、天雄各十铢　茵芋六铢　山茱萸三十铢　干地黄二两半

上十四味为末,蜜和丸如梧桐子大,酒下十丸,每日三次,后稍加。

治游风行走无定,肿或如盘大,或如瓯,或着腹背,或着臂,或着脚,悉主之方:海藻、茯苓、防风、独活、附子、白术各三两　大黄五两　鬼箭、当归各二两一本作当陆

上九味药,以酒二斗渍五日,初服二合,渐加,以知为度。

铁精汤

治三阴三阳厥逆寒食,胸胁支满,病不能言,气满胸中急,肩息,四肢时寒,热

诸风·卷八

不随,喘悸烦乱,吸吸少气,言辄飞扬虚损方。

黄铁三十斤,以流水八斗扬之三千遍,以炭烧,令赤,投冷水复烧七遍,如此澄清,取汁二斗煮药

人参三两　半夏、麦门冬各一升　白薇、黄芩、甘草、芍药各四两　石膏五两　生姜二两　大枣二十枚

上十味药,纳前汁中煮取六升,服一升日三服,两日令尽。

治诸风痹方:防风、甘草、黄芩、桂心、当归、茯苓各一两　秦艽、葛根各二两　生姜五两　大枣三十枚　杏仁五十枚

上十一味药,以酒水各四升,煮取三升,分三服,取汗。

白蔹散

治风痹肿,筋急展转易常处方。

白蔹半两　附子六铢

上二味治下筛,酒服半刀圭,每日三次。不知增至一刀圭,身中热行为候十日便觉。

附子酒

治大风冷痰癖胀满诸痹方:大附子一枚,重二两者(亦云二枚),酒五升渍,春五日。每服一合,日再,以瘥为度。

麻子酒

治虚劳百病,伤寒风湿,及妇人带下,月水往来不调,手足疼痹着床,服之令人肥健方。

麻子一石　法曲一斗

上二味先捣麻子成末,以水二石着釜中,蒸麻子极熟,炊一石米顷出滓,随汁多少,如家酝法,候熟,取清酒,随性饮之。

伤寒上·卷九

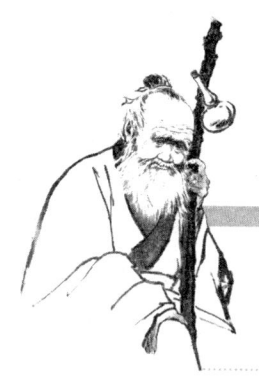

伤寒例第一

《易经》上讲"天地变化,各正性命"。但没有定准其变化的迹象,性命的长短也同样难以预测,所以有炎、凉、寒、热、风、雨、晦、冥、水、旱、妖、灾,以及蝗虫等种种自然界的怪异现象。四季八节中,各种变化不尽相同;八节指立春、立夏、立秋、立冬、春分、夏至、秋分、冬至七十二候里五天为一候;日月的运行各异。当太阳在日晷仪上投射的日影长短的度数循环了一周又精确地回到原点上时,才成为一年,这就叫岁功完成了。天地尚且如此,人又岂能无事。故人生长在天地之间,每个人的命运有不同的遭遇,其命运的好坏、事情的顺逆在不同的时候也各不相同。对于吉与凶、苦与乐、安与危、喜与怒、爱与憎、存与亡、忧与畏,这些人所关心的思虑,每天都有上千条;对自身的谋虑,时常有万计,如此才能度过一日。所以天没有哪一年无寒暑,人没有哪一天无忧喜。因此上天就会降温疫病,这就是天地变化之气的一种。这是创造化育的必然之理,不可能没有。虽然圣人有补阙天地而树立最高法则的功德,也不能废掉温疫等天地变化之气。虽然不能废掉它,却能通过掌握自然规律来驾驭它。其次有贤人善于保养身体,懂得克制,而与时季相推移,也得保全自身天真。天地有这些瘴疠之类邪气,还需用天地所生的物种来防备,这就叫懂得方法,那么病邪就找不到从哪里侵入人身了。但是这种病症,世俗之人叫它横病,都说等它满了一定的天数后就会自然痊愈,故很多人不加解救与施治。而世间因此夭折的人,确实太多了。凡是开始感觉不好时,就须救治,直到病愈。汤药与饮食一起进,抵消其毒势,自然就会痊愈。必定不能让病毒邪气自由自在地任意攻击人体,而只拱手等待死亡,这太错误了。现在作者广泛地采用各种经书里的治疗方法,分为上、下两卷,广撷备用,喜欢养生的人可以详细地阅读之。

《小品》说:从古至今,皆称伤寒是难治的病,时行温疫是毒病之气,而论治的人也不判别伤寒之气与时行温疫的不同,只说伤寒是高雅之人的说法,时行温疫是农家的说法,而不说病的异同。作者考察各家经典著作,发现它们有大不相同的实质,它们各自所宜不同,处方与论证应详加辨别,所以我在这里概略地叙述其道理。经书上说:春天的气温和,夏天的气酷热,秋天的气清凉,冬天的气严寒。这是四季正常的气候的顺序。冬天严寒,万物都深深藏伏,善于养生的人起居行住都要周密安排,就不会被寒气所伤。有的感觉触犯了严寒的冬气,就成为伤寒。但被四季之气所伤的,都能致病,而以伤寒最为厉害,其原因就在于它最具杀厉之气。如果机体被这种杀厉之气所侵犯,立即就会生病,此乃伤寒。不立即生病的,其寒毒藏在肌骨中,到春天变成温病,到夏天变成暑病。暑病,是极热之气,比温病更严重。所以辛苦的人,在春夏季常发生温病、热病,其原因都是由于在冬天时触犯寒冷而导致的,并不是时行之气。凡是时行之气,是春天应温暖却反而特别寒,夏天应炎热却反而特别冷,秋天应凉爽却反而特别热,冬天应寒冷却反而特别温暖,这是违反时令而具有的气。所以,无论年龄老少的病人,一年之中大多有相似的症候,这就是时行之气。对于伤寒病,应该随其入侵机体的日程及深浅,来施以不同的治疗。现在世人患了伤寒病,有的在病初患时不早治,有的治法不对症,有的病人拖延了很多天,等到病势垂危,才请医师诊治,就为时太晚了。若医师又只知遵照处方的先后顺序而加以治疗,则不对症。所以医生都应临时灵活变通,随症遣药,才能获得最佳的治疗效果。

华佗说:开始患伤寒症一天时,其邪气就在皮里,应当用膏药来摩熨或用火来灸灼就会痊愈;如果没有解除的,第二天邪气就会侵入肤里,可依法用针,服解肌散发汗,汗出就会痊愈;若仍没有解除,到第三天邪气就会侵入肌里,再发一次汗就会痊愈。如果仍没有解除,就停止,不要再发汗。到第四天邪气就会侵入到胸里,宜服藜芦丸,微微吐出后就会痊愈。如果病重垂危,服藜芦丸而不能吐出的,服用小豆瓜蒂散,吐出后就会痊愈。但其病人还没有清醒的,再依法用针刺。第五天邪气就会侵到腹里,第六天邪气入胃,入胃后就可用泻下法。若热毒在外,没有入胃,而先采用泻下法,则其热毒乘虚入胃;就会烂胃。但是热毒入胃后,关键需要用泻下法去除它,不能让它滞留在胃中。胃若因实热致病,多半会死,很少有希望得生。胃中进入虚热,会烂胃。其热轻微的,会出现红斑,这种病五成可能会死而只有一成希望得生;其热剧烈的,会出现黑斑,这种病十成可能会死而一成希望得生。但是人有强弱之别,病有难易之分,其治疗效果会悬殊一倍。患病无热,只是狂言、烦躁不安,精神失常,答非所问的,不要用火来逼迫它,只服用一方寸匕猪苓散,应当强迫给病人新汲的井水一二升,强迫他饮下。使病人用手指刺喉中,吐出所饮的水,病就随即痊愈了。如果不能吐的,不要强迫给他饮水,水停下来就会在心结滞。应当另用其他药物来催吐,所用的治法、方药,都要适合于所患的病症,不然会导致情势更加危急。对于这种病,若经常用猪苓散来使病人吐解,其会很快速地死亡。也可先用解毒的药物,以及依法用针更好。那饮而膈实的,这都是难治的病,这种病多半可能会死而只有少半的希望得生。病人因没有及时采用泻下法治疗而延误了时月的,其热毒就不得泄出,就会烂胃、出斑。

在春夏季节不要大吐下泻,秋冬季节不要大发汗。发汗法的运用,在冬季及初春特别寒冷时,宜服神丹丸,也可用膏药来摩熨或用火来灸灼。如果在春末,以及夏天、初秋,在这些天气炎热的月份里,不宜用火灸灼及盖上重叠的被子,宜服六物清散。若用崔文行度瘴散、赤散、雪煎,也有很好的治疗效果。如果没有丸药散药以及煎药的,只单熬几两柴胡,伤寒病、时行病都可服用。已经发汗,而发汗至二次、三次仍不缓解的,应当给病人服汤药。对于实症者,转而用泻下法。其脉早晚都显趺象的,是澼实证;早晨显平象而晚上显趺象的,不是澼证。转用泻下法后,可以早给他服汤药,但应当少给,不要使其下得太严重。少给汤药,而应当缩短服药的间隔时间。各种虚、烦、热的病症相似于伤寒,但不恶寒,身体不疼痛,所以知道它不是伤寒,不能发汗;头不痛、脉象不紧不数,所以知道它不是里实证,不能泻下。像这样内外都不可攻的,若强制性地攻,必定就会损竭,病人多会死亡而难以保全。对这种虚烦证,只应当给病人服竹叶汤。如果呕吐的,则给他服橘皮汤,一剂药不能治愈,可再服。多次使用这种方法,很有效。伤寒后虚烦,也宜服用此汤。

王叔和说:对邪热内炽、阴液被灼《外台》写做表和里病的症候,发汗就会死,泻下则能愈;对寒邪在外,表阳被遏《外台》写做里和表病的症候,泻下就会死,发汗则能愈。这样,神丹怎能够误发,甘遂哪可以妄攻? 对于以上不同的盛与虚《外台》写做表里的治疗,相背千里之远;而吉与凶的机兆,像影子与声音对自身的呼应一样来得急速。而阳盛《外台》写做表和时咽桂枝汤就会毙命,阴盛《外台》写做里和平时喝大承气汤入胃也会死亡。像这种阴阳虚实交错的症候很细微,而发汗吐下的治法用得相反时其祸最疾速。而有的医生医术浅薄狭隘,没有智慧没有知识,治死了病人,还说是其天分,以至于冤魂堵塞了阴世间的道路,夭死者充满了空旷的原野。鉴于此的仁爱之人,能不伤痛吗?

那些伤寒之病,从风寒侵入腠理而引起,与精气分争,而荣卫否隔,不能周流。初发病的一两天,邪气在孔窍、皮肤之间,所以病人头痛、恶寒、腰背僵直沉重,这是邪气在表,发汗就会痊愈。起病三天以上,邪气浮在上部,堵塞心胸,故头痛,胸中胀满,应当用涌吐的治法,就会痊愈。起病五天以上,邪气沉结在五脏,故腹胀身重,骨节烦疼,应当用下法治疗,就会痊愈。应当斟酌病的症候表现,不应乱投汤药,使其胃气亏虚。经书上说:对脉象微的不可用涌吐的治法,对脉象虚细的不可用通下的治法。又,在夏天也不能用通下的治法,这是医家大忌。脉象有沉与浮的区别,能互相转化;有的人患病几天后才告诉医生,虽说是刚刚发觉,诊视其病却已积在身上数天了,已经结成疾病,不再是发汗、解肌所能消除的了,这就应当对其诊脉,随其病情而灵活施药救治,以求免除祸患。不能拘泥于次序而失了关键的治疗时机,而引来伤及性命的灾祸。这种伤寒病的发展在三天以内的用发汗法治疗,这是指因为迎着风解开衣裳、或夜间睡觉时没有盖好被子、或被寒温之气所侵犯、并感染时行疾疫贼风之气、被恶邪所侵犯而致病的一类症候。至于有的人自己吃生冷食物过多,腹中积藏而不消化,转动稍稍困难，头痛身温，其脉象实大的，就可用吐下法治疗，不能用发汗法治疗。

陈廪丘说："有人问患病后接连服用汤药发汗，但不出汗的，怎么办？"我说："医家经典上讲，连续发汗而不出汗的，是死症。我想，可以用蒸法，像治中风的蒸法一样。让热湿之气在外迎候它，汗就不得不出。后来我用这个道理去问张苗，张苗说：'曾经有人因劳作疲倦过度而出汗，然后又卧在单层的竹苇席上，被冷气所侵犯而患病，病后只苦于寒倦，很多医生给他服过丸、散、汤药，四天之内总共发汗八次，而不出汗。张苗叫人在地上布满桃叶，烧桃叶来蒸他，即得大汗，在被窝里用粉敷身，使其极燥之后才起身，病就痊愈了。张苗以后几次用这种方法来发汗，都能使病人出汗。'人的禀性自有难以出汗的，不只是病使他这样，但蒸他就没有不出汗的。各种发热恶寒的病，脉象浮洪的，就宜于发汗。用温粉来敷，不要使其遇风。应当发汗时而病人恰恰失血以及大下利的，就不能过度发汗。多给他服几次桂枝汤，每次给少许，使其遍身和润，微微汗出，这样连续几天发微汗，病就会自然消除。"

凡是人有轻微的病痛，好像不如平常时，就应该及早告诉医生；如果只是默默忍受而不治疗，期望它自然好转，那么就会在短期之内积累发展成不易治的病。像这样的小孩与女人会更加严重。如果时气不和，应当自己戒备与约束。若稍有感受时令不正之气而身体违和的情况，就应该治疗。寻找其病因，若病邪还在腠理，趁时机早治，很少有不能痊愈的。如果病人忍了几天才说出来，邪气已入五脏就难以制止，即使用和缓之法其效果也难以达到。对于痈疽疔肿、喉痹客忤之类症候，尤其急迫。这是养生的关键。凡是制作汤药，不能刻意去避吉凶晨夜时日，只要觉得有一点病，就应该制药来治疗，不等早晚，那么就容易痊愈。服药应当依照方法，如果放纵心意违背医生的嘱咐，那就不须治疗了。凡是伤寒，多是从风寒得来，开始时体表被风寒所袭击，风寒侵入体内就不容易消除了。服药后用衣被覆盖，使周身温暖而得汗，则没有不能消除的伤寒病。凡是患时气病五六天后，而口渴想饮水的，饮水不能过多，不应当给他很多水。之所以这样做的原因，是因为腹中的热量尚少，不能消受更多的冷水，此时多饮水就只有更加加重病人的疾病。若病人到第七八天，特别口渴想饮水，还是应当遵从症候状况决定给他水的多少，不要使其饮水过度。病人说能喝一斗水的，只给他五升。若饮得满腹，小便涩，或气喘或呃逆、呕吐，就不能再给他水。忽然出大汗的，是要痊愈了。人患病之后能够喝水，就有希望获得痊愈。

凡是温病，可针刺五十九穴。又，全身三百六十五穴，其中三十六穴灸后有害，七十九穴刺后成灾。参看第二十九卷。

寻方治病的关键，以能快速救人为贵。所以养生之道，家中常须备制成熟的药，以备急用。

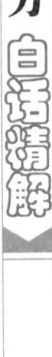

辟 温 第 二

辟除疫气,使人不染温病及伤寒,在正月初一服**屠苏酒**。

屠苏酒

大黄十五铢　白术十八铢　桔梗、蜀椒各十五铢　桂心十八铢　乌头六铢　菝葜十二铢　又方有防风一两

以上七味药分别切细,以绛袋盛装,在十二月的最后一日日中时悬沉到井中,使其至泥,正月初一日凌晨取出药,置酒中煎数沸,在东向户中饮服。饮屠苏酒时,先从小起,多少任意饮。一人饮,一家无疫;一家饮,一乡无疫。饮药酒后三朝,还将药渣置于井中,可常年饮用,则可一世无病。若家内、外有井,则全都悬药,可以辟除温气。

辟除温病,粉身散是常用的处方:

芎䓖、白芷、藁本各等分

以上三味治择捣筛后制成散药,加入米粉中,用来涂敷身体。

治温病使其不相传染的处方:取白术、豉等分,以酒浸泡来服用,有神效。

治疫病的处方:取黄药子二枚,研成末,以水送服。

治凡是流行的疫疠,常在月满的十五日细锉向东生长的桃枝,熬水来沐浴。

治瘴气的处方:取二升青竹茹,以四升水来熬取三升汤药,分作三次服用。

治肝脏温病,阴阳毒分为阴毒、阳毒两种,系感受疫毒所致的病症。颈背双筋牵引,先寒后热,腰部僵直挛缩,眼睛模糊不清的处方:桂心一两　白术、芒硝、大青、栀子各三两　柴胡五两　石膏、生姜各八两　生地黄、香豉各一升

以上十味药分别切细,以九升水来熬取三升汤药,分作三次服用。

治心腑脏温病、阴阳毒,恐惧发抖、惊动的处方:大青、黄芩、栀子、知母、芒硝各三两　麻黄四两　玄参六两　石膏、生葛根各八两　生地黄切,一升

以上十味药分别切细,以九升水来熬取三升,去渣加入芒硝,分作三次服用。

治脾腑藏温病,阴阳毒,头沉重,颈僵直,皮肉痹结核隐约突起的处方:大青、羚羊角、升麻、射干、芒硝各三两　栀子四两　寒水石五两　玄参八两

以上八味药分别切细,以七升水来熬取三升汤药,分作三次服用。

治肺腑藏温病,阴阳毒,咳嗽连续声不绝,呕逆的处方:麻黄、栀子、紫菀、大青、玄参、葛根各三两　桂心、甘草各二两　杏仁、前胡各四两　石膏八两

以上十一味药分别切细,以九升水来熬取三升汤药,分作三次服用。

治肾腑藏温病,身面如刺,腰中欲折,用热毒内伤方:

茵陈蒿、栀子、芒硝各三两　苦参、生葛各四两　生地黄、石膏各八两　葱白、豉各一升

以上九味药分别切细,以九升水来熬取二升半,再加入芒硝,分作三次服用。

温风这种疾病,其阴阳脉俱浮,出汗,体重,其呼吸必定喘急,其形状麻木,沉默不想说话只想睡眠。若用下法来治,就会小便困难;若发其汗,病人必神

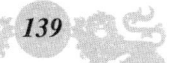

伤寒上・卷九

志不清,妄言乱语;若加烧针,病人就会耳聋难言;若只用吐下的治法,就会遗失便利。像这样的病人,宜服萎蕤汤方。

萎蕤汤

萎蕤、白薇、麻黄、独活、杏仁、芎䓖、甘草、青木香各二两　石膏三两

以上九味药分别切细,以八升水来熬取三升汤药,去掉药渣,分作三次服用,使病人出汗。若一寒一热,加朴硝一分及大黄三两来使病人下泻。如果无木香,可用麝香一分。《小品方》说:萎蕤汤用于治冬温及春月中风,一患上伤寒就发热,头眩痛,咽喉干,舌僵直,胸内疼痛,心胸痞满,腰背强直的症候,也用于治风温。

蛊病与百合、狐惑、湿风、温病、鬼魅都极为相似,宜精察节气。其新旧二气相搏,常致此疾。

伤寒膏第三

治患伤寒后,头痛,颈项僵直,四肢无力酸疼,用青膏方:

当归、芎䓖、蜀椒、白芷、吴茱萸、附子、乌头、莽草各三两

以上八味药分别切细,以醇苦酒浸泡两晚上,以四斤猪脂来熬,使药的颜色变黄,绞去药渣,每次用温酒送服枣核般大小的三枚,每日三次。让病人出汗,若无效,就渐渐增加用量,可以服用也可用来抹涂,若是初患伤寒一日,苦于头痛背僵直的,以抹涂为好。

治患伤寒后呈赤色,头痛,颈项强直,贼风走风,用黄膏方。

黄　膏

大黄、附子、细辛、干姜、蜀椒、桂心各半两　巴豆五十枚

以上七味药分别切细,以醇苦酒浸泡一晚上,以一斤腊月猪脂来熬,调恰当的火候,熬沸腾三次而药成,伤寒赤色发热者,以酒送服梧子般大小的一枚。又用火熔化来摩涂身体数百遍,兼断绝贼风,效果很好。若风邪已侵入肌肤,就追风邪所在而抹涂,神效。

白　膏

治伤寒头痛,先向火摩擦身体,以酒送服如杏核大的一枚,盖上温热的被子发汗,身休抹擦千遍,药力就得以通行。并用于治恶疮、小儿头疮以及牛皮癣都能治。先以盐汤洗疮,以布拭掉,敷膏于痛肿处,然后以火灸抹千遍,每日二次,肿会自消的处方。

天雄、乌头、莽草、羊踯躅各三两

以上四味药分别切细,以三升苦酒来浸泡一晚上,打一口向东的露天灶,又挖取十二堆聚湿土,各一升那么大,取三斤成煎猪脂置于铜器中,放在灶上火,以苇薪使其消熔,加入所浸泡的药,煮至沸腾,取下置于土堆上,沸定后又放到灶上,如此往复十二遍,使土堆全被用尽,药成后去掉药渣。患伤寒而咽喉痛时,每日三次,每次含如枣核那么大的一枚。抹膏时不要让药膏接近眼睛。

发汗散第四

度瘴发汗青散

治患伤寒而呈赤色,恶寒发热,头痛,颈项强直,体疼的处方。

麻黄二两半 桔梗、细辛、吴茱萸、防风、白术各一两 乌头、干姜、蜀椒、桂心各一两六铢

以上十味治择捣筛后制成散药,以温酒送服方寸匕,盖上温热的被子发汗,汗出而止。若不得汗,或汗少而不能除病,就按照方法再服。若得汗已足,而仍如以前一样头痛发热,这是内实证,应当服駃豉丸或翟氏丸。若服后便头重者,可将二大豆左右的药末纳入鼻孔中,觉燥而涕出,一日可如此往复三四遍,必愈。此方兼用于去除时行病。

五苓散

主治时行热病,只是狂言烦躁不安,其胡言乱语别人完全不懂的处方。

猪苓、白术、茯苓各十八铢 桂心十二铢 泽泻三十铢

以上五味治择捣筛后制成散药,每次以水送服方寸匕,每日三次。多饮水,出汗后就能痊愈。

崔文行解散

治时气不和,而患伤寒发热的处方。

桔梗、细辛各四两 白术八两 乌头一斤

以上四味治择捣筛后制成散药,若中伤寒,服一钱五寸匕,盖上被子发汗,若未见效,再稍微增加用量,直到见效为止。若时气不和,在凌晨服钱一五寸匕。欲去除恶气或探望病人者服一服。皆以酒送服最好。

六物青散

治因患伤寒而呈赤色、恶寒的处方。

附子、白术各一两六铢 防风、细辛各一两十八铢 桔梗、乌头各三两十八铢

以上六味治择捣筛后调制成散药,以温酒送服一钱五寸匕,若无效,渐渐增加用量。服药后一顿饭的时间不出汗者,可进食一杯温粥来发汗。盖上温热的被子发小汗,不能淋漓大汗。不要伸出手足,汗出后就停止。若出大汗不止,就以温粉来敷在身上,微汗者不须敷粉。不出汗者,应当再服药。得汗而不除病者,应当服神丹丸。其处方见下篇发汗丸。

发汗汤第五

例说:采用发汗的总原则是最适宜在春夏季节进行。凡是发汗,欲使手足都微微汗出而和润,如此一小时左右为好,只是不能使其如流水下雨一样汗多。若病没有消除,应当重新发汗。汗出过多则亡其阳气,阳虚之后就不能再发汗。凡是服汤药发汗,切中病候就停止,不必服完整剂药。凡是说可以发汗而没有汤

药的,丸、散药也可以用,其关键是出汗后就能除病,但是没有汤药的随其症候灵活取用的效果好。凡是患病后无故自汗的,再发汗,就会病愈,这是卫气恢复平和的缘故。

病人脉象浮的,病在外,可以发汗,宜服用桂枝汤。

阳脉浮大而细数的,也可发汗,也宜服用桂枝汤。

病后常常自己出汗的,这是营气平和正常,营气平和正常而浅表的营卫不相协调,这是由于卫气、营气不谐和的缘故。营气在脉中运行,卫气在脉外运行,营不助卫,卫不固外,荣卫不调;此时再发其汗,营卫平和相助则病愈。宜用桂枝汤。

病人脏腑无病,阵发性出现发热汗出而不痊愈的,这是卫气不和的缘故,在发热自汗的症状发作之前发汗就能痊愈。宜用桂枝汤。

太阳经发生病变,发热出汗的,这是营弱卫强,所以出汗,应着手治疗风邪引起的太阳经中风之症。宜用桂枝汤。

太阳经发生病变,头痛、发热、出汗、恶风寒,宜用桂枝汤来治。

太阳经发生病变,用下法来治疗出现微喘症候的,这是表证未得解的缘故。宜用桂枝加厚朴杏仁汤来治。

太阳经发生病变,表证未解的,不可用下法来治,宜用桂枝汤。

太阳经发生病变,先让病人发汗,仍不能缓解时再用下法来治,其脉象浮的,不能痊愈。从脉象浮判断病症仍然属表却反而用下法,故不能痊愈。

脉象浮,所以判定病邪在表,应当解其表就能痊愈,宜用桂枝汤。

太阳经发生病变,用下法来治,则气上冲,太阳经发生病变,误用下法后,正气未衰,与邪气相争,不能畅达于表,逆而向上,所以气上冲,这表明病邪仍在表而未陷里。对这类病人可给他服桂枝汤;不发生气上冲的症候者,不能给他服桂枝汤。

凡是桂枝汤,本是用来调和营卫以解除肌表之邪的,若病人脉象浮、发热无汗的,不能给他服桂枝汤。常须懂得这个道理,不要误人。

凡是嗜酒的人,不能给他服桂枝汤,若服了必定会呕。

凡是服了桂枝汤吐出的,接着必定会吐脓血。

桂枝汤

治中风,其脉象阳浮而阴弱,脉象阳取有余,因风寒袭表,卫气抗邪于外,脉来应指而浮,故阳浮;脉象重按不足,是因营气虚弱,故阴弱。阳浮的,自然发热;阴弱的,自然出汗;涩涩恶风,淅淅恶寒,翕翕发热,鼻塞干呕的处方。

桂枝、芍药、生姜各三两　甘草二两　大枣十二枚

以上五味药中先将桂枝、芍药、甘草分别切细,把姜切成片,枣剖开,以七升水将枣煮烂,去渣,再加入其他药,水少时可增加一些,熬到微微沸腾,得三升汤液,去渣,每次服一升,每日三次,小儿可根据病情灵活减量。初服不多一会儿便出汗者,就把服药间隔时间稍微放长;不得汗者,就把服药间隔时间稍微缩短,使药势相续而出汗。按照方法自己加强护理,特须避风。病若重,宜夜间服药。若服一剂不能除病,疾病的症状不变者,应当再服。有不肯出汗的,服两三剂才得

痊愈。服此药一顿饭的时间后,饮热粥来助药力。

治患伤寒后头及腰痛,身体骨节疼,发热恶寒,不出汗而气喘,用**麻黄汤**方。

麻黄汤

麻黄三两　桂心、甘草各一两　杏仁七十枚,气喘不严重的用五十枚

以上四味药分别切细,以九升水来熬麻黄,熬到减少二升时,去沫,加入其他药,合熬取二升半汤液,绞去渣,每次服八合,盖上被子发汗。

大青龙汤

治中风伤寒,脉象浮紧,发热恶寒,身体疼痛,汗不出而烦躁的处方。

麻黄六两　桂心、甘草各二两　石膏如鸡蛋那么大的一枚,捣碎　生姜三两　杏仁四十枚　大枣十二枚

以上七味药分别切细,以九升水来熬麻黄,去沫,接着加入其他药,熬取三升汤药,每次分服一升。盖上厚厚的被子来发取大汗,再用温粉来涂敷身体。不可再服,再服就会出现筋肉抽搐跳动的惕肉证,这就违反了治则,不出汗才可再服。

治患伤寒三日以上,服前药而不愈,脉势仍数者,这是阳气还在经络,还没有侵入脏腑,其治疗的处方。

桂枝、黄芩、甘草各二两　升麻、葛根、生姜各三两　芍药六两　石膏八两　栀子十四枚

以上九味药分别切细,以九升水来熬取二升七合汤药,分作二次服用,服药间隔相距如行十里路那么长的时间。若前两服服完即得汗,后服就停止;不得汗,再进一服,得汗即止;仍不得汗者,第二日减去栀子,加二两麻黄,水足二升,再依方服用。

治伤寒,用雪煎方:

麻黄十斤　杏仁一斗四升　大黄一斤十三两,如金色者

以上三味药分别切细,在东向灶釜中以五斛四斗雪水浸泡麻黄三晚上,加入大黄搅拌均匀,以桑薪炊,熬得二斛汁,去渣再纳入釜中,捣杏仁加入汁中再炊,可余六七斗汁,绞去渣置于铜器中,又以三斗雪水合熬,搅拌均匀,得二斗四升汤药,可制为丸药,丸药冷凝后如弹丸。有病者,以五合三沸的白开水研一丸入开水中,在寒温适当时服用,立即汗出。若不愈者,再服一丸。盛药须严密,不让它泄气。

发汗丸第六

神丹丸

治患伤寒而呈赤色,涩涩恶寒,发热体疼的处方。

附子、乌头各四两　人参、茯苓、半夏各五两　朱砂一两

以上六味药研为细末,制成蜜丸,仿照真丹的颜色。每次在饭前服用如大豆般大小的二丸,以生姜汤送下,一日三次,一会儿后进热粥二升左右,再盖上厚厚的被子到出汗为止。

如果没有出汗,以及出汗太少不能起到解表作用的,就再照前面的方法服用。如果出汗足够,应当能解表而未解的,当服桂枝汤。这种药多毒,要让发热的病人多饮水,发寒的病人饮温水来解其毒。以此方来治疟疾,在发病之前服二丸。《金匮要略》此方用细辛,不用人参,另有射罔如枣那么大一枚,名叫赤丸,主治寒气厥逆。

治患伤寒五六天以上而不得缓解的,热在胸中,牙齿紧闭不能说话,只想喝水,这是伤寒病病势已经溃坏,医生不能治疗的,病人已像死人,精与魂已经衰竭,只有心下还有温热,此时用杖撬开他的口,往咽喉中灌药,若能咽下就能痊愈。用麦奴丸,又名黑奴丸、水解丸。其处方是:

釜底黑、灶突墨、梁上尘、大黄、麦奴、黄芩、芒硝各一两　麻黄二两

以上八味药研成细末,调制成如弹子大的蜜丸,用五合新汲的井水来研一丸,使其破散,置水中浸泡,当药消融尽后再服用。病人发渴想饮水的,就让他纵情饮,不问升数。病人想停止时,要强迫他饮,最好能多饮水。不想饮水的病人,也要强迫他饮。服药一会儿后会发寒,发寒后冷汗冒出,病就消除了。若服药后太阳在日晷仪上投射的日影长短的度数已经移动五尺左右而不出汗,就还像前次的方法一样再服药,不超过两三服,就有良好效果。小麦黑勃又名麦奴。

宜吐第七

例说:用吐的方法原则上适宜在春天。凡是服吐药者,切中病就停止,不必将整剂药服完。

患病的症候如桂枝汤主治的症候,头不痛,颈项不强直,而寸口脉浮,胸中硬满,气上冲咽喉,呼吸困难的,这是因为体内有痰沉积,宜用涌吐的治法。

患胸上各种寒病,胸中郁郁而痛,吃不下饭,要使人按住疼痛部位,按时反而有涎流出,又下利,每天上厕所十多次,而病人脉象迟,寸口部脉象微滑的,宜使这种病人吐,吐后其下利就会停止。

少阴经发生病变,饮食入口就吐,心中抑郁不舒,想吐而不能吐的,宜使其吐。

有宿食停滞在胃脘上部的,宜使其吐。

患手足逆冷的病,脉象突然纠结的病人,是外来邪气侵入胸中,心下满而烦,饥饿而不能饮食的,这是因为病在胸中,宜使其吐。

患病如桂枝汤主治的症候,头不痛、颈项不强直、寸口脉微浮,胸中痞坚,气上撞咽喉,呼吸困难的,这是胸中有寒,宜使其吐,用瓜蒂散方。

瓜蒂、赤小豆各一两

以上二味药治择捣筛后制成散药,取一钱匕,加香豉一合,熟开水七合,一起煮成稀粥,去渣取汁,与散药调和后一起温服,一次服完。对不吐的病人,一点点地增加用药量,直到快吐时止。张文仲以三合白开水调和散药来服。

水导散

治时气病,烦热如火,狂言妄语想不停奔跑的处方:

甘遂半两　白芷二两

以上二味药治择捣筛后调制成散药,以水送服寸匕,让病人隔一会儿后喝冷水,喝到腹满就吐出,小便应当呈现红色。此药另名濯肠汤,此为治大便急的药。

藜芦丸

治患伤寒而不得吐的处方。

藜芦、附子各一两

以上二味药研成细末,用蜜调和成如扁豆大的丸,病人患伤寒证不能吃饭的服用二丸,对不见效的增加用量。这对于患病一天至四天以内、服药后太阳在日晷仪上投射的日影长短的度数已经移动三丈而不吐者,就进热粥汁来发散药力。

治患伤寒温病三四天,胸中恶,想吐的,服酒胆方。

醇苦酒半升　猪胆一具

以上二味药,全部调和均匀后饮用,吐后就能痊愈。

宜下第八

例说:用下法的原则适宜在秋天。凡是下药,汤药比丸散好,切中病就停止,不必将整剂服完。

患伤寒证有热,而小腹满,应当出现小便不利,现在反而小便利的,这是有血,应当使其下,宜用抵当丸。

太阳经发生病变,身黄,脉象沉结,小腹坚满,小便不利的,这是没有瘀血;小便自利,病人如狂指神态失常,但比发狂轻微的病症的,这是血症无疑,应该用抵当汤来使其下泻。

太阳经发生病变,不能解除,热邪郁结在膀胱,病人如狂的,其血自下就能痊愈。若其未解表,则还不能攻,应当先解其表。解表之后,只有小腹纠结的,方可攻。

阳明经发生病变,脉象迟,虽然出汗但不恶寒,体必沉重,短气,腹满而喘,有潮热的,这是正欲解表,可以攻其里,手足微汗湿润的,大便已经结燥,宜服用承气汤。若汗多,而微热恶寒,这是没有解表,宜用桂枝汤。若其热不潮,就不能给他服承气汤。若腹部胀满而不大便的,可稍稍给他服一些承气汤,使其胃气微微调和,让病人不要下得太过度。

阳明经发生病变,潮热,大便微微结燥,可给他服承气汤。不结燥的,不可给他服。若已经六七天没有大便,恐怕有燥屎,想要使其治疗有效,可给他服用少量承气汤;服汤药后腹中转失气的,是有燥屎,乃可攻;若不转失气的,这是其屎头坚后溏,不可攻。若冒然用药来攻,必胀满不能食。想喝水的,就是哕,其后发热的,大便必再结燥,宜给他服用小承气汤来调和。不转失气的,千万莫攻它。

阳明经发生病变,病人喜忘指言语动

作,既过则忘的病症。必定有畜血。这样的原因,是因本来长期有瘀血,故喜忘,其屎虽然结燥,反而易出,其色必黑。宜用抵当汤米使其下泻。

阳明经发生病变,发热出汗的,这是热邪向外发泄,不会发黄。只有头上出汗,身上无汗,到颈部而止;又小便不利,口渴而取饮大量水或饮料的,这是里有瘀热,身必发黄,宜用茵陈汤来使其下泻。方出第十卷中

少阴经发生病变,已两三天,口燥喉干,应当赶紧用承气汤来使其下泻。

少阴经发生病变,已六七天,腹满,不大便的,应当赶紧用承气汤来使其下泻。

病若是实证,就会妄语;若是虚证,就会言语重复,声音不正。直视、妄语、喘满者、下痢者皆会死亡。

患伤寒病已经四五天,脉象沉,气喘胸满的病人,脉象沉表示病邪在里而反发汗,使津液越出,大便为难,表虚里实,长期如此就会胡言乱语。

大承气汤

主治热盛,腹中有燥屎,胡言乱语者的处方。

大黄四两　厚朴八两　枳实五枚　芒硝五合

以上四味药分别切细,以一斗水先熬厚朴、枳实二种药物,取五升,去渣,加入大黄,熬取二升,去渣,加入芒硝,再熬一两沸,分两次服用,得快利即止。

抵当丸方

水蛭二十枚　桃仁二十三枚　虻虫二十枚　大黄三两

以上四味药研成末,以蜜调和制成丸药,分为四丸,以一升水来熬一丸药,取七合汤液,一次服完。一周时后会下血,若不下,再服。

生地黄汤

治患伤寒有热,虚羸少气,心下胀满,胃中有宿食,大便不通利的处方。

生地黄三斤　大黄四两　大枣二枚　甘草一两　芒硝二合

合捣以上五味药,使其调和均匀,蒸在五升米之下,熟后绞取汁,分两次服用。

患伤寒七八日不得消除,默默心烦,腹中有干粪,胡言乱语,用**大柴胡加萎蕤知母汤方**。

大柴胡加萎蕤知母汤

柴胡半斤　黄芩、芍药各三两　半夏半升　生姜五两　大黄、甘草各一两　人参三两　萎蕤、知母各二两

以上药分别切细,以一斗水来熬取三升汤药,去掉药渣,每次服一升,每日三次,以通利为有效。《集验方》此方用枳实四枚,不用芍药。

发汗吐下后第九

伤寒病已解除半天左右,心中又烦热,其脉象浮数的,可再发汗,宜用桂枝汤。凡是发汗后喝水的,必会气喘,应该谨慎。

治发汗后,表里虚烦不能攻的症候,只应给病人服**竹叶汤**方。

竹叶汤

竹叶二把　人参、甘草各二两　半夏半升　石膏一斤　麦门冬一升　生姜四两

以上七味药分别切细，以一斗水来熬取六升汤液，去掉药渣，加入半升粳米，米熟后去除，每次分服一升，每日三次。张文仲此方无生姜。

服桂枝汤，大汗后，脉象洪大的，可给病人服桂枝汤。若同时出现发热、恶寒的，且发作有规律，似疟而实非疟，一日发汗两次，汗出即得消除，主治用**桂枝二麻黄一汤**方。

桂枝二麻黄一汤

桂枝一两十七铢　麻黄十六铢　芍药一两六铢　甘草一两二铢　杏仁十六铢　大枣五枚　生姜一两六铢

以上七味药分别切细，以五升水来熬麻黄，两沸后去沫，加入其他药，熬取二升汤药，在寒温适当时分两次服用，以微微出汗为准。

小青龙汤

治患伤寒后未解表，心下有水气，指水液停留体内引起的病变干呕，发热而咳，或渴，或下痢，或咽喉部梗阻不畅，或小便不通利，下腹部胀满不适，或喘气者，用小青龙汤主治的处方。

桂心三两　半夏、五味子各半两　麻黄、甘草、干姜、芍药、细辛各三两

以上八味药分别切细，以一斗水来熬麻黄，减二升，去除表面的沫，把其他药加入其中，熬取三升汤药，分作三次服用，相距如行十里路那么长的时间后再服一次。若病人发渴，去掉半夏加栝楼根三两；若微痢，去掉麻黄加荛花如一只鸡蛋那么大，炒成红色；若咽喉梗阻，加附子一枚；若小便不通利，下腹部胀满不适，去掉麻黄加茯苓四两；若气喘，去掉麻黄加半升杏仁。试用屡次有神效。

发汗，若下泻后，烦热，自觉胸中窒塞不畅，气逆攻心的，用**栀子汤**方。

栀子汤

栀子十四枚　香豉四合，用药棉裹

以上二味药，先以四升水熬栀子，取二升半汤液，再加入豉，熬取一升半汤药，分作二服，温进一服，得快吐则停止后一服。

治发汗后腹胀满，用**厚朴汤**方。

厚朴汤

厚朴八两　半夏半升　生姜八两　甘草二两　人参一两

将上五味药分别切细，以一斗水来熬取三升汤药，分三次服用。

发生病变的太阳经，经过发汗后，汗出而病不除，病人仍发热，心下恐惧，头晕眩，全身肌肉不自主地跳动，身体颤抖，站立不稳，时时欲仆倒在地的症候，用**玄武汤**方主治。

玄武汤

茯苓、芍药、生姜各三两　白术二两　附子一枚

以上五味药分别切细，以八升水来熬取二升汤药，每次温服七合。发生病变的太阳经，因医生用错了药，于是下利不止。脉象促的，是未解表。气喘而汗出的，用**葛根黄连汤**方主治。

葛根黄连汤

葛根半斤　黄芩、黄连各三两　甘草二两

以上四味药分别切细，以八升水先

熬葛根,减掉二升,再加入其他药,熬取三升汤药,去掉药渣,分两次服用。

患伤寒,发汗吐下后,心下逆满,气上冲胸部,起身就感到头晕眩,其脉象沉、紧,发汗就会损伤经脉,身体因此摇晃不稳,主治用**茯苓汤**方。

茯苓汤

茯苓四两　白术、桂心各三两　甘草二两

以上四味药分别切细,以六升水来熬取三升汤药,去掉药渣,分三次服用。

凡是最初发于体表的伤寒病,而医生用错了药,导致热邪入内,于是就会发作结胸症。

患结胸病,又出现颈项强急,俯仰不能自如,身热汗出等症状,下泻后就能恢复平和,主治用**大陷胸丸**方。

大陷胸丸

大黄八两　芒硝、杏仁、葶苈各五合

以上四味药,捣筛大黄和葶苈二种药物,单独研杏仁、芒硝如脂,以散药来调和,取如弹丸那么大的一枚,加一钱匕甘遂末、二合白蜜、一升水,熬取八合汤药,温服,一次服完。一晚上后自然会下泻。若不下,再服,以下泻为见效。

太阳经发生病变,发过两次汗,又以下法来治,不大便已五六日,舌上干而渴,下午申时稍有潮热,心胸大烦,从心下至小腹坚满而痛不可接触,主治宜用**大陷胸汤**方。

大陷胸汤

甘遂末一钱匕　大黄六两,切　芒硝一升

以上三味药,先以六升水熬大黄,取二升,去渣,加入芒硝熬一沸,再加入甘遂,分两次服用。若一服后即得快利,则停止后服。

患伤寒中风的,医生用错了药,使病人下痢,每日上厕所数十次,食物不消化,腹中雷鸣,心下痞坚结满,干呕,心烦不能得安定。医生见到病人心下痞坚,这就是说病未尽,又用下法来治,则其痞坚更严重。这不是结热,只因为胃中虚,邪气上逆而使其发生这样的病变,主治宜用**甘草泻心汤**方。

甘草泻心汤

甘草四两　黄芩、干姜各二两　黄连一两　半夏半升　大枣十二枚

以上六味药分别切细,以一斗水来熬取六升汤药,去掉药渣,每次分服一升,每日三次。加人参三两也可。

治患伤寒发汗后,胃中不和,心下痞坚,嗳气有食物气味,肋下有水气,腹中雷鸣,下痢者,主治用**生姜泻心汤**方。

生姜泻心汤

生姜四两　甘草三两　半夏半升　黄连一两　干姜一两　人参三两　黄芩三两　大枣十二枚

以上八味药分别切细,以一斗水来熬取六升汤药,去掉药渣,每次分服一升,每日三次。

患伤寒吐下后七八日没有消除,里结热,表里俱热,时时恶风,大渴,舌上干燥而烦,想连续饮水数升的症候,主治宜用**白虎汤**方。

白虎汤

石膏一升　知母六两　甘草二两　粳米六合

以上四味药分别切细,以一斗水将米煮熟,去渣,每次分服一升,每日三次。

各种失血及虚证不可给病人服白虎汤,若立夏后至立秋前用过白虎汤,立秋后就不可再服,春天三个月时还非常寒冷,也不能给病人服白虎汤,给他服了反而会呕利腹痛。

患伤寒无大热,而口干渴,心烦,背微恶寒,宜用白虎汤主治。

患伤寒脉象浮,发热无汗,这是未解表,不可给病人服白虎汤。渴而想饮水时,即是表证已解,主治宜用白虎汤。

若发渴想饮水,口燥舌干的症候,也宜用白虎汤主治。

治伤寒后结热在内,烦渴,主治用青葙子丸方。

青葙子丸

青葙子五两　黄芩、苦参、栝楼根各一两　黄柏二两　龙胆、黄连、栀子仁各三两

以上八味药研成细末,调制成蜜丸,每次在饭前服如梧子大的七丸,每日三次,若无效,渐加大用量。另一本说:以饧调和为丸药。

患伤寒热病十日以上,发汗而不得消除,及吐下后,未消除各种热症的,以及下利不止,出斑,以上症状皆可用**大青汤**方主治。

大青汤

大青四两　甘草、阿胶各二两　豆豉一升

以上四味药分别切细,以八升水来熬取三升汤液,去掉药渣,熬三沸后去掉豉,加入阿胶熔化,每次服一升,每日服三次。在即将服完时再制作,常使其有余。发渴的病人应当饮用,只用于除热止吐下,无毒。《泞师》以此方治劳复。《肘后》有赤石脂三两。《胡洽》、《集验》同。

治患伤寒病后尚未痊愈,早晨夜里有热如疟疾的症状的处方:知母二两　麻黄、甘草、芍药、黄芩、桂心各一两

以上六味药分别切细,以七升水来熬取二升半汤药,每次服五合,每日三次,服药后盖上温热的被子来发取微汗。如果心烦不得入眠,想喝水,应当慢慢地饮少许,使胃中冲和就能痊愈。

江南诸师秘仲景要方不传:

开始染病时,有的人先头痛身体寒热,有的涩涩恶寒欲守火,有的腰背僵直,面目如同喝过酒一样,此为伤寒开始一两天时的症状,只须用烈火灸心下三处。第一处离心下一寸,名巨阙穴;第二处离心下二寸,名上脘穴;第三处离心下三寸,名胃脘穴。各灸五十壮。但是人身体大小不一,恐怕寸数也有差别,可用绳来测量,随其总长度以定各处距离心下的寸数。以绳从心头骨名鸠尾 即胸骨剑突 头处开始测量,到脐孔,从绳的中点折转绳长取其一半,正当绳头处名胃脘穴;再从中点折转取其一半,从胃脘向上测量一分处就是上脘穴。再向上测量一分,就是巨阙穴。成年人可灸五十壮,小孩可灸三壮,也可有多少岁即灸多少壮。灸柱的大小,根据病人的状况而用心斟酌灵活取用。如果病人已患病三四天以上,宜先灸胸上二十壮。用绳测量鼻部正上方直到发际,从绳的中点折转绳长取其一半,就从发际入发中,灸其绳头处,名天聪穴。又,灸两颞颥穴。又,灸两风池穴。又,灸肝俞穴一百壮。其余各处各灸二十壮。又,灸太冲穴三十壮,可取得神奇效果。

伤寒下·卷十

伤寒杂治第一

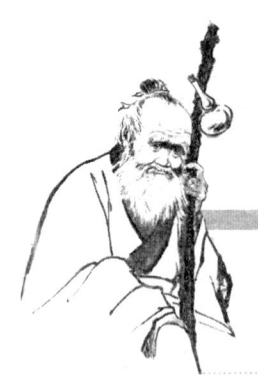

大凡清热解毒,没有比苦、醋味的药物更好的,所以需用苦参、青葙、艾、栀子、葶苈、苦酒、乌梅之类。这是主要的清热解毒药。凡是热邪壅盛,不用苦、醋的药物就不能解除热邪。身体中了热邪后,既不及时治疗,治疗时又不用苦、醋味的药物治疗,这就犹如救火不用水一样,必定不能免除疾病。现在很多医生常用辛味甘味的姜、桂、人参之类的药物来治疗热病,这些药物都很贵重且难以得到,常常有众多的人希望获得这些药物,反而失去了及时治疗的宝贵时间;而苦参、青葙、葶苈、艾之类,到处都有,用来除热解毒效果最好,胜过前述那些贵重的药。将前后药物数参并用,对患有内热病的人,不必按照服药的次序,就用青葙、苦参、艾、苦酒来治疗,只要把服药间隔时间稍稍缩短,没有不见效的。扁鹊说:病邪在腠理的,用汤熨疗法能够奏效;病邪在血脉时,用针刺疗法可以奏效。若等到病邪深入骨髓时,就毫无办法了。而凡愚的医生治病,有人竟说要等到病完全形成,才一次服药去除它,这是错误的。应当预先告知病人的家属及部下,详细解释这个意思,最重要的是使有病的人了解这一点。

治温气病,病人已将死的处方 取一两苦参,用二升酒来熬取一升汤药,一次饮完,涌吐后病就除去了。被各种毒所伤的人服此药后,盖上被子发汗,都能痊愈。张文仲及《肘后方》说:治中热毒气而将死的病人,此药能起死回生,价值千金。

患热病五六天以上,用**苦参汤**方治。

苦参汤

苦参三两 黄芩二两 生地黄八两

以上三味药分别切细,用八升水来熬取二升汤药,每次在寒温适宜时服下一升,一天两次。

凝雪汤

治患时行毒病七八天,热邪积聚在胸中,烦乱得快死了,用此具有拓散作用能够起死回生的汤药处方。

取一升芫花,用三升水来熬取一升半汤药,浸入旧布后将其敷在胸上,不过三次,胸中积聚的热就能除去,自然会四肢温暖,让逆气恢复正常。

治被风邪所侵而患伤寒症五六天以上,只是胸中烦闷,干呕,用**栝楼汤**方。

栝楼汤

栝楼实一枚 黄芩、甘草各三两 生姜四两 大枣十二枚 柴胡半斤以上六味药分别切细,用一斗二升水来熬取五升汤药,绞去药渣,每次在寒温适宜时服下一升,每天三次。

治患伤寒病后呕哕反胃,以及干呕,不下饮食,用**芦根饮子**方。

芦根饮子

生芦根切　青竹茹各一升　粳米三合　生姜三两

以上四味药,用五升水来熬取二升半汤药,随便饮下。若服后没有痊愈,就重新制药来服,直到痊愈为止。

治患伤寒病后干呕的处方:通草三两　生芦根切,一升　橘皮一两　粳米三合

以上四味药分别切细,用五升水来熬取二升汤药,随意慢慢饮下,若未痊愈就再制药来服,直到痊愈为止。

治患伤寒后引起虚羸少气,呕吐的处方:石膏一升　竹叶两把　麦门冬一升　人参二两　半夏一升

以上五味药分别切细,用一斗水来熬取六升汤药,去掉药渣,加入一升粳米,到米熟时即汤药已成。每次饮服一升,每天服三次。另一方加生姜五两。

漏芦连翘汤

治流行性热毒,变成赤色的痈疽、丹疹、毒肿,以及眼睛发红发痛生障翳的处方。

漏芦、连翘、黄芩、麻黄、白蔹、升麻、甘草各二两　枳实、大黄各三两

以上九味药分别切细,用九升水来熬取三升汤药,分成三次服用,每次相隔如人行走五里路,那么长的时间后再服一次。热邪壅盛的人,可以加二两芒硝。

治患伤寒五六天,出现斑的,用**猪胆汤**方。

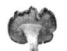 猪胆汤

猪胆、苦酒各三合　鸡蛋一枚

以上三味药合煎三沸,身体强壮的人一次服完,瘦弱的人须煎六七沸,分成二次服用,出汗后就会痊愈。

治人及六畜患有时气热病,生长豌豆疮因伤寒热毒气盛,多发疮,其疮形如豌豆,故名豌豆疮的处方　将黍穰煮浓汁来洗疮。一茎的是禾祭穰,就不会治愈。若疮是黑色的,可捣蒜来敷在疮上。

治患热病后发豌豆疮的处方:取三两黄连,用二升水来熬取八合汤药,一次服下。

治疮突出而烦痛者,用**木香汤**方。

木香汤

青木香二两　薰陆香、丁香、矾石各一两　麝香半两

以上五味药分别切细,用四升水来熬取一升半汤药,分两次服用。热毒壅盛的,加犀角一两,若无犀角就用升麻代替。病情轻的,把矾石除去。此方效果很好。

治内发疮非常严重的处方:醋四合　大猪胆一具

以上二味一起煎三沸,每次服用一合,每天服五次,效果很好。

治豌豆疮刚刚被察觉,快要发作的处方:煮五两大黄,服后就能痊愈。

治患时行病而发疮的处方:取好蜜涂擦在全身的疮上,也可以用蜜煎升麻来涂擦,并经常多吃一些。

治患热病后发豌豆疮:灸两手腕研子骨尖上三壮,男灸左手女灸右手。

治患伤寒引起流鼻血,这是肺间有

余热的缘故，因为肺间有热而逼血向上流个不停，用这个处方。

牡蛎一两半　石膏一两六铢

以上两味药治择捣筛后制成散药，每次用酒送服方寸匕，每天三四次。也可以用蜜调和成如梧桐子大的丸药来，用来治大病痊愈后稍稍劳作就引起流鼻血之症。

治患伤寒病六七天，病人严重下痢后，脉象沉迟，手足厥逆，下部脉不至，咽喉不通利，唾脓血，泄利不止，这已是难治的病症，用**麻黄升麻汤**方。

麻黄升麻汤

麻黄、知母、萎蕤或写做菖蒲　黄芩各三两　升麻、芍药、当归、干姜、石膏、茯苓、白术、桂心、甘草、麦门冬各二两

以上十四味药分别切细，用一斗水先熬麻黄，减二升后，去掉表面的泡沫，加入各种药一起熬取三升汤药，每次分服一升，服药后微微发汗就能痊愈。

治患温毒及伤寒，内虚外热一起来攻胃，而泻下黄赤汁以及赤滞烂肉汁，各种热毒邪气伏藏在内而腹痛，其治疗的处方：栀子二十枚　豉一升　薤白一握

以上三味药，用四升水将栀子、薤白熬熟后，再加入豉一起熬取二升半汤药，分成三次服用，服药间隔时间宜短，如此往复直到痊愈为止。

治病后虚肿的处方：取五升豉、一斗醇酒，一起熬三沸，然后趁热一次服完。不胜酒力者随意饮多少，服药后盖上被子发汗。

治流汗不止的处方：取三斤地黄，切细，用一斗水来熬取三升汤药，分成三次服用。

治忽然患汗流不止之症的处方：以温酒送服牛羊脂。

治盗汗及时常流汗而无规律的处方：取四十九枚韭根，用二升水来熬取一升汤药，一次服完。

止汗的处方：杜仲、牡蛎等分

以上二味药治择捣筛后调制成散药，每次在夜间睡觉时以水送服五钱匕。

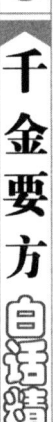

牡蛎散

治睡着后即有盗汗，风虚头痛的处方。

牡蛎、白术、防风各三两

以上三味药治择捣筛后调制成散药，每次用酒送服下方寸匕，每天二次。止汗的效果莫过于这个处方，一切泄汗的人服此药后，三天内皆能痊愈，有神效。

劳复第二

论说：凡是患了热病刚刚痊愈，以及大病之后，吃猪肉及羊血、肥鱼、油腻等食物，必定会引起严重下痢，这是医生所不能治愈的，必定会导致死亡。若吃糕饼、稻饼、黍饴，吃细切的肉和炙烤的肉、枣、栗等各种果物以及干肉等坚实的难以消化的食物，因胃气还很虚弱，不能消化，必定又会使胃肠造成结热。此时若用药来让病人下泻，就会导致胃气虚冷，引起严重下痢，不能制止住。如果不让

病人下泻,必定会死亡;下泻后又会造成危险,两种情况都难以救治。患热病以及大病之后,很多人因此而死,不能不谨慎。疾病刚刚痊愈后,只能吃糜粥;宁可少吃使自己饥饿,也不要吃饱,更不能吃其他的食物;即使想吃,也不要给他吃。等到病好了很久之后,才渐渐可以开始吃羊肉、白糜、或羹汁,鸡肉、兔肉、鹿肉,不能吃猪肉狗肉。疾病刚刚痊愈后应当静卧休息,注意不要早起梳头洗脸。不仅要注意不让身体劳累,并且不能多说话而劳累心思,使思想劳烦。凡是这些都会使病人患劳复症因伤寒热病初愈,气血还没有恢复,正气还很虚弱,余邪没有除尽,若此时妄动作劳,或饮食上不节制等,就会引起疾病复发,名叫劳复症。其中,因劳累而复发的叫做劳复;因饮食失节而复发的叫做食复;因房事而复发的叫做女劳复。所以督邮顾子献患病刚愈还没有恢复健康时,到华佗那里去让他诊断,华佗说:"你虽然病已痊愈,但是身体还虚弱,没有完全康复,阳气不足,注意不要劳事,其他劳作还可以,如果行房事就会死去,死时会吐出舌头数寸长。"他的妻子听说丈夫病愈,从百多里外赶来看望他,两人交接一整夜,隔了三天,顾子献就发作劳复病,不能开口,牙关紧闭,临死时伸出舌头数寸长,最后死去。疾病刚刚痊愈不满一百天,气力还未平复,而行房事的人,大都会死。有一个名叫士盖正的人,病愈后六十天,已能够射猎了,因为房事也使他吐涎而死。患有热病而行房事,其病名叫阴阳易指大病刚愈后,血气未复,余邪未尽,男人女人因犯房事而余毒互相传染的病证。男子与病后未完全康复的妇女行房事后患病的,名为阴易;妇女与病后未完全康复的男子行房事后患病的,名为阳易都难以治疗,很少有不死的。某一官员,稍稍患有伤寒,痊愈后十多天,已能够乘马奔跑,自称已平复,行房事后立即小腹急痛,最后手足拘挛而死。患时行病痊愈后不满五天,吃一切肉、面的人,病复发后就会难以治疗。患时行病刚刚痊愈后刚能起床时,又饮酒及吃韭菜,病就会复发。疾病刚刚痊愈,吃用盐和米粉腌制的鱼就会下痢不止。疾病刚刚痊愈后,吃生菜,就会使人面色终生不能恢复到患病以前的模样。刚刚以发汗法解除了时行病之后,又饮冷水的人,使心包受到损害,人虚弱不能康复。患时行病刚刚痊愈后,吃生枣以及羊肉的人,必定会膈上发作热蒸病。患时行病刚刚痊愈后,吃犬羊等肉的人,会引起骨中热蒸的病。患时行病刚刚痊愈后,吃鱼肉与瓜、生菜,会使人身体发热。患时行病刚刚痊愈后,吃蒜、鲙的人,病复发后必导致特别困顿。

黄龙汤

治伤寒病痊愈后,又头痛、发热,烦闷的处方张仲景管此名叫小柴胡汤。

柴胡一斤 半夏半升 黄芩三两 人参、甘草各二两 生姜四两 大枣十二枚

以上七味药分别切细,用一斗水来熬取五升汤药,去掉药渣,每次服用五合,每天三次。不呕而口渴的人,去除半夏,加上栝楼根四两。

补大病后气力不足,虚劳的处方万病虚劳同用取七岁以下五岁以上的黄牛新生的乳,取一升,用四升水来煎取一升,待其温度与人体相等时慢慢饮下,不能饮得过多,如此服用十天,不中断为好。

枳实栀子汤

治大病痊愈后劳复的处方。

枳实三枚　栀子十四枚　豉一升，以药棉包裹

以上三味药分别切细，先用七升醋浆来熬，减去三升，接着加入枳实、栀子，熬取二升，其次加入豉，熬五六沸，去掉药渣，分两次服用，服药后盖上被子发汗。若有宿食的人，加入如棋子般大小的大黄五六枚。

治重病刚愈，由于早起劳烦以及饮食太多，导致病复发而将死的处方：烧鳖甲取其末，服用方寸匕。

治劳复症，起死回生，用**麦门冬汤**，气将绝时用，有效的处方。

麦门冬汤

麦门冬一两　京枣二十枚　竹叶切，一升　甘草二两

以上四味药分别切细，用七升水煮一升粳米，煮到熟，去掉米加入其他药，煎取三升汤药，分三次服用。不能够服药的人，用药棉沾汤来滴入病人的口中。

治食劳的处方：取一升曲，熬取汁来服下。

治伤寒痊愈后一年，心下有积水，不能饮食的处方：生地黄五斤　白术一斤　好曲二斤

以上三味药合捣均匀，暴晒干，捣筛后制成散药。每次用酒送服方寸匕，每天三次，逐渐加到二匕。

患温病虽然痊愈的妇人，还未完全康复，血脉还不调和，还有热毒，此时就与她行房而患病的，叫做阴易病。患者会觉得身体沉重，热向上冲击心胸，头重得不能够抬举，眼中生眼屎，四肢或说膝胫拘挛引急，小腹绞痛，手足蜷曲，出现这些情况的都会立即死去。其中也有不立即死的，其病苦症状为小腹里急，热上冲胸，头沉重不能抬举，全身关节如被离解般疼痛，经脉缓弱，血气亏虚，骨髓枯竭，便会呼吸困难，气力衰退，睡在床上不能动摇，起床上床都要依靠别人，有的要过了一些年月才会死亡。张苗医生说：有一个患病痊愈后数十天的婢女，六个强奸她的人都死了。

百合 第三

百合病，说的是当经络、百脉合为一宗时则症候百出，无所不病。白合病乃是由于七情郁结或心肺阴虚内热所致的病。由于心主管血脉，肺主管治理调节而让百脉朝归心脏，在心肺正常的情况下，则气血调和而百脉皆受其养。如果心肺阴虚内热，则百脉俱受其累而致病，故会症候百出。因百合一味药可以治疗此疾，故名百合病都是因伤寒虚劳，大病以后没有完全康复变成的这种病。若其病状恶寒而呕吐的，这是病在上焦，二十三天就会痊愈；其病状为腹胀、微微气喘，大便坚燥，三四天解一次大便，时而又稍稍大便稀溏的，这是病在中焦，六十三天就会痊愈；其病状为小便淋沥难以解出的，这是病在下焦，三十三天就会痊愈。根据各种不同的症状来加以治疗。百合病，使人想吃饮食，而又吃不下；有时觉得食味很美，有时又不想闻饮食的气味；似有寒，其实又不寒；

似有热,其实又不发热;常常默默不语昏昏欲睡,又不能睡着;早晨起来口中发苦,小便赤涩,欲解而解不出。各种药皆不可治,一用药就会很严重地呕吐下痢,似有鬼神在作祟。患百合病后,如果身体还比较平和,脉象微数,其症状是每次小便时即头痛的人,六十天后才能痊愈。如果患百合病后的症状是小便时不觉得头痛,恶风而发寒的人,四十天后可以痊愈。如果患百合病后的症状是小便时觉得很畅快,只是觉得头昏的人,二十天就可痊愈。百合病症,有的是没有发病而预见其病状,有的是已经病了四五天而可见病状,有的是患病一月二十天后其症状才表现出来,治疗的时候容易发生错误,应根据各种不同的症状而分别治疗。

百合病,如病状出现在里而攻其表,就会消除不掉里证。又用发汗法,这就搞反了。如病状出现在表而攻其里,就会使表证不得解除,而又用下法,则其病不能治愈。《要略》说:病状见于阴的,而用阳法来救;见于阳的,却用阴法来解;见阳攻阴,又发其汗,这是逆,其病难治;见阴攻阳,接着又用下法,这也是逆,其病难治。

治百合病,已经发汗之后而又发病的,用**百合知母汤**方。

百合知母汤

百合七枚,剖开　知母三两

以上二味,先用泉水洗浸百合一夜,当药末从水中浮出后,第二天早上除去水取百合,又用二升泉水熬百合,取一升汁,暂时置放在一边。又取知母切细,用二升泉水来熬取一升汁,混合在百合汁中,再一起熬取一升半汤药,分两次服用。若不愈,又依照这个方法制药来服。

治百合病,已经泻下后发病的,用**百合滑石代赭汤**方。

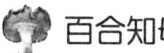
百合滑石代赭汤

百合七枚,剖开　滑石三两　代赭一两

以上三味药,先用泉水浸百合一夜,去掉汁,接着用二升水熬百合,取一升,去掉渣;又用二升水来熬其余二种药物,取一升,加入百合汁,照前面的方法又熬取一升半,分两次服用。

治百合病,已经涌吐以后又发病的,用百合鸡子汤方:取七枚百合剖开,浸一夜,去掉汁,用二升泉水来熬百合,取一升,取一枚鸡蛋黄加入汁中,均匀地搅拌,分二次服用。

治百合病,没有经过涌吐、下泻、发汗等误治,症状未改变的,用百合地黄汤方:取七枚百合剖开,浸一夜,去掉汁,用二升泉水来熬取一升百合汁,加入二升生地黄汁,再一起熬取一升半汤药,分两次服用。切中病就停止服药,大便应当如漆,是其效验。

治百合病,已经一月或数月而不得解除,变成口渴的处方:取一升百合根,用一斗水浸泡一夜,用其汁先洗病人的身体,洗身体后又吃白汤饼,不要吃盐、豉,若口渴不愈,可以用等分的栝楼根和牡蛎来制成散药,每次以汤水送服方寸匕,每天服三次。

治百合病,变成发热的处方:百合根一两,干的　滑石三两

上述二味治择捣筛后制成散药,每次以汤水送服方寸匕,每天三次。服药后会微微下痢,下痢停后,不要再服药,热即除去。另一本说:可用此方治百合病,小便赤涩。脐下坚硬急迫之症。

治百合病,变成腹中胀满疼痛的处方:只取百合根,随意多少,炒成黄色,捣筛后制成散药,每次以汤水送服方寸匕,每天三次,腹中胀满就会消除,疼痛也会停止。

伤寒不发汗变成狐蜮病第四

狐蜮这种病指因感染虫毒,湿热不化而致的一种病,其症状是眼睛及红,眼角发黑,口腔咽喉及前后阴部腐蚀溃烂。其气如伤寒,昏昏欲睡,眼睛不能闭合,起卧不安。毒在咽喉中的是蜮病;毒在阴部、肛门的为狐病。患上狐蜮这种病后,全都恶饮食,不想饮食,不想闻到饮食的气味,面色变化不定,一会儿赤、一会儿白、一会儿黑。若毒气侵蚀到上部的,就会声音嘶哑;若毒气侵蚀到下部的,就会咽喉发干。这是由于温毒气所引起的。毒气在上部的,用泻心汤主治;毒气在下部的,用苦参汤淹洗,毒气在肛外的,用熏法,同时用三片雄黄,放在瓦瓶中,用炭火烧,接近肛门熏,并服用汤药。

治狐蜮汤方:黄连、薰草各四两

以上二味药分别切细,用一斗白醋浆浸泡一夜后,熬取二升汤药,分成三次服用。

患者脉象数,无热微烦,只昏昏欲睡,出汗。刚患病三四天,眼赤如鸠眼;患病七八天,患者四只眼角都呈黄黑色,饮食增大的,则脓已形成了,用赤小豆当归散主治。用三升赤小豆,浸到赤小豆生芽为止,才又晒干,加入三两当归,一起研为末,每次用浆水送服方寸匕,每天三次,就能痊愈。

若狐蜮病已经形成,则不能攻,不能灸。因为火是邪,随血散到脉中,伤到脉也还罢了,伤到脏器就会加重病情,使井穴输穴更加发肿,流出黄汁,经脉合穴表面的肌肉溃烂,肌肉腐烂而形成痈脓,这是火疽,是医生灸灼所引起的。患者脉象数则不能灸,因为火为邪,火邪就是烦,火邪乘虚逐实,随血行走于脉中,火气虽然微弱,但内攻有力,而灼焦筋骨,使血难以恢复。应当泻心。用**泻心汤**,兼治下痢不止,腹中郁结坚满而引起呕吐肠鸣的处方:

半夏半升　黄芩、人参、干姜各三两
黄连一两　甘草三两　大枣十二枚

以上七味药分别切细,用一斗水来熬取六升汤药,每次分服一升,每天服三次。张仲景谓此方为半夏泻心汤。《金匮要略》用甘草来泻心。

伤寒发黄第五

身体发黄的病症有五种,有黄汗、黄疸、谷疸、酒疸、女劳疸。患黄汗的人,身体四肢微微发肿,胸部胀满,不口渴,汗水流出如黄柏汁;大概这是由于出大汗

时,忽然进入水中洗浴所致。患黄疸病的人,面目及全身都黄得如橘子;这是由于忽然受热时,用冷水浴身,热邪因而积留在胃中,又吃生黄瓜,使热气上熏所引起的;若变成黑疸则多会死亡。患谷疸的人,饮食后头眩,心慌惊恐,心情忧郁不安而发黄;这是由于太饥饿而大吃,胃气冲熏所引起的。患酒疸的人,心中懊悔疼痛,足胫胀满,小便发黄,面上出现赤斑、黄黑斑,这是因大醉后受风、入水所引起的。患女劳疸的人,全身及眼睛都发黄,发热恶寒,小腹胀急,小便艰难;这是由于大劳大热后交接而又进入水中所引起的。全都按照后面的处方治疗。

患黄汗病的,身体大肿发热,流汗而不渴,其病状如风水证,汗染黄衣服,汗的颜色黄得如柏汁,脉象自沉。这是怎样患病的呢?这是因为出汗后,用水沐浴,水从汗孔进入而引起的。

治黄汗,用**黄芪芍药桂苦酒汤**方。

 黄芪芍药桂苦酒汤

黄芪五两　芍药三两　桂心三两

以上三味药分别切细,用一升苦酒、七升水一起熬,取三升汤药,饮二升。服药后会心烦,到六七天后,慢慢地自会解除。心烦的原因,是由于苦酒壅阻所引起的。

患黄疸病而口渴的人,这种病难以治疗;不渴的人,则还可治疗。病发在里,患者必定呕吐;病发在表,患者颤振恶寒而微热。

各种患黄疸病的人,适宜通利其小便,若脉象浮,宜用发汗法来解除病邪,适宜用**桂枝加黄芪汤**方。

 桂枝加黄芪汤

桂枝、芍药各三两　甘草二两　生姜三两　大枣十二枚　黄芪五两

以上六味药分别切细,加八升水在微火上熬取三升,去掉药渣,每次温服一升,服药后覆盖好被子发微汗。一会儿后不出汗的,饮用稀热粥来帮助发散药力。若还不出汗,又服汤药。

治患伤寒后热邪侵出体表而发作黄疸,用**麻黄淳酒汤**方:取三两麻黄,用五升淳酒熬取一升半汤药,一次服完,服药后盖上温暖的被子发汗,汗出后就能痊愈。冬天寒冷时用清酒,春天宜用水。

治黄疸的处方:瓜蒂、赤小豆、秫米各十四枚

以上三味药治择捣筛后调制成散药。病情严重的人取如大豆那么大的二枚药,纳入鼻孔中,鼻孔会因疼痛而收缩,一会儿后会出黄汁,或者从口中流出一升多汁就会痊愈;病情较轻的人,服如一粒豆大小的一枚,若不愈,间隔一天又服用。另外,此药不能进入体内,以竹筒装药来让病人极力吹入鼻中的,没有一个不死,千万注意!《删繁方》以此方治疗季节流行性热毒完全侵入脏腑里,深藏在骨髓之间,有的发作为黄疸、黑疸、赤疸、谷疸、马黄等,而喘息不断,没有一会儿停歇的病症。

治黄疸,用**大黄丸**方。

 大黄丸

大黄、葶苈子各二两

以上二味药研为末,用蜜调和成如梧桐子大的丸,每次在饭前服用十丸,每天三次,直到病愈为止。

 茵陈汤

主治黄疸,身体面目完全发黄的处方。

茵陈蒿、黄连各三两　黄芩二两　大黄、甘草、人参各一两　栀子十四枚

以上七味药分别切细,用一斗水来熬取三升汤药,分成三服,一天服三次。也可以用此方治酒疸、酒癖。

患黄疸,小便颜色没有异常,只是欲自利,腹胀满而气喘的,不能除热,除热后必定会引起干呕,干呕的,主治用小半夏汤。

小半夏汤

半夏半斤　生姜半斤

以上二味药分别切细,用七升水来熬取一升五合汤药,分成两次服用。有一个患者因积气纠结而昏死过去,患者心上还暖和,用少许半夏汤,汁入口后人就活过来了。

治黄疸变成黑疸,医生所不能治疗的处方:取土瓜根捣一小升汁,一次服完,每天服一次,在天刚亮时服用,到吃早饭时,病则从小便出,服药时须根据病人的力气,不能多服,力气衰弱就不能起床。

治黄疸的处方:取生小麦苗,捣绞取汁,每次饮用六七合,一天一夜饮用三四次。三四天后就能痊愈。若无小麦,就用无皮的大麦代替。

治全身发黄,身、面、眼都黄得如金色,小便如浓煮的柏汁,众多医生都不能治疗,用这个处方。

茵陈蒿、栀子各二两　黄芩、柴胡、升麻、大黄各三两　龙胆二两

以上七味药分别切细,用八升水来熬取二升七合汤药,分成三次服用。如果患者身体羸弱,就去除大黄,加栀子仁五六两、生地黄一升。《延年秘录》无茵陈蒿,有栀子四两、栝楼三两、芒硝二两。《近效方》加二两积实大凡身体发黄已久,变成桃皮的颜色,心下有坚硬的块,呕逆,吃不下饭,小便极赤极少,四肢逆冷,脉象深、沉、极微细迟的,不宜服用这个处方,否则,必变成干呕。适宜服用大茵陈汤除去大黄,加入五两生地黄。服完汤药后,停一会儿看脉象是否稍稍浮出,若脉象稍微显露,不是很沉微,就可以治疗。脉象浮现的,黄色就会明显,不再是桃皮色,病人心下自然会觉得宽适。

治患者因缺少抵抗力而忽然颤抖发寒,发黄,皮肤的颜色如出尘的黄曲,小便赤而少,大便时时秘结,气力无异常,饮食无妨害,已经服用过各种汤药散药,余热仍为除尽,长期体黄的,可服用苦参散来使病人涌吐和下泻的处方。

苦参、黄连、瓜蒂、黄柏、大黄各一两　葶苈二两

以上六味药,治择捣筛后制成散药,以汤水送服方寸匕,就会大吐。如果吐的人,每天服一次药;若不吐的人,每天服两次药。此药能使病人下泻。服用五天后就有效的,可以停服苦参散;觉得病没有退,就又服。病稍微退去便停服。

治患时行病而骤然身体发黄,以及瘑疠疫气及疟疾,服用**茵陈丸**方。

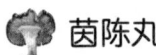
茵陈丸

茵陈蒿、栀子、芒硝、杏仁各三两　巴豆一两　恒山、鳖甲各二两　大黄五两　豉五合

以上九味药研为末,用饧调和成如梧桐子大的丸药,每次以汤水送服三丸,以吐利为好效果。如果不见效,就加一丸。此方有神效。刚开始感觉体气异常时,就赶紧服此药即能痊愈。

治身体骤然发黄,热气骨蒸,两目中有赤脉的处方:大黄一两半,研为末 生地黄汁八合 芒硝一两

以上三味一起合制,一次服五合,每天二次。以通利为准,不一定必须要服二次。

治患风疸即风黄疸。因风湿在脏腑,与热气相争,郁蒸而发黄;内部热太甚,而使小便或黄或红,多眠而心悸。小便或黄或白,时寒时热,好睡卧不想动的处方。

三月生艾一束,捣取汁,在铜器中熬如漆,密封 大黄、黄连、凝水石、栝楼根、苦参、葶苈各六铢

以上六味药研为末,用熬好的艾汁调和成梧桐子般大小的丸,每次饭前服五丸,每天服二次,可加至二十九。若有热,加苦参;若口渴,加栝楼;若小便滞涩,加葶苈;若小便多,加凝水石;若小便白,加黄连,若大便难,加大黄。

湿疸病指黄疸病中湿重于热的一种。临床表现为黄色而晦暗,全身都痛,四肢沉重,不想喝水,小便不通利,发热等。刚患病时全身疼痛,发热,面色黑黄,七八天后开始发作壮热,热在里,有瘀血,泻下的血如豚肝的模样,小腹胀满的患者,应当尽快使其下泻,同时也治全身发黄,目黄腹满小便不通利的处方:

矾石、滑石各五两

以上二味治择捣筛后调制成散药,每次用大麦粥汁送服方寸匕,每天三次。应当在饭前服下,大便通利如血色的就停止服药,当出汗后就会痊愈。

患者寸口脉浮而缓,脉象浮就是有风邪,缓就是有湿痹。虽脉见浮缓,似伤寒太阳中风证,但发黄乃是因湿热郁滞于脾胃所致,故不是太阳中风证。病人四肢烦重,脾色必定发黄,脾运输瘀积的湿热运行到体表而发作黄疸,趺阳脉紧而数,脉数就是有热邪,热就容易消食;脉紧就是有寒邪,寒就会使腹中积食胀满。尺部脉浮就是伤了肾,趺阳脉紧就是伤了脾,风邪与寒邪相搏,饮食后就会头昏眩,谷气不消化,胃中苦浊,浊气向下流,就会小便不通。脾寒生湿,湿郁化热,湿热下注到膀胱,熏蒸而成黄疸,叫做谷疸。

治劳疸、谷疸的丸药处方:苦参三两 龙胆一两

以上二味,将苦参研为末,用牛胆调和成如梧桐子大的丸,每次在饭前以麦粥饮服五丸,每天三次。若不见效,就渐渐把药量加大。《删繁方》加栀子仁二十一枚,用猪胆调和为丸。

治酒疸,对脉象浮的病人,先用吐法;对脉象沉弦的病人,先用下法。患酒疸病的人,有的不发热,神情安静语言不乱,腹胀欲呕吐的,适宜用涌吐的处方,煎苦参散七味的就是。如果是酒疸,必定小便不通利,诊候他心中、足下发热,即病的症状。用下法治酒疸后,时间久了就会变成黑疸因酒疸、女劳疸等日久不愈,肝肾虚衰,瘀浊内阻,而变成黑疸。这时患者眼青、脸黑,胃中灼热不舒服如吃了捣碎的蒜后一样,大便黑,肌肤麻痹,搔抓起来无痛痒感,脉象浮而弱,黑色中带微黄,所以知道病症已变成了黑疸。

治患伤寒后饮酒,吃得少喝得多,痰瘀结而发黄,变成酒疸,心中烦恼而不是很热,或干呕,用**枳实大黄栀子豉汤**方。

枳实大黄栀子豉汤

枳实五枚 大黄三两 豆豉半升 栀

子七枚

以上四味药分别切细,用六升水来熬取二升汤药,分三次服用。心中热痛烦恼,都可以主治。

凝水石散

治肉疸九疸之一。多因饮食过度、醉酒劳伤,脾胃有瘀热所致。饮食少,小便多且小便白如淘米水的颜色,此病是由饮酒而引起的。

凝水石、白石脂、栝楼根、桂心各三十铢 菟丝子、知母各十八铢

以上六味药治择捣筛后调制成散药,每次用麦粥饮服五分匕,每天服三次,五日见效,十日病愈。

茯苓丸

治心下有纵横的硬块,而小便赤,这是酒疸病的处方。

茯苓、茵陈蒿、干姜各一两 白术炒 枳实各三十铢 半夏、杏仁各十八铢 甘遂六铢 蜀椒、当归各十二铢

以上十味药物研为末,用蜜调和成如梧桐子大的丸,每次空腹服三丸,每天三次,渐渐增加用药量,以小便通利为准。《千金翼方》加黄连一两,大黄十八铢,名茵陈丸,用来治黑疸,身体暗黑,小便涩的病症。

半夏汤

治酒癖指饮酒过度,水饮搏聚于胸膈、肋间的癖病。酒与饮水不化而荫蔽于胸中,感觉心中胀满,骨肉沉重,而致饮食上逆,乃至小便赤黄,这病的根本是因虚劳风冷,饮食冲心,由脾胃内瘀所引起的处方。

半夏一升 生姜、黄芩、茵陈蒿、当归各一两 前胡、枳实、甘草、大戟各二两 茯苓、白术各三两

以上十一味药分别切细,用一斗水来熬取三升汤药,分三次服用。

大茵陈汤

治内实热盛身体发黄,黄得如金色,脉象浮、大、滑、实、紧、数的病人。这种发黄证多是因体内客留酒邪,而致劳热食少,胃中热,或温毒入侵导致内热所引起,所以发黄如金色的处方。

茵陈蒿、黄柏各一两半 大黄、白术各三两 黄芩、栝楼根、甘草、茯苓、前胡、枳实各一两 栀子二十枚

以上十一味药分别切细,用九升水来熬取三升汤药,分成三次服用。服药后就畅快地下泻的,立即停药三四天,然后再治疗。

茵陈丸

治患气淋病而胪胀腹大,身体面目全都发黄,以及患酒疸、短气不足呼吸的处方。

茵陈蒿、栀子、天门冬各四两 大黄、桂心各三两 通草、石膏各二两 半夏半升

以上八味药,先蒸大黄、通草、天门冬、半夏、栀子,蒸后暴晒干,合在一起捣筛,用蜜调和成如大豆那么大的丸药,每次服三丸,每天三次。忌生鱼。用豆豉送服,不能用酒。另一方去除石膏,加入滑石二两。如果不奏效的,就加至十丸。

患黄病,至下午申时应发热,却反而恶寒,这是由女劳疸而引起的;会有膀胱急,小腹胀满,全身发黄,额上发黑,足下发热等病变,因此叫做黑疸,患者腹胀而满,像要发作水肿病的形状,大便必定为黑色,时常溏泄,这是女劳疸,不是水肿。腹中胀满的人难治。

针灸黄疸法

正面穴位第一

寅门穴　以绳测量从鼻头向上直入发际处,将测得的绳长分为等长的三段,取其中一段,从发际处测量,针刺另一端绳头处。这个穴位主治马黄、黄疸等病。

上龈里穴　在正当人中及唇处,针刺三铤。主治马黄、黄疸等病。

上腭穴　入口里边,在上缝赤白脉之处,针刺三铤。治马黄、黄疸、四时等病。

舌下穴　夹对舌两边针刺,主治黄疸等病。唇里穴　在正当承浆穴里边逼近齿龈处,针刺三铤。主治马黄、黄疸、寒暑温疫等病。

颢颢穴　在眉眼尾中间,上下有来去络脉之处。可刺可灸,主治四时寒暑所苦、疸气、温病等。

夹人中穴　用火针来刺,主治患马黄、黄疸疫,全身发黄,语音已不流利的病人。

夹承浆穴　距承浆穴两边各一寸,主治马黄、急疫等病。

巨阙穴　在心下一寸,灸七壮,主治马黄、黄疸、急疫等病。

上脘穴　在心下二寸,灸七壮,主治马黄、黄疸等病。

男阴缝穴　拔阴茎反向上,灸,主治马黄、黄疸等病。

背面穴位第二

风府穴　在颈项后入发际一寸处,距上骨一寸。针刺此穴可治头中百病、马黄、黄疸等病。

热府穴　在第二节椎棘突下两旁,相距各一寸五分处,随便针灸。主治马黄、黄疸等病。

肺俞穴　从大椎数第三椎棘突两旁,相距各一寸五分处。主治黄疸,通治百毒病。

心俞穴　从肺俞数第二椎棘突两旁,相距各一寸五分处。

肝俞穴　从心俞数第四椎棘突两旁,相距各一寸五分处。

脾俞穴　从肝俞数第二椎棘突两旁,相距各一寸五分处。

肾俞穴　从脾俞数第三椎棘突两旁,相距各一寸五分处。

脚后跟穴　在白肉后边缘,随便针灸。主治马黄、黄疸、寒暑诸毒等病。

侧面穴位第三

耳中穴　在耳门孔上横梁之处,可刺可灸。主治马黄、黄疸、寒暑疫毒等病。

颊里穴　从口唇边入往对颊里距口一寸处,可刺可灸。主治马黄、黄疸、寒暑温疫等病。颊两边方法相同。

手太阳穴　在手小指末端,灸,病人有多少岁就灸多少壮,主治黄疸。

擗石子穴　让病人自己双手捉臂,从手腕中太渊穴横纹处向上三寸,接白肉边缘处。灸七壮。主治马黄、黄疸等病。

钱孔穴　测量乳头至脐中,将所测长度折叠,当肋头骨之处即是钱孔穴。灸一百壮,主治黄疸。

太冲穴　针灸随便。主治马黄、温疫等病。

温疟第六

大凡疟疾皆是因风邪引起的。夏天被暑气所伤,秋天就会发作疟疾。问道:患疟疾者先发寒而后发热,为什么会出现这种情况呢?回答说:寒是阴气;风是阳气。先被寒气所伤,而后又被风邪所伤,故先发寒而后发热。病在秋季发作,名叫寒疟。问道:先热而后寒的,是怎么回事?回答说:这是先被风邪伤害,而后又被寒邪伤害,所以先热而后寒。也是特定季节发病,叫做温疟。患者只发热而不发寒的,是阴气已先断绝,阳气单独发作,就会气短烦闷,手足发热而想呕吐,名叫瘅疟。问道:温疟和寒疟,它们都藏伏在哪里?发作在哪个脏?回答说:患温疟的人,是在冬天被风邪所伤,寒气藏在骨髓之中,到春天遇到阳气就大发作,邪气不能自己出来,因而遇到大热天时,脑髓消烁,肌肉消瘦,腠理发泄,或者有所用力时,邪气与汗水都流出。这种病是邪气先藏在肾中,其气先从内泄出到外。像这样就会阴虚而阳盛,阳盛就会发热。因为阴虚而邪气又回返侵入,邪气侵入后就导致阳虚,阳虚就发寒。所以先发热而后发寒,名叫温疟。问道:瘅疟是怎样形成的呢?回答说:患瘅疟的人,肺中平时有热,气在身体中壅盛,气逆上冲,中气实而不外泄,在有所用力时,腠理打开,而使风寒侵入皮肤之内、分肉之间,若用发汗法驱逐风寒就会使阳气壅盛,阳气壅盛而不衰退,就会形成病。炽盛的阳气不循环回返到阴部,所以只发热而不发寒。邪气内藏在心中,而向外侵入分肉之间,使人肌肉消烁,身体枯瘦,故名叫瘅疟。大凡疟将要发作之时,阴阳气将要移动之时,必定从四肢的末端开始。阳气如已受到伤害,阴气跟随在后,所以气没有并在一起。在疾病发作前一顿饭的时间,用细左索紧束患者手足十指,使邪气不能够进入,阴气不能泄出,过了这段时间,病就自然消解了。

患疟疾的人脉象弦,脉象弦数者多热,弦迟者多寒。脉象弦、小、紧的,可以用下法来治;弦迟的,可以用温法来治。若脉象紧而数的,可以发汗,或针灸。若脉象浮而大的,涌吐后就能痊愈。脉象弦而数的,是感受风邪而发热,用调理饮食的方法来治疗。

疟疾,每年都复发一直到三年,或者连续几个月发作不停的,这是因为肋下有痞块。治疗的时候不能攻这个痞块,只能虚耗其津液,而用在病发前发汗的方法。服汤药后,先微微发寒的人,自己盖上衣服发汗,汗出、小便通利就痊愈了。病人患疟疾,形体消瘦,皮肤上必定起粟米状的颗粒。

恒山丸

治疗疟疾,不可细说的处方。

恒山、知母、甘草、大黄各十八铢 麻黄一两

以上五味药研为末,用蜜调和成如梧桐子大的丸药,每次在饭前服用五丸,每天两次,若不见效就逐渐增加用量,直到痊愈为止。《肘后方》无大黄。

乌梅丸

治寒热劳疟长期不愈，形体羸瘦，痰结胸堂，饮食减少，或因远行，久经劳役，多年患病不愈的，服后有神效的处方。

乌梅肉、豆豉各一合　升麻、地骨皮、柴胡、鳖甲、恒山、前胡各一两　肉苁蓉、玄参、百合、蜀漆、桂心、人参、知母各半两　桃仁八十一枚

以上十六味药研为末，用蜜调和成丸药，每次空腹以细茶水送下三十丸，每日二次。老人小孩酌力服用随便多少，没什么顾忌。

治劳疟长时期不断，用过各种治法都无效，用此方：取生长大牛膝一握，切，以六升水熬取二升汤药，分成二次服用。第一次服药在未发前一顿饭时，第二次在临发时服。

治肝邪热而形成肝疟，使人面色呈深青色，气息喘闷战抖，其形状如死人。因长期伏热，微微劳作则如发疟，积年不愈，用乌梅丸方。

乌梅丸

乌梅肉、蜀漆、鳖甲、葳蕤、知母、苦参各一两　恒山一两半　石膏二两　甘草、细辛各十八铢　香豉一合

以上十一味研为末，用蜜调和成如梧桐子大的丸，每次用酒送服十丸，每日二次，用汤水送服也可以。

治心热而成心疟，不止，或止后热不歇，时来时去，使人心情很烦，欲饮清水，反而寒多不很热的处方。

甘草一两　蜀漆三两　恒山四两　石膏五两　鳖甲四两　香豉一升　栀子、乌梅各二十一枚　淡竹叶切，二升

以上九味药分别切细，用九升水来熬取三升汤药，分三次服用。

治脾热而成脾疟，或渴或不渴，热气内伤不泄，使人患寒病，腹中疼痛，肠中鸣，汗出，用恒山丸方。

恒山丸

恒山三两　甘草半两　知母、鳖甲各一两

以上四味药研为末，用蜜调和成如梧桐子大的丸，在发病前用酒送服十丸，临发时服一次，正发时服一次。

治肺热痰聚胸中，来去不定，转为肺疟，其症状是使人心寒，特别寒后又发热，发热时就容易受惊，犹如突然看见什么东西一样，服用恒山汤方。

恒山汤

恒山三两　秫米二百二十粒　甘草半两

以上三味药分别切细，用七升水来熬取三升汤药，分成三次服用，到病发时服完。

治肾热发为肾疟，使人凄凄然腰脊疼痛，不能屈曲转动，大便艰难，目光昏浊不能看清事物，身体颤抖不已，手足寒，用恒山汤方。

恒山汤

恒山三两　乌梅二十一枚　香豉八合　竹叶切，一升　葱白一握

以上五味药分别切细，用九升水来熬取三升汤药，分成三次服用，到病发时服完。

五脏都有疟候，六腑却没有，只是胃腑患疟的，使人发内热病。常感饥饿而不能食，食下就会支撑胀满而腹大，主治用藜芦丸的处方。

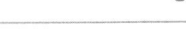 **藜芦丸**

藜芦、皂荚、恒山、牛膝各一两　巴豆二十枚

以上五味,先炒藜芦、皂荚成黄色,合在一起捣研为末,用蜜调和成如小豆大的丸,早晨服一丸,正发时服一丸,服药的一天内不要吃得过饱。《肘后》无恒山、牛膝。

肝疟　刺足厥阴经上的穴位,见血。

心疟　刺手少阴经上的穴位。

脾疟　刺足太阴经上的穴位。

肺疟　刺手太阴经和手阳明经上的穴位。

肾疟　刺足少阴经和足太阳经上的穴位。

胃疟　刺足太阴经和足阳明经的支脉出血。

凡灸疟的,必先问其病先发在哪里,就先灸哪里。从头部、颈项发的,在未发前预灸大椎尖头,慢慢地灸到发病的时间之后才停止。从腰脊发的,灸肾俞一百壮。从手臂发的,灸三间穴。

治疟　灸上星及大椎,到病发时使灸满百壮,灸的艾炷如黍米粒那么大。俗人不懂得取穴,而务必用大炷,这是错误的。

稍微感觉身体有异样时,就灸百会穴七壮。若灸后又发,就又灸七壮。极难愈的,也不过灸三次。用足踩地,用线围足一周,从线的中点折叠,测量从大椎向百会,灸线头处二十一壮,炷如小豆。

治一切疟病　不问新久,正面仰卧,以线测量两乳间,从线的中点折叠,从乳向下测量,灸测得的另一端,有多少岁的病人就灸多少壮,男左女右。

治五脏一切诸疟　灸尺泽穴七壮,此穴在肘中横纹上动脉之处。

治诸疟而脉不现者　刺十指间出血,除去血后,病必定停止,先看身体发红如小豆颜色的,十指尽刺。

治疟　刺足少阴经上的穴位,血出后就能痊愈。

亥疟　上星穴主治。穴在从鼻中央直入发际一寸,有能容豆的凹陷处。灸七壮。先取俠嘻,后取天牖、风池。

治太阳西落后发作的一类疟疾　临泣穴主治。穴在眼角上入发际五分处的凹陷中,灸七壮。

治疟病,若是实证就会腰背疼痛,若是虚证就会流鼻血　飞扬穴主治。穴在外踝上七寸,灸七壮。

治疟病,多汗,腰痛不能俯仰,眼睛突出,颈项强直　昆仑穴主治。穴在足外踝后跟骨上的凹陷中,灸三壮。

肝脏·卷十一

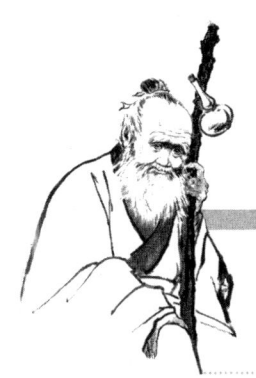

肝脏脉论第一

人是禀承天地灵气而生成的，所以人体内有五脏六腑、精气骨髓以及筋脉，外有四肢九窍、皮毛爪齿、咽喉唇舌以及肛门胞囊，它们汇集一起共同成就了人体。因此人遵循生命机理来将息身体，才得以安和百脉；若各种器官使用得不合理，就会造成五劳七伤六极这些祸患。有药方可救，即使有病也没有什么可怕的，若没有什么方法可凭借，瞬息间就会丧失生命。所以本书的中间部分，卷卷都详尽地论述了五脏六腑等的血脉根源，血液循环流注，与九窍相会相应的地方，以及论述五脏六腑等的轻重大小，长短阔狭，受盛多少。依旧列出对治的药方和方法，有丸药散药酒药煎药汤药膏药，有摩法有熨法，以及针灸穴位法，全都在这里详尽地罗列出来。那些能留心医术的人，可参考效行。对于冷、热、虚、实、风、气等各种不同的症候，正确地依照药性来用药，那么内外百病就能无一漏网。凡是五藏，在天上则有五星相对，在地上则有五岳相对，与自然对应的就是五行，在人体内就是五脏。五藏，就是精、神、魂、魄、意。通过辨别阴阳，考察虚实，弄清了病的根源，就可采用补泻方法，应禀三百六十五个骨节，最终使十二经脉会通。

肝主魂，是郎官，跟随神往来的称为魂。魂，是五藏之中肝脏之所藏。眼睛，是肝脏在外开窍的器官。肝气与眼睛相通，眼睛调和就能分辨五色。左眼为甲属阳木，右眼为乙属阴木，肝气流通循环到紫宫穴，它的荣泽表现于爪甲，在外主管筋，在内主管血液。肝脏重四斤四两，左边三叶，右边四叶，总共七叶，有六个童子三个玉女把守。肝神名叫蓝蓝，主藏魂，称为魂藏，与四季节气相应会，故说肝藏血，血藏魂。肝在气表现为话语，在液表现为眼泪。肝气虚就会恐惧，肝气实就易怒。肝气虚就会梦见苑中生草，在肝气最旺盛的时节就会梦见伏在树下不敢起来；肝气盛就会梦中发怒；逆乱之气侵入肝脏，就会梦见山林树木。

凡是人睡着的时候，血就归藏在肝中。肝脏接受了血液，眼睛才能看清东西，脚接受了血液才能行走，手掌接受了血液才能握东西，手指接受了血液才能抓东西。

肝脏属木，与胆合成腑。肝脏的经脉是足厥阴经，与足少阳胆经结为表里。肝脉为弦脉，肝气在冬季开始上升，在春季旺盛。春天万物开始生长的时候，肝气来势濡而弱,宽而虚,所以肝脉为弦。肝气濡就不能发汗,弱就不能泻下。肝气宽则开,开则通,通则利,故称肝脉为宽而虚。

春脉如弦,春脉是肝脉,方位是东方,属木,万物在春季开始生长,因此肝气来势濡弱,轻虚而滑,端直而长,所以称肝脉为弦,与这种脉象相反的即是有病。如何才能称之为相反呢?肝气来势实而弦,这叫做太过,显示病在体表。肝气来势不实而微,这叫不及,显示病在内脏。肝气太过就会使人容易发怒,忽然目眩头晕而发为癫病。肝气不及就会使人胸部疼痛并牵引至背,两肋腋下胀满。

肝脉来势柔弱,招动如竹竿末梢般称为平脉。春天肝脉以胃气为本,肝脉来势盈实而滑,如顺摸长竿的,称为有肝病。肝脉来势急而且更加有劲,如像按新张开的弓弦,这称为肝死脉。

真肝脉来到,内外皆急,如像摸刀刃一样,如像按琴弦一样,面色青白没有光泽,毫毛摧折的就会死去。

春天肝脉有胃气而微弦称为平脉,弦多胃气少称为有肝病。脉象只有弦而没有胃气,称之为死脉。有胃气而脉毛是秋天生的病,非常厉害的脉毛现象是今春生的病。

肝归藏血,血是魂附的地方,心中悲哀动荡就会伤魂,魂受伤就会狂妄,精不能固守,使人阴缩而挛筋,两胁肋骨上举,毛发枯焦面色憔悴,人会在秋天死去。

足厥阴肝经的经气竭绝就会缩筋,牵引睾丸和舌头。足厥阴经,即是肝脉。肝,是筋的总汇的地方。筋汇聚在生殖器上而在舌根结成脉络所以脉气不营运就

会筋缩挛急,筋缩挛急就会牵引睾丸与舌头,因此说唇青舌卷卵缩则表明筋已先死。若在庚日病笃,就会在辛日死去,因为庚辛属金,而肝属木,金克木之故。

肝失去所藏的魂,真肝脉显现,用浮的手法诊得脉象为弱,按的手法诊得脉象像绳索不相连续,或者如蛇曲行的必死。

春天肝木旺,肝脉弦细而长的称为平脉。若肝脉沉濡而滑的,这是肾邪欺肝,母归子位 肾为水,肝为木,水生木,故肾为母,肝为子。今肾水欺凌肝木,于是就称为母归子,这是虚邪,即使有病也容易治疗。反而诊得浮大而洪的脉象,是心邪期凌肝,心火为肝木三子,子欺母,这是实邪,即使有病也会自愈。反而诊得微涩而短的脉象,是肺邪欺肝,金克木而为贼邪,大逆,会不治而死。反而诊得大而缓的脉象,是脾邪欺肝,土反欺木而为微邪,即使生病也会立即痊愈。心邪欺肝必发生上吐下痢,肺邪欺肝就会成为痈肿。

左手关上脉象阴绝 尺脉上不至关的,是无肝脉。其病苦于癃闭,遗溺难言,肋下有邪气,易呕吐,其治疗应针刺足少阳经上的穴位。

左手关上脉象阴实的,是肝实证。其病苦于肉中疼痛,活动容易转筋,呕吐,其治疗应针刺足厥阴经上的穴位。

肝脉到来,滑如倚竿,如琴瑟弦。在呼气一次的时间里,肝脉搏动两次称为平脉,搏动三次称为离经病,搏动四次为脱精,搏动五次就会昏迷过去,搏动六次就会命绝,以上是从足厥阴脉表现出来的病症。

非常急的肝脉就会妄言,微急时表示腋下有肝积,像倒扣的杯子一样;脉象特

别缓就会呕吐,微缓就会患胸下积水,结聚成形而小便不利的病;脉象特别大就会生内痈,易呕血;脉微大就会生肝痹,缩咳牵引小腹;脉非常小就会患多饮证,微小即是患消瘅症候是多饮而渴,多食善饮,烦热,因热盛于内,津液被损所致;脉特别滑即是患㿉疝阴囊肿痛,微滑即是患遗溺;脉极涩就会患淡饮证,微涩即是患抽搐筋挛。

肝脉搏坚而长,面色不青,当患下坠的病。若脉象搏,因血积在胁下,使人喘逆。脉象濡而散,面色光泽的,当患溢饮病。患溢饮的人,异常口渴,饮水很多,而水容易溢入肌皮肠及胃之外。

肝脉到来时,脉象长而且左右弹击,是有积气在心下四肢以及腋下,这叫做肝痹。患这种病是因为得了寒湿,相似于疝病,腰部疼痛足发冷且头痛。

扁鹊说:肝有病就会眼神散乱,肝虚就会生寒,生寒就会阴气壮盛,阴气壮盛就会梦见山树等。肝实就会生热,生热就会阳气壮,阳气壮就梦中易发怒。

肝表现在声音上为呼,在动作上为握,在志意上为怒。怒伤肝,精与气归并于肝就会生忧。肝虚就会恐惧,肝实就会发怒,发怒不已也会生忧。

肝在颜色上主春病,颜色变化的人,可取治荥穴。

病先在肝脏发生的,头目晕眩,胁痛,支撑胀满。一天后病邪传变到了脾,就会闭塞不通,身体疼痛而沉重;两天后到胃就会发生腹胀;三天后到肾,于是小腹腰脊疼痛,胫酸。经十天不愈的,必死,死的时辰,冬天是在太阳落山之时(酉时),夏天则在早饭时(辰时)。

肝脏生病,早上病情稍退、神气清爽,晚饭时(申时)病情最重,夜半安静。

若肝脏生了病,是在西行途中或吃了鸡肉发病的,时间应是秋天的庚辛日。

大凡肝病的症状,必定是两胁下疼痛牵引小腹,使人容易发怒。肝虚就会眼睛不明看不清东西,耳朵听不清声音,容易害怕,像有人将来追捕自己一样。若医治,应当取足厥阴肝经和足少阳胆经。气上逆就会头目发痛,耳聋不聪,面颊发肿充血。

肝脉用沉的手法诊得脉象急,用浮的手法诊得结果一样时,病人苦于胁痛有气,支撑胀满引起小腹疼痛,不时小便困难,目眩头痛不堪,腰背疼痛,脚冷,时时小便不利,妇女月经不来,时有时无,患这种病是因为小时候曾经从高处坠堕受伤而致。

肝生了病,面色发青,手足拘急,胁下苦满,或时常眩晕,脉象弦长的,这样的病人可以医治。适宜服用防风竹沥汤、秦艽散。春天应当针刺大敦穴,夏天针刺行间,冬天针刺曲泉,都用补法。季夏针刺太冲穴,秋季针刺中郄穴,都用泻法。又应当艾灸期门穴一百壮,脊柱第九椎五十壮。

肝有病邪,就会两胁中疼痛,内体寒冷,有恶血在内脚胫,易抽搐,骨节时常发肿。应当取行间穴以导引邪气下行减轻胁痛,补足三里以温和胃中,取治血脉以消散恶血,取治耳间青脉以去除抽搐证。

凡是曾经从高处坠堕而受伤,恶血滞留在体内;或者有所大怒,气上逆而不能下行,就会在左胁下积聚而伤肝。

肝中了风邪的,头眼瞤动,两胁疼痛,行走时身体伛偻,使人像患有恶阻病

肝脏·卷十一

妊娠呕吐一般嗜爱甜食。

肝中了寒邪,病人瑟瑟怕寒,发热,脸发红,有浆汗,胸中烦热。

肝中了寒邪的人,两臂不能高举,舌根干燥,爱叹息,胸中疼痛不能转侧,时时盗汗,咳嗽,饭后便吐汁水。

肝主管胸中气喘,怒骂,它的脉象为沉,胸中又窒闷,想让人推按它,有热,鼻子窒塞。肝脏被中伤,病人脱肉,卧床时口欲张开着,时时手足发青,眼睛关闭,瞳仁发痛,这都是肝脏受中伤所造成的。

有肝腹水的,病人腹大不能自由转侧,而胁下腹中疼痛,时时微生津液,小便续通。

肝胀的,胁下满胀继而引发小腹疼痛。

患肝著肝脏气血郁滞,着而不行所致,又为肝着的,病人时常按捺捶打胸上以缓解痞闷不舒,在病发初期不很严重时,只想喝热饮。

诊断是否患有肝积,病人的脉象弦细,两胁下疼痛,邪气在心下游走,足胫寒,胁痛牵引小腹,男子患积疝,女子患瘕淋,皮肉消瘦无光泽,易转筋,爪甲枯黑,春天缓和而秋天严重,脸色发青。

肝的积气名叫肥气,在左胁下如倒扣的杯子,有头有脚就像龟鳖一样。此病久久不能痊愈,继而引发咳嗽气逆或疟疾,连续几年不能好转,此病一般是在季夏戊己日患上的。为什么呢?因为肺将病邪传给肝,肝应当传给脾,脾恰好是在季夏最旺,脾旺就不会感受病邪,肝再想还给肺,肺又不肯接受,因此留结而成为肝积。因此可知道在季夏可得肥气。

肝生病,胸满胁胀,容易愤怒呼叫,身体有热又怕寒,四肢无力举动,脸发白身体滑。此时肝的脉象应当弦长而急,今反而短涩;脸色应当是青色,反而发白的,这是金克木,大逆常情,十死不治。

襄公问扁鹊道:我想不诊脉,只通过观察病人的声音、面色,就能知晓病人的生死,可以讲这样的给我听吗?扁鹊回答说:这是圣道的大要,是老师不相传授的。黄帝非常看重它,认为比金玉还珍贵。入门看病人,观察他的颜色,审听他的呼吸,就可知晓往来出入吉凶之相。发角音的人,主肝之声,肝在声音上表现为呼,在音上表现为琴音,在志意上表现为怒,它的经脉是足厥阴经。厥气逆少阳经,就会使荣卫不畅通,阴阳交杂,阴气外伤,阳气内击,阳气内击就会生寒,生寒就会导致肝虚,肝虚就会突然喑哑发不出声。这是后风入肝,用续命汤主治,药方在第八卷中。只是踞坐坐时两脚底和臀部着地,两膝上耸不能低头,面目青黑,四肢缓弱,遗失便痢,严重的就不可医治,最迟在十天至一月内,用桂枝酒治疗,药方在第八卷中。又呼又哭,哭又转为呻吟,这是金克木,阴击阳。阴气上浮而阳气下伏,阳气下伏就会导致肝实,肝实就会生热,生热就会气喘,气喘就会导致气上逆,气上逆就会生闷,烦闷就会导致恐惧畏怕,眼睛看不清,说话声音急切,妄说有人。这是邪热伤肝,严重的不可医治。若唇色虽青,向眼不应,可治,用地黄煎主治,药方在后面肝虚实篇中。

患上属肝经的疟疾,使人颜色青,叹息,如死人般,用乌梅丸主治(乌梅丸由乌梅肉、豆豉各一合,升麻、地骨皮、柴胡、鳖甲、恒山、前胡各一两,肉苁蓉、玄参、百合、蜀漆、桂心、人参、知母各半两,

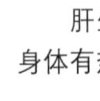

桃仁八十枚组成,制成末,做成蜜丸,每天二次,空服用细茶水送服三十丸)。若此人本来就很少有悲愤,忽然嗔怒,说话反常,忽缓忽急,话未说完,用手指眼,如有所畏惧一般,这样的人,若病不立即到来,灾祸早迟必到。这是肝病在声音方面的症候。如果病人肝虚,则是被寒风中伤。若肝实,则是被热气损伤。因阳气所伤就泻阳实,阴气所伤就补阴虚。青为肝,肝合筋,颜色青得如翠鸟羽毛的吉。肝脏主管眼睛,眼睛是肝脏外延的器官。病人体质为木形的,与上角体形体质相比,面色青,头小面长,肩大,背平,身直,手足小,有才华,好思考,气力小,多忧劳世事,耐春夏不耐秋冬,秋冬感受邪气而生病。足厥阴经交横错杂,胁有广、合、坚、脆、倾、正等情况,如有任何一种,肝必与之对应。正常的颜色是青色。肌肤纹理细的人则肝小,肝小就会安定脏气,也就没有胁下的各种疾病。纹理粗的人,肝大,肝大则是肝虚,肝虚就会生寒,寒气逼迫胃与咽,易致胸中阻隔不通,早上会胁下疼痛;胁宽骨交反的人肝位偏高,位高则会肝实,肝实肝就会生热,热气上逆到贲门加诸胁下很快会生为息贲。两胁高耸的人肝脏位置低下,肝低下胃就会受到逼迫,而使胁下空虚,胁空虚就易受邪气侵袭。胁骨坚的人肝脏坚,肝坚就会肝气安定难以受伤。胁骨弱的人肝脆弱,肝脆就容易生消瘅病、易受中伤;胁腹好相的人肝位置端正,肝位端正则肝和利难伤。胁骨偏举的人肝倾斜,肝倾斜就会胁下偏痛。

凡是十二经脉在人体皮肤的分属部位有凹陷或凸起的,必定生病患,足少阳胆经是肝的分属部位,而肝气在其中运行,外部也随之有所反应。脉象沉浊表明病在内,脉象浮清则病在外。若病色从外向内蔓延,病则是从外部生的,经脉分属部位会凸起;若病色从内向外蔓延,病则是从内部生的,经脉的分属部位会凹陷。内病先治阴,后治阳;外病先治阳,后治阴。阳主治外病,阴主治内病。凡是人有死生休否,藏神必定先使体形外观有所变化。人肝生病以前,眼睛会因此而无色。若肝先死,眼睛会因此而失去精神。若天中发际等分,而墓色与之相应,必不治而死。应当仔细察看以便斟酌增减时日的缓急,缓的不出四百天,快的不会延上十天一月。肝病稍好而突然死去的情况,怎样才能发现呢?回答是,病人脸颊上有如拇指大的青白色靥点的,必定猝死。肝脉绝后八天就会死去,怎样才能知道呢?病人面青目赤,只想伏睡,看不见人,汗如水流不止的,一日二日即死。病人面黑目青的不死,但青如草席之枯白颜色的会死。在经脉的分属部位会相继出现吉凶的颜色。青白色进入眼睛必生病,往往不出一年。若年上不应,三年之内,必定出现病祸。

春天为木,春脉为肝脉,颜色为青,主足少阳脉。春天取治络脉分肉皮肉与骨相近的肉,春天树木开始生长,肝气开始生成,肝气急,肝感受了风邪,肝经脉象深藏,因为肝气少而不能深入经脉,故取治络脉分肉之间。肝脉的根本同在窍阴之间,相应的部位在天窗穴之前。天窗穴,居耳前上下脉,用手按之搏动的便是。肝的筋起于小趾次趾之上,在外踝处结聚,再向上循着胫骨上外侧延伸,结聚在

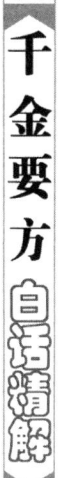

膝的外侧。它的一支另从辅骨外侧开始，向上从大腿前经过，在伏兔穴之上结聚，结聚大腿后经过的尾尻处。主筋向上经过眇季肋下方夹脊两旁空软部分到达季肋，再向上经过腋前侧，挟应乳即胸大肌两旁，在缺盆处结聚。其主筋上行从腋部出来，穿过缺盆，从太阳之前出来，再循着耳后直上额角，在巅顶之上交会，再下行经过颔，结聚在颧骨上。它的分支在外眼角相结而成为外维。肝脉从外眼角处出发，向上抵达额角，再下行到耳后，沿着颈部来到手少阳经之前，再来到肩上并从手少阳经的后面退交出来，进入缺盆。它支脉从耳后进入耳中，从耳前出来，再来到外眼角的后面。支脉离开外眼角，下行到大迎，与手少阳经交会于颧骨下，加颊车，下行经过颈部与缺盆交会，再下行到胸中，穿过膈与肝联络，属胆经，沿着肋骨里面，从气街穿出，绕过毛际，横向进入环跳中。它的主脉从缺盆直下腋部再沿着胸部下行，经过季肋下行并在环跳中交会，沿着大腿外侧向下行进并从膝外侧出来，再下行到外辅骨的前面，并直抵绝骨末端，再从外踝之前下出，沿着足背前行，从小趾次趾端出来。它的支脉离开脚背，上行进入大趾之间，沿着大趾歧内并从趾端出来，再返回穿过爪甲，从三毛即聚毛、丛毛，在大趾第一节背面皮肤上出来，与足厥阴经交会而结为表里。厥阴经的本，在行间以上五寸，相应于背俞，共同在手太阴经上交会。

足少阳之别即足少阳络脉名叫光明，在离足踝半寸的地方就是。从这里分出，别走厥阴肝经，向下联络足背，主辖肝生病。肝因实而病则生胆热，胆热则会厥冷，厥冷则是阳脉生病。阳脉反逆，比寸口脉大一倍，生病就会胸中有热，心肋头颔疼痛，缺盆腋下发肿。肝虚就会胆寒，胆寒就会痿辟足软不能行走，痿辟就是阴脉有病。阴脉反而小于寸口脉，生病就会胸中有寒，少气口苦，身体无光泽不滋润，向外直到绝骨外踝以及每一骨节都疼痛。若阴阳俱动以及俱静，像牵引绳索而停顿一样，是有病这些都是足少阳胆经筋脉有病，今取足厥阴肝经附后。

足厥阴经的脉起于大趾关节体毛聚汇的边缘，在离内踝一寸的地方，沿着足背上侧向上，在内踝上方八寸的地方从足太阴脾经之后交出，再沿着膝弯内侧，以及大腿内侧进入阴毛中，绕过阴器，抵达小腹挟胃的两旁，属于肝经，联络胆，向上穿过膈，分布在肋胁，沿着喉咙之后，向上进入鼻咽，与目系相连，再向上从额部穿出，与督脉在巅顶交会。它的支脉从目系出来，下行到面颊里面并在口唇之内环绕。它的另一支脉又从肝分出，另行穿过膈向上行，注入肺中。本经受外邪所动会导致腰痛不可俯仰，男人患颓疝，妇女小腹肿，严重的出现嗌干食管及口干涸，厥阴脉终之象，面尘脱色。表明是本经所属的腑脏由内因而引发的症候，有胸满呕逆，洞泄狐疝，遗溺闭癃。肝盛的人，寸口脉比人迎大一倍；肝虚弱的人寸口脉反比人迎脉象小。

足厥阴即足厥阴络脉之别名叫蠡沟，脉在离内踝向上五寸的地方，另行进入足少阳胆经的络脉；它的支脉循着胫骨上行到睾丸，结聚于阴茎处。若它的脉气逆乱，于是睾丸就会发肿，最后导致疝气，脉气实就会阴茎坚挺长热，脉气虚就

会阴茎暴痒。要取治它的支脉。足厥阴经的筋从大趾上出发,向上行进并结聚于内踝之前,再沿着脚胫向上,在腓骨内侧之上结聚,再向下沿着阴股,与阴器交结,与各种筋结成脉络。

春季三月,主辖肝胆青筋牵病贼邪在肝,引发发热、颈项强急等病,它的病源来自于足少阴肾经涉及少阳胆经,少阳之气开始生发,少阴之气开始衰弱,阴阳之气在腠理滞结相搏,皮毛的病都发生了,也因此而致表里的病。少阳之阳气发动反逆少阴之阴气,会导致脏腑生瘕病,它的病与前者正好相反。若腑虚就会被阴邪伤害,症状有腰背强急,脚缩不能伸展,脚胫非常疼痛,眼睛眩花。若脏实就会被阳毒损伤,症状是先冷后热,颈外两筋牵引使颈项不能屈伸,颈背强直,眼睛赤黄。如想转动,须全身回侧,故称为青筋牵病。

扁鹊说:灸肝俞和肺俞,主治丹毒牵病,应当依据病源施治。调理其阴阳,那么脏腑之病就不会发生了。

肝虚实第二

◆ 肝实热

左手关上脉象阴实的,即足厥阴经阴实之证。其症见心下坚满不堪,时常两肋疼痛,呼吸急促像在发怒,这种病名为肝实热。

治疗肝实热,阳气下伏,有邪热,喘逆闷恐,眼睛看不清东西,狂悖,妄言,可用**竹沥泄热汤**。

竹沥泄热汤

竹沥一升　麻黄三分　石膏八分　生姜、芍药各四分　大青、栀子仁、升麻、茯苓、玄参、知母各三分　生葛八分

以上十二味切细,加水九升煮取药汁二升半,去渣,下竹沥,煮两三沸,分三次服。如须下痢,加芒硝三分,去芍药,加五分生地黄。

治疗肝实热,目痛,胸满,气急阻塞,服**泻肝前胡汤**

前胡、秦皮、细辛、栀子仁、黄芩、升麻、蕤仁、决明子各三两　苦竹叶切,一升　车前叶切,一升　芒硝三两

以上共十一味切细,加水九升煮取药汁三升,去渣并下芒硝,分三次服。另一方中有柴胡三两,共十二味。

治疗肝实热,梦怒虚惊,用**防风煮散**:

防风、茯苓、萎蕤、白术、橘皮、丹参各一两三分　细辛二两　甘草一两　升麻、黄芩各一两半　大枣二十一枚　射干一两　酸枣仁三分

以上共十三味治后过筛,制成粗散,取两方寸匕用帛布裹好,加井花水二升煮,并时时翻动药包,煎取药汁一升,分两次服下。

治疗肝邪热,出言反常,忽快忽慢,用**远志煮散**:

远志、射干、杏仁、大青各一两半　茯神、葛根、甘草、麦门冬各一两　芍药二两三分　桂心三分　石膏二两　知母、升麻各五分

以上共十三味治后过筛,制成粗散,加水二升五合煮竹叶一升,取汁。以药汁一匕半,煎取八合为一服,一日二次。煮药时应用绵布将药散裹好。

治疗邪热伤肝,易生悲怒,所作不定,兀自惊恐,用**地黄煎**。

地黄煎

生地黄、淡竹叶、生姜、车前草、干蓝各切一升 丹参、玄参各四两 茯苓二两 石膏五两 赤蜜一升

以上共十味切细,加水九升煮取药汁三升,去渣,药汁冷后下蜜,再煎两三沸,分三次服下。

◆ 肝胆俱实

左手关上脉象阴阳俱实的,是足厥阴与少阳经俱实的征象。其病症有胃胀呕逆,食物不消之苦,名叫肝胆俱实。

◆ 肝虚寒

左手关上脉象阴虚的,是足厥阴经阴虚的征象,其病苦于肋下坚满,时寒时热,腹满,饮食不欲,腹胀,郁郁不乐,妇女月经不利,腰腹疼痛,名叫肝虚寒。

治疗肝气不足,两肋下满,筋急,不能大口呼吸,四肢厥冷,病发作时抢心腹痛,眼睛不明,以及妇女心痛,乳上生痛,膝热消渴,爪甲干枯,口面发青的,用**补肝汤**。

补肝汤

甘草、桂心、山茱萸各一两,《千金翼方》作乌头 细辛、桃仁、柏子仁、茯苓、防风各二两 大枣二十四枚

以上共九味切细,加水九升,煮取药汁五升,去渣,分三次服下。

补肝散

治疗左肋偏痛,宿食经久不消,以及眼睛发昏,迎风流泪,看不清东西,而逆风寒偏又更加严重,此药可消食破气,止泪。

山茱萸、桂心、薯蓣、天雄、茯苓、人参各五分 芎藭、白术、独活、五加皮、大黄各七分 防风、干姜、丹参、厚朴、细辛、桔梗各一两半 甘菊花、甘草各一两 贯众半两 橘皮三分 陈麦曲、大麦芽各一升

以上共二十三味治后过筛,每次用酒送服一方寸匕,一日二次。如果食不消化,饭后服;若想止痛,饭前服。

补肝酒

治疗肝虚寒,或高风眼泪等杂病,酿松膏酒。

取松脂十斤锉细,用水淹浸一周后煮,细细接取上面的脂膏,水干后再添,脂膏取尽换水,煮法与前面一样,等烟尽去火停冷后,松脂当沉入水中。取脂膏一斤,酿米一石,水七斗,好曲沫二斗,如家常酿酒法一样酿制,仍然是冷后下饭封存一百天,待松脂米曲全部消尽后,酒香满堂,于是细细品饮。此酒须多加一倍曲子。

治疗肝虚寒,眼昏,看不清东西,细看则眼中发花,用**防风补煎**。

防风补煎

防风、细辛、芎藭、白鲜皮、独活、甘草各三两 橘皮二两 大枣二十一枚 甘竹叶切,一斗 蜜五合

以上共十味切细,加水一斗二升先煮九味药物,取汁四升,去渣,下蜜再煎两沸,分四次服下,白天三次夜晚一次。

若是在五六月，则须用干燥容器贮好，藏入冷水之中。

治肝脏虚寒，肋下疼痛，胀满气急，眼浑浊，视物不清，用槟榔汤。

槟榔汤

槟榔二十四枚　母姜七两　附子七枚　茯苓、橘皮、桂心各三两　桔梗、白术各四两　吴茱萸五两

以上共九味切细，加水九升煮取药汁三升，去渣，分三次温服。如果气喘，加芎䓖三两、半夏四两、甘草二两。

肝虚眼睛不明，灸肝俞二百壮。小儿斟酌处理，可灸七至十四壮。

◆ 肝胆俱虚

左手关上脉象阴阳俱虚的，是足厥阴与少阳经俱虚的征象，其病神情恍惚，昏厥不省人事，妄见，少气，不能说话，时时自惊，名叫肝胆俱虚。

肝劳第三

患肝劳病的，应补益心气，心气旺才能感于肝。人违逆春气就会足少阳脉气不生，而肝气在体内发生逆乱。顺应这个规律的就能生，违逆的就会死；顺应的安定，违逆的逆乱；反顺为逆，即所谓的关格，于是就生成了病。

治疗肝劳虚寒，关格劳涩，闭塞不通，毛悴色夭，服猪膏酒。

猪膏酒

猪膏、姜汁各四升

以上共二味用微火煎取三升，下酒五合一同熬煎，分为三次服。

治肝脏虚寒劳损，口苦，关节骨骼疼痛，筋挛缩，烦闷，服虎骨补酒。

虎骨补酒

虎骨一升，炙焦，碎如雀头大小　丹参八两　干地黄七两　地骨皮、干姜、芎䓖各四两　猪椒根、白术、五加皮、枳实各五两

以上共十味切细，用绢袋装好，取酒四斗浸泡四天，最先服六七合，以后渐渐加至一升，一天二次。

筋极第四

六极，由于天气与肺相通，地气与咽相通，风气与肝相应，雷气动心，谷气感脾，雨气润肾，各种气发生逆乱而导致相应的脏器生病。六经为川，肠胃为海，九窍是水注之气，所以九窍相应于五脏。邪气伤害五脏于是六腑生极，故称为五脏六极。

凡是筋极病名，转筋，十指爪甲痛，疲倦不能久立主肝，肝与筋相应，筋与肝相合，肝有病从筋生。又说把春天遇病称为筋痹，

筋痹没有痊愈，又感受邪气，在内侵驻肝脏，于是阳气进入体内，阴气外泄。如果外泄阴气，外泄就会导致内虚，内虚就会导致筋虚，筋虚就会导致易悲，就会看到眼睛底下颜色发青或苍白。若伤了寒邪就会筋不能转动，十指爪甲都痛，经常转筋。它的根源是春天在甲乙日里感受了邪气伤了风，风侵袭筋就成为肝虚风。如果阳气在内发动，一发就会肝气盛实，肝气盛实就会筋实，筋实就会易怒，咽中干燥。伤热就会咳嗽，咳嗽则胁下疼痛不能转侧，再加上脚下满痛，故称为肝实风。然而阳气轻就放任它，重就消减它，衰竭就旺盛它。审察阴阳用以分辨刚柔，阳病则治阴，阴病则治阳。善于治病的人，病在皮毛肌肤筋脉时就医治它；稍次的人，病在六腑时才施治；若病已入五脏，人已经半死了。

扁鹊说：患绝筋筋脉败绝而唇青、舌卷卵缩等不治，九天就会死去，怎样才能知道呢？其症状是手足爪甲青黑，呼骂声从不停息。筋与足厥阴经相应，足厥阴经脉气绝就会导致筋缩而牵引睾丸与舌，此时筋已先死了。

治疗筋实极而咳嗽，咳嗽牵引两胁下缩痛，痛得厉害得不能转侧，用**橘皮通气汤**。

橘皮通气汤

橘皮四两　白术、石膏各五两　细辛、当归、桂心、茯苓各二两　香豉一升

以上共八味切细，加水九升煮取药汁三升，去渣，分三次服下。

治疗筋实极而两脚下满，胀满疼痛，不能远行，脚心如筋被割断，痛不可忍，用**丹参煮散**。

丹参煮散

丹参三两　芎䓖、杜仲、续断、地骨皮各二两　当归、通草、干地黄、麦门冬、升麻、禹余粮、麻黄各一两十八铢　牛膝二两六铢　生姜切，炒取焦干　牡蛎各二两　甘草、桂心各一两六铢

以上共十七味治后过筛，制成粗散，用绢袋子装进二方寸匕，加井花水二升煮，经常翻动袋子，煮取一升，顿服，一日二次。

治筋实极，手足爪甲或青或黄或乌黑发暗，四肢筋急，烦满，用**地黄煎**。

地黄煎

生地黄汁三升　生葛汁、生玄参汁各一升　大黄、升麻各二两　栀子仁、麻黄、犀角各三两　石膏五两　芍药四两

以上共十味切细，加水七升煮七物，取二升，去渣，下地黄汁煎一两沸，接着下葛汁玄参汁煎取三升，分三次服，一日二次。

治筋虚极，筋痹，好悲思，颜色苍白，四肢嘘吸，手脚拘挛，伸动缩急，腹中转痛，用**五加酒**。

五加酒

五加皮一斤　枳刺二升　大麻仁三升　猪椒根皮、丹参各八两　桂心、当归、甘草各三两　天雄、秦椒、白鲜、通草各四两　干姜五两　薏苡仁半升　芎䓖五两

以上共十五味切细，用绢袋盛好，取清酒四斗浸泡，春夏四天，秋冬六七天，初服六七合，以后稍稍增添，以有感觉为度。

治筋虚极，筋不能转，十指皆痛，屡屡转筋，或过度交接，或病未恢复而交接伤气，筋绝，舌卷唇青引起卵缩，胫脉疼

急,腹中绞痛,或大便欲绝,不能饮食,服人参酒。

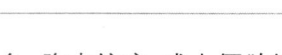

人参酒

人参、防风、茯苓、细辛、秦椒、黄芪、当归、牛膝、桔梗各一两半 干地黄、丹参、薯蓣、钟乳、矾石各三两 山茱萸、芎䓖各二两 白术、麻黄各二两半 大枣三十枚 五加皮一升 生姜切,炒干 乌麻碎,各二升

以上共二十二味切细,另外用小袋子盛好钟乳,取清酒二斗半浸泡五宿,每次温服三合,一日二次。用量随意增减。另一书中无乌麻,则用二两半杜仲。

治疗筋绝方：将熬制的蟹脑及足髓放入疮中,筋即续接。

劳冷气逆,腰髋冷痹,脚屈伸难：灸阳跷一百壮。在外踝下容爪。

腰背不灵便,转筋急痹,筋挛：灸第二十一椎,有多少岁灸多少壮。

转筋,十趾筋挛急不能屈伸：灸脚外踝骨上七壮。

遗精筋挛,阴缩入腹相引痛：灸中封五十壮。穴在内踝前筋下凹陷处。

遗精筋挛,阴缩入腹相引痛：灸下满各五十壮。老人加灸,小儿壮数与年龄相同。

这二个穴位,喉肿厥逆,五脏所苦,鼓胀,都能主治。

转筋,胫骨痛不可忍：灸屈膝下侧横筋上三壮。

腹胀转筋：灸脐上一寸处二十壮。

坚症积聚第五

病有积有聚,怎样来区别它们呢？回答说：积,是阴气积；聚,是阳气聚。所以阴气下沉而隐伏,阳气上浮而发动。阴气所积称为积,阳气所聚称为聚。因此,积是由五脏生成的,聚是由六腑生成的。积是阴气,它的开始有固定的地方,它作痛从不离开经脉的分属部位,上下有始有终,左右有穷有尽。聚是阳气,它的开始没有根本,上下没有留止,作痛没有固定的地方。就通过这些来分辨积与聚。

经络感受了病邪,病邪进入了肠胃,于是五脏生积聚之气,发作伏梁、脘腹痞满肿块一类病、息贲、肥气、痞气、奔豚这些疾病。从开始生成积聚,到病已形成,是怎么回事呢？答：积的开始生成,是从感受寒邪开始的,厥气上逆而生成积。

容易患肠中积病的人,怎样来诊断？回答：皮肤薄而没有光泽,皮肉不坚实而柔弱,像这样的人肠胃就会被恶邪中伤即伤恶,伤恶则会邪气滞留积聚,于是形成肠胃之积。若寒温不紧接侵袭,邪气就稍有缓和,等到邪气蓄积留止,大聚于是就生成了。发病时身体、腰、髀、股、胫都发肿,绕脐四周疼痛,这是什么病呢？回答：是伏梁病。此病的风根,不可妄动,一动就会成为水溺涩病,小腹盛满,左右上下都有风根的,就是患有伏梁病。在肠胃外面裹有脓血的,不可医治,若硬要医治,每次治疗都有可能致死。此病下行会因其为阴而必下脓血,上行逼迫胃管穿出膈,在胃管内两侧生为痈,这是慢性病,难以治疗。在脐上的为逆,小心不要妄动企图祛除,病气渗出大肠而依附在肓上,肓的本源在脐下,故绕脐四周会疼痛。

三台丸

治疗五脏寒热积聚,胪胀肠鸣而嗳气,饮食不生肌肤,严重的呕逆;若因伤寒而生的寒疟已经痊愈,不想让它再复发,饭后进服五丸,痰饮多的吞十九。经常服用可使人的大小便,滋生肌肉。

大黄炒 前胡各二两 消石、葶苈、杏仁各一升 厚朴、附子、细辛、半夏各一两 茯苓半两

以上共十味研制成末,加蜜调和,捣五千杵,每次进服如梧桐子大小五丸,以后稍加至十九,以有感觉为度。

治疗男子妇女百病,虚弱劳冷,宿寒久癖,以及症瘕积聚,或呕逆不下饮食,以及风湿诸病,用五石乌头丸。

五石乌头丸

钟乳、紫石英、硫黄、赤石脂、矾石、枳实、甘草、白术、紫菀、山茱萸、防风、白薇、桔梗、天雄、皂荚、细辛、苁蓉、人参、附子、藜芦各一两六铢 干姜、吴茱萸、蜀椒、桂心、麦门冬各二两半 乌头三两 厚朴、远志、茯苓各一两半 当归二两 枣膏五合 干地黄一两十八铢

以上共三十二味研制成末,加蜜调和,捣五千杵,用酒送服如梧桐子大小十丸,一日三次,以后稍加。

治疗男子妇女寒冷,腹内积聚,邪气往来,厥逆抢心,心痛痹闷,吐下不止,妇女产后羸瘦,用乌头丸。

乌头丸

乌头十五枚 吴茱萸、蜀椒、干姜、桂心各二两半 前胡、细辛、人参、芎䓖、白术各一两六铢 皂荚、紫菀、白薇、芍药各十八铢 干地黄一两半

以上共十五味研制成末,和成蜜丸。用酒送服如梧桐子大小十丸,一日三次,以后稍加,以有感觉为度。

治疗心腹疝瘕,肋下及小腹满,坚痛有积,寒气入腹,使人腹中发冷,发病严重的上逆抢心,气满,吃饭易呕的药方:

大黄、茯苓各一两半 吴茱萸、桂心、黄芩、细辛、人参、蜀椒、干姜各一两六铢 牡丹、甘草、芎䓖、苁蓉、䗪虫各十八铢 芍药、防葵、虻虫、厚朴、半夏各一两 男发灰半两

以上共二十味研制成末,做成蜜丸。每次进服如梧桐子般大小的五丸,一日二次,以后逐渐增加药量。

恒山丸

治疗肋下邪气积聚,时冷时热,类似温疟。

恒山、蜀漆、白薇、桂心、鲅甲、白术、附子、鳖甲、䗪虫、贝齿各一两半 蜚虻六铢

以上共十一味研制成末,调制成如梧桐子大小的蜜丸,用米汁送服五丸,一日三次。

神明度命丸

治疗长期患腹内积聚,大小便不通,气上逆抢心,腹中胀满,逆害饮食。

大黄、芍药各二两

以上共二味研制成末,制成蜜丸。每次进服如梧桐子大小四丸,一日三次。若无感觉,可加至六七丸,以有感觉为准。

治疗万病积聚方:在七八月份收集蒺藜子,不限多少,用水煮至过熟,取渣曝干,捣筛后制成蜜丸。每次用酒送服

如梧桐子大小七丸,以有感觉为准。并将药汁煎成饴糖状服下。

治疗胸中心下结积,食饮不消,用陷胸汤。

陷胸汤

大黄、栝楼实、黄连各二两　甘遂一两

以上共四味切细,加水五升煮取药汁二升五合,分作三次服下。

太一神明陷冰丸

治疗各种疾病,如积聚,心下及四肢满,寒热鬼注,长期患咳逆唾噫。能避除众恶,杀鬼,逐邪气鬼击客忤中恶,以及胸中结气,咽喉闭塞,如有东西上下移动,绕脐上下酸痛,按之挑手,心中愠怒如有虫,毒注传染全家。

雄黄油煮一日　丹砂、矾石、当归、大黄各二两　巴豆一两　芫菁五枚　桂心三两　珍珠、附子各一两半　蜈蚣一枚　乌头八枚　犀角、鬼臼、射罔、藜芦各一两　麝香、牛黄、人参各半两　杏仁四十枚　蜥蜴一枚　斑蝥七枚　樗鸡三七枚　地胆三七枚

以上共二十四味研制成末,加蜜调和,捣三万杵,制成如小豆大小的药丸。饭前饮服二丸,一日二次,没有感觉可稍加。伤寒服下,无不即愈。到病人家以及探视病人,夜行独宿,饮服二丸,可预防疾病。

蜥蜴丸

治症坚水肿,蛋尸,遁尸,百注,尸注,骨血相注后面五种病相当于痨瘵一类疾病,恶气鬼忤,蛊毒邪气,梦见亡存,留饮结积,虎狼所啮,狂犬所咬,鸩毒进入人体五脏,服药鸩毒可被消灭。饮食不消,妇女中邪鬼忤,也可去除。

蜥蜴二枚　蜈蚣二枚　地胆五十枚　蛋虫三十枚　杏仁三十枚　蜣螂十四枚　虻虫三十枚　朴消一两十八铢　泽漆、桃奴、犀角、鬼督邮、桑赤鸡各十八铢　芍药、虎骨各一两半　甘草一两　巴豆一两十八铢　款冬花十八铢　甘遂一两六铢　干姜一两

以上二十味研制成末,另将巴豆杏仁制成药膏,加入药末研调,下蜜捣二万杵,制成如麻子大小的丸。饭前饮服三丸,一日一次,没有感觉应增加用量。不敢吐下的吃一丸,一日一服。有患风冷注癖坚二十年的人,服后即痊愈。

大五明狼毒丸

治疗坚癖,胸肋有痞,或心腹有痞。

狼毒、干地黄各四两　附子、大黄、苁蓉、人参、当归各一两　半夏二两　干姜、桂心各一两半　细辛、五味子、蜀椒、兰茹炒至烟尽,各一两　芫花、莽草、厚朴、防己、旋覆花各半两　巴豆二十四枚　杏仁三十枚

以上共二十一味研制成末,加蜜调和,每次进服如梧桐子大小二丸,白天二次晚上一次,以有感觉为度。

小狼毒丸

所治之病与前相同。

狼毒三两　旋覆花二两　附子、半夏、白附子、兰茹各二两

以上共六味研制成末,加蜜调和捣五千杵,饮服如梧桐子大小三丸,以后加至十丸,一日三次。

狼毒丸

治疗坚癖。

狼毒五两　半夏、杏仁各三两　桂心四两　附子、蜀椒、细辛各二两

以上七味,研制成末,另将杏仁捣

熟,加蜜调和,饮服如大豆大小二丸。

治疗暴坚久痞,腹部坚满,用**甘遂汤**。

甘遂汤

甘遂、黄芩、芒硝、桂心、细辛各一两　大黄三两

以上共六味切细,加水八升,煮取药汁二升半,分作三次服。

治疗突发暴症,腹中有坚如石块的硬物,痛如刀绞,昼夜啼呼,如不医治,百日必死　取牛膝二斤切细,曝干,用酒一斗浸泡,密封容器口,煎取一半,服半升,服后即吐去宿食,有神效。

治突发暴症方:取商陆根捣碎,蒸,将新布盖在腹上,把药铺在布上,再把衣物覆在药上,冷后再换,如此治疗数日,昼夜不停。

野葛膏

治暴症。

野葛一尺　当归、附子、雄黄油煮一日　细辛各一两　乌头二两　巴豆一百枚　蜀椒半两

以上共八味切细,用大醋浸泡一宿,取猪油二斤将附子煎黄,去渣,放入雄黄粉,搅至凝固,敷在布上,掩在患病处,再把油敷布上,再铺十层纸,将熨斗盛火放在上面,让药物保持常温,白天三次晚上二次,变干的药膏效果更好。

消石大黄丸

治疗十二症瘕,以及妇女带下,绝产无子,还有想服寒食散但腹中有症瘕实的,当先服消石大丸下实,于是再服寒食散。大丸不下水谷,只下病,不使人困倦。

消石六两,朴消也可　大黄八两　人参、甘草各二两

以上共四味药,制成药末,将三升三年苦酒倒入铜器中,并立上一根竹筷,每一升作一刻度,三升共作三刻度。把铜器搁在火上,先放入大黄,不停搅拌,使酒微沸耗尽一刻度,于是放入余药,再耗尽一刻度苦酒,还剩下一刻度的药及酒,用极微小的火熬后制成鸡蛋黄大小的药丸。想下病就吃二丸,若不能吞服可分成小丸,数量不可超过四丸,要大不要小,能不分开最好。若人瘦弱可少吃,体强的不须吃,二十天服五次,等药和调半日于是泻下。若妇女服了,所泻下的或如鸡肝,或如正赤黑米汁,或有一升或有三升。下后应警惕风冷,做一杯粥吃下,然后吃羹月霍,就像产妇将息那样调养自己,六个月以后就能怀孕。禁吃生鱼、猪肉、辛菜。如果须吃寒食散的,一天服一次。

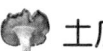
土瓜丸

治各种内脏寒气积聚,烦满热,饮食中蛊毒,或吃了生东西,及水中虫卵进入腹中生成虫蛇鱼鳖,留饮宿食,妇女产瘕带下百病,阴阳不通利,大小便不调节,绝伤堕落,寒热交结,唇口焦黑,身体消瘦,嗜睡少食,多梦,产乳期宫杂病,腿里热,心腹中急结,痛引阴中。

土瓜根末　桔梗末各半升　大黄一斤,蒸二斗米下,晒干　杏仁一升

以上共四味研制成末,制成如梧桐子大小的蜜丸。空腹饮服三丸,一日三次,若无感觉则适当增加,以有感觉为度。

治所有的饮食不消方:取吃剩下的食物烧成末,用酒送服一方寸匕,大便后或吐后宿食即消。有吃桃子不消化生成疾病的,若因当时没有桃子,就在树间找槁

桃烧服,登时呕吐,病即消除,效果很佳。

治突然饮食不消,欲成症积方:把艾汁煎成饴糖状,取半升,服后便刺喉催吐,去宿食很神验。

治疗各种饮食瘀实不消,心腹坚痛方:用水三升,煮白盐一升,分三次服下。刺吐去食,还可治暴症。

治疗症坚,心下有大如杯子的硬物,不能吃饭,吃则腹满,心腹绞痛方:葶苈子、大黄各二两　泽漆四两

以上共三味研制成末,另将葶苈研成药膏,下其余二味捣五百杵。加入蜜糖再捣千杵,每次进服如梧桐子大小五丸,没有感觉则稍加,一日三次。

患有症结病以及瓜病的,在脐部的上下左右如有瓜形或日月形状的东西,或在左右肋下、心口下有盒子大小的像鳖一样的东西,而且还有手有脚。治疗的方法:先针刺它的脚,再用花椒熨。取一个能装一斗的新盆,在盆底钻一百二十个孔,孔上铺三合花椒,上面重一层纸,纸上铺冷灰一升,灰上铺热灰半升,上面放一斤杠炭火。过一顿饭功夫,盆底热透后,即放在患处。在安放以前放置一层毡,火盆太热可再加一层,如果火过热不可忍,加至三层可暂歇,含一口冷水,喷在火上减弱二分左右即可停止。

以后三天不熨,等到七天一定痊愈,然后吃美食来滋补。如果稍有不愈,做露宿丸吃下,药方在第十六卷中。

治腹中积症方:取葶苈子一升炒制,用五升酒浸泡七天,每次饮酒三合,一日三次。

治蛇症食蛇不消所致,用大黄汤。

大黄汤

大黄、茯苓各半两,一本作黄芩　乌贼骨二枚　皂荚六枚,如猪牙者　甘草如指粗的,一尺　芒硝如鸡蛋,一枚

以上共六味切细,加水六升煮三沸,去渣后放入芒硝,调节药的冷热,一次服完。十天一剂,制法与前面一样。若要服药晚上不能吃饭,来日早上服下,病根即可祛除。

治鳖症,腹部有如盘大的坚硬肿起,不能睡卧方:取蓼蓝一斤捣碎,加水三升,绞取汁水,服一升,一日二次。

治蛟龙病:隋文帝开皇六年三月八日,有人吃芹菜得了此病,发作时似癫痫,面色青黄。后来因为吃寒食饧过多,大便及呕吐物中有像蛟龙的寄生虫,有头和尾。从那以后有患此病的,就让其进服三斗寒食饧,非常灵验。

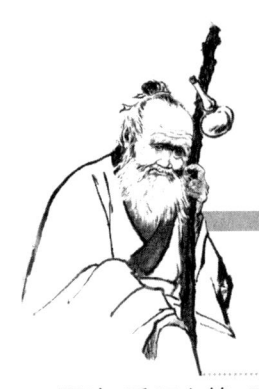

胆腑·卷十二

胆腑脉论第一

胆腑，受肝主管，肝合气于胆。胆为中清之腑《难经》说：胆为清净之腑；《甲乙经》说中精之腑胆与肝同是主持疏泄的，也称为将军之官，对各脏腑有调节制约的作用。其重三两三铢，长三寸三分，在肝短叶间下，贮藏水精汁二合《难经》作三合能怒能喜，能刚能柔。目下胞肿胀时，其胆就横起来。凡是胆、脑、髓、骨、脉和女子子宫，这六者，是感受地气而生的，都能藏精血，其性属阴，取法于地，所以是藏而不泄，这叫做"奇恒之腑"。胃、大肠、小肠、三焦、膀胱，这五者，是感受天之气而生的，取法于天，所以是泻而不藏，它们受纳五脏浊气，叫做"传化之腑"；是不能久藏他们的受纳物，而须输送泻出的。我们所说的五脏，是藏精气《甲乙经》写做精神而不泻的，因其精气充满，而不收受水谷，所以不能被充实。至于六腑呢，它的作用，是要把食物消化、吸收、输泻出去，所以虽然常常是充实的，却不能像五脏那样被充满。之所以有这样的原因，是食物入口以后，胃里虽实，肠里却是空空的，到食物下去时，肠中就会充实，而胃里又空了，故曰："实而不满"，"满而不实"。

左手关部脉象阳绝的，是没有胆脉的征象，会发生膝疼的病苦，口中苦，眯目，多恐惧，常像见到鬼似的害怕，多惊少力；其治疗应在足厥阴肝经上取穴，刺足大趾间，或刺三毛足大趾第一节背面皮肤处中。

左手关部脉象阳实的，这是胆实的征象，会发生腹中不安的病苦，身体飘举不稳；其治疗应在足少阳胆经上取穴，刺足上第二趾节后一寸处。

胆腑发生病变的，常常叹息，口苦，呕宿汁，心中不安定，多恐惧，像有人要来逮捕他一样。咽喉中像有梗阻，常吐唾液；这种症候的治疗可诊察足少阳的起止端，看其脉的陷下处而灸灼，其患寒热症时刺阳陵泉。若常呕，有苦汁，长长地叹息，心中不安，多悲伤，多恐惧，如同有人将要来逮捕他一样，这是邪气在胆，而上逆于胃。因为胆液泄出而口苦，因为胃气上逆而呕苦汁，故曰：呕胆，其治疗是刺足三里以下穴位。对胃气上逆的病人，刺足少阳血络，以使其胆闭藏，再调节其虚实邪正之气，使邪气消除。

胆胀因寒气内迫，正邪相争，营卫郁滞而导致的病症的病人，肋下痛胀，口苦，常叹息。

肝脏先受病，则移传邪气到胆腑，肝不停地咳嗽，就会呕胆汁。

病人气逆行而侵入胆，就会梦见打

胆腑·卷十二

官司争斗。《甲乙经》说梦见争斗相讼而自剖。

肝与筋相应,爪甲厚而颜色黄的人其胆也厚,爪甲薄而颜色红的人其胆也薄,爪甲坚而颜色青的人其胆急,爪甲软薄而颜色红的人其胆缓,爪甲直没有卷曲而颜色白的人其胆直,爪甲恶乱多损而颜色黑的人其胆纠结。

扁鹊说:足厥阴肝经与足少阳胆经为表里,表清里浊。其发生病变,若实极,就会被热气所伤,热就惊动精与神,而不能固守,于是卧起不定;若虚就会被寒气所伤,寒就恐惧,头昏眩,不能独卧。其病发于玄水,病根在胆,病症是先从头面部开始一直肿到足部,其治疗的处方在治水篇中。

胆腑有病时,眉毛就会因胆病而倾折,若病人眉系有倾折的症状出现,病人则在七天之内死去。

足少阳脉发生病变则引起口苦的病,常常叹息,心肋痛,不能反侧身体,严重者脸上微微发黑,全身不滋润,足背反而发热,这就是阳气上逆。这主管骨所生的疾病,头痛,下颌角痛,外眼角痛,缺盆中肿痛,腋下肿,颈项两侧的瘰疬累累而生成马刀挟瘿的病症,汗出恶寒而颤抖,发疟疾,胸中肋骨及大腿膝外至胫骨上端外踝前及各关节都痛,无名指渐渐麻木,实证者可见人迎部位比寸口的脉大一倍,虚证者人迎部位反而比寸口的脉小。胆腑的经脉、经筋、支脉已全在第十一卷肝脏部中论述。

胆虚实第二

◆ 胆实热

左手关部脉象阳实者,这是足少阳胆经阳实的征象,其病苦症状为腹中气满,吃不下饭,咽喉干,头痛,恶寒,肋痛,名为胆实热证。

治胆腑实热,精神不能内守,泻热,用半夏千里流水汤方:半夏、宿姜各三两 生地黄五两 酸枣仁五合 黄芩一两 远志、茯苓各二两 秫米一升

以上八味药分别切细,以五斗长流水来煮秫米,使蟹目沸腾,扬三千遍,澄清,取九升来熬药,得三升半汤药,分三次服下。《集验方》用此来治虚烦而不得入眠者,无地黄、远志,有麦门冬、桂心各二两,甘草、人参各二两。

胸中胆病:灸浊浴穴,病人有多少岁就灸多少壮。穴在夹对胆俞旁行相距五寸处。

◆ 胆虚寒

左手关部脉象阳虚者,是足少阳胆经阳虚的征象,其病苦的症状是晕眩痿厥,足趾不能摇动,足病不能行走,动则跌倒,眼睛发黄,失精,看不清事物,名叫胆虚寒证。

治大病后虚烦不得入眠,这是胆寒的原因,宜服**温胆汤方**。

温胆汤方

半夏、竹茹、枳实各二两 橘皮三两 生姜四两 甘草一两

将上六味药分别切细,以八升水来熬取二升汤药,分三次服用。

胆虚:灸三阴交穴各二十壮,穴在内

踝上一寸处。

千里流水汤

治虚烦不得入眠的处方。

半夏、麦门冬各三两　茯苓四两　酸枣仁二升　甘草、桂心、黄芩、远志、萆薢、人参、生姜各二两　秫米一升

以上十二味药分别切细,以一斛千里流水来煮米,使蟹目沸腾,扬一万遍,澄清,取一斗来熬药,得二升半汤药,分三次服用。

酸枣汤

治虚劳烦扰,奔气在胸中,不得入眠的处方。

酸枣仁三升　人参、桂心、生姜各二两　石膏四两　茯苓、知母各二两　甘草一两半

以上八味药分别切细,先以一斗水来熬酸枣仁,取七升,去掉药渣加入其他药,熬取三升汤药,分三次服用,一日三次。

治虚劳烦闷,不得入眠的处方:大枣十四枚　葱白七茎

以上二味药以三升水来熬取一升汤药,去掉药渣,一次服完。

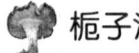 栀子汤

治严重下痢后虚劳不得入眠,严重者颠倒烦乱欲死,用**栀子汤方**张仲景说:发汗吐下后虚烦不得入眠,若严重者必会翻覆颠倒,心中烦乱,用栀子汤主治

大栀子十四枚　豉七合

以上二味,以四升水先熬栀子,取二升半,加入豉,再熬三沸,去掉药渣,一次服一升,安定下来后则不再服药。若上气呕逆、加橘皮二两,也可加二两生姜。

治烦闷不得入眠的处方:生地黄、枸杞、白皮各五两　麦门冬、甘草、前胡各五两　茯苓、知母各四两　人参二两　豉、粟米各五合

以上十味药分别切细,以八升水来熬取三升七合汤药,分三次服用。

治虚劳不得入眠的处方:酸枣、榆叶各等分

以上二味药研成粉末,调制成蜜丸,每次服梧子般大小的十五丸,每日两次。

咽门论第三

咽门,与五脏六腑相应,是神和气的往与来、阴和阳的通与塞的道路。喉咙、胞囊、舌头、津液是调五味的气本,不可不细加研究。咽门是肝胆的外候,其重十两,宽二寸五分,至胃管处总长一尺六寸,其功能是疏通五脏六腑的津液与神气,相应于十二时辰。若五脏热,咽门就关闭,气也就堵塞;若六腑寒,那么咽门就会裂开,而声音嘶哑。用母姜酒来主治,其处方见第六卷中。若是五脏热证,就用使咽门畅通的治法;若是六腑寒证,就用滋补的治法;寒热调和,就不会生病了。

髓虚实第四

髓虚的人脑痛不安,髓实的人勇敢强悍。凡是髓的虚与实,都受肝胆掌管。

若其脏腑有病从髓发生,热则表现在五脏,寒则表现在六腑。

治髓虚、脑痛不安,胆腑中寒,用羌活补髓丸方。

羌活补髓丸

羌活、芎䓖、当归各三两　桂心二两　人参四两　枣肉研如脂　羊髓酥各一升　牛髓二升　大麻仁二升,炒研如脂

以上十味药,先捣五种干药为末,加入枣膏、麻仁又捣,使其相互混合,浸渍成为一体,加入牛髓、羊髓及酥,装入铜钵中以沸腾两次的开水来熬,熬好后制成如梧子大的丸药。每次以酒送服三十丸每日服二次,渐加至四十丸。

治髓实,勇悍惊热,主证为肝热,用柴胡发泄汤方。

柴胡发泄汤

柴胡、升麻、黄芩、细辛、枳实、栀子仁、芒硝各三两　淡竹叶、生地黄各一升　泽泻四两

以上十味药分别切细,以九升水来熬取三升,去掉药渣加入芒硝,分三次服用。

风虚杂补酒煎第五

巴戟天酒

治虚弱羸瘦,阳痿不能行房,五劳七伤,食量大而下气的各种病的处方。

巴戟天、牛膝各三斤　枸杞根皮、麦门冬、地黄、防风各二斤

以上六味药全部生用,无一味可以用干的,也要分别切细,以一石四斗酒来浸泡七天,去掉药渣,温服。常使酒气相连续,不要饮至醉吐,注意禁忌生食、冷食、猪肉、鱼肉、油、蒜。在春季服七日,在秋冬季服十四日,在夏季不能服。以前有冷症的患者,加干姜、桂心各一斤;健忘者,加远志一斤;大虚劳者,加五味子、苁蓉各一斤;阴下湿者,加五加根皮一斤,有石斛加一斤,效果较好。每加一斤药,就加七升酒。这巴戟天酒每年到九月中旬就制作,到十月上旬即可服用。若服其他药,以此酒送服,效果特别好。将药渣暴晒干,捣为末,每次以此酒送服方寸匕,每日三次,更好。常加甘草十两,也有很好的效果。虚劳者,加一斤黄芪。

治虚劳不足,用五加酒方。

五加酒

五加皮、枸杞根皮各一斗

以上二味药分别切细,以一石五斗水来熬取七斗汁,分取四斗来浸一斗曲药,剩下的三斗用来拌饭,下米的多少如平常的酿法,熟后,压取汁来服用,多少随意,其禁忌如同平常服药法,将息两日。

天门冬大煎

治男子五劳七伤,八风十二痹,伤中六极。一、气极就会发寒痹,腹痛,喘息,惊恐,头痛;二、肺极就会发寒痹,腰痛,心下坚结,有积聚,小便不通利,手足麻木;三、脉极就会面色苦、青、逆,意多恍惚,失气,如悲哭过后的样子,苦于舌僵直,咽喉干,寒热恶风,不能动,不嗜饮食,昏眩,喜怒妄言;四、筋极就会拘挛、小腹坚胀,心痛,膝寒冷,四肢骨节皆疼痛;五、骨极就会四肢骨节厥逆,患黄疸,

消渴,痈疽,妄发重病,浮肿如水肿病的症状;六、肉极就会发慢性传染的瘅病,如被打击后不说话,严重者死去活来,众多的医生都治不了。此乃六极七伤所致,不只是房室之害。常出现忧恚积思,喜怒悲欢,又随风湿而结气,咳时呕吐,饮食失调,大小便不通利,时常泄利重下,溺血,上气,吐下,乍寒乍热,卧不安席,小便赤黄,时时做恶梦,梦见与死人一起饮食,或进入坟墓神室,魂飞魄散。筋极就会伤肝,伤肝就会导致腰背相牵引,难以俯仰;气极就会伤肺,肺伤就会小便有血,眼睛不明;髓极就会阴痿不起,住而不交;骨极就会伤肾,伤肾就会短气,不能久站,阴疼恶寒,严重者卵缩,阴下生疮湿痒,不住地搔抓,而出汗,皆为肾病。严重者多遭风毒,四肢顽痹,手足浮肿,名叫脚弱症,又名脚气病,医生没有办法救治,以上病症全用**天门冬大煎**主治。

天门冬大煎

天门冬切,三斗半,捣压取尽其汁　生地黄切,三半斗,捣压如天门冬　枸杞根切,三斗,洗净,以二石五斗水来熬取一斗三升,澄清　獐骨一具,碎,以一石水来熬取五斗,澄清　酥三升,炼　白蜜三升,炼

以上六味药以及几大斗汁,在铜器中以微火先熬地黄、天门冬汁,至减半,再合熬取大斗二斗,加入后面的散药中,熬取一斗,纳入铜器重釜中熬,熬到可以淹掌而能制成丸药的程度。凌晨空腹,每次以酒送服如梧桐子大的二十丸,每日二次,加至五十丸,注意生食、冷食、醋、滑食、猪肉、鸡肉、鱼肉、蒜、油、面食等。择一年四季中的旺、相日来制药,其制药法完全同于第一卷合和篇所述。

散药

茯苓、柏子仁、桂心、白术、萎蕤、菖蒲、远志、泽泻、薯蓣、人参、石斛、牛膝、杜仲、细辛、独活、枳实、芎䓖、黄芪、苁蓉、续断、狗脊、萆薢、白芷、巴戟天、五加皮、覆盆子、橘皮、胡麻仁、大豆、黄卷、茯神、石南各二两　甘草六两　蜀椒、薏苡仁各一升　阿胶十两　大枣一百枚,熬成膏　鹿角胶五两　蔓荆子三两

以上三十八味药治择捣筛后制成散药,加入前面熬的药中,有牛髓鹿髓的各加三升,更好。小便涩者,去掉柏子仁,加秦艽二两、干地黄六两;阴痿失精者,去掉萎蕤,加五味子二两;患头风者,去掉柏子仁,加菊花、防风各二两;小便利,阴气弱者,去掉细辛、防风,加山茱萸二两;腹中冷者,去掉防风,加干姜二两;没有别的疾病,就只依方制药。这一处方里的诸药,须在九月下旬采收,立冬日制作来服用,至五月上旬止。若在十二月腊日制的药,经过夏季至七月下旬就停止服用。若要使药经整个夏季而不变质,应当在房屋北面阴处掘洞,地深六尺,填上一层沙,把药放在其中,上面加沙覆盖,那么就能经历夏季而不变质了。以前患过热病的女人可服此药,患过冷病的则不能服。

填骨万金煎

治内劳少气,寒疝里急,腹中喘逆,腰脊痛,消除以上这些症状的处方。

生地黄三十斤,取汁　甘草、阿胶、肉苁蓉各一斤　桑根白皮切,八两　麦门冬、干地黄各二斤　石斛一斤五两　牛髓三斤

白蜜十斤　清酒四斗　麻子仁三升　大枣一百五十枚　当归十四两　干姜二十两　蜀椒四两　桔梗、五味子、附子各五两　干姜、茯苓、桂心各八两　人参五两

以上二十三味药,先用二斗六升清酒,纳入桑根白皮、麻子仁、大枣、阿胶,刻个记号,又加一斗四升酒,熬到出现前次作的刻度时,绞去药渣,加入蜜、髓、地黄汁,在开水上以铜器盛着熬,加入其他药末,熬半日左右,使其可以制成丸药为止。以大瓮盛装。每次以汤水吞服如弹丸般大的一枚,每日三次。若在夏季由于暑热,怕熬煎后变味的,可以用蜜、地黄汁来调和其他药研成末,制作成如梧子般大的丸药。每次服十五丸,若无效,渐加至三十丸。

治男子风虚劳损以及时气病的处方:甘草一斤　石斛、防风、苁蓉、山茱萸、茯苓、人参、薯蓣各四两　桂心、牛膝、五味子、菟丝子、巴戟天、芎䓖各三两,都研为末　生地骨皮切,一升　丹参二两　胡麻二升,以二斗水来熬取四升汤药,去掉渣　牛髓三升　生地黄汁一升　生姜汁一升　白蜜三升　生麦门冬汁三升

以上二十二味药,先熬地黄、地骨皮、胡麻汁,熬到减半,加入牛髓、蜜、姜、麦门冬等汁,以微火熬剩下的八升,加入各种药散,调和均匀,盛入铜钵中,在开水上熬到可以制作成丸药的程度。每次以酒送服如梧子般大小的三十丸,每日二次,渐加至五十丸。

小鹿骨煎

另一说为獐骨治一切虚弱羸瘦的人都可服用的处方。

鹿骨一具　枸杞根切,二升

以上二味药分别在不同的容器中,各以一斗水熬五升汁,去渣澄清,才合到一个容器中,一起熬取五升汤药,每日服二次,服药后好好将息注意节制。熬药的容器都用大斗。

地黄小煎

治五劳七伤,治一切虚弱羸瘦而憔悴的处方。

干地黄末,一升　蜜二升　猪脂一升　胡麻油半升

以上四味药在铜器中熬到可以制作成丸药的程度,每次以汤水送服如梧子大的三丸,每日三次,渐加至十丸,长期服用更有特别效果,能使瘦黑的人变得丰满。

治虚冷枯瘦,身无精神光彩,各种虚损不足,用陆抗膏方。

陆抗膏

牛髓、羊脂各二升　白蜜、生姜汁、酥各三升,《经心录》用猪脂

以上五味药,先熬酥至熟,然后加入姜汁,再加入蜜,最后加入羊脂、牛髓,其后以微火来熬,使汤汁沸腾三次,到姜汁水气熬尽即为膏已成,搅拌到凝结为止。以温酒送服,根据人的承受力大小,不限多少,服此药能使人肥满健壮而发热。

《经心录》说:以此方来治劳损百病、风湿,补益神效,男女皆可服用。

枸杞煎

补虚弱羸瘦,长期服用使身体轻健而长生不老,是很神验的处方。

在九月十日取生湿枸杞子一升,加六升清酒熬五沸,取出研碎,熟滤取汁,使其子实极净,暴晒使子实干,捣为末,与前面的汁和在一起,在微火上熬到可

以制成丸药的程度。每次以酒送服二方寸匕,每日二次,渐加至三匕,也可制成丸药来服五十丸。

夏姬杏仁方

取三升杏仁加入开水中,去掉皮、尖、双仁,熟捣于盆中,加水研取七八升汁,以铁锅置于塘火上,取四升羊脂来摩锅到羊脂熔化,加入杏仁汁,使其温热,四五日后其色如金,每次吞食如弹子般大的丸药,每日三次,服药百日后变得丰腴、白净,而改变容貌,人所不识。

治枯瘦的处方

将杏仁炒黄,去掉皮、尖,捣碎,每次服如梧子那么多,每日三次,能使人润泽。没什么禁忌。咳逆上气,喉中百病,心下烦咽不下食物者,得茯苓、款冬花、紫菀帮助,有特别好的效果。生药热用,熟药冷用。喉中如有息肉的病人,也可以服。

桃仁煎方

桃仁一斤,研为末　胡麻一升,研为末　酥半斤　牛乳五升　地黄十斤,取汁　蜜一升

以上六味合熬如饴,随即服用。

治五劳七伤方: 白羊头蹄一具,净治,再以草火烧,使其变成红色,以净药棉急塞其鼻及脑孔　胡椒、毕拔、干姜各一两　葱白一升　豉二升

以上七味药物,先用水煮白羊头蹄至半熟,随即加入其他药物,熬到极烂,去掉药,冷暖任意而食用。如此每日一具,七日用七具,禁忌生、冷、醋、滑、五辛、陈臭等食物。

治虚劳,滋补的药方: 羊肚一具,切　白术一升

以上二味药以二斗水来熬取六升汤药,一次服二升,一日服三次。

治羸瘦的膏煎处方: 以不沾水的猪肪熬取一升,加入一握葱白,熬黄,取出纳于盆中,看上去如人的肌肤那样,在凌晨空腹服用,服后,盖上温暖的被子睡觉,下午申时食白粥,粥不能稀,过三日服补药的处方。

羊肝一具　羊脊膂肉一条　曲沫半斤　枸杞根十斤

以上四味药,以三斗水来熬枸杞,取一斗,去掉渣,分别切细羊肝等物,加入汁中熬,加葱、豉、盐如平常作羹法,合熬到看上去如稠糖就可以了,食用七日,其禁忌如平常服药法。

猪肚补虚方: 猪肚一具　人参五两　蜀椒一两　干姜二两半　葱白七两　白粱米半升,《千金翼方》用粳米

以上六味药分别切细,将各种药调和均匀,和米一起纳入猪肚中,缝合上,不让它泄气,加四斗半水以缓火熬烂,空腹食用,有特别好的效果。同时加入少量饭。

吐血第六

廪丘说:吐血有三种情况,有的是因为内衄,有的是因为肺疽,有的是因为伤胃。内衄的病人,出血时类似鼻衄出血,但不从鼻孔出,是近从心肺间津液出,又回流入胃中,有的像豆羹汁,有的像切割开的凝血块,血凝停在胃里,因此满闷而

胆腑·卷十二

吐出来,有的吐血几斗甚至一石,出现以上症状的就是内衄证,是因劳倦。因饮食超过平常而导致。患肺疽的,有的是饮酒之后。毒满闷吐的时候,血随着呕吐而出,有的吐一合,有的吐半升,有的吐一升不等。伤胃的,是因过饱饮食后,胃中冷就不能消化,不能消化就烦闷,而强制性地呕吐出来,食物与气一起向上冲击逼迫,于是伤胃裂口,吐出的血颜色鲜红,腹中绞痛,白汗渗出,其脉象紧而数的,这是难治的病。

问道:"患胸肋支满的病,妨碍饮食,病发作时首先闻到腥臊臭,出清液,先唾血,四肢清冷,眼睛昏眩,时常连续吐血,这种病的名称是什么,其病因又是怎样的呢?"

答说:"其病名叫血枯,是因为年青时有过大出血,若醉后性交,就会气竭而肝伤,所以使月经衰少不来。用乌贼骨和茜茹两种药物治疗时,一起制成像雀蛋般大的丸药,在饭后服五丸,用鲍鱼汤送下,可通利肠中并治伤肝。"

凡是吐血之后,身体中只是觉得奄奄软软的样子,心中不闷的人就会自己痊愈;如果烦躁,心中闷乱纷纷,呕吐,颠倒不安,医生又给他服黄土汤和阿胶散,就会更加闷乱,终至于支持不住,像这样发闷的,应当用急吐的处方。

瓜蒂三分　杜衡、人参各一分

以上三味治择捣筛后制成散药,每次服一钱匕,无论以水或浆送服都可以,能够送下就行了,瘦弱的人稍微减少用量,服药后会吐出青黄或吐血一二升,皆无害。

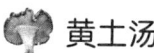 黄土汤

治吐血的处方。

伏龙肝如鸡蛋那么大的二枚　桂心、干姜、当归、芍药、白芷、甘草、阿胶、芎䓖各一两　细辛半两　生地黄二两　吴茱萸二升

以上十二味药分别切细,以七升酒、三升水来合熬取三升半汤液,去掉药渣加入阿胶,熬取三升汤药,分三次服用。此方也用于治衄血。

生地黄汤

治忧恚呕血,烦满短气,胸中疼痛的处方。

生地黄一斤　大枣五十枚　阿胶、甘草各三两

以上四味药分别切细,以一斗水来熬取四升汤药,分四次服用,白天三次,夜间一次。

坚中汤

治虚劳内伤,寒热,呕逆吐血的处方。

糖三斤　芍药、半夏、生姜、甘草各三两　桂心二两　大枣五十枚

以上七味药分别切细,以二斗水来熬取七升汤药,分七次服用,白天五次夜间二次。《千金翼方》此方无甘草、桂心,有生地黄。

治噫,止唾血的处方:石膏四两　厚朴三两　麻黄、生姜、半夏、五味子、杏仁各二两　小麦一升

以上八味药分别切细,以一斗水来熬麻黄,去掉药末,澄清取七升,加入其他药一起熬取两升半汤药,分两次服用。

治吐血,胸中塞胀疼痛的处方:芍药、干姜、茯苓、桂心、当归、大黄、芒硝各三两　阿胶、甘草、人参各二两　麻黄一两　干地黄四两　虻虫、水蛭各八十枚　大枣二十枚　桃仁一百枚

以上十六味药分别切细,以一斗七

升水来熬取四升汤药,分五次服用,白天三次,夜间二次。

治吐血内崩,气逆,面色如土的处方:干姜、阿胶、柏叶各二两 艾一把

以上四味药分别切细,以五升水来熬取一升,加入一升马通汁,熬取一升汤药,一次服完。张仲景管此方叫柏叶汤,不用阿胶。《小品》不用柏叶,《肘后方》也不用柏叶。

治吐血,酒客温疫,被热毒所侵,干呕,心烦的处方:蒲黄、栝楼根、犀角、甘草各二两 桑寄生、葛根各三两

以上六味药分别切细,以七升水来熬取三升汤药,分三次服用。

泽兰汤

治伤中里急,胸肋痉挛作痛,欲呕血,时寒时热,小便赤黄,这是因为房劳所伤,主治的处方。

泽兰、糖各一斤 桂心、人参各三两 远志二两 生姜五两 麻仁一升 桑根白皮三两

以上八味药分别切细,以一斗五升淳酒来熬取七升,去掉渣,加入糖,每次在饭前服一升,白天三次夜间一次,服药期间不要去参加劳动。

治忽然吐血一两口,或是心衄,或是内崩的处方:蛴螬五枚 牛膝、牡丹、王不留行、麦门冬各二两 干地黄、萆薢、芍药各四两 续断、阿胶各三两

以上十味药分别切细,以五升生地黄汁、三升赤马通汁来熬取三升汤药,分三次服用。若不愈,再制药数剂,以痊愈为准。

治吐血的处方:将五升肥大的生地黄捣碎,以一升酒熬到沸腾,沸腾三次后,去掉药渣,一次服完。

治虚劳吐血的处方:将五升生地黄绞取汁,以微火熬三沸,投入一升白蜜再熬,取三升汤药,每次服半升,每日三次。此方主治各种胸痛的病,长期服用效果较好。

犀角地黄汤

治伤寒及温病应发汗而不出汗,体内积血者及鼻衄吐血不止,里面大量瘀血,面色发黄,大便黑,须消除瘀血的处方。

犀角一两 生地黄八两 芍药三两 牡丹皮二两

以上四味药分别切细,以九升水来熬取三升汤药,分三次服用。喜妄如狂者,加大黄二两,黄芩三两。病人脉大来迟,腹不满而自己说胀满的,这是无热的症候,只依方而不须加减。

治五脏之热结聚,吐血衄血的处方:伏龙肝如鸡蛋大的一枚 生竹茹一升 芍药、当归、黄芩、芎䓖、甘草各二两 生地黄一斤

以上八味药分别切细,以一斗三升水来熬竹茹,熬到减少三升时加入他药,熬取三升汤药,分三次服用。《千金翼方》有桂心。

治衄血、吐血,用当归汤方:当归、干姜、芍药、阿胶各二两 黄芩三两

以上五味药分别切细,以六升水来熬取二升汤药,分三次服用。

黄土汤

治突然吐血及衄血的处方。

伏龙肝半升 甘草、白术、阿胶、干姜张仲景写做地黄 黄芩各三两

以上六味药分别切细,以一斗水来熬取三升汤药,去掉药渣加入阿胶,分三次服用。张仲景此方有附子三两,共为七味。

治上焦热,膈伤,吐血衄血,或下血

连日不止而将死,以上症候都主治的处方:艾叶一升 阿胶如手掌大 竹茹一升 干姜二两

以上四味药分别切细,以三升水来熬取一升,去渣,加入半升马通汁,熬一升汤药,一次服完。另一方不用竹茹,加干姜而成七两。

治虚劳崩中,吐血下血,气逆短气欲绝,面黑如漆的处方:黄芪、芍药、芎䓖、甘草各四两 生姜一斤

以上五味药分别切细,以五升酒来浸泡一晚上,第二天早上再以五升水来熬取四升汤药,分四次服用。白天三次夜间一次。以此方治下阴中毒,如以开水浇白雪一样迅疾见效。凡是在夏天不能晚上浸药。对酒客劳热,发作痔病下血,肛门热者,用生地黄代替生姜,共服三两剂。

治吐血汗血,大小便下血,用**竹茹汤方**。

竹茹汤

竹茹二升 甘草、芎䓖、黄芩、当归各六分 芍药、白术、人参、桂心各一两

以上九味药分别切细,以一斗水熬取三升汤药,分四次服用。白天三次夜间一次。

治九窍出血的处方:捣取荆叶汁,以酒送服二合。另一方写做荆芥。

治吐血,蛊毒,痔血,女子腰腹痛,大便后出鲜血的处方:取向东生长的蘘荷根,捣碎绞取二升汁,一次服完,立即痊愈。

各种下血症,先见血后见便,这是远血,宜服黄土汤;先见便后见血,这是近血,宜服赤小豆散。黄土汤见前,张仲景的七味处方即是。

赤小豆散方

赤小豆三升,炒到裂开 当归三两

以上二味治择捣筛后调制成散药,每次服方寸匕,每日三次。

干地黄丸

治血虚劳,胸腹烦满疼痛,瘀血往来,脏虚不纳受饮食,气逆吃不下饭,用来补中理血的处方。

干地黄三两 当归、干姜、甘草、麦门冬、黄芩各二两 厚朴、干漆、枳实、防风、大黄、细辛、白术各一两 茯苓五两 前胡六分 人参五分 虻虫、䗪虫各五十枚

以上十八味治择捣筛后制成散药,制成蜜丸。每次在饭前服如梧子大的十丸,每日三次,其药量渐渐增加。

治凡是下血而极度虚弱的病人,都可用**麦门冬汤方**。

麦门冬汤

麦门冬、白术各四两 甘草一两 牡蛎、芍药、阿胶各三两 大枣二十枚

以上七味药分别切细,以八升水来熬取二升汤药,分两次服用。

灸法十五首

胸中瘀血,支撑胀满,肋膈痛,不能久站,膝痿寒 三里穴主治。

心膈下呕血,上管穴主治,呕血,肩肋痛,口干,心痛,与背部相牵引,咳不出来,咳嗽引及肾痛不容穴主治。

唾血,恶寒而颤抖,咽喉干燥 太渊穴主治。

呕血 大陵及郄门穴主治。

呕血,气逆 神门穴主治。

因内伤唾血而不足,体表皮肤失去光泽滋润 刺地五会。

虚劳吐血　灸胃管二百壮,也主治劳损,呕逆吐血,少食而多饱,多吐唾的各种病。

吐血唾血　灸胸堂穴一百壮,不用针刺。

吐血,腹痛雷鸣　灸天枢穴百壮。

吐血唾血,上气咳逆　灸肺俞,病人有多少岁就灸多少壮。

吐血酸削　灸肝俞百壮。

吐血呕逆　灸手心主五十壮。《千金翼方》说:即是大陵穴。

凡是口鼻出血不止的症候,名脑衄　灸上星穴五十壮,穴在入际一寸处。

大便下血　灸第二十椎棘突处,病人有多少岁就灸多少壮。

万病丸散第七

圣人的大道,是以慈惠之心来救助万民。他们广泛地求取各种各样的药物,以备意外之需,以使仓卒急迫之间,应手而得,所以这里才有万病方。因为这些处方散存在各种经书之中,使学的人难以寻找利用,故收聚摘取其中的重要玄妙方法,来编成这万病丸散一章,希望使用者一翻就可得到所要用的处方。

好事的君子,居安不忘思危,无事的时候,可以预先制好药,以备生病时用。

芫花散

治一切风冷痰饮,症癖疟疾,此方能治所有医生都不能救治的情况,又名登仙酒,又名三建散,其处方是:

芫花、桔梗、紫菀、大戟、乌头、附子、天雄、白术、莞花、狼毒、五加皮、芥草、王不留行、栝楼根、栾荆、踯躅、麻黄、白芷、荆芥、茵芋各十分　石斛、车前子、人参、石长生、石南各七分　草薢、牛膝、蛇床子、菟丝子、狗脊、苁蓉、秦艽各四分　藜芦五分　薯蓣、细辛、当归、薏苡仁、干地黄、芎䓖、杜仲、厚朴、黄芪、干姜、芍药、山茱萸、桂心、吴茱萸、黄芩、防己、五味子、柏子仁、远志、蜀椒、独活、牡丹、橘皮、通草柴胡、藁本、昌蒲、茯苓、续断、巴戟天、食茱萸各二分

以上六十四味药物,《千金翼方》中有麻花、半夏、赤车使者、高良姜、紫葳,无白术、食茱萸。全都不㕮不择不灸不炒,只抖去泥土,捣碎,用粗罗筛过,就取其药末来给人服用。没什么禁忌,可以任意吃猪肉、鸡肉、五辛,以及生、冷、醋、滑各种食物,只是不能吃各种豆,因为各种豆都能抵除这些药的功效,故不能吃。

准备药散三两,糯米三升,细菊末二升,真酒五升。

先用三大斗水煮米成极熟的粥,冬天扬去火气,春天稍凉,夏天完全扬去火气使其特别冷,秋天稍温。其次下曲沫,搅拌,使其均匀渗透;再下药末,搅拌,使其突然好熟;于是下真酒,再搅拌,使其散开。盛入没水的容器中,用一枝干净的竹杖来搅散,经过一晚上就可以饮用。直接用布盖住,用不着密封。凡是服药,早晨空腹服用,以见效为准则。到微微觉得药效发动,流入四肢,头面感觉

爽快就停止用药,不要再加。按照方法服用,就能很好地消化吸纳药物;不按道理而加药,必定会大吐利。服散药的人先细细地下筛,服一方寸匕,和水、酒、浆而饮,没有感觉时,就稍稍增加,以见效为准则。服丸药的人细细地下筛,制成如梧桐子大的丸,一次服七丸。只要是服这种药的,制成丸和散皆可,只是不能制成汤药。如果要想以此来滋补身体,就不能吐泻,只要能吸收,就很有补益,胜过五石,同时并能驱逐各种病邪,其功效是一流的。但是制成酒药服用比制成丸散更好,美而易服,其进入体内后流通迅速。如果有病人患病已很久,成为积痫宿食、大块久气、症瘕积聚等很多痼结,就需要增加一两次用药,使病人吐下,完全泄除恶物之后,才稍稍给他服药,让其吸纳消化,就是对其病体的补益了。

凡是服芫花散期间,千万不要吃早饭,如果吃了早饭而触动药物,必定会大吐,虽然吐也对身体无害,隔一会儿就安定下来了,但是会使人咽喉疼痛,两三天后才能好转,服药的人应当知道这个道理。在凌晨服药,要直等到中午药势定下来后,才宜先吃以冷饭熬成的酱,饮冷浆水,午时后药势已经很好地稳定下来,就可以任意地吃熟食而不必顾忌了。若在药势没有定下来时,不能勉强地起床走路,否则会立即发闷晕旋而倒地,眼睛昏花一片暗然,心中迷绝,这是驱逐风邪而引起的,用不着疑虑惊怪,风邪逐尽后,就让病人放心地多服芫花散,这更好。不然,发闷时就只坐卧,一会儿后就醒转,与平常没有区别。如果药热已定

之后,就任意走到哪里去。如果必须解便,就当随即扶杖入厕,只要稍微觉得闷乱,就须坐定,坐定就会清醒,清醒后才可走路。病在膈上的,患久冷痰病阴积聚、症结疝瘕、宿食块坚、咳逆上气等一切痼结重病,整天吐唾,逆气上冲咽喉,皆因胃口积冷而引起的,三焦肠间宿冷而发作各种疾病。像这种病例,就应当吐却恶物,病情较轻的一次用药就可下,再转用他药使其吐却;三五次用药就可使较重的病情下尽。病人呕吐的症状,开始时吐冷气沫,接着吐醋水,隔一会儿吐很浓的黄汁,特别苦,像牛涎似的;若病更多的,会吐出紫草汁般的紫痰,牙齿非常酸软,出现这种症状必死无疑。若有患疰病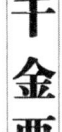一种慢性传染性疾病的人吐血,其黑血是陈久的,鲜血是新发的,吐完后就完全病愈了,永远不再复发。用这种吐药,当吐之时特别发闷,一会儿后自然安定,就不会虚弱困乏,得冷饮食后,耳朵不再虚聋,手足不再麻痹。若胃口有前述各种病以及病势已很久的病人,正在吐时,突有一块物塞在胸喉,吐又吐不出,咽又咽不下,这是有特别异常的发闷,再加一二合药酒,再用药,隔一会儿就会吐出那块物,像拳头一般大,真的像孵不成雏鸡的鸡蛋中的蛋黄一样。把它放在地上,用刀砍碎,重的砍成十块,轻的砍成三五枚。

凡是人有上述各种病,若服药时没有吐出的,当时虽得渐渐减轻病情,一二年后还会复发,因此需下吐药。要想服药来达到吐的功效的,应当在春天的三个月服用,因为春宜吐。凡是膈上冷、小腹胀满、肠鸣、膀胱有气冷、下利多的病

人,须在这酒中加利药来给他服用,就能消除他的恶物。

通利法　将淘米水沉淀得如清水,或如黄汁如青泥,病情较轻的下通利药一两次,使病源得以完全除尽;病情较重的下通利药五次,使其频繁地大利,以使病根除尽。

又通利法　凌晨起床时服药,到下午申时,可以上厕所两三次,就停止服药。凡是长期卧病的人,瘦弱虚损的人,老人、娇贵的人,应让其少量地服用,一天天地渐渐增加用药量,使其多加吸收才能病愈。除了久病的人,不加用吐利的药。如果伤于药多,而吐利,困极不止的,可服用方寸匕生大豆末,用水吞服,就能安定下来;以及用蓝叶、乌豆叶嚼来咽下,立即就能安定。这是在特别疲困时才用,稍微有点疲困时就不必用。凡是世人有虚损阳衰,消瘦骨立的,服用它非常有补益,半月之间就会肌肤充润悦怪,面色富有光泽,有髓充盈真精满溢,与少壮之人相等,可消除百病。

治一切风病,历节风指关节红肿,剧烈疼痛,不能屈伸的病症,多因肝肾不足而感受风寒湿邪,侵入经脉,流注关节,积久化热,气血郁滞所引起以二十两药来调和五斗酒,对贼风热风大风病的治疗法相同;对偏风、瘫缓风,以二十两药物来调和三斗酒。这七种病都带有热,须加冷药来押热使其照常规一样通利。对贼风引起的抽搐,以八两药物来调和二斗酒;对湿风周痹,以八两药物来调和二斗酒;对腰脚挛痛,以十二两药物来调和三斗酒;对筋节拘急,以八两药物来调和二斗酒;对重病后不流汗的病人,重病不久的服三次,一次服一盏,重病多年的一次服一升;对吃热食像锥刀在刺的病人,以八两药物来调和二斗酒;对口歪面㖞,一只眼不能闭合的病人,初患病的以四两药物来调和一斗酒,久患病的以十二两药物来调和三斗酒;对头面风似虫行,又似毛发在面上的,以八两药物来设和二斗酒;对起身就头晕旋,很久才能定下神来的,以四两药物来调和一斗酒;对心闷、呕逆、颈项强直的病人,其风邪在心脏,风雨将至之时即先行发病的,以八两药物来调和二斗酒;对因疮而得风病,口强,脊脉急的,服五次药就能安定下来,一次服一盏。

治一切冷病,积冷苘阴,对瘦弱的病人,以四两药物来调和一斗酒;对强壮的病人以六两药物来调和一斗半酒;对痰饮,疝瘕病人,以六两药物来调和一斗半酒;对宿食呕吐者,以四两药物来调和一斗酒;对症瘕、肠鸣,噫者,以八两药物来调和二斗酒;对蛊痔块坚、冷嗽上气者,以二十两药物来调和五斗酒;对奔豚冷气者,以六两药物来调和一斗半酒;对噎病者,以六两药物来调和一斗半酒;对久疰病者,以八两药物来调和二斗酒;对冷痢者,以六两药物来调和一斗半酒;对久劳者,以八两药物来调和二斗酒;对忽然被恶性传染病染上而心腹胀,气急欲死者,服三次药才能安定下来,一次服一盏;对大吐出鲜血者,以及瘴气病人,须服三次药才能安定下来,一次服一盏;对蛊毒病人,须服五次药才能安定下来,一次服一盏;对温疟病人,须服五次药才能安定下来,一次服一盏;对疟疾病人,服五次药后就永远痊愈,一次服一盏。

治妇女各种风病,都依照前述方法。

对带下者,以十二两药物来调和三斗酒;对崩中者,以六两药物来调和一斗半酒;对月经闭住不通者,以六两药物来调和一斗半酒;对冷证不产者,以六两药物来调和一斗半酒;对断绪不产者,以八两药物来调和二斗酒;对月经前后不调,乍多乍少,而使人绝产的病人,以四两药物来调和一斗酒;对产后受风冷而不再产者,以六两药物来调和二斗酒;若病情严重,以八两药物来调和两斗酒;对更严重的,就以十六两药物来调和三斗酒;对最严重的,子宫下垂者,就以十六两药物来调和四斗酒。

张仲景三物备急丸

这是晋朝地图学家司空裴秀所制作的散药,是用来治心腹中各种突发性疾病的处方。

大黄、干姜、巴豆各等份

以上三味都须精新,多少随意,先捣大黄、干姜,制成散药,单独研巴豆如脂,加入散药中合捣一千杵,即刻可用。制成散药虽很好,还可加入蜜调制成丸药,用密器贮存,不要让药气断绝。若中恶客忤,心腹胀满刺痛,口噤气急,突然休克的,以热水或酒送服大豆那么大的三枚,老人小孩酌量增减,扶起头使药得以进入喉中,隔一会儿还未醒的,再给病人服三枚,腹中鸣转,得吐利即愈。若已闭口,可先调和成汁,倾入口中。

小金牙散

治南方瘴疠疫气,脚弱风邪,鬼疰的处方。

金牙五分　雄黄、草薢、黄芩、蜀椒、由跋、桂心、莽草、天雄、朱砂、麝香、乌头各二分　牛黄一分　蜈蚣一枚,六寸者　细辛、萎蕤、犀角、干姜各三分　黄连四分

以上十九味治择捣筛后制成散药,与牛黄、麝香一起捣三千杵。每次以温酒送服钱五匕,白天三次夜间二次,直到见效为止。以绛袋盛装一方寸匕来佩带,男左女右,就能不避探病问孝,夜行时将药涂在人中上,早晨傍晚有雾露时也涂上。

大金牙散

主治一切蛊毒,百疰不祥,医生所无法救治的,就用此方。

金牙、鹳骨、石膏各八分　大黄、鳖甲、栀子仁、鬼督邮、龟甲、桃白皮、铜镜鼻、干漆各四分　桂心、芍药、射干、升麻、徐长卿、鸢尾、蜂房、细辛、干姜、芒硝、由跋、马目毒公、羚羊角、犀角、甘草、狼毒、蜣螂、龙胆、狼牙、雄黄、珍珠各三分　地胆、樗鸡、芫菁各七枚　桃奴、巴豆各十四枚　雷丸、龙牙、白术、胡燕矢、活草子各六分　铁精、赤小豆各二合　芫花、莽草、射罔、乌梅各一分　蛇蜕皮一尺　斑蝥七分

以上五十味治择捣筛后制成散药,每次服一刀圭,渐渐增加到二刀圭。用它佩戴在身上,能辟除百邪,可治九十九种疰病。另一本有麝香,无白术。

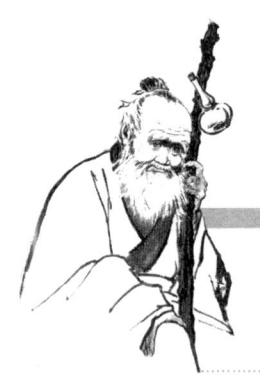

心脏·卷十三

心脏脉论第一

心主神,神由五脏的精气结聚而生,它的本是五脏之精。神好比帝王,统领四方,在夏季旺七十二天,方位在南方离宫,属火。与生俱来的称为精,阴阳两精交合称为神,用来承受外物的称为心。神藏在心中,舌是心外延的器官,所以心气与舌相通,舌头调和就能审辨五味。心表现在九窍中为耳,心属火,肾属水,肾中真阳上升养心火,心火抑制肾水泛滥而养真阳,肾水又抑制心火,两者的相互作用与制约,即为水火相济。心气与舌相通,舌不是窍,心气附通于耳窍。左耳为丙属阳火,右耳为丁属阴火,循环炎宫,向上从口唇穿出,能辨知五味。耳是心脏色诊的地方,心脏外主血脉运行,内主五音。心重十二两,其中有三毛七孔,可盛精汁三合。心名叫呴呴,心主藏神,称为五神居,并相应会于时节。因此说:心藏脉,脉为神的居舍,在气表现为吞,在液表现为汗水。心气虚就悲伤不已,心气实就会笑个不停。心气虚就会梦见救火和阳物,在心气相应的时辰季节就会梦见烧灼,心气盛就会梦中嘻笑以及恐怖畏惧。逆乱之气侵入心中,就会梦见山丘以及烟火。

心脏在五行上属火,与小肠合为腑,心的经脉是手少阴经,与手太阳经结为表里。心脉是洪脉,在春天开始上升,在夏天达到最旺。夏季万物洪盛,枝繁叶茂,都下垂弯曲,所以夏天称心脉为钩脉。心脉洪大而长,洪就会卫气充实,卫气充实于是心气无处泄出,心脉大就会荣气萌动,萌动的荣气与洪大的卫气相迫,可发出汗,因此称心脉为长,长与洪相得,即引导体液灌溉经络,用津液滋润皮肤。手太阳经脉象洪大,都是因母体有幸获得戊己土,使得根基牢固。阳气向上发出,头部出汗,而五脏干枯,体内空虚,如果医生反而用下法治疗,这就会导致虚上加虚。手太阳脉浮,表明有表无里,阳气无所使,不但其自身受到危害,还会中伤它的母体。

夏脉像钩一样,夏脉就是心脉,属南方火,万物因此而得以旺盛成长,所以心气来时旺盛去时衰弱,也因此称夏脉为钩,夏脉与此逆反的就会生病。如何才是逆反的脉象?心气来时旺盛去时也旺盛,这称为太过,显示病在外;心气来时不盛去时反而旺盛,这称为不及,显示病在内。太过就会使人身体发热,皮肤发痛,即生为浸淫病;不及就会使人烦心,在上表现为咳嗽吐涎,在下表现为放屁。

心脏·卷十三

心脉来时累累如连珠,如循琅玕的样子,称为平脉。夏天心脉以胃气为本,心脉来时喘喘相连,脉中微曲,称为心病。心脉来时前曲后直,如操带的钩子,称为心死。

真心脉到来,脉象坚而搏,如抚摸薏苡子一样颗颗相连,人的面色赤黑,没有光泽,待到毛发枯折则身亡。夏天有胃气而微钩称为平脉,钩多胃气少称为心病,只有钩没有胃气称为死脉,有胃气但有石脉的称为冬病,石脉严重的称为今病。

心藏脉,脉是神的居舍,人有怵惕思虑就会伤神,神受中伤就会恐惧自失、䐃肌肉的突起处破肉脱、毛悴色夭,在冬天死去。

手太阴心经脉气衰绝就会血脉不畅通,手少阴经就是心脉,心是脉总汇的地方,心脉不通就会血不周流,血不周流就会面色毛发没有亮泽。面色发黑如漆柴的,是血已先死,若在壬日病危就会在癸日死去,这是因为壬癸在五行上属水,而心属火,水、火相克的缘故。心所藏的神若死绝了,心真脉显现,浮取脉象为实,犹如豆麻击手,按取脉象更加躁疾的必死。夏天心火旺,脉象浮大而散的称为平脉。若反而诊得弦细而长的脉象,是肝邪欺心,肝木为心火之母,母归子位,是虚邪,即使有病也容易医治;若反而诊得大而缓的脉象,是脾邪欺心,脾土为心火之子,子欺母,是实邪,即使有病也会自愈;若反而诊得沉濡而滑的脉象,是肾邪欺心,肾水克心火,是贼邪,大逆常情,会不治而死;若反而诊得微涩而短的脉象,是肺邪欺心,金欺火,是微邪,即使有病也会很快痊愈。肾水欺心火必会导致小便不利。

左手关前寸口部位脉象阴绝的,是没有心脉,其苦于心下热痛,掌心发热,时时易呕,口中伤烂,其治疗方法应针刺手少阳三焦经上的穴位;左手关前寸口部位脉象阴实的,是心气实,这表明心下有水气,由于忧愤而生成,其治疗方法应针刺手厥阴心包经上的穴位。

心脉来势如连贯不断的珠子般滑利,在呼气一次的时间里搏动两次称为平脉,搏动三次称为有离经病,搏动四次称为脱精,搏动五次就会不省人事,搏动六次则命尽,这是就手少阴脉而言的。

心脉非常急的会生为抽风,微急会心痛并牵引背部,饮食不下;心脉非常缓的会狂笑,微缓的会心下生伏梁病痞块,上行下窜,有时吐血;心脉非常大的会生喉介,微大的会生心痹并牵引背部,易流眼泪;心脉非常小的经常干呕,微小的会患消渴病;心脉非常滑的是易渴,微滑是生心疝引脐,小腹鸣叫;心脉非常涩的会嗓子发哑,微涩的是患生血溢、四肢厥冷、耳鸣和癫病;心脉搏坚而长,当患舌卷不能说话;脉濡而散的,患酸痛发渴。

心脉来时,脉象喘而坚,诊断是内有积气,时常害饮食病,名为心痹。这是由于得了外疾以及思虑而导致心虚,故邪气侵袭而成病。

扁鹊说:心有病,口就会生疮并腐烂。心表现在声音上为笑,在动作上表现为忧,在情志上表现为喜。喜伤心,精与气在心中交汇就会生喜。心虚就会生悲,悲伤就会生忧,心实就会生笑,笑即为喜。

在夏天,心旺的时候的生病,病一时缓解一时严重,应知道病的根源,治取心

俞,观察脉络分属部位的反应,审察病的危害。

病先在心发作的,心痛,一天移到肺部,会喘嗽;三天移到肝部,就会肋痛,支撑胀满;五天移到脾部,就会闭塞不通,身痛体沉。三天还未好转的必死,冬天死在半夜,夏天则在中午丧身。

心脏有病,中午时病情稍退,心情清爽,夜半病情最重,早上平静。

如果心脏生了病,是在向北方走的途中或吃了豚鱼而感病的,不然就是在冬季发的病,得病时间应是壬癸日。

心病的症状,胸内疼痛,肋下支撑胀满,两胁下疼痛,膺胸前两旁高处 背肩胛间疼痛,两手臂内部疼痛。心虚就会胸腹肿大,肋下与腰背相牵引而生痛,治疗时应取手少阴心经及手太阳小肠经当舌下的部位针刺出血,治它的变病就刺取郄穴中出血。

心脉沉取时脉象小而紧,浮取时脉象不疾数,其病苦于心下聚气生痛,饮食不下,爱咽唾液,手足时常发热,烦满,易健忘,不乐,喜叹息。此病是因忧思而得。

心脏患病,人脸色发赤,心痛气短,手掌烦热,或啼笑骂言,悲思愁虑,面赤身热,脉象实大而数的,这种还可以治好,宜服缺失宜服的药,春天应当针刺中冲穴,夏天针刺劳宫穴,季夏针刺大陵穴,都用补法,秋天针刺间使穴,冬天针刺曲泽穴,都用泻法这是手厥阴心包经上的穴位。还应当灸巨阙穴五十壮,背上第五椎棘突下的心俞穴一百壮。

邪气在心中,就会生心痛易悲的病,不时眩昏仆地,根据不足和有余的具体情况来调治心俞。

愁忧思虑会伤心,心伤就会惊恐不堪,易健忘爱发怒。

心感受了风邪的,会发热炽盛,不能起床,心中饥饿且想吃饭,吃后便呕吐。

病人的心感受了寒邪,心中就如吃了蒜末般,严重的心痛彻背,背痛彻心,如患有蛊注,脉象浮的自己催吐就可痊愈。

心受中邪,病人劳倦,头面发赤而下肢沉重,心中痛可彻背,自烦发热,按脐部有跳动感,脉象弦,这是损伤心脏造成的。

因邪哭而使魂魄不安的,表明病人血气少。血气少属于心病,心气虚则人畏惧害怕,闭目欲睡,即梦见远行而精神离散,魂魄妄行。阴气衰的即生癫病,阳气衰的即生狂病。五脏是魂魄归藏的宅舍,是精神依托的地方。魂魄飞扬离散的人,五脏空虚,就会被邪神占据,神灵指使的鬼邪侵驻五脏,脉象就会短而微。五脏所藏的神不足,于是魂魄不安,魂属于肝,魄属于肺,肺主掌津液,于是有泪泣出,肺气衰的即眼泪流出。肝气衰的人魂不安定,肝主善怒,在声音上表现为呼。

患心水病的,病人身体发肿,气短,卧不安枕,心烦意躁,阴部异常肿大。

真心痛,发时手足冰冷直至骨节,心痛异常,早上发作晚上死去,晚上发作次日早上死去。

心腹疼痛,懊恼发作,上下有肿物汇聚往来移动,疼痛时而停止时而发作,心腹内热,易渴流涎的,是蛔咬病。用手将蛔虫聚拢并牢牢地把持住,不要让它上下移动,用大针刺,并将针长时稳住,虫不动时才能将针取出。肠中有虫蛔咬,都不能取用小针。

心胀的,烦心,气短,睡卧不安。

凡心脉急的,称为心疝,小腹上应显现症状。因为小腹以心为阳性脏器,小肠被它支使,所以心生病时小腹当有症状出现。

诊断患的是心积,病人脉象沉而芤,脉来不时上下移动且没有定处,胸中悸满,腹中发热,面发赤咽发干,心烦,掌中发热,严重的还吐血,身体抽搐,主血厥,夏季好转冬天加重,颜色发赤。心积又名叫伏梁,从脐上开始,向上直达心脏,痞块大如手臂,久久不能痊愈,生这种病会心烦心痛,请误是在秋季庚辛日得的病。这是为什么呢?肾病传给心,心应当传给肺,肺气恰好在秋天旺盛,肺气旺就不受邪气中伤,于是心又想将病邪还给肾,肾又不肯接受,于是留结而生成心积,因此知道伏梁病是在秋天得的。

心生病时烦闷,少气大热,热上冲心,干呕,咳嗽吐逆,狂语,汗出如珠,身体厥冷。此时脉象本当是浮,今反倒沉濡而滑;颜色本当是赤,而反倒是黑,这是水克火,大逆常情,会不治而死。

火音的人,主掌心声。心声为笑,心脏在五音中为竽音,在情志中是喜,在经络中为手少阴经。厥气违逆手太阳经就会导致荣卫不通,阴阳反错,阳气外击,阴气内伤,伤就会生寒,寒就会生虚,虚就会导致惊掣心悸,用定心汤主治,药方在第十四卷中大定心汤由人参、茯苓、茯神、远志、龙骨、干姜、当归、甘草、白术、芍药、桂心、紫菀、防风、赤石各二两,以及二十枚大枣组成,加水一斗二升煎取二升半药汁,白天三次晚上两次服完;小定心汤由四两茯神,三两桂心、甘草、芍药、干姜、远志、人参各二两,以及十五枚大枣组成,加水二升煮取二升药汁,白天三次晚上一次服完。说话声音前缓后急,后面声音不继续,前混后浊,口歪冒昧,喜欢自笑,这些是厉风侵入心的症状,用荆沥汤主治,药方在第八卷中荆沥汤由三升荆沥、四两麻黄、四两白术、四两川芎、二两防火、二两枸杞、二两升麻、二两人参、二两羌活、二两当归、一升母姜取汁、二两甘草、二两防已组成,先加水一斗五升煎麻黄两沸,下诸药,取三升药汁,再下荆沥及姜汁,取四升,白天三次,晚上一次服尽。心虚风寒,半身不遂,骨节离解,缓弱不收,便痢无度,口面歪邪,用姜附汤主治,药方在第八卷中姜附汤由干姜、附子各八两,桂心、麻黄各四两,川芎三两组成,咀细加水九升取药汁三升,分作三次服尽,三天后再追服一剂,这种病病期不过十天,应当赶紧治疗。再则病人由笑转成呻吟,呻吟反转成忧,这是水克火,阴击阳,阴气上浮而阳气沉伏,阳气沉伏就会心气实,心气实就会伤热,伤热就会发狂,闷乱冒昧,话多谬误,不可采听,这是心已受伤,病人口唇如果正红还可救治,颜色若已变为青、黄、白、黑就无可挽救了。

患上属心经的疟疾,病人非常心烦,想喝冷水,反寒多而不十分热,药方在第十卷中。如果病人本来心性和雅,而忽然大反常态的,用白术酒主治。或者话未说完便打住,用手剔脚趾甲,目前大祸即使是还未到来,这人也必死,称这种病为行尸。这些是心病在声音上的症状,对虚证者采用补法治疗,对实证者采用泻法治疗,不可医治的可明了察辨。

赤色为心,心合脉,赤如鸡冠的吉祥。心主管舌,舌是心外延的器官。火形之人中禀气最盛的,脸色发红,背脊肌肉宽广丰厚,颜色发赤,颜面瘦尖头颅尖小,肩背髀腹矫好,手脚小,行走安稳,疾行时肩背摇动,肌肉丰满,义气轻财,少信任多疑虑,见事明了,好顾心急,这种人会最终暴死而不可能长寿,耐春夏不耐秋冬。秋冬感受病邪而生病,取手少阴。心经上的穴位治疗。髑骬的长、短、正、斜总与心相对应,正常的颜色为赤色。肌肉纹理细密的人心小,心小则病邪不能中伤心脏,只是容易被忧伤心;肌肉纹理粗的人心大,心大则心虚,心虚则生寒,寒生则忧不能伤心,易伤心的是病邪。没有髑骬的人心高,心高则心实,心实则生热,热生则肺中满,导致生闷且易忘,难开口说话;髑骬小短上举的人心低,心低则心脏在外易被寒邪中伤,易被言语恐吓;髑骬长的人心坚,心坚则心神安守而稳固;髑骬薄而弱的人心脆,心脆则容易生消瘅病以及被热邪中伤;髑骬直下不举的人心端正,心端正则会和利因而难以受到中伤;髑骬偏向一方的人心偏歪,心偏歪则操守不一,没有守司。凡是人的十二经脉在皮肤的分属部分有突出或低陷的地方,必定有病生成。小肠太阳经是心的分属部分,小肠太阳经所过之处有凹陷或凸起即是心脏有病生成。藏舍有内外之别,经脉部属也有内外之分,沉浊属内,浮清居外。如果外病侵入人体内,小腹就会胀满凸起;内病从里蔓延到外,所属的部位必定陷没。外病进入体内,先治阳实后补阴虚;内病外出,先补阴虚后泻阳实。阳气生实热,阴气生虚寒,病在阳经主掌外病,病在阴经主掌内病。凡是人的死亡与生存,健康与疾病脏神必先引起外部形态上的变化。人心脏生病以前,口会因此而开张;人心死去以前,就会面色枯黑,语声不转;如果天中发际等分,墓色与之相应,就会不治而死。诊病时应根据病症相应的

表现以及病情的严重与否,可斟酌审察出病的快慢,慢的不出四百天内,快的不超过十天一月之间。心病稍稍好转却突然死去的情况,当如何察辨呢?回答说:有如棋子大小的赤黑色暗点生在脸上,就可推测一年之内,有这种暗点的人必会猝死。心气绝一日后必死,怎样才能知道?病人双眼神乱直视,发喘耸肩即肩息,就会立即死去。凡是面赤目白,忧愤思虑,心气在内消散,面色反而好转过来的,应赶紧准备棺材,不出十天就会死去。还有面黄目赤的不死,面赤如瘀血则会死去。吉凶的颜色,若在心经分属部隐约显露,口唇赤黑,这样的人不过当年必死,这种病称为行尸病,若在年上没有应验,三年之内生病必死。

夏天属火,主心脉,颜色为赤,主掌手太阳经,夏天取治盛经腠理有纹理的地方。夏天火开始升腾,心气开始旺盛,脉瘦气弱,阳气滞留充溢,热邪薰蒸腠理有纹理的地方,而进入经脉,所以治病时应取盛经腠理有纹处,透过皮肤而将病除祛的,是因为病邪侵入较浅。所谓盛经,就是阳脉。阳脉的本在外踝的后面,在人体相应的部位位于命门上面三寸处,命门在心上一寸的地方;阳脉的根在少泽,少泽位于小指尖。阳脉的筋从小指上开始,在腕上结聚,沿着手臂内侧上行,并结聚在肘内锐骨后,弹击它时在小指上有回应,而后进入腋下结聚,它的分支向后经过腋部后侧,向上绕过肩胛,沿着颈部从足太阳经的筋的前方出来,并在耳后完骨处结聚,它的分支进入耳中,从耳上直出,下行结聚在颔上,属目系的外眼角。盛经的脉从小指尖开始,沿着

手外侧到腕部，从踝中击来直上，沿着臂骨下侧，从肘内侧两骨之间出来，再向上循着臑外后侧，从肩缝隙中穿出，绕过肩胛，并在肩上结聚，进入缺盆，到达腋连络心经，再沿着咽喉下行至膈，直达胃，属小肠经。它的支脉从缺盆出发，沿着颈直上脸颊，再到外眼角，进入耳中，它的支脉再从脸颊出发，上行过出页抵达鼻子，再到眼睛内角，在颧处斜交连络，与手少阴交会，结为表里。少阴经的本位于锐骨骨端，在人体相应的部位在后背，与手太阴交会。手太阳小肠经的别络称为支正，在腕上五寸，向内注入少阴心经，它的支脉上行至肘，在肩髃处结而为络。主辖心生病，若为实证则使小肠生热，小肠生热就会骨节松弛，骨节松弛于是生阳脉病。此时阳脉大，反比寸口脉大两倍，生病就会咽喉痛下颌肿，耳聋目黄，卧床而不能说话，生闷就会急忙坐起。若为虚证则使小肠生寒，小肠寒就会生疣，生疣就会生阴脉病，阴脉反比寸口脉小过一倍，生病就会短气，周身骨节疼痛，筋急颈痛，不能转顾。

手厥阴心包络经的别络称为内关，离腕五寸，从两筋间出来，沿着本经向上抵达心，联络心系。气实就会心痛，气虚就会心烦，取治两筋间。手厥阴心包络的脉从胸中出发，出属于厥阴心包经，下行至膈，连属三焦，它的支脉从胁沿着胸内出来，在腋下三寸处，向上抵腋，再向下沿着臑内，从太阴经少阴经间经过，进入肘中，再下臂，从两筋之间经过，进入掌中，沿着中指并从指尖出来，它的支脉离开掌中，沿着小指次指指尖出来。此脉动就会生手心热病，肘臂挛急，腋肿，

严重的胸肋支撑胀满，心中极度波动，面赤目黄，笑个不休，这是主脉所生的病，烦心心痛，掌中发热。得了这些病，气盛的就用泻法，气虚的就用补法，是热就疾速出针，是寒就留针，经脉分属部陷下就用艾灸，不盛不虚，可通过本经脉象诊断。气盛的寸口脉象比人迎脉象大一倍，气虚的寸口脉象反小于人迎脉象。

手少阴心经的别络称为通理，在腕后一寸分出并上行，沿着本经进入咽中，上联舌根，属于目系，脉气实胸膈间就会如有物支撑，气虚则不能说话，取治其经络的掌后一寸处，其分支走手太阳经。

手少阴经之脉从心中开始，出属于心系，上行经膈膜，联络小肠。它的支脉从心系夹食道上行，相联于目系。它直行的主干脉，从心系退行到肺，从腋下出来，向下沿着上臂内后侧，行于手太阴和手厥阴两经的后面，抵达肘的内侧，再沿着手臂内后侧，抵达手掌后面锐骨骨端，进入掌内后侧，从指端沿着小指内侧出来。手少阴经受到扰动就会生咽喉发干且心痛的病，干渴思饮，这是臂厥证。它主辖心生病，症见目黄，肋满痛，臑臂内后侧痛，厥冷，掌中热痛。治疗这些病的，气盛的用泻法，气虚的用补法。气盛的人寸口脉象比人迎脉象大两倍，气虚的人寸口脉反比人迎脉小。

独手少阴经脉没有俞穴，为什么呢？回答是：手少阴属心脉，心是五脏六腑之首，是帝王，是精神归藏的地方，心脏坚固，不能容纳邪毒，一旦容纳就会伤心，心伤则神会散去，神散去生命就会死去。故各种病邪侵驻心上的，都是在心的包络经中，包络即是心主的脉，因此少阴心

经没有俞穴。少阴没有俞穴,心就不会病吗?答:心脏外的经腑会病,而心脏不病,所以在掌后锐骨端独取心经。夏季三月,心主小肠赤脉攒攒病,它的根源是手少阴、太阳经的脉气相互迫激而停滞,于是荣卫不畅通,引起的皮肉疼痛。而太阳经脉气发动少阴经,淫邪之气就会因势而发作,于是脏腑就会顺应时季感受夏季的病疫,它的病与前面所述相反。若腑虚就是被阴邪之气中伤,则会身体颤抖,脉势摇动,捉所不禁;若脏实就是被阳毒侵害,其症见肉热,口开舌破,咽喉塞涩,声音发嘶,故称为赤脉攒病,药方在伤寒卷中。

扁鹊说:灸肝俞,肾俞,心俞,主治丹毒病,应当根据病源施治,表治阴阳,调和腑脏,疾病自然不生。

心虚实第二

◆ 心实热

左手寸口、人迎以前部位脉象阴实的,即手少阴经阴实的征象。其病苦于闭塞,大便不利,腹满,四肢沉重,身体发热,名叫心实热。

治心实热或想吐,但又吐不出来,烦闷喘气,头痛,用石膏汤。

石膏汤

石膏一斤　地骨皮五两　栀子仁二十一枚　淡竹叶一升　茯苓三两　小麦三升　香豉一升

以上七味切细,先加水一斗五升煮小麦和竹叶,取八升汁水,澄清后下余药,煮取药汁二升,去渣,分三次服。

治老少下痢,水谷不消,肠中雷鸣,心下痞满,干呕不安,可服泻心汤。

泻心汤

人参一两　半夏三两　黄连二两　黄芩、甘草各一两　干姜一两半　大枣十二枚

以上七味切细,加水八升煮取药汁二升半,分三次服。本药还可治霍乱,如果感到冷,加附子一枚;若发渴,加二两栝楼根;发呕,加一两橘皮;生痛,加一两当归;有客热,用生姜代替干姜。

◆ 心小肠俱实

左手寸口、人迎以前部位脉象阴阳俱实的,即手少阴与太阳经俱实,其病苦于头痛体热,大便困难,心腹烦满,不能睡卧,因为胃气不转,水谷实的原因,称为心小肠俱实。

治疗心实热,惊梦,喜笑恐畏,惊悸不安,可饮竹沥汤。

竹沥汤

淡竹沥一升　石膏八两　芍药、白术、栀子仁、人参各三两　知母、茯神、赤石脂、紫菀各二两　生地黄汁一升

以上十一味切细,加水九升煮后十味,取汁二升七合,去渣,下竹沥,再煎取药汁三升。若须下痢,加芒硝二两,去掉芍药,分三次服。

治疗心实热,口干烦渴,睡卧不安,服茯神煮散。

茯神煮散

茯神、麦冬门各三十六铢 通草、升麻各三十铢 紫菀、桂心各十八铢 知母一两 赤石脂四十二铢 大枣二十枚 淡竹茹鸡蛋大一枚

以上十味治后过筛,做成粗散,用帛布裹一方寸匕,加井水二升半煮取九合,煮时药包须不停翻动,此为一服,一日两次。

泻心汤

治疗心气不定,吐血衄血。

大黄二两 黄连、黄芩各一两

以上三味切细,加水三升煮取汁水一升服下。此药也治疗霍乱。

治疗心中热满,烦闷惊恐,用**安心煮散**。

安心煮散

远志、白芍药、宿姜各二两 茯苓、知母、紫菀、赤石脂、石膏、麦门冬各四十二铢 桂心、麻黄、黄芩各三十六铢 萎蕤三十六铢 人参二十四铢 甘草十铢

以上十五味治后过筛,做成粗散,先加水五升、淡竹叶一升煮取汁水三升,去渣,再取一方寸匕药散,用绢裹牢,放入汁水中煮,并不时翻动,煎取药汁八合,为一服,一日二次。

不能吃饭,胸中胀满,膈上逆气闷热;灸心输十四壮,小儿酌减。

◆ 心虚寒

左手寸口、人迎以前部位脉象阴虚的,即手少阴经阴虚,其病苦于悸恐不乐,心腹疼痛,说话困难,心寒恍惚,这种病名叫心虚寒。

治疗心气不足,容易悲愁愤怒,出血,面黄,烦闷,五心发热,或独语而不知觉,喉咽疼痛,舌根强直,流冷口水,善忘易恐,行走不稳,妇人崩中,面色发赤,服**茯苓补心汤**。

茯苓补心汤

茯苓四两 桂心二两 大枣二十枚 紫石英一两 甘草二两 人参一两 赤小豆一十四枚 麦门冬三两

以上八味切细,加水七升煮取药汁二升半,分三次服。

治疗心虚寒,心中胀满,悲忧,或梦见山丘平泽,可服**半夏补心汤**。

半夏补心汤

半夏六两 宿姜五两 茯苓、桂心、枳实、橘皮各三两 白术四两 防风、远志各二两

以上九味切细,加水一斗煮取药汁三升,分三次服。

牛髓丸

通治虚瘠羸乏等百病。

牛髓、羊髓、白蜜、酥、枣膏各一升 茯苓一说是茯神 麦门冬、芎䓖、桂心、当归、甘草、羌活各二十六铢 干姜、干地黄各二十六铢 人参、五味子、防风各一两 细辛十八铢 白术四十二铢

以上十九味,切捣后十四味,再过筛研磨,先另外将散和枣膏调和均匀,放入牛羊髓以及白蜜和酥,搅拌均匀,再用铜钵装好,放在釜汤中蒸煮,最后取出并制成药丸。每次酒送服如梧桐子大三十丸,以后稍加至四十丸,一日服两次。

◆ 心小肠俱虚

左手寸口、人迎以前部位脉象阴阳俱虚的,是手少阴与手太阳经俱虚之象,其病苦于洞泄,如中寒少气,四肢厥冷,下痢,这种病名为心小肠俱虚。

大补心汤

治疗虚损不足,心气弱悸,或经常妄语,四肢损伤,气力变弱,颜色憔悴。

黄芩、附子各一两　甘草、茯苓、桂心各三两　石膏、半夏、远志各四两　生姜六两　大枣二十枚　饴糖一斤　干地黄、阿胶、麦门冬各三两

以上十四味切细,加水一斗五升煮取汁水五升,分四次服,药汤制成后加饴糖。

补心丸

治疗脏虚,易恐怖如做恶梦一般,以及妇女产后杂病,月经不调。

当归、防风、芎䓖、附子、芍药、甘草、蜀椒、干姜、细辛、桂心、半夏、厚朴、大黄、猪苓各一两　茯苓一方用茯神　远志各二两

以上十六味研末,做成如梧桐子大的蜜丸,每次用酒送服五丸,一日三次,若无感觉,可加至十丸,冷极加热药。

心劳第三

患心劳病的,应当补益脾气,脾气旺盛于是才能感于心脏。人违逆夏气于是手太阳经就不旺盛,心气虚衰于内。顺应这个规律人才得以生,违逆的人就会死;顺应它的安定,违逆它的变乱。反顺为逆,即所谓的关格,于是就生成了病。

治疗心劳热,口中生疮,大便痛苦,闭涩不通,心满胀痛,小肠发热,用**大黄泄热汤**。

大黄、泽泻、黄芩、栀子仁、芒硝各三两　桂心二两　石膏八两　甘草一两　通草二两　大枣二十枚

以上十味切细,取水九升,先用水一升单独浸泡大黄一宿,再用剩余的八升水煮其余诸药,取汁水二升五合,去渣后下大黄煮两沸,去渣,再下芒硝烊化,分作三次服。

脉极第四

凡是脉极的,主心病。心与脉相应,脉与心相合,心有病从脉上起。把夏天脉遇病称为脉痹,脉痹未能痊愈,又被病邪侵袭,病侵驻心中,就会导致饮食不能营养肌肤、咳嗽、脱血、颜色苍白无光泽、脉象空虚、口唇现赤色。凡是脉气衰,血焦发落,都是在夏天丙丁之日受风邪中伤而得,损伤血脉而成为心风,心风的症状,多汗怕风。如果脉气实就会生热,生热就会伤心,使人好怒,口为赤色,严重的言语不快,血脱,颜色干燥无光,饮食

不能营养肌肤;如果脉气虚就会生寒,生寒就会咳嗽,咳嗽就会心痛,喉中阻塞,严重的咽肿喉痹。因此说心风有脉实脉虚两种症候。若阳经脉生病就治阴络,阴络脉生病就治阳经,安定血气,各自司守本经气位,脉气实的适宜取泻,脉气虚适宜补益,善于治病的,判定病的虚实,一治可痊愈。若病在皮毛、肌肤、筋脉,皆可治愈,若病迁延到六腑五脏,人就已经半死了。扁鹊说:脉绝不治三天必死,如何知晓呢? 脉气空虚的,就会颜色憔

悴头发脱落,脉在手少阴经上相应,手少阴经气绝就是脉不畅通,血已先死了。

治疗脉热极而导致血气脱,面色苍白干燥无光,饮食不滋养肌肤,用**生地黄消热止极强胃气煎**。

生地黄汁、赤蜜各一升　人参、茯苓、芍药、白术各三两　甘草二两　生麦门冬一升　石膏六两　生姜蘖四两　干地黄三两　䒦心一升,一作豉　远志二升

以上十三味切细,加水一斗二升煮后十一味,取药汁二升七合,去渣,加入地黄和蜜,再煎汁水三升五合,分服四次。

胸中疼痛牵引腰背心下,呕逆,脸不滋润:灸上门,有多少岁就灸多少壮,穴位在夹巨阙两边各相隔半寸处。

颜色焦枯,劳气失精,肩臂疼痛不能举过头:灸肩髃穴一百壮,穴位在肩外头近后,用手按有关节的地方,灸下陷处。

脉虚实第五

凡脉虚的脉象易惊跳不定,脉实的脉象洪满。大凡与脉虚实相应的,主要在于小肠和心脏,若腑脏有病,因热而生就在心脏上应,因寒而生就在小肠腑上应。

治疗脉虚惊跳不定,忽来忽去,表明小肠腑寒,用补虚调中防风丸。

防风、桂心、通草、茯神、远志、甘草、人参、麦门冬、白石英各三两

以上九味研末,用白蜜调和,制成如梧桐子大小的药丸。每次用酒送服三十丸,一日两次,以后加至四十丸。

治疗脉实洪满,表明有心热病,可服**升麻汤**。

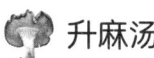升麻汤

升麻、栀子仁、子芩、泽泻、淡竹叶、芒硝各三两　生地黄切,一升

以上七味切细,加水九升煮取汁水三升,去渣,下芒硝,分二次服。

治疗心脉厥大于寸口脉,小肠热,龋齿喉痛,可用**麻黄调心泻热汤**。

麻黄调心泻热汤

麻黄、生姜各四两　细辛、子芩、茯苓、芍药各五两　白术二两　桂心一两　生地黄切,一升

以上九味切细,加水九升煮取汁水三升,去渣,分三次服。如须下痢,加芒硝三两。

心脉不出:针刺不容穴,穴位在幽门两旁各一寸五分处。

心闷痛,上气牵引小肠:灸巨阙穴十四壮。

心腹痛第六

寒气突然侵袭五脏六腑,就会突然发作心痛胸痹。感受了寒邪,轻微的咳嗽,严重的发痛下泻。厥心痛五脏气机逆乱搅心导致的心痛彻背,牵引背部,易发狂,好像有东西从后面刺激心脏,身体伛偻的,是肾心痛;厥心痛,腹胀满,心痛得厉害的,是胃心痛;厥心痛,好像用针锥刺心脏,心痛得更厉害的,是脾心痛;厥心痛,脸色苍白如死灰,终

日不能叹息一声的,是肝心痛;厥心痛,睡卧时如果从心间发痛,有所动作就痛得更厉害,而且脸色不变的,是肺心痛。真心痛,手脚冷彻骨节,心痛厉害,早上发作晚上死亡,晚上发作来日早上丧身。蚘心痛,心腹中疼痛发作,有肿物聚集一团并上下移动,痛时停时止,腹中发热,爱流口水,是蚘咬,用手将肿物按住并把持不动,不要让它有所移动,用大针刺肿物,要长时坚持,虫不动时才能将针取出。心下不能针刺,其中有成聚,不能在腧中治取。肠中有虫蚘咬,郤不能用小针刺。

治疗寒气突然侵居五脏六腑中而发痛方: 大黄、芍药、柴胡各四两 升麻、黄芩、桔梗、朱砂各三两 鬼箭羽、鬼臼、桂心、朴消各二两

以上十一味切细,加水九升煮取汁水二升七合,分三次服。先将朱砂分作三份,每服放入朱砂一份,均匀地搅和服下。

得了快痢,疼痛不止,宜服下面这一药方: 赤芍药六两 桔梗、杏仁各五两

以上三味切细,加水六升煮取药汁三升,分三次服。

九痛丸

治疗九种心痛,一是虫心痛,二是注心痛,三是风心痛,四是悸心痛,五是食心痛,六是饮心痛,七是冷心痛,八是热心痛,九是生来心痛,此方都能主治,以及治疗冷冲上气、落马堕车、血病等。

附子、干姜各二两 巴豆、人参、吴茱萸各一两 生狼毒四两

以上六味研末,加蜜调和,空腹进服如梧桐子大一丸。突然中恶邪,腹部胀痛,口不能说话的,服二丸,一日一次;连年积冷,流注心胸的,也可服用,好好将息,有神验。

治疗心中痞痛,各种逆气悬痛,用桂心三物汤。

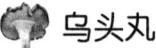 桂心三物汤

桂心二两 胶饴半斤 生姜二两

以上三味切细,加水六升煮取汁水三升,去渣放入胶饴,分三次服。

治疗心痛彻背,背痛彻心,可服**乌头丸**。

乌头丸

乌头六铢 附子、蜀椒各半两 赤石脂、干姜各一两

以上五味研末,制成蜜丸。饭前服如麻子大小三丸,一日三次。若无感觉,可稍稍增加。

治疗心痛方: 取桃白皮煮汁,空腹随意服用。

治疗暴心痛,或像中了恶邪,口中涎出,不能禁止,欲吐方: 取苦参十斤加水一石煮取汁水二斗,去渣,下苦酒二斗,再煎取汁水五升,放入大豆黄末熬和在汁水中,煎至可以制丸为止,并搓制成如梧桐子大的药丸。服时取酒一升送服三四十丸,一日一次。会倒腹呕吐,不吐就会下痢,再用酒泡二斤苦参送服药丸,效果更灵验。不但能止腹痛、心暴痛、胫骨等痛,凡是腹中之疾都能治疗,冷血宿结、阴癖也可治疗,长期服用有效。

治疗中恶邪,心痛腹胀,大便不通,服用**走马汤**。

走马汤

巴豆两粒 杏仁二枚

以上二味用绵布包裹,捶细,取热水二合倒入小杯中,用两指挤取白汁顿服,服后一顿饭功夫便通即愈,老少应斟酌用药量。

突发疝病,飞尸鬼击等也可治疗。

治疗突然中恶,心痛方:取苦参三两切细,用好醋一升半煮取八合,体强的人顿服,老人小孩分两次服。

心腹中疼痛发作,肿聚上下移动,痛时停时有,多热,爱流口水,这是蛔虫咬,适宜服温中当归汤。服两三剂后,若无效并有异常反应,宜改服增损当归汤,服后可愈。

温中当归汤

当归、人参、干姜、茯苓、厚朴、木香、桂心、桔梗、芍药、甘草各二两

以上共十味切细,加水八升煮取汁水三升,分五次温服,一日三次。不耐木香的,用一两犀角代替。

治疗胸腹中突然发痛,服**生姜汤**。

生姜汤

生姜一斤,取汁　食蜜八两　醍醐四两

以上三味用微火上熬耗合宜,寒温适中进服三合,一日三次。

凡心腹冷痛　炒盐一斗,熨。炒蚕沙,烧砖石蒸熨;心腹中温暖即可停止,用蒸土也非常好。

病邪在心中就会心痛,易悲,经常眩仆,视其有余和不足而调治。

肾心痛　先治取京骨、昆仑穴,发针后疼痛还未停止,取然谷穴。

胃心痛　治取大都、太白穴。

脾心痛　治取然谷、太溪穴。

肝心痛　治取行间、太冲穴。

肺心痛　治取鱼际、太渊穴。

心痛引腰脊,欲呕吐　针刺足少阴。

心痛引背,不能呼吸　针刺足少阴。若不愈,治取手少阴。

心痛腹胀,大便不利,治取足太阴。

心痛,小腹上下疼痛无定处,大小便困难　针刺足厥阴。

心痛,短气,呼吸困难　针刺手太阴。

心痛不能按,烦心　治取巨阙。

心痛有三虫,多涎,不得反侧　治取上管穴。

心痛身寒,难以俯仰,心疝冲冒阴寒邪气积聚上冲心脏,不省人事中管穴能主治。

心痛如有针锥刺　治取然谷及太溪穴。

心腹中猝痛　取石门穴主治。

心疝暴痛　取足太阴。

心懊恼微痛,烦逆　灸心腧一百壮。

心痛如有锥刀刺,气结　灸膈腧七壮。

心痛,冷气上逆　灸龙颔穴一百壮,穴位在鸠尾头上行一寸半处,不能针刺。

心痛,恶气上逆,肋急痛　灸通谷穴五十壮,穴位在乳下二寸处。

心痛,暴绞急绝欲死　灸神府穴一百壮,穴位在鸠尾正心,有忌。

心痛,坚烦气结　灸太仓穴一百壮。

心痛　灸臂腕横纹处二十一壮,又灸两虎口白肉际各七壮。

胸痹第七

患上胸痹病者,心中坚满、痞急、疼痛,肌肉疼痛不堪,绞急如有针刺,不能仰俯,胸前皮肉都痛,手不能触及,胸中满,气短,咳嗽吐口水牵引生痛,咽喉滞塞不通,发痒,喉中干燥,时时想呕吐,烦闷,自汗,或者彻引背痛,不治的话几天

就会命丧黄泉。脉象应当取太过与不及,阳脉微阴脉弦,就是生胸痹病而发痛,之所以是这样,究其原因是极虚的缘故。而今阳虚,知道病在上焦,之所以知是胸痹心痛,是阴脉弦的缘故。平脉的人没有感受寒热,短气而呼吸困难的,是脉气实的缘故。

治疗胸痹,心中痞气聚结在胸,胸满,肋下气逆抢心,服用**枳实薤白桂枝汤**。

枳实薤白桂枝汤

枳实四两　厚朴三两　薤白一斤　栝楼实一枚　桂枝一两

以上共五味切细,加水七升煮取药汁二升半,分二次服。

患胸痹病,喘息咳唾,胸背疼痛,短气,寸口脉沉而迟,关上脉小紧数,可服**栝楼汤**。

栝楼汤

栝楼实一枚　薤白一斤　半夏半升　生姜四两　枳实二两

上五味药切细,加白醋一斗煮取四升,每次服一升,一日三次。

患胸痹有如下症候:胸中堵塞如满,噎塞,发痒,喉中涩燥,吐沫,宜用以下药方。

橘皮一斤　枳实四枚　生姜半斤

以上共三味切细,加水五升煮取药汁二升,去渣,分二次服。

治疗胸痹,服**治中汤**。

治中汤

人参、干姜、白术、甘草各三两

以上共四味,切细,加水八升煮取药汁三升,三次服完。不愈,连服三两剂。

治疗胸中气塞,短气,服**茯苓汤**。

茯苓汤

茯苓三两　甘草一两　杏仁五十枚

以上共三味切细,加水一斗三升煮取药汁六升,去渣,分六次服,一日三次,未愈再煮制进服。

治疗胸满短气,噎塞,可服**通气汤**。

通气汤

半夏八两　生姜六两　橘皮三两　吴茱萸四十枚

以上共四味切细,加水八升煮取三升,分三次服。一方中用桂子二两,无橘皮。

胸痹引背,时时发寒　取间使主治。

胸痹心痛　取天井主治。

胸痹心痛不能呼吸,痛无定处　取临泣穴主治。

胸痹心痛　灸膻中穴一百壮,穴位在鸠尾上面一寸处,忌针刺。

胸肋满,心痛　灸期门,有多少岁数就灸多少壮。穴位在第二肋端,乳头直下一寸半处。

头面风第八

治疗脑风风邪沿风府侵入脑中头重,颈项僵直,眼睛不明,流泪,打呵欠,眼昏昏欲睡,憎风,严重的耳鸣,眉眼疼痛,烦闷目昏,吐逆,眩倒而不能自禁,各种风邪乘虚侵入五藏六腑,皆生作癫狂。同时治疗各种病邪,可用**芎䓖酒**。

芎䓖酒

芎䓖、辛夷、天雄、人参、磁石、石膏、

茵芋、桂心、秦艽、天门冬、柏子仁、山茱萸、白头翁各三两　松萝、细辛、薯蓣、羚羊角、菖蒲、甘草各二两　云母一两,烧红,研末为粉　防风四两

以上共二十一味切细,用酒二斗浸泡七天,初服二合,以后渐加至五合,一日三次。曾有妇女小时患有风眩,病发则倒地,结婚数年而没有生育,服此酒以及紫石门冬丸,后来风眩痊愈,完全康复,且怀孕生子。

治疗头眩屋转,眼不敢睁开的药方:人参、当归、防风、黄芪、芍药、麦门冬各二两　独活、白术、桂心各三两

以上共九味切细,加水一斗煮取三升,分三次服。

防风汤

治疗风眩呕逆,水浆不下,食则呕吐,起即眩倒,病发有规律,手足厥冷。

防风、防己、附子、干姜、甘草各一两　蜀椒、桂心各二两

以上共七味切细,加水四升煮取二升,分三次服,一日三次。

治疗头面全身风肿,服用防风散。

防风散

防风二两　白芷一两　白术三两

以上三味治后过筛,用酒送服一方寸匕,一日三次。

治疗突然中风,头面发肿方:将杏仁捣熟成膏,再放入鸡蛋黄均匀合捣,铺在帛布上,厚裹头部,让药膏自干,往复八九遍,即愈。

使白发返黑方:取乌麻九蒸九晒,研末,加入枣膏制成丸,长期服用,效果好。

治脉极虚寒,鬓发堕落,使头发润泽,沐头方:取桑根白皮三升切取,加水五升淹浸,煮五六沸,去渣,经常洗沐头发,自不再落。

鬓发堕落,使其再长方:生柏叶切,一升　附子四枚　猪油三升

以上共三味,研碎前两味,用猪油调和制成三十丸,用布裹一丸,放入洗头的泔汁中煎,用它洗发可使头发长期不落。余药应密封收贮,不要让药气外泄。

治头中二十种病,头眩,头秃发落,面中风邪,用下面一膏药抹患处。

蜀椒、莽草各二两　桂心、茵茹、附子、细辛各一两半　半夏、干姜各一两

以上共八味切细,合捣生猪脂肪二十两,令脂肪消尽药即制成。把头洗净,将药抹在头顶上,一日一次,即愈。

治秃顶方:将芜菁子末与醋调和,敷头,一日三次。

治头发黄方:取大豆五升,用醋浆水二斗煮取五升,洗头。

治鬓发黄赤方:烧梧桐制成灰,用乳汁调和,涂敷在头发鬓毛上,毛发即变黑。

治疗白秃及痈疽百疮,用松脂膏。

松脂膏

松脂六两　矾石、杜衡一作牡荆　雄黄、附子、大黄、石南、秦艽、珍珠、苦参、水银、木兰各一两

以上共十二味切细,用醋浸一宿,取猪油一斤半煎,当附子变黄就去渣,接着加入矾石、雄黄、水银,再生火煎三沸后,放在湿地上让其凝固。敷头以及疮,一日三次。

治白秃方:煮桃皮汁,既喝又洗。

治头秃无发:取黑熟椹二升放入罂中,中午曝晒二十一天,化成水,洗疮,二十一天后头发生出,有神效。

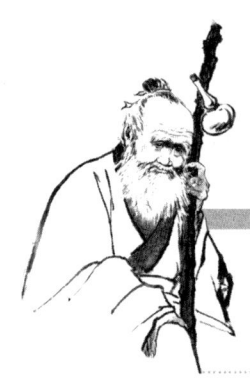

小肠腑·卷十四

小肠腑脉论第一

小肠腑,受心主管,舌是它的外在征象,心与小肠相合。小肠是受盛之腑,称为监仓吏,重二斤十四两,长二丈四尺,宽二寸四分《难经》、《甲乙经》说:"长二丈二尺,大二寸半,径八分分之少半"小肠的后部附于脊骨,从左向右环绕,层层折迭接回肠,与回肠相接部分的外侧附着于脐的上方,再回运环绕十六曲,常盛水谷二斗四升,其中一斗二升是水,一斗二升是食物,而与二十四节气相应。若唇厚,人中长,则可推断小肠功能较强。

小肠发生病变的,小腹痛,腰脊疼痛而牵引睾丸,窘迫时往后动,耳前发热,或非常寒冷,只有肩上部热,以及手小指次指之间热,或脉滑,这是其临床表现。

小腹牵引睾丸和腰脊疼痛,上冲心脏,病邪在小肠的,连睾系,属于脊,贯肝肺,络于心系。若气盛,就引起厥逆,上冲肠胃,牵动肝肺,到肓散开,又在脐纠结。故通过灸刺肓原来散小肠之邪,通过刺太阴经上的穴位来帮助小肠康复,通过灸刺厥阴经上的穴位来使小肠中的病邪下泻出去,通过取巨虚下廉即下巨虚来消除其病邪,通过按小肠经脉所经过的部位来调节它。

左手关前寸口部脉象阳绝的,是无小肠脉,会发生脐痹的病苦,小腹中有疝瘕,五月即冷上攻心,其治疗应在手厥阴心包经上取穴,刺掌后横纹中向里行一分处。

左手关前寸口脉象阳实的,为小肠实证,会有心下急的病苦出现,热痹,小肠内热,小便赤黄,其治疗应在手太阳小肠经上取穴,刺手小指外侧本节凹陷中。

小肠有寒,病人下体沉重,便带脓血,有热,必定会生痔疮。

小肠有宿食,就常在傍晚发热,第二天又停止。

小肠胀的,小腹隆起胀满,会牵引腹部疼痛。

心脏先受病,随即传给小肠。心咳不停的,则其气与咳同吐出。

逆气侵入小肠,就会梦见聚集的城市街道。

心与脉相应,皮肤厚的人脉厚,脉厚的人小肠也厚;皮肤薄的人脉薄,脉薄的人小肠也薄;皮肤弛缓的人脉也弛缓,脉弛缓的人小肠大而长;皮肤薄而脉形细小的人,小肠小而短;诸阳经脉皆多曲屈的人,其小肠纠结。

扁鹊说:手少阴心经与手太阳小肠经为表里,所以表清里浊,清者实,浊者虚,所以食物下去后,肠实而胃虚,故腑实而不满。实则被热所伤,发热就张口,口因此而生疮;虚则被寒所伤,发寒就会便泄脓血,或发里水,其病根在小肠,先从腹起病。

小肠患了不治的绝症,怎样得知六日就会死?看其头发直竖如干麻,不能屈伸,白汗不止的即是。

手太阳经脉发生病变时,就会咽喉痛、下颌肿,不能回头顾视,肩膀像脱落了似的,前肢像折断了一样。手太阳经脉主管液所生的疾病,耳聋目黄,颊颌肿、颈、肩、前肢、肘、臂外后侧疼痛等。

小肠虚实第二

◆ 小肠实热

左手寸口人迎以前部位的脉象为阳实的,这是手太阳经的病变,会有身体阵阵发热的病症,汗不出,心中烦满,身体沉重,口中生疮,名叫小肠实热证。

治小肠热胀,口疮,用柴胡泽泻汤方。

柴胡泽泻汤

柴胡、泽泻、橘皮又一方使用桔梗　黄芩、枳实、旋覆花、升麻、芒硝各二两　生地黄切,一升

以上九味药分别切细,用一斗水来熬取三升汤药,去掉药渣,再加入芒硝,分作三次服用。

大黄丸

调治小肠热结胀满不通的处方。

大黄、芍药、葶苈各二两　大戟、朴硝各二两　杏仁五十枚　巴豆七枚

以上七味药研成细末,加蜜调和制成丸药。每次以汤水送服如梧桐子大的丸,成年人每次服七丸,小孩每次二三丸,每日两次。小肠热已除去后,每天只服一次。

小肠热满:灸阴都穴,有多少岁的病人就灸多少壮,穴在夹对中管两边相距一寸处。

小肠泄痢脓血:灸魂舍一百壮,对小孩减其壮数。穴在夹对脐两边相距各一寸处。

又:灸小肠俞七壮。

◆ 小肠虚寒

左手寸口人迎以前部位的脉象为阳虚的,是手太阳经发生病变,会患颅际偏头痛的病苦,耳颊痛,名叫小肠虚寒证。小肠虚寒,痛下赤白,肠滑,其滋补的处方是:

干姜三两　当归、黄柏、地榆各四两　黄连、阿胶各二两　石榴皮三枚

以上七味药分别切细,用七升水来熬取二升五合汤药,去掉药渣,加入阿胶,熬至阿胶熔化尽,分作三次服用。

舌论第三

舌,是心与小肠的外在症候。舌重十两,长七寸,宽二寸半,舌在人身其重要性譬如政权的枢要机关,它能调五味。凡是所吃的食物,若多吃咸味,就会使舌

脉凝而变色；多吃苦味，就会使舌皮枯槁而体毛焦枯；多食辛味，就会使舌筋急而爪枯干；多食酸味，就会使舌肉肥而唇之皮膜刃裂并外翻；多食甘味，就会使舌根痛而头发脱落。心喜苦味，肺喜辛味，肝喜酸味，脾喜甘味，肾喜咸味，这五味与五脏之气相合。若心脏发热，舌头就会生疮，就会牵动唇外翻并显红色；若小肠腑发寒，舌根就会收缩，牙关紧闭口不能言，唇显青色。是寒证则宜用补法来治，是热证则宜用泻法来治，不寒不热就依脏腑关系来调理。对舌根收缩、口不能言、唇青的症状，用升麻煎主治，其处方见第六卷中。

风眩第四

徐嗣伯说："我自幼继承家业，潜心钻研了一些经书处方，名医的治病关键，尽得听说。自认为风眩一病即目眩头晕，反目痉挛，惊悸郁闷等症状，又名风头眩，是因血气亏虚，风邪入脑，牵引目系而引起的其治疗方法很多，而各个医家没能做到必定有效的治疗。现在将它总结论证出来，以留传给后人。

风眩病起于心气不定，胸上蓄实，所以有高风面热的表现。痰与热相感而引动风，风与心相惑乱就烦闷目眩，所以叫风眩。其在成年人名癫，在小孩则名痫，其实是一种病。用我这里的处方来治疗，没有不能痊愈的，只怕症候没有审准，而出现差错。患这种病的人大都忌食自己所属的十二属相动物的肉。而其中贲豚病最令人担心，连续发病太多就会气急，气急就会死亡，而无法救治。所以这里的汤药是适合于任何病情轻重的人的，不要因此就说这不是对症之药。这里治风眩的汤、散、丸、煎药总共有十种处方，凡是人刚开始发病时，就宜赶紧给他服续命汤，危急时只能根据病情来灸穴位，用火针来刺，无不治愈的。刚发病时，最好针刺后仍接着灸。

治风眩病发作时就烦闷没有知觉，口中出沫，四肢角弓，目反上，牙关紧闭不能说话，主治用**续命汤**方。

续命汤
竹沥一升二合　生地黄汁一升　龙齿、生姜、防风、麻黄各四两　防己三两　附子三分　石膏七两　桂心二两

以上十味药分别切细，加一斗水来熬取三升汤药，分作三次服用。对有气症的病人，加附子共成一两，五合紫苏子，半两橘皮。已经服过续命汤后，口已开，而四肢还未完全恢复知觉，心中还未清醒的，用**紫石汤**主治，是用紫石来熬成散药。

治病人气急奔出，马上就要断气的，用**贲豚汤**方。

贲豚汤
吴茱萸一升　桂心、芍药、生姜各四分　石膏、人参、半夏、芎䓖各三分　生葛根、茯苓各六分　当归四两　李根皮一斤

以上十二味药分别切细，用七升水、八升清酒来熬取三升汤药，分三次服用。

治言语狂乱，眼目闪烁，或说见鬼，精神昏乱，用**防己地黄汤**方。

防己地黄汤
防己二两　生地黄五斤，单独切，不能与其

他药一起浸泡,疾病轻者,用二斤　甘草二两　桂心、防风各三两

以上五味药分别切细,用一升水浸泡一晚上,绞汁来放置在一边,取其渣放置在竹床上,将地黄放置在药渣上,置于三斗米下蒸,以铜器承接其汁,蒸到饭熟,将以前的药汁加在一起混合绞取,分两次服用。

治心中惊悸而四肢疲困,头面发热,心胸痰满,头目眩冒,像在摇晃的病人,用薯蓣汤方。

薯蓣汤

薯蓣、人参、麦门冬各四两　前胡、芍药、生地黄各八分　枳实、远志、生姜各三分　茯苓六分　半夏五分　甘草、黄芩、竹叶各一分　茯神六分　秫米三合

以上十六味药分别切细,取来江水,高举手扬三百九十下,量取三斗来煮米,煮到减一斗,加入半夏,又熬到减九升,去渣,加入其他药熬取四升汤药,分四次服用。无江水的地方,可用千里东流水代替,使水高扬过头。秦中无江,可用泾渭之水,诸葛亮铸剑尚且取用泾渭之水。

服前件汤药后,四肢尚不凉冷,而头目眩动者,用防风汤主治。此汤大都宜长期服用,只在药中稍作增减,以适应气候的冷暖,仍不痊愈的,依此方使用,处方:

防风、赤石脂、石膏、人参、生姜、白石脂、寒水石、龙骨、茯苓各三分　桂心二分　紫石一分

以上十一味药分别切细,用八升水来熬取三升汤药,分三次服用。凡是用井花水的原因,在于它的清新洁净。现在用江水,是因其无泥又无砂砾,源泉远远而来,顺势归海,不逆向上流,用来治头病,必能使病邪归于下的缘故。

薯蓣煎方

薯蓣二十分　甘草十四分　泽泻、人参、黄芩各四分　当归、白蔹、桂心、防风、麦门冬各三分　大豆黄卷、桔梗、芍药、山茱萸、紫菀、白术、芎䓖、干姜、蜀椒、干地黄各二分,以上二十味捣筛　生地黄十八斤,捣细绞取汁,熬到剩一半　麻子仁三升,研大枣八十枚　蜜三升　獐鹿杂髓八两　鹿角胶八两　桑根皮五升,忌用山岗上自然出土的,有剧毒,特须忌接近篱笆、屋角、墙下水沟边浸污水者,都不中用

以上二十七味药,用二斗四升清酒来熬桑白皮、麻子、枣,得一斗,去渣,再加入地黄汁、胶、髓、蜜,熬到减半,加入前面的各种药末合熬到可制成如鸡蛋黄大小的丸药,每次以汤水送服一枚,每日三次,渐加至三丸。

治头目眩冒,心中烦郁,惊悸薯蓣,用薯蓣丸方。

薯蓣丸

薯蓣二十八分　桂心、大豆黄卷、鹿角胶各七分　当归、神曲、人参、干地黄各十分　防风、黄芩、麦门冬、芍药、白术各六分　甘草二十分　柴胡、桔梗、茯苓、杏仁、芎䓖各五分　白蔹、干姜各三分　大枣一百枚,取膏

以上二十二味药研成末,合白蜜、枣膏制成如弹丸大的药丸,每次在饭前服一丸,每日服三次。

治头目眩晕好像屋在转,旋倒者,用天雄散方。

天雄散

天雄、防风、芎䓖、人参、独活、桂心、葛根各三分　白术、远志、薯蓣、茯神、山

茱萸各六分　莽草四分

以上十三味治择捣筛后制成散药,每次在饭前用菊花酒送服方寸匕,每日二次,渐加至三匕,以见效为度。

作菊花酒法,即在九月九日取郑州出产的甘菊花,暴晒干作成末,在米饙中蒸作酒。

治心中时常恍惚不定者,用人参丸方。

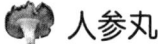 人参丸

上党人参、铁精、牛黄、丹砂、雄黄、菖蒲、防风、大黄各一两　赤足蜈蚣、蜥蜴各一枚　鬼臼一两

以上十一味药研成末,调制成如梧桐子大的蜜丸。一次服七丸,白天三次夜间一次,渐渐增加。妇女和穿丧服的人以及犬、鼠等,在制药时是忌见的,不要用青纸。凡是制药时都忌浊、秽、鸡犬六畜、丧孝之人与残疾人见到。用前面的菊花酒送下,效果较好。

灸法:用绳横向测度两边口角;已经测得口长的寸数后,就用其绳的一端再测量鼻,尽其两边两鼻孔之间;测得鼻宽的寸数后,将它在中点折叠而取其一半,得与口的高度相合,以这个刻度在中点折转;先寻找头上的旋发,在旋发处灸灼,用前面所得的刻度为半径,以旋为圆心测度其左右前后四方,当绳端处而灸灼,前面以脸部为正方向,灸灼的壮数的多少并依年龄而定。这样一年共灸三次,都须疮愈后又灸;其壮数如前。如果因为连灸,使火气引上其数处旋发的,就转而灸其近鼻的部位。如果旋发近于额部的,也宜灸。若爱惜颜面怕它成瘢,就留缺面部的不灸。然而若对病重的人,也顾不得这个了。

食禁:虎、兔、龙、蛇、马、羊、猴、鸡、犬、猪、鼠、牛之肉。

以上十二种属相动物的肉都不能吃,以及不能用来作药。而牛黄、龙骨、龙齿要用,不能废。

风癫第五

黄帝问道:人有生来就有癫疾病的,这是从哪里得来的呢?歧伯回答说:"这是因为其在母腹中时,其母屡次受到过度惊吓的刺激,气上而不下,精与气共居一处,故使孩子发生癫疾。病在诸阳脉的,时寒时热,各阴脉在皮肤的分属部位也时寒时热,名叫狂,应刺其虚脉,视其分属部位尽热,直到痊愈才停止。刚开始发癫病的,一年发作一次;若不治疗,就会一月发作一次;仍不治疗,就会四五天发一次,这就是癫疾,治疗时应刺其诸分肉,其脉尤其寒的,以针补其气,直到病愈才止。

癫疾患者初染病时,主要症状为:闷闷不乐,头重而痛,两目上视,发红;染病较重时,则会心境烦乱,情绪不宁。疾病发展的程度可根据病人的情绪变化来推测,针刺手太阳经、阳明经、太阴经诸穴,待其面部血色正常后再止针。癫疾刚发作表现为角弓反张,并因此而觉得脊背

疼痛的，诊治时当取足太阳、阳明、太阴、手太阳经的各穴，待面部血色恢复正常后才止针。癫疾开始发作时，牵引口角歪斜，啼哭呼叫、气喘心悸的，应从手阳明、手太阳两经取穴，采用缪刺法，左侧坚硬的，针刺其右侧；右侧坚硬则针刺其左侧，待面部的血色转为正常后才止针。

想治癫痫病人，应常与其相处，以观察其所应针刺之部位。病发作时，泻其有过，将渗出的血盛于瓦壶中，到再发病时，瓦壶里的血就会波动，若不动，可灸穷骨二十壮穷骨，即尾骶（长强穴）。

癫病深入骨者，其颌、齿各俞穴的分肉均感胀满，骨骼僵直，出汗，心中烦闷。如果呕吐多涎，肾气下泄，则为不治之证。癫病入筋者，身体蜷屈不伸，痉挛拘急，脉大，可针刺颈项后的大杼穴，如果呕吐多涎，气陷于下，就是不治之症。癫病入脉的，发病时会突然晕仆倒地，四肢各脉胀而纵缓。脉现胀满，应针刺使其出血；如不胀满，可灸太阳经上的夹对颈项的天柱、大杼等穴，并灸带脉穴，与腰间相距三寸许的地方，和各经分肉之间及四肢的俞穴。如果呕吐很多涎沫，气陷于下，乃无可救药的死症。

治疗癫病，对于发病后就疯狂，脸上的皮肤绷得很紧又很厚的，这是不能治疗的死症；凡是癫病发作就仆倒在地，口吐涎沫，没有知觉；如果此时病人忽然强亢地奋起如疯狂一样以及遗粪的，难以治疗；癫疾发作后脉搏大而滑的，一段时间后病人自会好转；癫疾发作后脉象沉、小、急、实的，为不可治愈的死症；小便急，也不能治疗。脉虚者可以治疗，脉实者则死。

厥病发展成为癫疾的，是因为五脏不平、六腑闭塞的原因。因为厥病能发展为癫，所以附录厥症就在这一章里。如果阴衰，就会发作热厥指腹满或突然不省人事，手足发热的症状。因醉酒或饱食后性交，阴衰阳盛而致。阳衰就会发作寒厥指腹满或突然不省人事，手足发寒的症状。因秋冬伤及阳气，阴气上逆，阳衰阴盛而致。

黄帝问：厥病有寒有热，是怎么回事？歧伯回答说：阳气从足部渐衰，就是寒厥；阴气从足部渐衰，就是热厥。黄帝问：热厥必定先从足下发生，这是什么道理？歧伯说：阳气行于足小趾的外侧，集中在足下，而聚结在足心，故阳气偏胜时足下就会发热。黄帝问道：寒厥必定先从足的小趾发生，然后上行到膝下，又是什么缘故呢？岐伯说：阴气起于足小趾的里侧，集中在膝下，而聚集在膝上。所以阴气偏胜，逆冷就先起于足趾，上行到膝上；这种逆冷，不是从外侵入人体的寒气，而是因内部阳虚所致的寒冷。问：厥病有的使人腹满，有的使人忽然不知人事，或者半天乃至一天才回醒转来认识人，这是什么道理？答：阴气偏盛于上，那么下部就虚；下部虚，腹部就容易胀满；阳气偏盛于上，阴气也会并行于上，而邪气是逆行的，邪气上逆则阳气就会紊乱，阳气一旦紊乱，人就会忽然不省人事了。

岐伯说：太阳经患厥病，令人感觉头脚都沉重，足不能行，眼花昏倒。阳明经患厥病，就会发为癫疾，令人狂走叫呼，腹满，不能卧下，卧下就面红发热，看到稀奇古怪的东西，乱言乱语。少阳经患厥病，令人突然耳聋，颊部肿，胸部发热，

两胁疼痛,大腿不能行动。太阴经患厥病,令人肚腹胀满,大便不爽,不思饮食,吃了就呕吐,不能安卧。少阴经患厥病令人舌干,小便赤,腹满,心痛。厥阴经患厥病,令人小腹肿痛,腹胀,大小便不利,睡眠时喜欢蜷腿,前阴萎缩,足胫内侧发热。以上厥病的治疗,身体强壮者就用泻法,虚弱者就用补法,如既不强壮又不虚弱的,就刺所病的本经主穴。

对上寒下热的病人,先刺其颈项太阳经上的穴位,留针时间较长,然后用火熨颈项与肩胛,使其上热下冷才停止,这就是所谓"推而上之"的治法;对上热下寒的病人,取刺其虚脉而陷下于经络的部位,直到气下行才停止,这就是所谓"引而下之"的治法。刺热厥症病人,留针,使其返为寒;刺寒厥症病人,留针,使其返为热。刺热厥症取二阴一阳,刺寒厥症取二阳一阴。所谓二阴,指两次刺阴经穴;所谓二阳,指两次刺阳经穴位。

温病的热邪进入肾中也会发作痓病,小孩痫病的热邪太盛也会发为痓病。凡是风痓暴尸厥及鬼魇不寤的病症,都相似,应该精察它们的发展积累过程。故经书上曰:久患厥病就会转成癫病,从这里可以知道它们的相似。

癫病有五种,一是阳癫,发病时如死人,遗小便,一会儿后解除;二是阴癫,是因为出生时期脐疮还未痊愈,经常洗浴,因此而患癫疾;三是风癫,发作时眼睛互相引牵,反张挛急僵直,发羊鸣之声,一顿饭时间才得解除,是因过度劳作而出汗又受风邪,再加上醉酒与饱食后过度地房室,使人心气逼急,短气脉悸而患病;四名湿癫,眉头痛,身体沉重,是因在发热时洗头,湿邪结于脑,汗未止而患病;五名马癫,发作时目反,牙关紧闭,手足抽搐,全身发热,这是因为小时候被鷩气所伤,脑热不和而患的病。

治五种癫疾的处方:铜青、雄黄、空青、水银各一两 石长生、茯苓、猪苓、白芷、白蔹、白薇、人参各二两 卷柏、乌扇各半两 硫黄一两半 东门上鸡头一两

以上十五味药研成粉末,以青牛胆来调和,置于铜器中,在甑中五斗大豆上蒸。药成之后,每次服如麻子大的三十丸,白天服两次,夜间服一次,皆饭前服。

续命风引汤

治中风癫眩,不省人事,说胡话,舌头肿大的处方。

麻黄、芎藭、石膏、人参、防风各三两 甘草、桂心、独活各二两 防己、附子、当归各一两 杏仁三十枚 陈姜五两,另一本无"陈"字

以上十三味药分别切细,以三升酒、一斗水来合熬取四升汤药,分四次服用,白天三次夜间一次。

治癫痫与厥病时常发作的处方:防葵、代赭、人参、铅丹、钩藤、茯神、雷丸、虎骨、远志、桂心、防风、白僵蚕、生猪齿各六分 卷柏、茛菪子、光明砂、升麻、附子、牡丹、龙齿各一分 牛黄二分 蚱蝉十四枚 蛇蜕皮、白马眼睛各一具 白蔹四分

以上二十五味治择捣筛后制成散药,每次以酒送服方寸匕,每日二次,也可制成丸药来服用,皆具良好的效果。

芎藭汤

治风癫牵引肋部疼痛,每次发病时就呕吐,耳中如蝉鸣的处方。

芎䓖、藁本、茵茹各五两

以上三味药分别切细，加入一斗酒中熬取三升汤药，一次服完，瘦弱的人分作两次服用，得大汗即可。

治风癫的处方：将三升莨菪子捣筛，加一斗酒浸泡半日，绞去药渣，在开水中熬到可以制成丸药的程度。每次在饭前服如小豆般大的二丸，渐加至如梧子般大的二丸，以见效为准。见到额上手中从纹理中起红色时，就是药效显现了。若无这种症候就须继续服用。每天发病的人服药后三日痊愈，隔一日发病的人服药后十日痊愈，过五日发一次病的人服药后二十日痊愈，过半年发一次病的人服药后一月痊愈。

天门冬酒：通治五脏六腑大风症，洞泄虚弱、五劳七伤、癥结滞气，各种冷热风证、癫痫、恶疾、耳聋、头风、四肢拘挛、猥退历节，皆可治以上各种症状。且长期服用延年益寿，使身体轻健，使牙齿落后再生，头发白后转黑。天门冬与百部相似，天门冬味甘，两头方；百部细长而味苦，使人下利。捣碎绞取一斗汁，用来浸泡二升曲药，曲药发作后，以二斗糯米依照家庭常用酿酒法来造酒。在春夏季节待其极冷后加入饭中，在秋冬季节温热它与人体肌肤温度相等再酿一次。酒熟后，取清酒来服一盏，常使酒气相连接，不要饮至醉吐。注意禁忌生食、冷食、醋、滑食、鸡肉、猪肉、鱼肉、蒜，特别注意忌鲤鱼、油腻。这是一斗汁的酿法，剩下的一石二石，也以这个方法作为大概准则。服药十日后，觉得身体隐疹特别发痒，二十日后又特别发痒，三十日才渐渐停止，皆是风气邪毒渗出的缘故，四十日后就会觉得身心朗朗特别舒畅，似有所得一般愉快，五十日后又觉得特别畅快，迎风坐卧也不会觉得风侵着人身，身体中各种风邪都消除了。

用米法：先淘净米，暴炕干，临到将要用时，再另外取天门冬汁来浸米，干漉出来炊。余下的汁用来拌饭，特别须密封。

取天门冬汁

洗净天门冬，去掉心与皮，干漉去水，切捣，压取汁三四遍，使其渣滓干如草才停止。此酒初熟时味酸，发出臭泔水的腥气，只要依照方法服用，时间一长就会变得香美，别的酒都比不上它。封二十八日为好。凡是在八、九月就稍微制一些，至十月则多制一些，可在来年五月三十日以前连续服用。春季的三个月也得制药，到了四月就不能制了。服酒时若一起服天门冬散药，得到的药力则更可加倍迅速。

天门冬散药的处方：取来天门冬，去掉心与皮，晒干，捣碎筛成末，每次以上面说到的天门冬酒送服方寸匕，每日三次，渐加至三匕，长期服用可以延年益寿。同时各种酒也都可服。

针灸法四十八首

治成年人癫病、小儿惊痫　灸背部第二椎棘突及下穷骨两处，又以绳来测量，从中点折叠，绳端的一处是脊骨上，共三处，灸完后，再将绳斩断成三截，使各节长度相等而组合成如"ム"字的形式，以一角注中央，灸下二角，夹脊两边灸，如此共五处，故图上指示，灸红箭头所指的五处各一百壮。

突然发作癫疾　灸阴茎上宛曲中三壮，得小便通利后就会痊愈。《千金翼方》

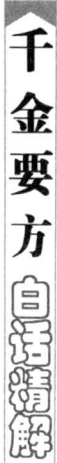

说:此穴正当尿孔上。

又 灸阴茎头三壮。

又 灸足大趾上聚毛中七壮。

又 灸囊下缝十四壮。

又 灸两乳头三壮。

又 灸督脉三十壮,重复三次,穴在正对鼻中向上进入发际处。

又 灸天窗、百会,各慢慢地灸三百壮,艾炷须小。

又 灸耳上发际各五十壮。

黄帝问道:有大怒发狂的病人,这种病是从哪里发生来的呢?岐伯回答说:生于阳气不和。问:阳气不和为什么能使人发狂呢?答:因阳气被郁遏而难以畅通,故多怒,这病名叫阳厥。问道:这怎么知道?答说:阳明经常动,而太阳经少阳经不动,此不动而彼动则具有严重疾病,这是它的病候。问:怎样治疗呢?答:病人的饮食有所减少,就会有好转。那食物进入于阴脏,而滋长阳气,故减少其食量就可以了,让病人服用生铁落饮,因为生铁落能下气疾。

凡是发狂就想跑,或自认为高大贤良,自称神圣,对这种病人的治疗都须储备各种火灸,才能永远痊愈。若有悲泣呻吟的,这是邪气致病,不是狂病,自然依照邪气致病的处方去治。病邪入于阳经就发作狂病,病邪入于阴经就发作血痹指形体如被微风吹或身体不舒畅,脉微涩的症候。因体虚风寒湿邪侵入阴经,入于血分而致。邪入于阳,其传变就成为癫痓;邪入于阴,传变而为痦噫瘖指失语症。阳入于阴则发作呆静的病,阴入于阳则发作怒狂的病。

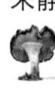
鳖甲汤

治邪气,梦中惊醒时哭泣,不想听见人声,体中酸削,忽寒忽热,腰脊僵痛,腹中拘急,不思饮食,或疾病之后劳累过度,或触犯忌讳,各种不节制,妇女产后月经不利,时常下青赤白,肌体不生,肉虚羸瘦,小便不通利,或头身发热,不一会儿又消散,或一次性交后,更加一天天趋向极度疲困,主治以上病症。此方的处方:

鳖甲七枚　甘草、白薇一作白芷　贝母、黄芩各二两　防风三两　麻黄、芍药、白术各二两半　凝水石、桂心、茯苓、知母各四两　石膏六两

以上十四味药分别切细,用二斗水来熬取四升汤药,每次温服一升,白天三次夜间一次。

治男子患见到鬼魅几乎被吓死的症候,所见惊恐万状,只想逃跑,这种症状时发时止,这都是邪气致病,不能自然渐绝。用九物牛黄丸方。

九物牛黄丸

牛黄土精,或说火精　荆实人精　曾青苍龙精　玉屑白虎精　雄黄地精　空青天精　赤石脂朱雀精　玄参玄武精　龙骨水精,各一两

以上九味药名叫九精,上通九天,下通九地。先将它们治择捣筛后制成散药,再以蜜来调和制成丸药。每次服如小豆般大小的一丸,在饭前吞一丸,每日服三次,渐渐增加,以见效为准。《千金翼方》说:凡是邪病应当服五邪汤、九精丸即愈。

十黄散

治五脏六腑血气少,失魂落魄似的,五脏觉得不安,失意,或喜或悲,心中多恐怖,如有鬼物,这都是发作于大惊,以及大风时从高处坠下落水所致,皆主治以上症状的处方。

雄黄、人参各五分　黄芩、大黄、桂心、黄芪、黄柏、细辛各三分　黄连、黄昏合欢、蒲黄、麻黄各一分　黄环、泽泻、山茱萸各二分

以上十五味治择捣筛后制成散药，每次在饭前以温酒送服方寸匕，每日三次，若无效，加至二匕，瘦弱者再加五分人参，合十分。另一方有生黄二分。崔氏有蜀椒五分、干姜四分。

茯神汤

主治五邪气侵入人体中，见鬼而妄语，似乎看到听到什么，心悸跳动，恍惚不定的处方。

茯神、人参、菖蒲、茯苓各三两　赤小豆四十枚

以上五味药分别切细，用一斗水来熬取二升半汤药，分三次服用。

人参汤

主治风邪鬼气有规律或无规律地反复发作的处方。

人参、防风、乌头、干姜、泽泻、狗脊、远志、附子、栝楼根《千金翼方》写做桔梗　黄芩、独活各五分　秦艽、牡蛎、五味子、前胡、细辛、石膏、芎䓖、蜀椒、牛膝、甘草、石南、桂心、麻黄、竹皮、白术、山茱萸、橘皮、桑根白皮各十八铢　茯苓、鬼箭各十二铢，《千金翼方》写做泽兰　大枣十六枚

以上三十一味药分别切细，用六升水、六升酒合熬，得四升汤药，分五次服用，白天三次夜间二次。

治诸横邪癫狂针灸图诀

凡是各种各样的病邪导致的疾病，其起因有各种各样的异同，表现也各异，从以下这些表现可以看出癫邪的起始而推见其病的形成发展：有的默默不作声，有的又话语很多很虚妄，有的歌唱，有的哭泣，有的吟诵，有的喜笑，有的在沟渠边睡觉与呆坐，并吃粪秽之物；有的裸露形体，有的昼夜游走，有的怒骂无度，有的见到鬼神，手脚慌乱，眼睛惶急，像这种癫狂的人，现在用针灸和方药一起来治疗他。凡是把风邪侵害人体的时间用占卜法来推论其病因病势的，也把风邪断论为鬼。

扁鹊说：治各种病邪引起的疾病，有十三处穴位可以用针。凡是用针的体例，先从鬼宫起，接着有效验了……男从左起用针，女从右起用针，若刺了几处风邪仍未被逼出，就全部十三处穴位都刺到，依照此法诀行事，针刺与灸灼都用上，仍然需要依照掌诀，按程序进行治疗，则万不失一。黄帝掌诀乃是方术家秘而不宣的要领，对于各处地理条件下所感受的风邪就诶有治疗效果，只须在两掌十指节间按图索骥即可。用针第一处刺人中，这里名鬼宫，从左边下针，从右边出；第二处刺手大拇指的爪甲下，这里名鬼信，让针入肉三分；第三处刺足大趾爪甲下，这里名鬼垒，入肉二分；第四处刺掌后横纹，这里名鬼心，针入半寸，此即太渊穴；第五处刺外踝下白肉边缘的足太阳经，这里名鬼路，火针七锃，锃三下，此即申脉穴；第六处刺大椎向上入发际一寸处，这里名鬼枕，火针七锃，锃三下；第七处刺耳前发际宛曲中，耳垂下五分处，这里名鬼床，火针七锃，锃三下；第八处刺承浆，这里名鬼市，针从左入从右出；第九处刺手横纹上三寸两筋间，这里名鬼路，即劳宫穴；第十处刺从鼻梁直往上

入发际一寸处,这里名鬼堂,火针七锃,锃三下,即上星穴;第十一处刺阴下缝,灸三壮,女人即玉门头,这里名鬼藏;第十二处刺尺泽横纹外头接白肉边缘,这里名鬼臣,火针七锃,锃三下,即曲池;第十三处刺舌头一寸当舌中下缝,针贯出舌上,这里名鬼封,需用一方木板来搁好嘴巴,安好针头,使舌头不能转动,然后再刺。以上所指各穴,若是手足上的,皆刺其相对的两穴;若是只有一穴的,则单刺。

患邪鬼妄语症　灸悬命穴十四壮,穴在口唇往里的中央弦线交错处。这里又名鬼禄。另外,最好用强力决断弦线。

中邪患病昏睡,无知觉　风府穴主治,又名鬼穴。

患邪病,大叫乱骂狂跑　灸十指末端离爪甲一分处,这里又名鬼城。

患邪病,鬼癫,四肢沉重　囟上穴主治,这里又名鬼门。

患邪病,大叫乱骂远跑　三里穴主治,这里又名鬼邪。

患邪病,四肢沉重疼痛,以及各种杂候　尺泽穴主治,在尺部动脉,这里又名鬼受。

患邪病,说话不止及各种杂候　人中主治,这里又名鬼客厅,凡是人中恶时,先押鼻下。

仓公法

患狂痫不省人事,癫病眩乱的症状　灸百会穴九壮。

患狂跑抽搐证　灸玉枕上三寸,又一法在顶后一寸灸百壮。

患狂跑癫疾证　灸顶后二寸处十二壮。

患狂邪鬼语证　灸天窗九壮。

患狂癫哭泣证　灸手逆注三十壮,穴在左右手腕后六寸处。

患狂跑惊痫证　灸河口穴五十壮,穴在腕后凹陷中动脉处,这与阳明相同。

患狂癫风痫吐舌证　灸胃脘一百壮,不能用针。

患狂跑癫疾证　灸大幽一百壮。

患狂跑癫痫证　灸季肋端三十壮。

患狂言恍惚证　灸天枢穴一百壮。

患狂邪发作无常,披发大叫,想要杀人,不避开水火以及狂言乱话证　灸间使三十壮,穴在腕后五寸臂上两骨间。也用于灸治惊恐歌哭症状。

患狂跑喜怒悲泣证　灸巨觉穴,有多少岁的病人,就灸多少壮,穴在背上肩胛内侧,反手达不到的部位,骨芒穴上,捻它时痛的地方就是。

患狂邪鬼语证　灸伏兔穴一百壮。

患悲泣鬼语证　灸天府穴五十壮。

患悲泣邪语,鬼忙歌哭证　灸慈门穴五十壮。

患狂邪惊痫病证　灸承命穴三十壮,穴在内踝后向上行三寸动脉上。也用于灸治惊恐乱跑的症状。

患狂癫风惊,厥逆心烦证　灸巨阳穴五十壮。

患狂癫鬼语证　灸足太阳经上的穴位四十壮。

患狂跑、惊恐、恍惚证　灸足阳明经上的穴位三十壮。

患狂癫痫,易发病的症状　灸足少阳经上的穴位,多少岁的病人,就灸多少壮。

患狂跑,癫厥发作时如死人的症状　灸足大趾三毛中九壮。《千金翼方》说:灸大敦。

患狂跑、喜骂人的症状　灸八会穴,病人有多少岁就灸多少壮,穴在阳明下五分。

患狂癫惊恐、乱跑、中风恍惚、发怒、

喜笑、骂人、唱歌、哭泣、胡言乱语的症状　灸脑户、风池、手阳明经、太阳经、太阴经、足阳明经、阳跷经、少阳经、太阴经、阴跷经、足跟各处的穴位，都是病人有多少岁就灸多少壮。

患心跳、惊惧、无力的症状　灸大横穴五十壮。

患狂邪，谩骂、击打、用刀斧砍击他人，这种病名叫热阳风证　灸口两边燕口处赤白际各一壮，又灸阴囊缝三十壮，让病人站立，以笔正面点注，当灸下处时，卧倒，找准卵上灸，不要靠近前边而灸中卵核，恐伤害阳气。

病人狂跑杀人，或欲自杀，叫骂不休，说鬼话　灸口角赤白际穴一壮，又灸两肘内宛屈中五壮，又灸背胛中间三壮，重复灸。

仓公法神效。

突然中邪魅，神志不清，口噤，身颤拌　灸鼻下人中及两手足大指趾　爪甲根部，使艾丸一半在爪上，一半在肉上，各灸七壮，若病未消除，再灸十四壮。艾炷如雀屎般大。

治突然狂言鬼语　以针刺其足大拇趾爪甲下，刺入少许即止。

治风邪　灸间使穴，病人有多少岁就灸多少壮，又灸承浆穴七壮，又灸心俞七壮，以及灸三里穴七壮。

治鬼魅　灸入发际一寸处一百壮，又灸间使穴及手心各五十壮。

治狐魅　合两手大指缚紧，灸合间二十一壮。

风虚惊悸第六

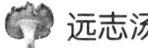 远志汤

治中风，心气不足、惊悸、言语错乱，恍惚昏愦、心烦闷、耳鸣的处方。

远志、黄芪、茯苓、甘草、芍药、当归、桂心、麦门冬、人参各二两　独活四两　生姜五两　附子一两

以上十二味药分别切细，以一斗二升水来熬取四升汤药，每次服八合，瘦弱的人可服五合，白天服三次，夜间服一次。另一方无桂心。

茯神汤

治风邪经过五脏，而大虚惊悸，须安神定志的处方。

茯神、防风各三两　人参、远志、甘草、龙骨、桂心、独活各二两　细辛、干姜各六两　白术一两　酸枣一升

以上十二味药分别切细，以九升水来熬取三升汤药，分三次服用。

治风邪虚满，颈项强直，心气不足，吃不下饭，用茯神汤方。

茯神汤方

茯神、麦门冬各四两　人参、羌活、远志、当归、甘草、紫石、五味子各一两　半夏、防风、黄芪各三两　生姜五两　酸枣三升

以上十四味药分别切细，以一斗三升水来熬酸枣，取一半，去掉枣加入其他药，熬取三升半汤药，一次服七合，白天三次夜间两次。

小定心汤

治虚弱羸瘦,心气惊弱,多在梦中惊叫或觉得被什么重物压在胸口的感觉的处方。

茯苓四两 桂心二两 甘草、芍药、干姜、远志、人参各二两 枣十五枚

以上八味药分别切细,以八升水来熬取二升汤药,分四次服用,白天三次夜间一次。

大定心汤

治心气虚悸、恍惚多忘,或梦中受惊吓,感觉如有重物压在胸口,志少不足的处方。

人参、茯苓、茯神、远志、龙骨、干姜、当归、甘草、白术、芍药、桂心、紫菀、防风、赤石脂各二两 大枣二十枚

以上十五味药分别切细,以一斗二升水来熬取二升半汤药,分五次服用,白天三次夜间二次。

治惊劳失志的处方:甘草、桂心各二两 龙骨、麦门冬、防风、牡蛎、远志各一两 茯神五两 大枣二十枚

以上九味药分别切细,以八升水来熬取二升汤药,分二次服用,相距如行走五里路左右那么长的时间后再服一次。

治心虚惊悸不定,瘦弱而多病,服荆沥方。

荆沥方

荆沥二升 白鲜皮、茯神各三两 人参二两 白银十两,以一斗水熬取三升

以上五味药分别切细,在荆沥银汁中熬取一升四合汤药,分三次服用,相距如人慢走十里路那么长的时间后再服一次。

镇心汤

主治风虚劳冷、心气不足、健忘恐怖、神志不安定的处方。

防风、当归、大黄各五分 泽泻四分,另说为三两 菖蒲、人参、桔梗各三分 白术、甘草各十分 紫菀、茯苓各二分,另一说为各三两 秦艽六分 桂心、远志、薯蓣、石膏各三分 大豆卷四分 麦门冬五分,另一说为五两 粳米五合 大枣十五枚 干姜二分 附子、茯神各二两

以上二十四味药分别切细,以一斗二升水先将粳米煮熟,去渣加入其他药,熬取四升汤药,每次分服八合,白天三次夜间一次。《千金翼方》不用粳米,是制成蜜丸,每次以酒送服如梧子大的十丸,渐加至二十丸。

大镇心散

治心虚惊悸,梦中醒来时恐惧的处方。

紫石英、茯苓、防风、人参、甘草、泽泻各八分 秦艽、白术、薯蓣、白蔹各六分 麦门冬、当归各五分 桂心、远志、大黄、石膏、桔梗、柏子仁各四分 蜀椒、芍药、干姜、细辛各三分 黄芪六分 大豆卷四分

以上二十四味治择捣筛后制成散药,每次以酒送服二方寸匕,每日服三次。另一无紫石英、茯苓、泽泻、干姜,有大枣四分,制作成如梧子大的蜜丸,每次以酒送服十五丸,每日三次。

定志小丸

主治心气不定,五脏不足,严重者忧愁悲伤不乐,恍惚健忘,早晨好转而傍晚更加严重,傍晚好转了早晨又复发,狂惑昏眩的处方。

菖蒲、远志各二两 茯苓、人参各三两

以上四味药研成粉末,制成蜜丸。每次以汤水送服如梧子大的七丸,每日三次。加茯神者为茯神丸,治择捣筛后制成散药来服,其效果同样良好。

好忘第七

孔子大圣知枕中方：龟甲、龙骨、远志、菖蒲

以上四味药等分，治择捣筛后调制成散药，每次以酒送服方寸匕，每日三次，常服使人听力特别好。《千金翼方》说：每次在饭后以水送服。

使人不健忘的处方：菖蒲二分　茯苓、茯神、人参各五分　远志七分

以上五味治择捣筛后调制成散药，每次以酒送服方寸匕，白天三次夜间一次，五日后见效，有神效。

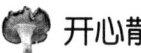
开心散

主治多忘的处方。

远志、人参各四分　茯苓二两　菖蒲一两

以上四味治择捣筛后制成散药，每次以汤水送服方寸匕，每日三次。

菖蒲益智丸方：菖蒲、远志、人参、桔梗、牛膝各五分　桂心三分　茯苓七分　附子四分

以上八味药研成粉末，制成如梧子大的蜜丸。一次服七丸，渐加至二十丸，白天二次夜间一次。主治多忘恍惚，破除积结，止痛，安神定志，使耳聪目明。其服药禁忌如平常服药法。

养命开心益智方：干地黄、人参、茯苓各二两　苁蓉、远志、菟丝子各三两　蛇床子二分

以上七味治择捣筛后制成散药，每次服方寸匕，每日二次。忌兔肉，其他不忌。

北平太守八味散方：天门冬六分　干地黄四分　桂心、茯苓各一两　菖蒲、五味子、远志、石韦各三分

以上药物治择捣筛后制成散药，每次以任意多少的酒或水来送服方寸匕药末，在饭后服，三十日后气力倍增，六十日后强壮有力，意志完足。

治健忘的处方：天门冬、远志、茯苓、干地黄等分

以上四味药研成粉末，制成蜜丸。每次以酒送服如梧子大的二十丸，每日服三次，渐加至三十丸，常常服用，莫断绝。

治多忘，长期服用使人聪明、增强智力的处方：龙骨、虎骨、远志各等分

以上三味治择捣筛后制成散药，每次在饭后服方寸匕，每日二次。

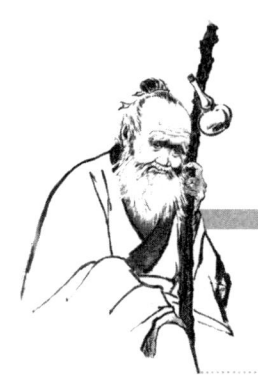

脾脏·卷十五

脾脏脉论第一

脾主意,脾脏是意归藏的处所。意,即是保存记忆。脾脏为谏议大夫,统摄其余四脏之所藏。心中有所忆称为意,意的存在称为志,因志而存在和变动的称为思,因思而远慕称为虑,因虑而处理事情称为智。脾藏意;口唇是意在外的器官。脾之气与口相通,口冲和于是就能辨别五谷滋味。故口被称为戊属阳土,舌唇为己属阴土,循环中宫,向上从颐颊出来,接着表现在唇上;向下回到脾中,舌是脾色诊的器官,脾外主肌肉的营养,内主滋味的运化。脾重二斤三两,宽三寸,长五寸,有散膏脾四周脂状膜半斤,主统摄血液,温暖五脏,脾神名叫俾俾,主藏营气,名为意藏,与时节相应会,所以说脾藏营气,营意藏。脾在气表现为噎,在液表现为涎。脾气虚,四肢则不能随意举动,五脏不安宁;脾气实就会腹胀,大小便不利。脾气虚就会梦见饮食不足,在属土的时节就会梦见修房造屋;脾气盛就会梦见唱歌作乐,身体沉重手足不能举动。逆乱之气侵入脾脏,人就会梦见丘陵大泽,坏屋风雨。脾脏属土,与胃合为腑脏,它的经是足太阴经,与足阳明胃经结为表里,脾脉脉象缓,脾气在夏天开始上升,在季夏达到最旺。脾脏为土,象征敦厚而有福。脾土敦厚,万物颜色各不相同,所以称为得福者广。万物根茎牢固,叶子从树尖生出,以及小虫的蠕动、喘息,全靠脾土的恩惠。有德就缓,有恩就迟,故使太阴脉脉象既缓又迟,尺脉寸脉各不相同。酸咸苦辛各味,是土里出产的精华,各自运行在自己的时节里,而同行不会在一起互相克制,所以尽可常吃。趁土寒时则吃温性食物,土热时则吃凉性食物。土有一子,名叫金,土怀抱金,从不离身。金怕火,恐热气来熏,于是就离开其母——土,逃到水中。水是金之子,而藏火神,闭门塞户,内外不通,这是指在冬季,土失其子即金,就会脾气衰微,水气固之而洋溢,浸渍脾土,水气走击皮肤,会导致面目浮肿,后又回到四肢。愚医一见水肿,只管用下法泻水,使脾虚胃空,水就侵入脾中,于是肺发生喘浮。本来冬季时水旺生木而肝气上升,金藏于水而肺气敛伏,今肺反喘浮,而肝木畏惧它,故肝向下沉没,但因下面有荆棘,肝恐自己受到伤害,就躲在一边,让水横流。又值此冬季,水旺而心气衰,心气衰而脉伏,肝气微而脉沉,因此脉象沉而伏。良医来治,于是治取不同的穴位,让溲便利通,于是

脾脏·卷十五

水道畅通,甘液下流;调停阴阳,喘息于是得以轻微,汗出正流。脾土恢复正常,肝木乃得扎根于土,肝木气升而生心火,心气因势而起,阳气在四肢运行,肺气亭亭高远,于是喘息安定下来。肾水不再泛滥侵肺而使声音得以安定,肾水为咸味,因为金母衰败,所以汗出污臭如腥。土得子金,即成为山,金得母土,名叫丘。

四季的顺序,是五行逆顺的变异更迭。然而脾脉独主哪些?脾脉属土,脾脏与其余四脏不同,它以水之精气,灌养其余四脏。健运的脾脉不可单独得见,只有当脾脏发生病变时的恶脉才可以发现。脉恶是怎样的呢?脉势来如水流的,这叫做太过,显示病在外;脉势如鸟啄,这叫做不及,显示病在内。太过就会使人四肢沉重不能举动,不及就会使人九窍雍塞不通,名为重强。

脾脉来势和柔,如鸡踩地那样相间隔的称为平脉。脾脉在长夏以胃气为本,脾脉来时实而盈数,如鸡举足,称为脾病。脾脉来时坚锐如鸡喙,如鸟爪、如屋漏、如水流,称为脾死脉。

真脾脉来时,脉象弱而乍疏乍散,肤色黄青没有光泽,到毛发枯折就会死去。

长夏里胃气微而濡弱的脉象称为平脉,脉象弱多而胃气少的称为脾病脉,只有代脉而没有胃气的称为死脉,濡弱而有石脉的是冬天生的病,石脉现象严重的是这个长夏时节生的病。

脾藏营气,营气藏意。愁忧不解就会伤意,意伤就会生闷乱,四肢不举,毛发枯焦面色憔悴,则在春天死去。

若足太阴脾经脉气黄绝,脉气就不能营养口和唇,口唇是肌肉之本,脉不营运,肌肉就会濡软,肌肉濡软就会人中胀满,人中胀满就会口唇外翻,唇外翻的,肌肉已先行死去,若在甲日病危就会在乙日死去,这是由于甲、乙在五行上属木,而脾属土,木土相克的缘故。

脾失去所藏的意,真脾脉显现,浮诊得脉象非常缓,按诊得脉体如倒扣的杯子,像是在摇动的,必死。

六月季夏,月建为未,坤与未之间,是土的方位。脾旺的时节,它的脉象长大而缓的,称为平脉,如果反而诊得浮大而洪的脉象,是心邪欺脾,心火为脾土之母,母归子位,为虚邪,即使生病也易治疗;若反而诊得微涩而短的脉象,是肺邪欺脾,肺金为脾土之子,是子欺母,为实邪,即使生病也会自愈;若反而诊得弦而长的脉象,是肝邪欺脾,木克土,为贼邪,大逆,会不治而死;若反而诊得沉濡而滑的脉象,是肾邪欺脾,水凌土,为微邪,虽病即愈。

右手关上脉象阴绝的,是无脾脉。生病苦于少气下痢,腹满身体滞重,四肢不想动,爱呕吐,治疗时应针刺足阳明胃经上的穴位。

右手关上脉象阴实的,是脾气实。其病苦于肠中坚燥,大便困难,治疗时应针刺足太阴脾经上的穴位。

脾脉长长而弱,来时疏去时密,脾脉在呼气一次的时间里搏动两次的称为平脉,搏动三次的称为离经病,搏动四次的为脱精证,搏动五次的就会失去知觉,搏动六次的就会命绝,这是从足太阴经脉象反映出来的病况。

脾脉非常急的是患抽风,微急的会患膈中满,饮食咽下就会吐出,然后吐泡

沫；脉非常缓的是生痿厥症状是四肢痿弱寒冷，不能行走，微缓的是患风痿症状是四肢无力，因脾虚中风所致，四肢不能动，心中明亮仿佛未曾生病一样；脉象非常大的患击仆突然倒地，微大的是患痞疝，肠胃之外有气裹大脓血；脉象非常小的是生寒热病，微小的是生消瘅病；脉象非常滑的是患癫癃症状为阴囊肿大，小便癃闭，微滑的是患虫毒、蛔虫，肠中鸣响发热；脉象非常涩的是患脱肛，微涩的是患肠㿉贵，多下脓血。

脾脉搏坚而长，脸色泛黄的，是患有少气的病。那些脉象软而散，面色无光泽的，当生足胫发肿的病，与水肿相类似。

脾脉来时，大而虚的，是腹中有积气，有逆乱之气，这种病名为厥疝，妇女厥疝症状也是这样。得这种病，是因风邪侵袭出汗的四肢所引起的。

扁鹊说：脾有病就会面色萎黄，脾气实就会舌根强直，脾气虚就会生多种食癖以及食量大的病，应当下泻通利其实气。若脾脏的阳气壮，则梦见饮食一类事情。

脾在声音上表现为唱歌，在动作上表现为嗳气，在情志上表现为思考。思伤脾，精与气汇聚在脾中就会引起饥饿。音主长夏，病变在音上者取治本经。恐惧不解就会伤精，精受伤就会骨酸痿厥，精不时自下就是精生病。故五脏是主藏精，不能中伤，一旦中伤五脏就会失去守固而导致阴虚，阴虚就会无气，无气的人就会死去。

病先从脾上起的，身体闭塞不通，身痛体沉，病邪一天迁延到胃部，引起腹胀；两天迁延到肾脏，引起小腹腰脊痛，胫酸；三天迁延到膀胱，引起背脊筋痛，小便闭塞；十天过后还未痊愈，则人死亡。冬天死于人定亥时，夏天死于晚饭时间。病在脾脏，下午二时左右病情减轻，神情轻爽，早上严重，日中相持指病不愈也不死，可以支持，午后申酉时平静。

假如脾脏生了病，是在东行途中或吃野鸡和兔肉以及各种树木的果实而患病的。当时若没有发病的，则在春天发作，得病的时间是在甲乙日。

大凡脾病的症状，必定身体沉重，足痿软不收，容易饥饿，容易行走时常常筋脉痉挛，脚底疼痛。

脾虚就会腹部胀满，肠鸣飧泄食不消化而泄出，饮食不消化。治取足太阴脾经，足阳明胃经以及足少阴肾经，针刺出血。

脾脉沉取为濡，浮取为虚，会腹胀烦满不堪，胃中有热，不嗜食，食不消化，大便困难，四肢时常麻木，不堪其苦。妇女因房室得病，则月经不调，如果来就会频频并下。脾生病则面色发黄，饮食不消，腹内胀满不堪，骨节生痛，身体滞重，大便不利。脉象微缓而长的，这种可治，宜服用平胃丸、泻脾丸、茱萸丸、附子汤。春天应针刺隐白穴，冬天针刺阴陵泉，都用泻法。夏天针刺大都穴，季夏针刺公孙穴，秋天针刺商丘穴，都用补法。又应当艾灸章门穴五十壮，背上第十一椎棘突下的脾俞穴一百壮。

病邪在脾胃中，肌肉会发痛。阳气有余而阴气不足，则患热中病症状表现为发热、多饮多尿、谷食易消容、易饥饿等，容易饥饿；阳气不足阴气有余，就会患寒中病寒邪侵脾胃导致脘腹痛、脱泻、肠鸣一类病，肠鸣腹痛；阴阳都有余，或者都不足，就会有热有寒，都应调理三里。

若曾经突然倒地,或者饱醉后过性生活,或者出汗当风则脾就会受到伤害,脾受伤就会使体内阴阳之气离别,阳气不随从阴气,故用三分诊脉法可判断人的生死。

脾受风邪侵袭,会翕翕发热,形同酒醉之人,腹中烦重,皮肉瞤动,短气。

患脾水的,腹大,四肢沉重不堪,津液不生,苦于少气,小便困难。

患脾胀的,易干呕,四肢急,身体沉重得忍受不了身上的衣服。

趺阳经脉象浮而涩,脉浮则表示胃气强,涩则小便次数多。患有脾约病,则浮涩两种脉气互相迫激,使大便坚燥。患脾约的人,大便坚燥,小便利通反而不渴。

若脾气弱,会泻出白色黏液或脓状物即下白肠垢,大便坚燥,不能大小便,汗出不止,名为脾气弱。或者五液汗涕泪涎唾注下,颜色为青、黄、赤、白、黑。

寸口脉象弦而滑,脉弦就会发痛,脉滑就为脾实,痛则脉急,实则脉跳,跳、急两种脉气相搏,即成为胸胁抢急。

趺阳经的脉象浮而涩的,脉浮即是胃气微,脉涩即是脾气衰,微弱的胃气与衰微的脾气相搏,即会呼吸困难,此为脾脏失调。

寸口脉双紧,即只见气入不见气出,无表有里,心下痞坚。

趺阳脉脉象微而涩的,脉微,为无胃气;脉涩,即是伤脾;有寒邪在胸膈,而反使寒邪向下,就会导致寒积不消,胃气微脾气伤,于是谷气不运行,饭后嗳气。寒邪在胸膈,上虚下实,谷气不通,即生秘塞的疾病。

寸口脉脉象缓而迟的,脉缓即是阳脉,卫气长;脉迟即是阴脉,荣气促。荣卫都冲和,刚柔相得,三焦相承,正气必强。

趺阳经脉象滑而紧的,脉滑即胃气实,脉紧即脾气伤,饮食不能消化的,为脾脏失调所致。能饮食而腹部不胀满的,表明胃气有余。腹满而不能吃饭,心中有饥饿感,是胃气不能运行,心气虚的缘故。一吃饭就感到腹满的,则是脾脏失调。

病人鼻下平的,胃有病。鼻微赤的是生痈病,微黑的是有热,鼻青的是有寒,鼻白的不可治。嘴唇黑的是胃先病,唇微燥而渴的可治,不渴的不可治。脐翻出来的,这是脾先死。

凡是人病脉消除,晚上反而微烦的,此因为觉得病人痊愈安康了,而让其强行进食谷物,而此时脾胃之气还很微弱,不能消化谷物,故病人感到微烦,此时减少食物即可痊愈。

患有脾积时脉象浮大而长,腹中饥饿时腹部就会消减,腹中饱就会出现肿胀,腹部的肿胀与否,与食物增减相一致,心下方有一连串如桃李的圆块鼓起,腹中胀满,肠鸣,呕泄,四肢沉重,足胫发肿,厥冷不能睡卧,此病主肌肉减损,面色发黄。

脾的积气名叫痞气,在胃脘中如一个倒扣的大盘,久久不愈,四肢不收,黄瘅,饮食不生肌肉,这种痞气则是在冬季的壬癸日患上的。肝病传给脾,脾传给肾,而恰恰肾在冬天最旺,肾旺就不会受邪,因此脾又想将病还给肝,肝不肯接收,于是在脾中留结成积,故得知痞气是在冬天得病。

脾有病的人,脸色发黄,身体发青,

小便失禁，直视，唇反张，爪甲发青，饮食吐逆，身体发沉骨节疼痛，四肢不举。脾的脉象应当浮大而缓，今反而弦急；面色本该为黄色，反而发青的，这是木克土，大逆，会不治而亡。

发宫音的，主脾声。脾在声表现为歌唱，它在五音表现为鼓音，在情志上表现为愁。它的经脉是足太阴经。逆乱之气上逆阳明经，于是荣卫就会不通，阴阳易位，阳气内击，阴气外伤。阴气外伤就会生寒，寒生就会脾气虚，脾气虚，全身就会消瘦，语言沉涩，入破鼓的声音，舌头强直不转，而喜欢吞咽唾液，口噤唇黑，四肢不举，身体沉重如山，便痢无度，严重这无药救治。可用依源麻黄汤主治，药方在第八卷中依源麻黄汤由六两麻黄，五十枚大枣、杏仁、白术、石膏各四两，桂心、人参、干姜、茯苓各三两，当归、芍药、甘草各一两共十二味组成。先加水一斗二升煮麻黄，去沫下余药，煎取药汁三升，起渣分三次服。另外，说话时声音充满忧惧，舌根卷缩，这是木克土，阳击阴，阴气陷伏，阳气升腾。阳气升腾就会气实，气实就会生热，热生就会闷乱，身体沉重无法转侧，说话拖声，气深不转，心急。此乃邪热伤脾，严重的无药可救。若唇虽然萎黄，语音还能打转的，可治。

属脾经的疟疾，使人寒冷，腹中疼痛，发热就会肠中鸣叫，鸣叫过后就会汗水流出，用恒山丸主治，药方在第十卷中恒山丸由恒山、知母、甘草、大黄各十八铢，麻黄一两共五味组成，研成末，做成蜜丸，做前服梧桐子大小五丸，一日二次。若病人本来少于嗔怒，而忽然反常，嗔怒喜笑无度，跟他郑重谈话时却鼻笑不答，此乃脾病在声音上的症候。不过十天或一月，灾祸必到。阴阳疾病，经络是源头，医生应寻究病因，弄清病

理，然后施治，这样就会无遗漏。

黄色是脾的颜色，脾与肌肉相应，黄如鳝腹的为吉。脾主口唇，唇是脾外延的器官。禀土气最全的人，肤色黄，头大脸圆，肩背娇养，腹大，股胫健美，手足小，上下相称，肌肉丰满，行走脚踏实地，心平，喜欢助人，不喜权势，能耐受秋冬的寒凉，耐受不住春夏的炎热，春夏感受病邪而生病，取足太阴经主治。此类人厚重。脾与月相应，与月有盈亏一致，脾的大小与口唇的大小一致。上唇厚下唇薄，没有腭龈，唇缺破，这种人的脾位则不正；口唇外翻的，脾位高，位高则脾气实，脾气实则生热，热生就会季肋满痛；口唇下垂而宽大但不坚实的，脾位低，位低则脾虚，脾虚则危，危则生寒，寒生就会身体沉重，不能行走；唇坚的，脾也坚，脾坚就会脾安，脾安就不会生病；唇上、下相称的脾端正，脾端正，脾胃就会冲和，人不易生病；唇翘向一旁的，则脾偏痛易胀。

凡是人的十二经脉在皮肤的分属部位有陷下或突起的，必定有病生成，阳明胃经是脾的分属部位，脾气在内通流，外部皮肤也随之而显示它的相应状况。脉象沉浊是内病，浮清是外病。若病邪从外面侵入，脾经所分属的部位就会突起，一旦突起就用先泻阳，后补阴的疗法。若病邪从内出，所分属的部位就会下陷，则先治阴，后治阳。阳就是实热，阴就是虚寒。寒主外，热主内。凡是人的死生吉凶，五脏所藏的神就会先在外表显示出变异，脾先病，唇则焦枯不滋润。若脾先死，则唇干、颜色青白，并且渐渐缩急，牙关咬紧不能打开。若天中等分而有墓色相应，必不治而亡。看脸色的深浅，就

可判定死亡的快慢。慢的不过在四百天以内,快的则在十天半月之间。脾病稍有好转而猝死的情况,怎样才可以知道呢?回答:脸颊上有如拇指大小的青黑色点的,必猝死无疑。脾脉绝后十二天的即死,怎么知晓的呢?病人口冷脚肿,腹热胪胀,泄痢而没有感觉,面色发青眼睛发黄的,五天就会死去。病人卧床,心痛气短,脾绝内伤,百天后恢复,想站起来走一走,一旦站起来又跌坐地上,此类患者定卧床而死,能治这种病的,可谓神医。另外,面色黄眼睛赤的不死,黄如枳实的死。吉凶的颜色,在脾经的分属部位,有非常明显的表现。黑黄色入唇必生病,不出当年。如果当年不应,三年之内,灾祸必应。

季夏为土,脾脉色为黄色,主辖足太阴脉。脾脉的本在中封之前上面四寸之中,与背腧和舌根相应。中封在内踝前一寸大筋的凹陷处,脾脉的在中封上面四寸处就是。脾脉之根在隐白,即脚大趾端内侧。

脾的筋从足大趾端内侧出发,向上与内踝结聚。主筋上行在膝内辅骨上相交于脐,再沿着大腿内侧与髀骨相交,结聚在阴器上,再上行到腹部,并在此相交,再沿着腹部里侧上行与肋相交,在胸中散开,靠里的一支依附脊骨。

脾脉从足大趾端出发,沿着趾内侧白肉边沿,过核骨大趾骨后内侧突起的圆骨后进入踝骨前侧,上行进入腓肠肌小腿肚子并沿着胫骨后面,在足厥阴经之前相交而出,再沿着膝和大腿内前侧上行进入腹部,属脾系,与胃联络,上膈夹咽,与舌根相连,在舌下散开。它的支脉,又从胃另行上膈注入心中,与足阳明经联结结为表里。足阳明经的本经,在厉兑脚背上大趾间上面三寸骨节中,与手太阴肺经交会。

足太阴脾经的别络称为公孙,在离本节趾掌交接的骨节后一寸的地方,别走足阳明经。它的支脉进入肠胃中并联结成络,主辖脾的生病情况。脾实就会胃热,胃热就会腹中切痛,痛就是阳脉受病,阳脉反比寸口大三倍。生病时,舌头则强直转筋,缩睾丸并牵引大腿引起髀痛,脾胀体沉,食饮不下,烦心,心下急,注脾。脾生病,脾虚就会胃寒,胃寒则腹中鼓胀,鼓胀则是阴经受病,阴脉反比寸口脉小一倍,生病就会泄水,不能睡卧,心烦,强行站立股膝内痛,如筋被折纽一样。筋折纽的,脉时时颤动,剧烈颤动的,会不治而死。

季春、季夏、季秋、季冬四脏所主的时节,各剩十八天,这四个十八天,主辖脾胃四立前为土。黄肉随病易在这段时节发生,它的根源在于太阴经和阳明经脉气相关格,因节气变换,三焦内寒湿不相调和,四时关格而造成的,于是怪病侵害脏腑,随着时节而感受疠风,而致阳气外泄、阴气内伏,两者的病正好相反。若腑虚而受到阴邪侵害,就会头重颈直,皮肉强痹。若脏实而受阳邪所伤,就蕴结成核,在喉颈的两侧生出,并将毒热分布在皮肤分肉之中,向上散入发际,向下直贯颊骨,隐隐发热,从不停息,故称为黄肉随病。

扁鹊说:灸肝脾两腧穴,主治丹毒。四季随病,根据病源采取补、泻方法。怪病的虚实,皮肉随之发热,就须把患处划破,敷贴药膏来辅助治疗,无不痊愈。

脾虚实第二

◆ 脾实热

右手关上脉象阴实的,即足太阴经阴实。生病若于足寒胫热,腹胀满,烦扰不能睡卧,名为脾实热。

治疗舌根强直,或梦见唱歌作乐而身体沉重不能行走,宜用**泻热汤**。

泻热汤

前胡、茯苓、龙胆、细辛、芒硝各三两　杏仁四两　玄参、大青各二两　苦竹叶切一升

以上九味切细,加水九升煮取药汁三升,饭后,分三次服用。

射干煎方:主治同前。

射干八两　大青三两　石膏十两,一作一升　赤蜜一升

以上共四味切细,加水五升煮取药汁一升五合,去渣,加入赤蜜重煎取二升,分三次服。

治疗脾热面黄目赤,季肋痛满方:半夏八两　枳实、栀子、茯苓、芒硝各三两　细辛五两　白术、杏仁各四两　生地黄切,一升　淡生叶切,一升　母姜八两

以上共十一味切细,加水九升煮取药汁三升,去渣,下芒硝,分三次服。

四肢寒热,腰疼不能俯仰,身体发黄,腹满,食呕,舌根强直　灸第十一椎上以及左右各一寸五分处,各灸七壮。

◆ 脾胃俱实

右手关上脉象阴阳俱实的,是足太阴经与足阳明经俱实,生病时有脾胀腹坚抢、肋下疼痛之苦,胃气不转,大便困难,且时不时反而泄痢,腹中疼痛,上冲肺肝,牵动五藏,站立喘鸣,多惊,身体发热而无汗出,喉痹精少,名为脾胃俱实。

治疗脾脉厥逆,大腹中热,彻痛,舌强直,腹部发胀,身体沉重,饮食不下,心注,脾急痛,服**大黄泻热汤**。

大黄泻热汤

大黄三两,细切,另加水一升半浸一宿　泽泻、茯苓、黄芩、细辛、芒硝各二两　甘草三两　橘皮二两

以上共八味切细,加水七升煮取三升三合,去渣后下大黄,再煎两沸,去渣后下芒硝,分三次服。

治疗脾热肋痛,热满不歇,目赤不止,口唇干裂方:石膏一斤,捣碎　生地黄汁、赤蜜各一升　淡竹叶切,五升

以上共四味,先用水一斗二升煮竹叶,取汁水七升,去渣澄清后煮石膏,取一升五合,去渣后再下地黄汁煮两沸,最后下蜜煎取三升,细细服下。

治疗脾热一边偏痛,胸满肋偏胀方:茯苓、橘皮、泽泻各三两　芍药、白术各四两　人参、桂心各二两　石膏八两　半夏六两　生姜切,一升　桑根白皮一升

以上共十一味切细,加水一斗二升煮取三升,去渣,分三次服。若须下痢,加二两芒硝为最佳。

◆ 脾虚冷

右手关上脉象阴虚的,即足太阴经

阴虚，其病有泄注之苦，腹满气逆，霍乱呕吐，黄瘅，心烦而不能睡卧，肠中鸣叫，名为脾虚冷。

治疗虚胀，肋痛，气喘肩耸，发作有时，补虚药方：五加根皮一斤　猪椒根皮二斤　丹参、橘皮各一斤　地骨皮、干姜、白术各八两　干地黄、芎䓖、附子各五两　桂心、桔梗各四两　大枣五十枚　甘草三两

以上共十四味切细，加酒四斗浸泡三十五日，每次服七八合，后加至一升，一日二次。

治疗脾寒，饮食不消，劳倦，气胀噎满，忧愤不乐，用**槟榔散**。

槟榔散

槟榔八枚，皮子并用　人参、茯苓、陈曲、厚朴、麦蘖、白术、吴茱萸各二两

以上共八味治后过筛，饭后用酒送服二方寸匕，一日二次。一方用橘皮一两半。

温脾丸

治疗久病虚羸，脾气虚弱，食不消化，喜嗳气。

黄柏、大麦蘖、吴茱萸、桂心、干姜、细辛、附子、当归、大黄、麦曲、黄连各一两

以上共十一味研末，制成如梧桐子般大小的蜜丸，空腹用酒送服，每次服十五丸，一日三次。

麻豆散

主治脾气虚弱，不下食，以此当食方。

大豆黄二升　大麻子三升，炒香

以上共二味治后过筛，用汤和服一合，一日四五次，多少不限。

◆ 脾胃俱虚

右手关上脉象阴阳俱虚的，即足太阴经与足阳明经俱虚。生病则胃中空虚，少气，呼吸困难，四肢逆寒，泄注不已，名为脾胃俱虚。

治疗腹胀嗳气，食则欲呕，溏泄下，口干，四肢沉重，好怒，不想闻人声，忘误，喉痹，补虚药方：黄连一两　禹余粮二两　白术三两　大麻子五两　干姜三两　桑白皮八两　大枣二十枚

以上共七味切细，加水一斗二升，煮取药汁二升，分四次服。

治疗脾胃俱虚，饥寒疼痛不堪方：人参、当归、桂心、茯苓、桔梗、芎䓖各五两　厚朴、甘草、橘皮、吴茱萸各二两　白术五两　麦芽一升

以上共十二味切细，加水一斗二升煮取药汁三升，分三次服。

治疗脾胃俱虚冷，服用**白术散**。

白术散

白术、厚朴、人参、吴茱萸、茯苓、麦芽曲、芎䓖各三两

以上共八味治后过筛，饭后用酒送服一方寸匕，一日三次。一方加大腹橘皮。

凡身体沉重不能饮食，食则无味，心下虚满，时时欲下，嗜睡的，都针刺胃管太仓穴，服建中汤及服此平胃丸方建中汤方出第十九卷中。

杏仁五十枚　丹参三两　苦参、葶苈、玄参各二两　芎䓖、桂心各一两

以上共七味研末，制成梧桐子大小的蜜丸，用酒送服五丸，一日三次，以有感觉为度。

凡是生宿食病，若食在胃上管，则应催吐。脉象数而滑的，是实病，为有宿食没有消化，下实即愈。大腹宿食，寒栗发热如患疟疾；小腹有宿食，病人当是晚上

发热,早上又止。寸脉紧的即患有头痛风寒,或腹中宿食不化。寸口脉紧如转索的,脉势来时左右无常,一定是脾胃中有不消的宿食。寸口脉浮而大,重按反涩,尺中脉微而涩的,则晓其患有宿食病。

消食断下丸:寒冷者常服方。

法曲、大麦芽各一升　吴茱萸四两

以上三味研末,加蜜调和。每次服如梧桐子大十五丸,一日三次。

 干姜散

治不能吃饭,心意冥然忘食。

法曲、干姜、豉、蜀椒、大麦芽各一升

以上五味,合法过筛,饭后服五方寸匕,一日三次,能吃饭即止。

 曲芽散

主治消谷能食,除肠中水气,胪胀。

法曲、杏仁、麦芽各五两

以上三味治后过筛,饭后用酒送服一合,一日三次。

脾劳第三

凡是患脾劳病的,都应补益肺气,让旺盛的肺气感动脾。故圣人春夏养阳气,秋冬养阴气,用以顺应根本。肝脏心脏为阳,脾肺肾为阴,忤逆根本则戕杀根本。阴阳四季,是万物的始终。

治疗脾劳实,四肢不用,五脏乖反,胀满肩息,气急不安。承气泄实热,用**半夏汤**。

 半夏汤

半夏、宿姜各八两　茯苓、白术、杏仁各三两　竹叶切,一升　橘皮、芍药各四两

大枣二十枚

以上共九味切细,加水一斗煮取药汁三升,分四次服。

治疗脾虚寒劳损,气胀嗳满,食不下。**通嗳消食的膏酒方**:猪膏三升　宿姜汁五升　吴茱萸一升　白术一斤

以上四味,捣碎茱萸、白术二味,细细下筛制成药散,放入姜汁和猪膏中煎取六升,用温清酒一升送服一方寸匕,一日两次。

肉极第四

凡是患有肉极病六极之一,由脾伤引起主脾生病,脾与肉相应,肉与脾相合,若患有脾生病,肉则变色。阴经遇病就生为肌痹肌肉麻木、疼痛肌痹未曾痊愈,再次感受到病邪,病邪在体内侵驻脾脏之中,于是身体发痒,如有老鼠在爬一般,津液脱,皮肤腠理开张,汗大泄,鼻端颜色泛黄,这些皆为肉极病的症候。大凡风邪气毒藏在皮肤内,肌肉颜色就会变坏,在季夏的戊己日被风邪中伤就生为脾风。脾风的症状表现为多汗,因阴经被扰动而被寒邪中伤,有寒邪则致气虚,气虚则身体沉重,疲倦,下堕,四肢不想举动,不嗜饮食,吃饭即便咳嗽,咳嗽则会引起右

胁下疼痛,隐隐牵引肩背作痛,不能够转侧运动,这叫做疠风,里虚外实所致。若阳经被扰动而伤热,有热邪则致气实,气实则身体发痒,如有老鼠爬行一般,症状表现为口唇溃败,肤色改变,身体津液脱,腠理开张,汗大泄,这叫做恶风。这时就应依照一定的法度,来判断病的始终,脉的阴阳动静,肉的虚实,是实则泻实,是虚则补虚。治疗这种病,即在风邪刚刚进入皮肉毛、肌肤、筋脉中的时候,赶紧治疗。若风邪进入五脏六腑,人就已经半死了。

扁鹊说:肉绝而不治,五天则会死去,是怎样判断的呢?病人皮肤不开通,气不能外泄。凡是肉都与足太阴经相应,太阴经气绝就会导致血脉不营养肌肉,嘴唇外翻的气尽肉已先死,纵然良医神药也无可挽救。

治疗肉极热,肌痹,身体发痒,如有鼠爬,腠理开通,汗液大泄,是脾风。风邪毒气藏在皮肤,肌肉颜色恶化,鼻上出现黄色。麻黄能止汗通肉,用**解风痹汤**。

解风痹汤

麻黄、枳实、细辛、白术、防己各三两,一作防风　生姜、附子各四两　甘草、桂心各二两　石膏八两

以上共十味切细,加水九升煮麻黄,去掉泡沫,加入余药,煮取三升,分三次服,一日二次。

治疗肉极虚热,肌痹淫淫,如老鼠爬身,津液开泄,或麻痹不仁,四肢急痛,用**西州续命汤**。

西州续命汤

麻黄、生姜各三两　当归、石膏各二两　芎䓖、桂心、甘草、黄芩、防风、芍药各一两　杏仁四十枚

以上共十一味切细,加水九升先煮麻黄,除去泡沫,下入诸药煮取三升,去渣。分四次服,一日二次。

治疗患肉极发热则身体津液脱,腠理开张,汗大泄,厉风气,下焦脚跨,服越婢汤。

越婢汤

麻黄六两　石膏半升　白术四两　大附子一枚　生姜三两　甘草二两　大枣十五枚

以上共七味,切细,加水七升先煮麻黄两沸后去沫,加入余药煮取药汁三升,分三次服,服后捂睡发汗。

肉虚实第五

肉虚的,坐不安席,好动。肉实的,坐得安静,不稍动,喘气。肉虚实的反映在于脾,如果腑脏因肉生病,是热病就会反映在脾脏上,寒病就会反映在胃腑上。

治疗肉虚,坐不安席,好动,主脾病,因寒气所伤,可饮服**五加酒**。

五加酒

五加皮、枸杞皮各二升　干地黄、丹参各八两　杜仲、石膏各一斤,一方作石床

干姜四两　附子三两

以上共八味切细,取清酒二斗浸三宿,一次服七合,一日二次。

治肉实,坐得安稳但不能动作,喘气,主脾病,因热气侵袭,关格,服半夏除喘汤。

半夏除喘汤

半夏、宿姜各八两　杏仁五两　细辛、橘皮各四两　麻黄一两　石膏七两　射干二两

以上共八味切细,加水九升煮取三升,分三次服。如须下痢,则加三两芒硝。

秘涩第六

曾有人因流行病痊愈后,患上了大便不通,以致于丧命。人们千万不可轻视它,故在这里详细讲述一下。因为所得的病并非一定死人,故凡是因不明医道而束手待毙的人,实为太可惜了。单方、复方,皆可用来预防仓猝生病。凡是大便不通,皆可用滑腻的东西以及冷水来疏通。凡是出现面黄,则大便困难。趺阳脉浮而涩,脉浮是胃气强,涩就是小便多,浮涩两种脉气相迫激,大便就变得坚燥,也就生为脾约病。患脾约的,病人则大便坚燥,小便利而不渴,可服用**麻子仁丸**。

麻子仁丸

麻子仁二升　枳实八两　杏仁一升　芍药八两　大黄一斤　厚朴一尺

以上六味研末,制成如梧桐子大小的蜜丸。饮服五丸,一日三次,以后渐加至十丸。

治疗关格大便不通方:芒硝二两　乌梅、桑白皮各五两　芍药、杏仁各四两　麻仁二两　大黄八两

以上共七味切细,加水七升煮取三升,分三次服。一书中无乌梅,加枳实、干地黄各二两。

治疗大便秘塞不通神方:猪羊胆任取一种,用筒导灌入肠中三合左右,让胆汁深浸进去大便即可排出。大便如果未完全排出,过一会儿再灌。一方加冬葵子汁混合,效果也佳。还取椒豉汤五升,和猪油三合一起灌肠,效果佳。也可蜜煎如手指大,深放入肠道中,效果佳。另外,也可取无灰浓酒半升,盐三钱匕,炼制、用法如上。

三黄汤

治疗下焦热结,不能大便。

大黄三两　黄芩二两　甘草一两　栀子十四枚

以上共四味切细,加水五升煮取一升八合,分三次服。若大便非常秘结,加芒硝二两。

大便困难:灸第七椎两旁一寸处,各七壮。

另外,也可灸二穴承筋各三壮,在腓肠肌中央陷内处。

大便不通:灸玉泉两边相隔各二寸的地方,名叫肠遗穴,有多少岁灸多少壮。

另外,也可灸大敦穴四壮,在足大趾聚毛处中央。

大便闭塞,气结心坚满:灸石门穴一百壮。

大便闭塞不通:灸足大都穴,有多少岁灸多少壮。

治老人小孩大便失禁:灸两脚大趾

离甲一寸处,各三壮。

另外,也可灸大趾缝各三壮。

治疗大小便不通方:葵子末一升 青竹叶一把

共二味,加水三升煮五沸,顿服。

治疗大小便不利方:葵子一升 消石二两

共二味,加水五升煮取二升,分二次服。

治疗小孩大小便不通方:将白花胡葵子捣制成末,煮汁服下。

大小便不利,欲作腹痛:灸荣卫四穴一百壮。穴位在背脊四面各一寸处。

腹热闭,大小便困难则不时地出现,腰痛连胸:灸围冈穴一百壮。穴位在小肠腧下二寸处,横三寸灸之。

大小便不通:灸脐下一寸三壮。也可灸横纹一百壮。

大小便不利:灸八髎穴一百壮。穴位在腰目下三寸处,对称分布在脊柱两旁。相隔四寸处,两边各四穴,共计八穴,所以称为八髎。

小孩大小便不通:灸两口角各一壮。

小便不利,大便数注:灸屈骨端五十壮。

小便不利,大便注泄:灸天枢穴一百壮。穴位在夹脐两旁相隔三寸处。魂魄的居舍不能用针刺,在脐旁一寸,连同脐两穴相隔约三寸。

下痢第七

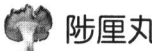

陟厘丸

治各种下痢的病,以及伤寒身热,头痛目赤,四肢烦疼不得消除,胁热下痢;或已有医生让病人吐下后,病人腹内虚烦,想吃冷食,饮食又不消化、腹中急痛、吃了温热的食物后就吐;忽冷忽热,像患温疟的症状;或小便不通利,气满呕逆,下痢不停止。以上病症皆用此方:

水中陟厘五两 汉中木防己六两 紫石英三两 厚朴一两 当归四两 黄连二两 三年醇苦酒五升 上好豉三升

以上八味药物,均取质量上乘且新鲜的,用二升苦酒浸泡防己,使其充分浸润后取出,留置苦酒,用快刀将防己切成一分厚,让它们厚薄全部相当。用厚瓦片覆盖在炭火上,用厚纸垫在瓦上,布置完毕,将防己片放在纸上,放毕,又从头依次序翻转过来,全部翻完一遍后又从头翻起。如此反复进行,直到药片颜色槁燥止,再用以前的苦酒浸泡,然后取出放在瓦上煎,如此反反复复直到浸完苦酒为止,不要用猛烈的火,要慢慢地煎,使药片尽量干燥,再分别捣细筛其细末,然后皆合捣一千杵。用剩余的二升苦酒浸泡上好豉一晚上,第二天早晨用瓦盆盛装,用另一瓦盆覆盖好,蒸在五升土之下,到土气通流时,则熟。取出后,在盆中研豉用新布绞取其浓汁,像制作枣膏的方法一样。用它和其他药物合捣三千杵,全部一次制成丸药,都像水中鸡头子那么大,分放在几个囊里,悬挂,阴干,让其槁燥,再盛装好,赶紧用蜡密封好其边沿,不要让它触及风与尘土。这种药以三丸为一剂,凌晨时以井花水送服一剂,白天服一剂,傍晚服一剂,皆用水送服。起初服药时,宁可少吃饭,吃饭时应吃水泡饭。想要服药,若饮食已消化、腹中调和的,可每天服一次。若已病愈的,则两三天可服一次,须用心斟酌。若病重而药力未达到的,只须加大用量,则每天可服四五剂。或时常下痢不止的,应当再增加,使腹中有药力,使饮食消化,这是它的功效。刚开始服药时没有安心定意调和好自我身心的,应当用水泡饭来辅助药力。心中已然之后,才可作羹月霍,只是应当冷食才好。若有时不喜欢吃冷食,此乃药力已尽的缘故,再服药一晚上左右,就又想吃冷食了。若不再想服药的,只须稍稍温热其食物,就自然用尽其药力了。服药时,没必要勉强多饮水,随自己的身体调节。长期下痢而虚弱的,也照此方法服用,禁热食、生食、鱼肉、猪肉、蒜、生菜、酒。因为酒会发挥药力,使病人烦热。又禁辛味食物,及各种肥腻难以消化的食物,都不要吃。若有风病,就加防风一两;若病人虚弱赢瘦,可加石斛一两;若是曾经患过下痢症,肠胃损弱的病人,可加二两半太一馀粮,取石中黄软香者;若是产后生病的妇女,加二两石硫黄;若病人小便黄赤不通利,加一两蒲黄。依照处方斟酌用量,没有不能见效的胡洽说:以前有五石,指赤石脂、白石英、钟乳、矾石以及禹余粮各四两,常在二月合制成药。

治下痢而热,其他各种方法都不能治愈的处方:乌梅一升 黄连一斤,金色者

以上二味药研成粉末,以蜜来调和,每次服如梧子大的二十丸,白天三次夜间二次。效果神妙。

治积久三十年常下痢的神妙处方:将赤松皮去掉黑色表皮,切一斗来作成散药。每次以一升混合的面粥来送服下,每白三次,直至痊愈止,不能过度,服一斗后则永不复发。患有三十年痢病者,服用此药,百日得痊愈。

治热毒痢,用苦参橘皮丸方。

苦参橘皮丸

苦参、橘皮、独活、阿胶、蓝青、黄连、鬼臼另一种说法为鬼箭羽 黄柏、甘草

以上九味药等分,研成细末,以蜜与烊化的阿胶相调和,制成如梧铜子大的丸药,并阴干。每次以汤水送服十丸,每日三次,渐渐增加。突然下泻与久痢的病人用此方有很好的疗效。

治各种热毒引起的下泻黄汁,妆如烂血一样红,如鱼脑一样滞,腹痛而壮热的处方:黄柏、黄芩、升麻、石榴皮各六分

白头翁、寄生、当归、牡蛎、犀角、甘草各一两 黄连二两 艾叶二分

以上十二味药分别切细,以六升水来熬取三升汤药,分三次服用。

白头翁汤

治赤滞下血,几个月也不痊愈的处方。

白头翁、厚朴、阿胶、黄连、秦皮、附子、黄柏、茯苓、芍药各二两 干姜、当归、赤石脂、甘草、龙骨各三两 大枣三十枚 粳米一升

以上十六味药分别切细,先以一斗二升水将米煮熟,滤出米加入药物,熬取三升汤药,分四次服用。

治几年下赤血的处方:地榆、鼠尾草各一两

以上二味药分别切细,以二升水来熬取一升汤药,分两次服用。如下血仍不止,取屋尘水澄清去渣,得一升,分两次服用《古今杂验》说:服屋尘汁一小杯。

治大热毒导致的纯血痢,不能痊愈的处方:将六两黄连分别切细,以七升水来熬取二升半汤药,夜里有露时放在星月下,早上起来空腹一次服完,随即睡觉将息,则痊愈。如果不愈,加二两黄芩再制作汤药来服。仍不愈的,以治痔痢的办法来治。

治下痢过久而呈红白色,数年不止,以及霍乱、脾胃冷实不清的证候,用温脾汤方。

 温脾汤

大黄四两　人参、甘草、干姜各二两 附子一枚,大者

以上五味药分别切细,以八升水来熬取二升半汤药,分三次服用。临熟时加入大黄,与以下的温脾汤稍有不同。须大转泻者,应当用此方,神效。

治热痢指因热而下痢,症状表现为背寒齿干,面上有垢,心中烦冤,燥渴而多饮水而泻水谷的处方。

黄连、阿胶各二两　乌梅四十枚　黄柏一两　栀子三十枚

以上五味药分别切细,以五升水来熬取二升半汤药,分三次服用。此方也用于治虫食病,效果神奇。

治下痢绞痛,肠滑而不得痊愈的处方:黄连六两　阿胶、鼠尾草、当归、干姜各三两

以上五味药分别切细,若大便冷、白、多,以一斗清酒来熬取三升汤药,分作三次服用。若发热以及不痛者,去掉干姜、当归,以水来熬。

治赤白滞下的处方:成煎猪膏三合 清酒五合

以上二味,以缓火熬十沸,在寒温适当时一次服完。如此一直服到病愈为止。

治冷热不调,大便是脓或是水,或是五色血的处方:取酢石榴五枚,与壳子同捣碎,绞取二升汁,每次服五合。如此一直服到痊愈为止。

治泄痢,积食不化,不生肌肤:灸脾俞,有多少岁的病人,则灸多少壮。

治泄注五痢,拉脓血,重下而腹痛:灸小肠俞一百壮。

治泄痢久下,失气劳冷:灸下腰穴一百壮,重复三次。穴在八髎正中央脊骨上,多灸更好。下腰穴即是三宗骨穴,忌针。

治泄痢不止,小腹绞痛:灸丹田穴百壮,重复三次。穴在脐下二寸,用针时刺入五分。

治泄痢而不嗜食,饮食不消化:灸长谷穴五十壮,重复三次。穴对称分布肚脐在两边五寸处,又名循际。

治泄痢赤白漏:灸足太阴五十壮,重复三次。

长期泄痢,各种方法都不能治愈:灸足阳明下一寸,高骨之上的凹陷中,离大趾歧三寸处。病人有多少岁就灸多少壮。

又:灸脐中,慢慢地灸两三百壮。

又:灸关元穴三百壮,十日后再灸。同时,此法还可治冷痢腹痛。穴在脐下三寸处。

治赤白下痢:灸穷骨,壮数越多越好。

冷痢第八

以前对那些因为地位尊贵家境富裕而患痢病的人,用建脾丸常常有效。现在治积久的冷痢,先用温脾汤让病人下泻,然后用健脾丸来滋补,没有不奏效的,只是贫穷人家用不起这种名贵重的药材,患病及病后也无法好好将息。

温脾汤

治长期患冷热赤白痢的处方。

大黄、桂心各三两　附子、干姜、人参各一两

以上五味药分别切细,以七升水来熬取二升半汤药,分三次服用此方与前面的温脾汤稍有不同。

健脾丸

治虚劳羸瘦,身体沉重,脾胃冷,饮食不消化,腹中雷鸣胀满,泄痢不止的处方。

钟乳粉三两　赤石脂、好曲、大麦蘖、当归、黄连、人参、细辛、龙骨、干姜、茯苓、石斛、桂心各二两　附子一两　蜀椒六两

以上十五味药研成粉末,加白蜜制成如梧桐子大小的丸药。每次以酒送服十丸,每日三次,以后逐渐增到每次三十丸,体弱者以汤水送服。此方对男女有相同功效《集验》此方无细辛、龙骨。

桃花丸

治下冷痢,脐下搅痛的处方。

赤石脂、干姜各十两

以上二味药制成如豌豆大的蜜丸,每次服十丸,每天服三次,渐加至二十丸。

长期患冷痢而下纯白血便者。此为长期睡卧在寒冷地方而发病,遂使脾胃俱冷的缘故,日夜上厕所五六十次,大小腹疼痛不可忍。凡是白痢属冷症,赤痢属热症。其治疗的处方:

好曲沫五升,微炒香,将清粥淳酒温热,和一升曲沫,空腹一次服完,每日服三次。到了吃饭时,捣一升蒜,须尽量捣熟,并加入姜、椒沫,如平常食用法一样调和,只是尽量使其稠,不加盐。用水来调和二升曲沫,做成极烂的面饼,待水气干后趁热加入蒜齑臼中相混合,一次吃完,少食其他食物。到感觉饥饿时,仍照以前的方法吃曲沫酒,这一次服后即能痊愈,少吃其他食物。用此法治疗,不超过两日,无不痊愈的。

治长期受冷,欲痢而不痢,腰腹寒冷不堪的处方:取上好的新蜀椒三升,用醋浸泡一整夜,再加三升曲和一升椒,长时间搅拌使其均匀,熬作粥,空腹一次服完。可加随意多少葱、豉、盐来调和。服药后未愈就再制药,直到病愈止,不超过三升椒,即能愈。此方不只用于治受冷,还可治疗各种虚损冷极的病症,其长期服用自有功效。

马兰子丸

治积冷而下白脓痢的处方。

马兰子一升,炒熟　附子二两　干姜、甘草各二两半　神曲、麦蘖、阿胶各五两　黄连三两　蜀椒五合

以上九味药研成末,制成如梧桐子大的蜜丸,每次服二十丸,每日一次,直到见效止。以酒调成散药来每次服方寸匕,亦有良好的效果。

治三十年痢病未绝，用**厚朴汤**方。

厚朴汤

厚朴、干姜、阿胶各二两　黄连五两　石榴皮、艾叶各三两

以上六味药分别切细，以七升水来熬取二升汤药，分两次服用。

四续丸又名蜡煎丸　治三十年注痢病，骨立痿黄，肠滑而不愈的处方

云实五合，炒香　龙骨三两　附子、女萎各二两　白术二两半

以上五味药研成粉末，以蜡熬熔化制成丸药，每丸如梧桐子般大小。每次服五丸，每日三次，五六服即愈。

椒艾丸

治三十年下痢，所吃的食物都不消化，或青或黄，四肢沉重，起身就会晕倒，肌肉凹陷，两足逆冷，腹中热，苦于转筋，连起居都要人扶持，阴冷而无生育能力。

蜀椒三百粒　熟艾一升　干姜三两　赤石脂二两　乌梅一百枚

以上五味药，将椒、姜、艾筛过，将乌梅置于一斗米下蒸，蒸至饭熟，去掉核，加入姜、椒沫，一起捣三千杵，以蜜调和制成梧桐子般大的丸，每次服丸，每日服三次。若不愈，加至二十九，加黄连一升。

乌梅丸

长期下痢，各种药都不能治愈，已经数十年，消谷下气，需要补虚的处方。

乌梅肉四两　当归三两　桂心二两　黄连、吴茱萸、干姜各四两　蜀椒一两半

以上七味药研成末，制成如梧桐子大小的蜜丸。每次在饭后服十丸，每日服三次。

治下痢肠滑，饮食及服药都泻出完物，用**猪肝丸**方。

猪肝丸

猪肝一斤,炒干　黄连、乌梅肉、阿胶各二两　胡椒七棋子

以上五味药研成末，制成如梧桐子大的蜜丸。每次用酒送服二十丸，每日三次。也可选择捣筛后制成散药来治，每次服一方寸匕。

乌梅丸

治长期下冷痢的处方。

乌梅三百枚　干姜、黄连各十两　当归、蜀椒各四两　细辛、附子、桂心、黄柏又方用麦蘖　人参各六两

以上十味药研成末，用苦酒浸泡乌梅一晚上，去掉核，在五升米下蒸。熟后将乌梅单独捣如泥，在盘中与余药搅拌均匀，并用蜜调和，捣二千杵后制成丸药，每次在饭前服如梧桐子般大小的十丸，每日服三次，渐渐增加至二十丸。

七味散

治下痢长期不愈，有神验效果的处方。

黄连八分　龙骨、赤石脂、厚朴各二分　乌梅肉二分　甘草一分　阿胶三分

以上药物治后经拣择捣筛制成散药，每次用浆水送服二方寸匕，每日服二次，小儿每次以浆水送服一钱匕。

疳湿痢第九

凡是疳湿痢这种病的起因，皆因炎暑时节过多地食用肥、浓、油、腻的食物，

又在冷处睡眠而引起的。《礼记》上说：君子在炎热的时节里，要减损滋味，不吃肥、浓、煎饼之类食物。因为此时吃这些东西不利于人，养生的人应该深戒它们，否则多会患䘌湿痢。

大凡患䘌湿痢的部位，有的在口中齿龈，有的在咽喉下部发生，因皆不觉得痛，故人不易察觉。其治疗方法，用五月五日的虾蟆、角蒿、月蚀时救月击物的木杖、寒食日的淘米水，只要得到其中一种来单独使用，烧作灰与腊月猪脂一起调和，用来敷患处，敷上即愈。只是极须注意禁忌口味。

凡是䘌湿痢没有消除时，要注意禁忌盐、酱、醋、酥、油、枣等这些东西，而白饭、豉、苜蓿、苦苣、芜菁不在禁忌之列。

凡是吹药入肛门的，入中指左右那么深就停止。

治䘌痢不止的处方：苦参、甘草、熏黄各二两　豉一升半　葱白五茎　蜀椒三十粒

以上六味药，以苦参等三种药物分别捣后筛过，用五升水熬葱白、豉、椒取汁水三升，用三指撮苦参末、甘草末、熏黄末各一撮加入汁中，温度与人体温一样。先饮少量豉汁，吃一口饭，就侧卧，慢慢地灌完药。尽量多卧一些时间，药液不流出最好。大便急时，屙在净地上，会看到有白马尾的模样的䘌湿虫，其头为黑色，此乃药的功效。病情严重者，肛门变大难愈，应当取桃枝并用药棉裹住一端，沾上药汁，在寒温适中时烙肛门近脊处，一次烙三十遍就能痊愈。

治患月蚀恶疮息肉的处方：硫黄、蔄茹、斑蝥各等分

以上三味药物治后经拣择捣筛制成散药，用来敷疮。由于药末是干的，应用猪脂来调和湿润，白天三次夜间一次。

小儿痢第十

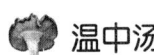 **温中汤**

治小儿在夏季受冷次数过多而积冷。洗浴过度以及乳母也用冷水来洗浴而用冷乳来哺儿，使小孩患壮热证。忽然遇上暴雨，又加倍受凉。小孩下痢如水，胃虚弱，面青肉冷，眼窝深陷，干呕，对于以上症候宜先给小孩服此药，调理其胃气，则下痢止。

干姜、厚朴各一分　当归、桂心、甘草各三分　人参、茯苓、白术、桔梗各二分

以上九味药分别切细，加二升水来熬取九合汤药，六十日至百日的婴儿一次服二合半，其余皆根据孩子的大小而用药。

温中大黄汤

治小孩受暴冷而下泻食物，或因乳汁冷而下泻青结，不消化，或患冷实吐下症，干呕烦闷，以及下冷滞赤白痢的症候，用此药效果较好。若已经服过各种起通利作用的汤药来消除了实证，而胃中虚冷，所下如水，干呕，眼窝凹陷，烦扰，不宜再通利者，可除去大黄；若伤乳，

因乳母洗浴后水气未消就哺乳小孩而使小孩发作霍乱者,只用大黄;小孩患各种霍乱症宜通利者,就用大黄;不须通利而宜温和者,则除去大黄。其处方:

干姜、桂心、厚朴、甘草各一分 当归、人参、茯苓、白术各二分 大黄六分 桔梗三分

以上十味药分别切细,加二升半水熬取八合汤药,凡是三十天至六十天的婴儿,一次服二合;七十天至一百天的,一次服二合半;二百日以上的,一次服三合。

黄柏汤

治小孩在夏季被暴寒所伤,因寒击生大热而热邪入胃,下赤白滞如鱼脑,壮热头痛,身热手足烦,这是太阳经之气外伤于寒,使热气乘机进入胃中。服此方效果很好。若误用利药来下泻,或以温脾汤来下泻,则使热邪加剧,以利药下泻者,就会大便频数,下赤汁如烂肉;或下泻不止,后又用涩热药来使其止;对于这种下痢既不止,又倍增其壮热者,服此方立即见效。或是患温病热盛,又遇暴寒打击,热邪进入腹中,下血如鱼脑者,服用此方有良效。其处方:

黄柏、黄连、白头翁又写做白薟 升麻、当归、牡蛎、石榴皮、黄芩、寄生、甘草各二分 犀角、艾叶各一分

以上十二味药分别切细,以三升水来熬取一升二合汤药,百天至两百天的婴儿,一次服三合;两百多日至周岁的婴儿,一次服三合半。

治小孩长期下痢淋漓,饮食不调,瘦弱而不能承受大汤药者,宜服此枳实散方。

枳实散

将二两枳实治后经拣择捣筛制成散药,三岁以上的小孩每次用汤水送服一方寸匕;如果太小的孩子,则斟酌服用,每日三次。

治小孩洞注下痢的处方:取二升蒺藜子来捣汁,温服,如此直到病愈为止。

治小儿下赤白滞痢的处方:薤白一把 豉一升

以上二味药,以三升水来熬取二升汤药,分三次服用。

治小儿下赤白痢的处方:白蘘荷根汁、生地黄汁各五合

将以上二味药在微火上熬一沸来服用。

治小儿热痢的处方:将木瓜叶熬汁来饮用。

治小儿冷痢的处方:取蓼菜或芥菜捣汁,随小孩的大小而饮用。

治小孩突然下痢的处方:将一条小鲫鱼烧沫服用。此方也用于治成年人突然下痢。

治小儿蛊毒痢的处方:将一升二合蓝青汁分四次服用。

治小儿渴痢的处方:单捣冬瓜汁来饮服。

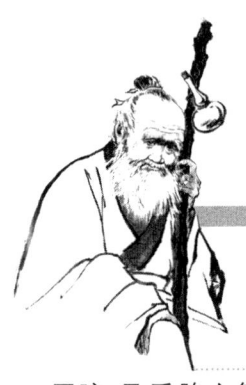

胃腑·卷十六

胃腑脉论第一

胃腑，是受脾主管的，口唇为其外候。脾合气于胃，胃受纳水谷，号称仓库守内啬吏。胃重二斤十四两，迂回盘屈，长二尺六寸，宽约一尺五寸，直径约五寸，可接纳水谷三斗五升。胃之中，随时留有二斗谷、一斗五升水。若脸颊涨大，颈部胀大，胸部突张，则为五谷被容纳充满于胃。就会从上焦向上泄气，泄出了五谷的精微之气，这种气剽悍滑疾；同时，从下焦向下洞溉，泄到小肠。则肠胃所接受的水谷之气就被泄尽了。平常的人则不会这样，胃充实的时候，肠就空虚，肠充实的时候则胃空虚。这样，胃与肠交替充满与空虚，才能够使气上下运行，五脏才能安定，血脉才能得以调和通利，精与神就聚居在人的身上。所以，神，就是水谷的精气。五脏之气不足，可通过胃来调和，因此，在肠胃之中，应当留有谷二斗四升，水一斗一升。因人一天要上两次厕所，每次排泄二升半，一天中就要排泄五升。七天，五七就是三斗五升，而留在肠胃中的三斗五升水谷就排泄完了。故平常人不饮不吃，七天则会死去。为水谷精气与津液都已消耗殆尽的缘故，故七天则会死去。

右手关上脉象阳绝即寸脉下不至关，是没有了胃脉。其症状是吞酸，头痛，胃中有冷气。可针刺足太阴脾经上的位于足大趾本节后一寸的公孙穴。右手关上脉象阳实的人，是胃实症。苦于肠中急促，不思饮食，吃下也不消化。可针刺足阳明胃经上的位于足上动脉处的冲阳穴。

右手关上脉象浮而芤时，脉象浮就是有阳邪，脉象芤就是有阴邪，阳邪与阴邪相抗争，就会使胃气生热，而将胃的阳气推向极至。

趺阳脉浮大的，这是胃腑微有虚烦，必定每天排泄两次。稍微运动就会引起头痛沉重，热气上朝头顶，这是胃气。

胃脉搏坚而长，病人肤色发红，则患有股部痛得如同折断般的疾病。胃脉软而散的，则患有胸膈闷痛，饮食不下的食痹卑病。病先从胃中发作的，有胀满现象出现，五天后则传变到肾，引起小腹、腰、脊疼痛，脚胫发酸。三天就会传变到膀胱，引起背膂筋疼，小便癃闭。五天后向上传变到心和脾，引起心痛且闭塞不通，身体疼痛、沉重《灵枢》说：三天不停止传变的，则会死亡。冬天死于夜半后，夏天死于日落时。

胃患病，腹胀满，胃腑当心而痛。胃气上逆引起两胁膈咽不通，饮食不下。

欲使胃气向下回归胃中当取三里穴。

饮食不下,胸膈壅塞不通,是有邪气在胃腑之中。病邪在胃腑上部就用刺法来抑制住它继续上逆,就抑而刺之,在胃腑下部则消散去除它。

胃中胀的病人,会出现腹满,胃脘疼痛。鼻中可闻到焦臭气味,饮食受到妨碍,则大便艰难。

胃疸,人易在早晨发病,易饥饿而不能饮食,食后则支撑胀满而腹大。刺足阳明胃经和足太阴脾经的横斜的络脉出血。

胃中有癖块的人,则胃痛而吃不下冷食,而能吃下热食。脾先患病而移传到胃,脾患病就会咳嗽不停,呕吐长虫。

逆气侵入胃中,就会梦见饮食。

怎样从胃脉诊断病情呢?说:胃脉实就是胃胀满,胃脉虚则胃泄漏。脾肌肉隆起部相应。肌肉隆起部坚大的,胃就厚。肌肉隆起部细小的,胃就薄。肌肉隆起部小而细的,胃不坚实。肌肉隆起部与身体不相称的,是胃的位置低。胃的位置低的,胃脘收束。肌肉隆起部不坚实的,是胃平缓。肌肉隆起有像小果核那样累累突起而紧的,是胃急。肌肉隆起部有很多像小果核状的东西累累相连的,为胃结。胃结的的人,是胃上脘收束而不通利。

扁鹊说:足太阴脾经与足阳明胃经互为表里。若脾胃实,则会被热邪所伤,发热就会多喝水浆,常常口渴。脾胃虚就会被寒邪所伤,发寒就会苦于饥饿而常常疼痛,发作风水病,它的病根在胃。先从四肢肿起,腹部胀满膨大,全身发肿。治疗的处方见治水篇中。

胃气已绝的不治之症,五天就会死亡,是怎样判断的呢?看病人舌头发肿,小便带血,大便洞泄带红即可知病状。

足阳明胃经,从鼻翼两旁开始,交会于鼻頞中部,再向旁交于足太阳经,向下沿鼻柱外侧,进入上齿龈中,又出来环绕口两旁,环绕嘴唇,在颏唇沟承浆穴处左右相交,折回来循颐后下侧,出于大迎穴,又沿颊车穴,上行到耳前,经过上关穴,沿着发际到达前额。它的一条支脉,从大迎穴前向下行至人迎穴,沿着喉咙,进入缺盆穴,向下穿过胸膈,到达胃部,联络脾脏。另一条直行的经脉,从缺盆向下经过乳房内侧向下,侠脐两旁,到气街腹股沟动脉部位,即气冲。它的又一条支脉,起于胃的下口即幽门,经过腹里,下到气街中与直行的经脉会合,再从这里向下行经髀关穴,抵达伏兔穴,经过膝进入髌骨中,向下沿着胫骨前外侧,进入足背部,进入足中趾内侧。它的又一条支脉,从膝下三寸处分出,向下到中趾外侧。它的又一条支脉,从足背上入大趾间,出于足大趾末端。这条经脉发生病变则人见战抖发寒,爱伸腰打哈欠,脸色黑,发病时厌恶人与火,闻到树木的声音则警惕而惊恐,心惊动,想关闭门窗而独处。若病重则到高处去唱歌,脱了衣服奔跑,并有腹胀肠鸣症状,皆为足阳明经经气逆乱的病状。胃受邪则影响到血,而出现以下病变:狂疟,温热过度而出汗,鼻孔流血,口歪,唇紧,颈肿,喉痹,腹部水肿,膝髌肿痛,沿着胸乳部、气街、大腿、伏兔、足胫外侧、足背上都痛,足中趾不能屈伸。足阳明经经气盛就会使身体前面都发热,这是胃气有余,则谷物易消化而易感饥饿,尿色发黄;足阳明经经气不

充足,就会身体前部都寒冷战栗,胃中受寒而胀满。足阳明经经由足阳明经引起的病症中,人迎脉大于寸口脉三倍的是实证;人迎脉反而小于寸口脉的是虚证。

胃虚实第二

◆ 胃实热

右手关上脉象阳实的,这是足阳明胃经阳实的征象,病人出现头痛《脉经》作腹中坚痛而发热,但不出汗,如温疟的症候,唇口发干而常呕哕,患乳痈,缺盆腋下肿痛,名为胃实热证。

◆ 泻胃热汤方

栀子仁、射干、升麻、茯苓各二两　芍药四两　白术五两　生地黄汁、赤蜜各一升

以上八味药分别切细,用七升水来熬取一升半,去掉药渣,加入地黄汁又熬两沸,然后再加入蜜熬取三升汤药,分成三次服用。老人、儿童需酌情加减。

胃中热病　灸三里穴三十壮,穴在膝下三寸。

◆ 胃虚冷

右手关上脉象阳虚的,这是足阳明胃经阳虚的征象,病人出现足胫发寒,不能睡卧,恶风寒,目急,腹中疼痛,虚鸣《外台》写做耳虚鸣,时寒时热,唇口发干,面目浮肿,名叫胃虚冷症。

治少气、口苦,身体无光泽,用补胃汤方。

补胃汤

防风、柏子仁、细辛、桂心、橘皮各二两　芎䓖、吴茱萸、人参各三两　甘草一两

以上九味药分别切细,用一斗水熬取三升汤药,分为三次服用。

补胃中虚寒,身体枯瘦憔悴至极,全身骨节都痛,用人参散方。

人参散

人参、甘草、细辛各六两　麦门冬、桂心、当归各七分　干姜二两　远志一两　吴茱萸二分　蜀椒三分

以上十味药,治择捣筛后制成散药,在饭后,用温酒送服下方寸匕。

喉咙论第三

喉咙是脾胃的外候。喉咙重约十二两,长约一尺二寸,宽约二寸,有十二层,与十二时相应。它是通利水谷的道路,神与气经由这里上达头顶,下达全身。若五脏中有热物,喉咙就会发肿,使气堵塞不通,用乌翣膏主治,处方见第六卷中。如果六腑中有寒邪,喉咙就会常常觉得如有物哽阻其中而将窒息一样,引起发痒、发闷、流涎吐唾。若是热证则用引导发散的治法;若是寒证则用通利的治法,既非寒证又非热证,则根据五脏关系进行调理。

反胃第四

寸口部脉象紧、尺部脉象涩，患者胸中胀满，不能吃而呕吐，呕吐停止后，又会下泻，所以不能饮食；若呕吐还未停止的，即为反胃，故尺部脉象微而涩。

趺阳脉浮而涩，脉象浮就是虚证，脉象涩就是伤了脾，脾受伤就不会运转而消化饮食，就会早晨吃了东西而晚上吐出，或晚上吃了东西，而第二天早晨吐出，是胃里有不消化的留积食物，名为反胃多因脾胃虚冷，命门火衰，不能运化水谷所导致。趺阳脉紧而涩，此病较难治。

治胃虚弱不能饮食，饮食到喉咙便呕吐的处方：人参一两　泽泻、甘草、桂心各二两　橘皮、干姜各三两　茯苓四两　青竹茹五两　大黄六两

以上九味药分别切细，用八升水来熬取三升汤药，一次服七合，白天三次夜间一次。已经通利的，去除大黄。

治反胃而口渴的处方：茯苓、泽泻、半夏各四两　桂心、甘草各三两

以上五味药分别切细，用五升水来熬取二升汤药，分成三次服用。另一方加入生姜四两。

治反胃吐逆，不消化饮食，呕吐不止的处方：人参、泽泻、桂心各二两　茯苓四两　橘皮、甘草、黄芪各三两　大黄一两半　生姜八两　半夏一升　麦门冬三升

以上十一味药分别切细，用一斗二升水来熬取三升二合汤药，一次服八合，白天三次夜间一次。瘦弱的人一次服六合，已经通利的除大黄。

治反胃，朝食暮吐，食完后腹中刺痛，这是长期有冷邪留积在胃中的缘故所致，治疗的处方：橘皮三两　甘草、厚朴、茯苓、桂心、细辛、杏仁、竹皮各二两　槟榔十枚　前胡八两　生姜五两　人参一两

以上十二味药分别切细，用一斗三升水来熬取三升汤药，分成三次服用。另一方有甘皮二两。

治反胃，此方特别灵验：前胡、生姜各四两　阿胶一两　大麻仁五合　橘皮三两　吴茱萸四合　桂心三寸　甘草五寸　大枣十枚

以上九味药分别切细，用三升水、二升酒来熬取一升七合汤药，分成二次服用。

华佗治反胃的处方：患有反胃的病，朝食暮吐，心下坚实如杯，出现陈发性寒热，呕吐不下饮食，这是因为关上寒澼所引起的，继续发展则成为肺痿，治这种病的处方：

真珠、雄黄、丹砂各三两　朴硝五两　干姜十累

以上五味药研为末，用蜜调和成如梧桐子大的丸，每次在饭前服三丸。若服药后出现轻微的烦闷，饮水就能化解，无所禁忌，可取得神奇无比的效果。另一方用桂心一两。

治反胃，吃下就吐的处方：捣粟米做成面粉，用水调和成如楮子大的七枚丸，煮烂，加入醋中细细地吞下，到泻下后就停止。直接用面粉也可以。

治反胃，胃不接纳饮食，食后就立即呕吐，用**大半夏汤**方。

大半夏汤

半夏三升　人参二两　白蜜一升　白术一升　生姜三两

以上五味药分别切细,用五升水和蜜扬二三百下,然后熬取一升半汤药,分成三次服用。

治反胃,吃下就吐出,气逆的处方：

芦根、茅根各二两,细切

以上二味药,用四升水来熬取二升汤药,一次服下,能够下泻后就有良好效果。

反胃,食后即吐出,气逆　灸两乳下各一寸处,直到痊愈。

治吐酸的处方：曲沫一斤　地黄三斤

以上二味药一起捣,然后在太阳下晒干。每次用酒送服三方寸匕,每天三次。

治嗳气又吐酸的处方：吴茱萸半斤　生姜三两　人参二两　大枣十二枚

以上四味药分别切细,用六升水来熬取二升汤药,每次在饭前服一升,每天两次。

治食后吐酸水,用治中散方。

治中散

干姜、食茱萸各二两

以上二味治择捣筛后制成散药,每次用酒送服方寸匕,每天两次。胃寒者,服后立即见效。

呕吐哕逆第五

患有呕吐病的人,脉来的形状如同刚刚睡醒起床时的样子,阳脉紧阴脉数,患者吃了饭后就立即呕吐。阳脉浮而数,也会呕吐。寸口部脉象紧而芤,脉象紧是寒证,脉象芤则为虚证,寒与虚相搏,脉象因此变得阴结而迟,患者则会噎气。关上脉数,患者则会呕吐。跌阳脉微而涩,脉微就会下痢,脉涩就会吐逆,吃不下食物。跌阳脉浮的,是胃气虚弱,寒气在上,忧气在下,二气相争,只出不入,患者则会呕吐而不能饮食,像要死一样的恐怖,胃中宽缓后就会痊愈。呕吐而脉弱,小便又通利,身体有微热,如果见气逆的,就难以治疗。

凡是服用汤药而呕逆不能入腹的,先用三两甘草加三升水熬取二升汤药,服下后就会呕吐,只是服药后不吐更好,等药势安定后,然后服用其余的汤药,就会顺利地流通到全身而不再呕吐。凡是呕吐者,可多食生姜,此乃治疗呕吐的圣药。

半夏汤

主治逆气,心中烦闷,气满而呕吐,气上冲的处方。

半夏一升　生姜一斤　茯苓、桂心各五两

以上四味药分别切细,用八升水来熬取二升半汤药,分成三次服用。如果有少气症状,加入甘草二两。又名小茯苓汤。

前胡汤

主治恶寒发热,呕逆,少气,心下结聚,膨胀满腹,不能饮食,寒热,消渴,补不足的处方。

前胡、生姜各二两　甘草、朴硝各二两　大黄另浸,各二两　茯苓、麦门冬、当归、半夏、芍药、滑石、石膏、栝楼根、黄芩、附子、人参各一两

以上十六味药分别切细,用一斗二

升水来熬取六升汤药,分成四次服用。

治呕吐,四肢麻木冷痛,气逆腹中发热,三焦不调的处方:前胡、芎藭、甘草、当归、石膏、人参、桂心、橘皮各二两　芍药三两　半夏四两　生姜五两　大枣三十枚

以上十二味药分别切细,用一斗三升水,加入三两黄芩一起熬,取三升汤药,分成三次服用。另一方不用黄芩。

治呕吐不止,用**小麦汤**方。

小麦汤

小麦一升　人参、厚朴各四两　甘草一两　生姜汁三合　青竹茹二两半　茯苓三两

以上七味药分别切细,用八升水来熬取三升汤药,去掉药渣,分成三次服用。

治呕而膈上寒,用**猪苓散**方。

猪苓散

猪苓、茯苓、白术各三两

以上三味药治择捣筛后制成散药,每次用汤水送服方寸匕,每天三次。口渴的人,可多饮水。

治呕逆,胃气虚弱,邪风热,不下饮食,用**犀角人参饮子**方。

犀角人参饮子

犀角、人参各三两　薤白五两　粟米一合

以上四味药分别切细,用四升半水来熬取一升七合汤药,下米煮到米熟时,分四次服用,服药的时间间隔如人行走七里路的时间。

治春夏季的时行伤寒病,胃被寒邪所伤,胃冷而呕吐的处方:白茅根一升　橘皮、桂心、葛根各二两

以上四味药分别切细,用六升水来熬取三升汤药,分成三次服用。服药间隔时间宜短,服完后又制来服,若有热,

去掉桂。

治各种呕哕病,心下有坚硬的痞块,膈间有水,多痰、眩晕、惊悸的病人,用小半夏加茯苓汤,处方在第十七卷中。

治呕哕的处方:人参一两　胡麻仁八合　橘皮一分　枇杷叶八两

以上四味药分别切细,用一斗水煮枇杷叶,取五升药汁,加入其他药一起熬取三升汤药,加入麻仁,慢慢饮下。

治气厥,呕哕,呼吸困难的处方:豉一升　半夏八两　生姜二两　人参、前胡、桂心、甘草各一两

以上七味药分别切细,用九升水来熬取三升汤药,分成三次服用。

治呕哕的处方:取三升芦根切细,用一斗水来熬取四升汤药,分成四次服用。

治忽然呕哕厥逆的处方:饮三升刚汲取来的冷水,有良好效果。

治干呕,或手足厥冷,用**橘皮汤**方。

橘皮汤

橘皮四两　生姜半斤

以上二味药分别切细,用七升水来熬取三升汤药,分成三次服用。若呕吐不止,再制药来服。

治患伤寒后干呕,不下饮食的处方:生芦根切,一升　青竹茹一升　粳米三合　生姜一两

以上四味药分别切细,用五升水来熬取二升汤药,分成三次服用。若呕吐不止,就连服三剂。

治干呕反胃,流涎沫的处方:半夏、干姜各等分

以上二味药分别切细,用一升半浆水来熬取七合汤药,一次服完,如此每天服药三次。

治病人干呕的处方：取一杯羊乳汁来饮。

治干呕不止，粥食汤药都吐出，且不停：灸手间使穴二十壮。若四肢厥逆，脉象沉绝不至的，灸此穴后就通，此乃起死回生的妙方。

治干呕：灸手厥阴心包经上的尺泽穴，有良好效果。

又：灸乳下一寸处，三十壮。

治干呕的处方：三升煮豉，饮其汁，效果较好。

治干呕：灸承浆穴七壮，炷如麦粒大。

又：灸脐下四指处七壮。

治恶心的处方：取一升苦瓠穰和子，研碎，用三升酒水来熬取一升汤药，一次服完。一会儿后就会呕吐并泻痢如蛤蟆衣一样的三升恶物。

治食后即吐的处方：大黄四两　甘草三两

以上二味药分别切细，用三升水来熬取一升半汤药，分两次服用。

治每当饮食就呕吐的处方：一次服下三升生熟汤就能止住。

治吐逆，呕而不能饮食：灸心俞一百壮。

治吐逆，不得下食，今日食，明日即吐的：灸膈俞一百壮。

治吐逆，不能下食：灸胸堂一百壮。

治吐逆，不能饮食：灸巨阙穴五十壮。

治吐逆，食物不在胃中停留：灸胃管一百壮，重复三次。

治吐逆，饮食后立即吐出：灸脾募一百壮，重复三次。即章门穴。

治吐呕，宿汁吞酸：灸神光，又名胆募，灸一百壮，重复三次。《甲乙经》说：就是日月胆募，在期门下五分处。

治吐逆，霍乱吐血：灸手厥阴心包经上的穴位，灸五十壮。

嗳气，干呕，膈中气闭塞：灸腋下聚毛之下附肋宛曲中五十壮。

嗳气，干呕、呕逆：灸石关穴一百壮。

噎塞第六

五噎丸

主治胸中久寒，呕逆，逆气，饮食不下，结气不消的处方《古今录验》说：五噎，即气噎、忧噎、劳噎、食噎、思噎。气噎，指心悸，上下不通，嗳气，干呕，胸胁苦痛。忧噎，指阴天时就苦于厥逆，心下悸动，手足逆冷。劳噎，是苦于气膈，胁下支撑胀满，胸中填塞，而使手足逆冷，不能自然温暖。食噎，是指无论吃多吃少，都会引起胸中堵塞常痛，不能喘息。思噎，指心中悸动，健忘，眼睛模糊不清，皆因忧、虑与恼怒，寒气向上侵入胸胁所致。

干姜、蜀椒、食茱萸、桂心、人参各五分　细辛、白术、茯苓、附子各四分　橘皮六分

以上十味药研为末，用蜜调和成如梧桐子大的丸药。每次用酒送服三丸，每天三次。如果无效，就逐渐加至每次十丸。

五噎丸

主治五种气使人噎的处方。

人参、半夏、桂心、防风又作防葵　小草、附子、细辛、甘草各二两　紫菀、干姜、食茱萸、芍药、乌头各六分　枳实一两

以上十味药研为末，用蜜调和成如梧桐子大的丸药。每次用酒送服五丸，每天三次。若无效，则逐渐加到每次十五丸。乌头、半夏因其药性相反，则除其

中一味后再制药。

竹皮汤

治噎气而不出声的处方。

竹皮又一方用竹叶　细辛各二两　甘草、生姜、通草、人参、茯苓、麻黄、桂心、五味子各一两

以上十味药分别切细，用一斗水煮竹皮，减二升，去除竹皮加入其他药，一起熬取三升汤药，分成三次服用。

干姜汤

主治每当饮食之时就噎气的处方。

干姜、石膏各四两　栝楼根《集验》写做桔梗　人参、桂心各二两　半夏一升　吴茱萸二升　小麦一升　甘草一两　赤小豆三十粒

以上十味药分别切细，用五升酒、一斗水来熬二十枚枣，去掉药渣，合熬取三升汤药，分成三次服用。《集验》管此方名叫半夏汤。

通气汤

主治胸满气噎的处方。

半夏八两　生姜六两　桂心三两　大枣三十枚

以上四味药分别切细，用八升水煮取三升，分成五服，白天三服夜间二服。

羚羊角汤

治气噎不通，不下饮食的处方。

羚羊角、通草、橘皮各二两　厚朴、干姜、吴茱萸各三两　乌头五枚

以上七味药分别切细，用九升水煮取三升，分成三服，每天三服。

治忽然噎的处方：满口著蜜，咽下就会下食。

治诸噎方：常食干粳米饭，即不噎。

大凡疗病的人，皆相似。比如治哽的方法，怎么适宜用鸬鹚主治骨哽，狸虎治鱼哽呢？至于竹篾、薤白、嚼筋、绵蜜等情况，方可通用为诸哽。

治诸哽方：取鹿筋浸到滑濡，合而索，如弹丸，用线系起来，持筋端吞入喉中，推到哽处，徐徐引下，哽便顺着出来。

治哽咽方：用虎骨末如狸骨，服用方寸匕。

治骨鲠噎在喉，众治不出方：取饴糖，和如鸡蛋黄大的丸，吞下。不去又吞，逐渐加大丸，可增到十丸止。

治误吞钱方：艾蒿五两，用五升水煮取一升，一顿服下，钱易下。

治误吞金银环及钗方：白糖二斤，一顿渐渐食下，多食更好。

治误吞钗方：暴韭令萎，蒸熟不要切，食一束即出。或生麦叶筋缕如韭法，皆可用，但力意多食自消。

误吞铜铁而哽者方：烧铜弩牙令赤，内酒中，饮之立愈。

误吞钉及箭镞等方：但多食脂肥肉令饱，自裹出。

治误吞针方：取悬针磁石沫，饮服方寸匕，即下。

胀满 第七

患有腹胀的病，按起来不痛的，是虚，按起来痛的，是实。腹中胀满不能减轻，即使腹中胀满减轻也不舒服，这应当取下法。舌黄没有下利的，下利后则自

然消除其黄色。腹胀当时减弱后,又胀如以前,这是寒,应当用温药。腹胀,口中苦而且发干,是腹间有水,这是饮,趺阳脉象微而弦,应当是腹中胀满,若不胀满的,必定下部闭塞,大便艰难,两胠下疼痛,这是虚寒,气从下向上,应当用温药服下就会痊愈。腹中胀满转为疼痛,而移向小腹,这是要下利。一说,腹中疼痛,如转为气向下趋向小腹,这样就会下痢。或说,腹中疼痛,如果转为气向下趋奔小腹,是将会自痢。

温胃汤

主治胃气不平,时时胀咳,不能饮食的处方。

附子、当归、厚朴、人参、橘皮、芍药、甘草各一两　干姜五分　蜀椒三合

上九味药分别切细,用九升水煮取三升,分成三服。

大半夏汤

主治胃中虚冷,腹满塞,下气的处方。

半夏一升　大枣二十枚　甘草、附子、当归、人参、厚朴各二两　桂心五两　生姜八两　茯苓、枳实各二两　蜀椒二百粒

以上十二味药分别切细,用一斗水煮取三升,分成三服。

附子粳米汤

主治腹中有寒气,胀满肠鸣切痛,胸脊逆满,呕吐的处方。

附子一枚　半夏、粳米各半升　甘草一两　大枣十枚

以上五味药分别切细,用八升水煮米熟,去渣,一服一升,每日三服。《集验》加干姜二两。

厚朴七物汤

治腹满气胀方:仲景说:治腹满,发热数十日,脉浮数,饮食如故的。

厚朴半斤　甘草、大黄各三两　大枣十枚　枳实五枚　桂心二两　生姜五两

以上药分别切细,用一斗水煮取五升,去渣,加入大黄煮取四升,服八合,每天三服。呕逆的,加半夏五合;下痢的,去大黄;寒多的,加生姜到半斤。

厚朴三物汤

治腹满发热数十日,脉浮而数,饮食如故的处方。

厚朴半斤　大黄四两　陈枳实大者五枚

以上药分别切细,用一斗二升水煮取五升,加入大黄煎取三升,去渣,服一升。腹中转动的不要服,不动的又服。一方加芒硝二两。

治久寒,胸脊逆满,不能饮食,用吴茱萸汤方。

吴茱萸汤

吴茱萸、半夏、小麦各一升　甘草、人参、桂心各一两　大枣二十枚　生姜八两

以上八味分别切细,用五升酒、三升水煮取三升,分成三服。

治虚羸胸膈满,用**大桂汤**方。

大桂汤

桂心一斤　半夏一升　生姜一斤　黄芪四两

以上四味药分别切细,用一斗半水煮取五升,分成五服。白天三服夜间二服。

治男子忽然患劳内伤,汗出中风,腹胀大饮食不下,心痛,小便赤黄时白,大便不利的处方:大黄、葶苈、寒水石、栝楼根、苦参、黄连各等分

以上六味研为末,用蜜调和成如梧桐子大的丸。用豉汁和饮服二丸,每天三服,逐渐加至十九。

肤胀脊腹满:灸膈俞百壮,重复三次。

胸满心腹积聚痃痛:灸肝俞百壮,重复三次。

胀满水肿:灸脾俞随年壮,重复三次。

腹中气胀引脊痛,食饮多,身羸瘦,名叫食晦:先取脾俞,后取季胁。

脏腑积聚胀满,羸瘦不能饮食:灸三焦俞,多少岁灸多少壮。

腹中胀满雷鸣:灸大肠俞百壮,重复三次。

腹中胀满气聚寒冷:灸胃脘百壮,重复三次。穴在鸠尾下三寸。

腹胀满,绕脐有痛结,坚硬不能饮食:灸中守百壮。穴在脐上一寸。一名水分。

胀满瘕聚,滞下疼冷:灸气海百壮。穴在脐下一寸。忌不可针。

胀满气如水肿状,小腹坚硬如石:灸膀胱募百壮。穴在中极脐下四寸。

胀满肾冷,瘕聚泄利:灸天枢百壮。穴在脐旁相对,横距脐两旁各二寸。

痼冷积热第八

大都人中了寒,皆爱打哈欠,流清涕,发热,颜色和缓的则爱打喷嚏。医生望他的气色诊病,发现患者口干燥,流清涕,爱打喷嚏和呵欠。此患者是中了寒邪,则患者下痢,这是里虚的缘故。想打喷嚏而打不出来,此患者为腹中疼痛。凡是中寒邪的人,脉象沉而弦;若脉象双弦的,是寒证。脉弦的情况如张弓弦,按起来没有移动。脉数而弦的,应当泻下患者的积寒。脉双弦而迟的,心下坚实。脉大而紧的,是阳气中有阴邪,可以取下。右手寸口脉弦的,就是胁下拘挛引急而疼痛,患者寒冷且恶寒。师说:脉迟的为寒,脉涩的无血,寸口脉微弱,尺中脉紧而涩,脉紧则为寒,脉微则为虚,脉涩就是血不充足,故知道发汗后再泻下。用大露宿丸,主治寒冷百病,方见第十六卷中。

匈奴露宿丸

治寒冷积聚的处方。

矾石、桂心、附子、干姜各二两

以上四味药研为末,用蜜调和成如梧桐子大的丸。一次服十丸,每天三次,逐渐增加。

露宿丸

主治遇冷气,心下结紧,呕逆,寒冷的饮食不消化,并且主治伤寒,晨夜触寒冷恶气的处方。

附子、乌头、桂心、矾石各四两

以上四味药研为末,用蜜调和成如胡豆大的丸。用酒送服三丸,每天三服,逐渐加至十九。药耐寒冷,忌热食近火,宜冷食饮。

治痼冷风眩,寒中,手足发冷,胃口寒,脐下冷,百病五劳七伤。第一使人能食,第二使人强盛,第三使人益气,第四使人有子。

神验的处方:生地黄十五斤,取汁　乌头一百五十枚　大豆三升半

以上三味药,在除日分别切细乌头,用一斗半酒和地黄汁浸乌头到破日,绞

去滓,如在豆药汁中,至除日取出晒干,用汁又浸下晒干,至汁出尽,药即成。初服从二豆起,可至二十豆,酒服下。有病空腹服,无病食后服。四时合,并在二月、三月为上时。药使人能食,益气强盛有子,发白更黑,齿落又生。先病热人不可服。

治心腹中有寒冷的瘤块,各种方法皆不愈者,则用此处方:曲沫三升 白术五两 干姜、桂心各三两 吴茱萸、蜀椒各二两

以上六味药研细后治择捣筛后制成散药。用米饮服方寸匕,每天二服。不超过五剂,诸冷顿愈。无禁忌。空腹服下。

治积年冷病处方:蜀椒二两 香豉一升

以上二味,捣椒为末,和豉又捣三千杵。用酒送服下如弹丸大七丸,每天一服,饭前服。

治诸冷极,医所不治的处方:马蔺子九升,去土洗净,空腹服一合,每日三次,饮或酒下。服完后一会儿,用饮食压,服到病愈止。

赤丸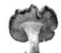

主寒气厥逆的处方。

茯苓、桂心各四两 细辛一两 乌头、附子二两 射冈加大枣一枚

以上六味研为末,用珍珠为色,用蜜调和成如麻子大的丸 空腹酒服一丸,每天二服,夜间一服。无明显药效的,增加到二丸,以有药效为度。一方用半夏四两,而不用桂。

治胸满有气,心腹中发冷,用半夏汤方。

半夏汤

半夏一升 桂心四两 生姜八两

以上三味药分别切细,用七升水煮取二升,每次服七合,每天三服。

温中下气,用生姜汤方。

生姜汤

生姜一斤 甘草三两 桂心四两

以上三味药分别切细,用六升水煮取一升半,服用五合,每天三服。

甘草汤

主虚弱羸瘦,怕得气欲绝断的处方。

甘草、生姜、五味子各二两 人参一两 吴茱萸一升

以上五味药分别切细,用四升水煮茱萸到小沸,去渣加入药,煮取一升六合,分成二服,服数剂为好。

茱萸消石汤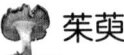

主治久寒,不欲饮食,数十年澼饮的处方。

吴茱萸八合 硝石一升 生姜一斤

以上三味药分别切细,用一斗酒用水解到二斗,煮药取四升。服二升,病就会除去,病除去后不要再服药。病初下如米泔,后如污泥,若如沫渣呕吐,可再服下。养护如乳妇之法。

大建中汤

主治心胁中大寒大痛,呕吐不能饮食,饮食下咽自知偏从一面下流,有决决然的声响,似腹中寒气向上冲,头足的皮肤上有突起,上下疼痛,其头不可接近的处方。

蜀椒二合 干姜四两 人参二两 饴糖一升

以上四味药分别切细,用四升水煮取二升,去渣加入糖,用微火煮取一升半,分成三服。服汤间隔如煮三斗米饭的时间,可饮二升左右的粥。又服当日的食糜,温盖被子。

大黄附子汤

治胁下偏痛,发热,其脉紧弦,这是有寒,应当用温药下的处方。

大黄三两　附子三枚　细辛三两

以上三味药分别切细,用五升水煮取二升汤药,分成二服。

寸口脉象弦而紧,脉象弦就是气不运行,卫气不行就会恶寒,脉象紧则不欲饮食,脉弦紧相搏,就是寒疝。趺阳脉浮而迟,浮就是有风,脉迟就是寒疝。大凡瘦人脐周疼痛,必有风冷,谷气不行而反取下,其气定上冲。不上冲的,心下就有痞。

寒疝,脐周苦痛,发汗就会有白汗流出,手足厥寒,其脉沉弦,用**大乌头汤**主治的处方。

大乌头汤

乌头十五枚,熬黑不切,用三升水煮取一升,去渣,加入白蜜二斤,煎到水气散尽,取二升。强壮的人服七合,羸弱的人服五合。一服未愈,第二天又服,每天只一服,不可多服。

乌头桂枝汤

主治大寒疝,腹中疼痛,逆冷,手足不仁,若浑身疼痛,灸刺诸药不能治的处方。

秋干乌头实中的五枚,除去角　白蜜一斤

以上二味,用蜜煎乌头,减半去渣,用桂枝汤五合解,服用一升左右。初服二合,若无明显药效,则服三合,如药效还不明显,加到五合。若有效的,如醉酒状。呕吐的人,为中病。其桂枝汤方在伤寒中。《外台》方说:以水二升半煮桂取一升,用桂汁和蜜合煎,得一升左右,服下。《范汪方》说:用桂枝汤合前乌头煎服。

大凡人患大热,都须候脉。若大大热的,病不能完全依据处方用药,而根据病用药。大热不可忍奈的,应当两倍、三倍用药。大大热的,乃至十倍用药,才可治病。有人苦热不已,都是由于服石所引起的。种种服药,不能治病,早有朴硝煎后可以定。武德中有贵高人师市奴,称说是被金石欺侮,不是这样的。这种处方只用二硝寒水石石膏可以了,即不必用金。处方中有金乃是富贵人所加。

朴硝煎方

朴硝一斤　芒硝八两　寒水石四两　石膏二两　金二两

以上五味药,先加入二硝在八升汤中搅到全消,用纸密封一夜,澄取清,放在铜器中,另捣寒水石、石膏碎如豆粒,以绢袋盛,放入汁中,用微火煎,等这上面有沫起,用筷子投中,当筷子如凌雪凝白,急下泻在盆中,等到凝结后取出,烈日晒干。积热困闷不已的人,用方寸匕,白蜜一合和冷水五合,搅和到全消,一顿服下,每日三服,热定即止。

五石汤

主胃关发热,热病后不除,烦闷,口中干渴的处方。

寒水石、硝石、赤石脂、龙骨、牡蛎、甘草、黄芩、栝楼根各五分　知母、桂心、石膏各三分　大黄二分

以上十二味药分别切细,用七升水煮取三升,分成四服,白天三服夜间一服。

竹叶汤

主治五心热,手足烦疼,口干唇燥,胸中发热的处方。

竹叶、小麦各一升　知母、石膏各三两　黄芩、麦门冬各二两　人参一两半　生姜五

两　甘草、栝楼根、半夏各一两　茯苓二两

以上十二味药分别切细,用一斗二升水煮竹叶、小麦,取八升,去渣,加入药煮取三升,分成二服,老人、小孩服五服。

半夏汤

主胸中客热,心下烦闷,气向上冲,大小便难的处方。

半夏一升　生姜八两　前胡四两　茯苓五两　甘草一两　黄芩、人参各二两　杏仁、枳实各三两　白术五两

以上十味药分别切细,用九升水煮取三升,分成三服。胸中大热的,沉冷后服下。若大小便坚涩,则加大黄三两。一方用栀子仁二两,为十一味。

承气汤

主治气结于胸中,热在胃腑,饮食呕逆,口渴的处方。

前胡、枳实、桂心、大黄、寒水石、知母、甘草各一两　硝石、石膏、栝楼根各二两

以上十味药,用一斗水煮取三升,分成三服。

治热气,手足心烦热如火的处方:竹叶二升　枳实三两　青箱子、白前各一两　吴茱萸、黄芩各二分　栝楼根、麦门冬各二两　生姜六两　前胡一作芍药　半夏各五两

以上十一味药分别切细,用八升水煮取二升,分成三服。

地黄煎

主治发热的处方。

地黄汁四升三合　茯神、知母、葳蕤各四两　栝楼根五两　竹沥三合,一方用竹叶　生姜汁、白蜜、生地骨皮切,各二升　石膏八两　生麦门冬汁一升

以上十一味药分别切细,用一斗二升水先煮诸药,取汁三升,去渣,下竹沥、地黄、麦门冬汁,用微火煎四五沸,下蜜、姜汁,用微火煎取六升,初服时四合,白天三服夜间一服,以后加至六七合。四、五月作散服下。

治积热方:枳实、黄芩、大黄、黄连各三两　芒硝二两

以上五味药研为末,用蜜如丸梧桐子大的丸。空腹酒服三十丸,逐渐加至四十丸,每天一服。

治膈上有热的处方:苦参十两　玄参五两　麦门冬三两　车前子二两

以上四药研为末,用蜜调和成如梧桐子大的丸。一服十五丸,每天二服。

细丸

主治客热结塞不流利的处方。

大黄、葶苈各三两　香豉三合　杏仁、巴豆各三分

以上五味药研为末,用蜜调和成如梧桐子大的丸。饮服二丸,每日一服,以利为度。

治骨蒸热,羸瘦,烦闷短气,喘息鼻张,太阳向西时则发病的处方:龙胆、黄连、栝楼根各四分　芒硝二分　栀子十枚　苦参、大黄、黄芩、芍药、青箱子各二两

以上十味药研为末,用蜜调和成如梧桐子大的丸。饮服二丸,每日二服,以药效明显为度。一方无苦参,只有五味。

治骨蒸的处方:天灵盖如梳子大,灸到黄碎,用五升水煮取二升,分成三服。起死人神方。

五脏热及身体发热,脉眩急的:灸第十四椎棘突肾俞与脐相对处,五十壮。老人小孩酌情加减灸的壮数,如果是虚寒,可增到一百壮。灸横三关寸。

肺脏·卷十七

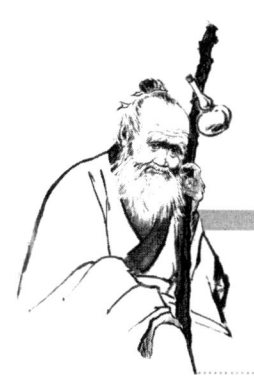

肺脏脉论第一

肺主管魄,魄是所有物体的精华,相当于上将军,它在上部运行,所以肺是五脏的华盖。与精一起出入的叫做魄,魄则藏在肺里。鼻为肺功能的外在体现,肺之气通于鼻,鼻调和则能感受到香臭的气味。肺气循环于紫宫,上出于颃,候于鼻下,回到肺中,其荣华表现在毛发,在外主持气,在内主持胸,与乳相当,左乳为庚属阳金,右乳为辛属阴金。肺重三斤三两,有六叶两耳,共八叶。肺其功用,主管藏魄,号称魄脏,随时节的变化而因应会通。所以说:肺藏气,魄居于气中,其变动在气为咳嗽,在液为鼻涕。若肺气虚则鼻息不通利,短气;肺气实则在气喘有声,胸满,仰首叹息。肺气虚则梦见白色事物,见到人失血而死的模样;肺气相得于时季,则梦见战争;肺气盛,则梦见恐惧哭泣;逆气侵入肺,则梦见向上飞扬,见到金铁之类奇异的器物。

肺脏在五行上属金,与大肠合为腑,它的经脉是手太阴经,与手阳明经互为表里,肺脏的脉象为浮脉,肺气在季夏开始健旺上升,在秋天则最为旺盛。秋季是万物终结的季节,木叶零落,枝茎犹茂盛繁多,秋气摇荡独存。此时其脉象是微浮的,因为卫气向下而显迟的脉象,营气向上而显数的脉象,故命名为"毛脉"。若阳气应当陷下而不陷下,阴气应当上升而不上升,就会被邪气所侵害阴阳二气相争较所以被风寒所侵,阳气被外邪所侵就会收敛,阴气被外邪所侵就会紧缩阳气敛则恶寒,阴气紧就变为颤栗,寒冷与颤栗相逼迫,故发生疟疾。虚弱就会发热,浮脉就显示出来,若在早晨被邪气所侵,则在早晨发病;若在傍晚被邪气所侵,则在傍晚发病。脏有远近之别,脉有迟速之别,肺气运行一周自有其度数,什么时候到哪里自有其规律。若此时卫气应当内陷却反而在上就会损伤毫毛的光彩,营气应当上升却反而在下就会损伤下焦。中焦有所恶就会表现出来,有所善则藏伏在里。阳气下陷,阴气就温热,阳气反而在下,阴气反而在顶巅,故命名为"长而且留"。

秋天的脉象,如浮,因为秋脉为肺脉,属西方金,此时万物收成,故其气之来轻虚而浮,来时急,去时散,故说浮;相反于这种脉象,则有病。怎样的脉象是与此相反的呢?其气来时毛,而中央坚两旁虚,这叫做太过,表明病在外;其气来时毛而微,这叫做不及,显示病在中。肺气太过就使人气逆而背痛,忧郁不舒;

不及就使人气喘，呼吸少气而咳嗽，上部气逆见血，下部听见病音。

肺脉来时如树叶微动之翩翩翻翻，如榆荚脱落，这叫平肺脉，为秋天的脉象，以胃气为本。肺脉来时不上不下，如遵循鸡的羽毛的次序，为肺有病。肺脉来时如浮着的物体，如风吹羽毛，为肺死症。

真肺脉来时，大而虚，如用羽毛击中人的皮肤那样的感受，颜色白红不润泽；如果羽毛像被折断，为死症。秋天的肺脉有胃气而微毛，是平脉；毛多胃气少，是肺有病；只有毛，没有胃气，是死症；毛而有弦，是春天生的病；特别弦的为今年秋天生的病。

肺藏气，魄居于气中，喜乐无度就会伤魄，伤魄后就会发狂，发狂者丧失了人的意识，皮肤黑，毫毛焦，面色惨，会在夏天死亡。若手太阴经的脉气已衰竭，皮毛就会焦枯，手太阴经是运行气而使皮毛得受温润的，气不能荣泽则皮毛会焦枯，皮毛焦枯而失去津液，津液失去后皮肤骨节就会受伤，皮肤骨节受伤则爪甲枯萎毫毛摧折，毫毛摧折的人为气已先死，在病重在丙日，死亡于丁日，因为火克金。丙丁在五行上属火，而肺属金。

肺所藏的魄已衰竭时，真脏脉现，浮取时脉象虚，按时弱如葱叶，其下无根者是死症。秋天属金，肺气旺，其脉浮涩而短者是平脉。若反得大而缓的脉象，这是脾邪在欺凌肺，脾土为肺金之母，母归子位，为虚邪，即使有病也容易治疗；若反得沉濡而滑的脉象，这是肾邪在欺凌肺，肾水为肺金之子，子袭母位，为实邪，即使有病也会自然痊愈；若反得浮大而洪的脉象，这是心邪在欺凌肺，心火是肺金之敌，火克金，为贼邪，大逆，大凡会死，无药可救；若反得弦细而长的脉象，这是肝邪在欺凌肺，肝木是肺金所克者，木来压迫金，为微邪，即使有病也会立即痊愈。若肝邪侵凌肺，只是虚张声势。

右手关前寸口部位脉象阴绝的病人，是无肺脉，会有短气咳逆的病苦，喉中堵塞，嗳气，呃逆。其治疗须取刺手阳明大肠经上的穴位。右手关前寸部位脉象阴实的病人，为肺实症，会患短气的病苦，胸中胀满，牵动两肩，其治疗应取刺手太阴肺经上的穴位。

肺脉来时，泛泛然轻若微风吹动鸟背上的羽毛，在呼气一次的时间内，肺脉搏动两次为平脉，搏动三次为离经病，搏动四次是脱精的症候，搏动五次为死症，搏动六次就会命绝，这是从手太阴肺经表现出来的症候。

肺脉特别急的是患癫病；微急的是患肺寒热证，会出现怠惰，咳嗽唾血，牵引及腰、背、胸部，像鼻中有息肉而不通利的感觉；肺脉特别缓的是多汗；微缓的是痿漏偏风证，头部以下汗流不停；肺脉特别大的是胫肿证；微大的是肺痹证，牵引及胸背，起则恶日光；肺脉特别小的是飧泄证指泄泻完谷没有消化；微小的是消渴证；肺脉特别滑的是息贲上气息贲症指气急上逆，奔迫急促，右肋下有块状如覆着的杯子，发热恶寒，胸闷呕逆，咳吐脓血；长期患病可发为肺痈，肺脉微滑的是上下出血证；肺脉特别涩的是呕血证；微涩的是鼠瘘证指瘰疬破溃流脓，为经久不愈的病症。因其漏口形如鼠穴，塞一窜一，而得鼠瘘之名。漏口在颈肢腋之间，表现为下肢无力，难以支撑上部体重，故下肢常觉酸软；肺脉搏坚而长

肺脏·卷十七

的,为患有唾血病;脉濡而散的,为患漏汗的病漏汗又作灌汗。指汗出如水,泄漏不止。多因阳虚而致,这种脉至时不能用散发汗来治疗。

肺脉来时,喘而浮,上虚下实,是受惊后有积气在胸中;喘而虚者,名肺痹寒热症,是醉后入房的缘故。

黄帝问道:十二经脉中,只有手太阴肺经搏动不停,这是为什么?手太阴本在寸口中岐伯回答说:足阳明经是胃之脉,胃是五脏六腑的营养汇聚摄取的地方胃脉诊候部位在足跗上,大趾间向上行三寸,骨缝中即是胃之精气向上注于肺,为清气,肺气遵循太阴经而运行,它的运行与呼吸一致,故人呼气一次,脉搏则动两次,吸一次气脉搏也动两次,不停地呼吸,脉也就不停地搏动。黄帝问道:为什么气口能为五脏之主?岐伯说:胃是容纳水谷的地方,六腑之中胃居第一,五味入口后,藏在胃中,用来滋养五脏的精气。气口,在手太阴肺经,脏和腑的气味都从胃中出来,其盛衰变动在气口可见,气口属腑脏之主,即平时所说的寸口。

扁鹊说:肺脏有病,鼻孔就会张开;若肺脏实热就会喘逆,胸满,仰首叹息;肺之阳气盛就会梦见恐惧等;若肺脏虚寒就会咳嗽,下痢、短气;肺的阴气盛则会梦见涉水等。肺在声属于哭,在变动上为咳,在志属于忧。忧伤肺,精与气同入于肺则悲。肺脏与秋季相应,其在五味上主秋。若秋季时,摄取的走肺之辛味太甚,导致痞结胀满而咳血的病人,病在胸。以及因饮食不节而患病的,其治疗应取刺手太阴肺经的合穴即尺泽,故说伤手五味太盛者应取治合穴。

病先从肺上发作的,出现喘咳;三天后传到肝脏,出现肋痛,支撑胀满;四天后传到脾脏,出现闭塞不通,身痛体重;五天后传到胃腑,出现腹胀。十天不止,则病势发展,救会死亡。冬天被病邪入侵,要等到夏天,其病邪才会脱体。

病在肺脏者,病情中午加重,而下午五时三刻则得到缓解,夜半宁静下来。

若肺上患病,是在往南方的路途上或是吃了马肉及獐肉而得,不然就是在夏季发作而患病是在丙丁日,适宜用赤色的药来治。

凡是肺病的症候,必然会喘咳逆气,肩背疼痛,汗出,尻尾部、阴部、大腿、膝部、大腿骨、腓肠肌部、脚胫、足部等处都痛;若肺虚,则出现短气,呼吸难以接续,耳聋、咽喉干燥。其治疗应取刺手太阴肺经和足太阳膀胱经的外侧,厥阴经的内侧,刺(少阴)出血。

肺脉沉取时为数象,浮取时为喘象,苦于恶寒发热,腹胀满、肠中热、小便呈红色、肩背痛,从腰以上汗出,此乃性交后出汗又被风邪侵伤的缘故。

肺发生病变后,病人的面色发白,身体只有寒没有热,时时发咳,其脉象微迟的还可以救治,适宜服用五味子大补肺汤、泻肺散,在春天应刺少商、在夏天应刺鱼际,皆用泻法;在季夏刺太渊,在秋天刺经渠,在冬天刺尺泽,皆用补法;又应当灸膻中一百壮,灸背第三椎棘突下的肺俞穴二十五壮。

病邪在肺里,就会出现皮肤痛,发寒热,上气,气喘出汗,剧烈咳嗽以致引动肩背等症状。其治疗应取刺胸部外侧的中府、云门穴,以及背部第三椎棘突旁的

肺俞穴,先用手快速按压,待病人稍感舒畅后再行针刺,而后取刺任脉的天突穴,以散肺中邪气。

身体寒冷又吃冷食则会伤肺,因为这两种寒冷相感应,使里外皆受伤,故表现为气逆而上行的症候。肺受伤,其人又劳累疲倦,就会咳嗽唾血,其脉象细、紧、浮、数的,都会吐血,这是因为急躁发怒而导致的病,脉受伤后气壅闭而致。

肺被风邪所侵害的病人,会出现口燥而气喘,身体晕眩沉重,昏冒而肿胀的症状。

肺被寒邪所侵害的病人,会吐浊涕。

肺脏有水滞留的病人,身体肿而小便难,时时大便溏泻。

肺胀的病人,虚而满,喘咳,眼睛似脱出的模样,其脉浮大。

若跌阳脉浮缓,少阳脉微紧,微者为血虚证,紧者为微寒证,这是鼠乳病身体面部忽生肉刺状突起,因其形状如鼠之乳头而得名。此因风邪搏于肌肤而致。

若诊得肺有积聚,其脉象浮而毛,脉形按之更弱,肋下时时作痛,气逆引动背痛,短气,健忘,目瞑,结痛,皮肤寒,秋天痊愈而夏天加剧,皮肤中时时作痛如虫移行的感觉,更严重的像针刺的感觉,时时作痒,面色发白。肺中的积聚者名叫息贲,在右肋下,覆大如杯,久久不愈,恶寒,气逆喘咳,发作肺痈。此为春天甲乙日患的病。这是为什么呢?因为心发生了病变而侵于肺,肺理应传到肝,而肝恰值春天的旺气,肝气旺而不受病邪,则肺又欲将病邪回还到心,而心不肯受,故在肺中留结积聚,故知道息贲是在春天患上的病患。

肺有病则身体就会发热,咳嗽短气,唾出脓血,其脉象应当是短涩的,而现在的脉象反而浮大;其色应是白色而反显红色,此为火克金,为特别逆反的症状,十成无救治而死。

商音(金声),是肺之声。肺在声属哭,其音为磬音,其志为乐,其经为手太阴经。阳明经厥逆,则荣卫不通,阴阳逆乱,阳气内击,阴气外伤,伤后就会寒,寒则虚,虚就会被邪风所侵犯,呼吸时头部或肢体不自主地摇晃,震颤,语音嘶哑,堵塞而散下,呼吸短而疲惫,四肢僻弱,面色发青,遗失便溺,甚至于无可可救,依照病理应当用麻黄续命汤来主治,其处方见第八卷中。另外,说话喘急,短气,多吐唾,这是火克金,阳击阴,阴气下沉,阳气上升,上升则实,阳气实就发热,发热就发狂,发狂就会双眼紧闭,言语恐怖。说些异常事物,口赤而张,饮食没有规律,此为热伤肺,肺化为血,无可救治。若只是面赤而鼻不倾斜,则还有救。

肺脏患疟疾的,使病人心中发寒,特别寒时又发热,发热之间多惊恐,似乎像见到了什么怪物,这用恒山汤来主治,其处方见第十卷中。如果病人本来语音雄烈,忽然不再嘹亮,拖很长的气用很大的力才能说得出话来,则反于平常,有人招呼他说话,仍直板着眼睛不答应的,即使还未生病,看其态势也已坚持不了多久。才乃从声音上察肺病的方法,疾病的表里是一致的,由表及里地推断病因,并根据病因进行治疗,则不会有差错了。

肺在五色中为白色,肺合皮,其白色如猪膏者为吉。肺主管鼻,鼻是肺功能的延伸。金形的人,属于金音中的上商一类体质，就像白帝一样。这样的人，皮肤呈白色，面部呈方形，头小，肩背瘦小，腹小，手足小，足跟坚硬，行动轻快，禀性廉洁，性情急躁，静则安，动则悍猛，适合于做官吏。耐受得住秋冬的寒凉，而耐受不住春夏的温热，在春夏季易感邪生病，反映于手太阴肺经。此类人，属于禀金气最全的人，其特征为瘦削且有棱角。

一个人肩、胸部的厚与薄，端正与斜耸，肺脏都与之相应。正常的肺脏是白色。肤色白，纹理细密的人，肺脏小；肺脏小，则饮邪很少停留，不会使人喘息。皮肤纹理粗疏的人，肺脏大；肺脏大，大则虚，虚则寒，喘鸣而多饮，则多有饮邪停滞，易使人患胸痹、喉痹及气逆的病。两肩高耸，胸膺突出而咽喉内陷的人，肺脏位高；肺位偏高，高则实，实则热，则气机上逆，使人抬肩喘咳。两腋内敛，胁部外开的人，肺脏位低；肺位偏低，则居处接近横膈，以致胃脘上迫于肺，使人易患胁下疼痛的病或有鼻塞、气壅、流鼻涕、生息肉等症出现。肩背部肌肉厚实的人，肺脏坚实；肺脏坚实，则人不易患咳逆上气。肩背部肌肉薄弱的人，肺脏脆弱；肺脏脆弱的，则易被热邪所伤，而发生喘息、鼻衄的症状。胸背部肌肉匀称坚厚的人，肺脏端正；肺脏端正的，则肺气调和宣通，使人不易被邪气所伤。肋骨偏斜而稀疏的人，肺脏偏斜不正；肺脏偏斜的，则使人胸中偏痛，鼻则也有偏疾。

凡是人的各脏腑在皮肤之分属部位处凹陷或突起的，必然正在形成相应的病。阳明大肠经为肺在皮肤之分属部位，肺脏之气在阳明大肠经中流通，外部也随之而呼应它。沉浊为内，浮清为外。如果病邪从外入内，那么其分部就突起；病邪从里而出，则其分部会凹陷。病邪从外而入，先治阳后治阴；从内而出的，先治阴后治阳。实则泻之，虚则补之；阳主管其外，阴主管其内。凡是人的生、死、吉、凶，其五脏神色皆会先变形于外。人的肺先发生病变，鼻孔就翕张而焦枯；若肺先死，就会鼻梁塌陷，鼻孔紧闭，呈青黑色。若天中发际等份，而墓色与之相应，必死无救。看其色之深浅，而推敲其死期的远近，长的不出一年，短的则不超过几时几月。肺脏患病后已经稍有好转却会突然死去的，又是怎会回事呢？回答说：若面颊上见到如拇指般大的赤黑色痣，病人必然会突然死亡。问："肺脏患绝症，三天之内则死亡者，是从何判断的呢？"答说："口张不下，只有气出而无气入，脸发白眼发青的，这叫乱经。这是因为饮醉酒后被风邪所侵，风邪进入肺经，胆气妄泄，眼睛就发青，这样的患者，即使天仙下凡，也不能重新得生。脸黄，眼白如枯骨的，会死亡。吉与凶的面色，从其分部可见，赤白入鼻者不出一年必定会生病，若一年未应验，三年之中，其祸必应。

肺脉在时季上属秋，在五行上属金，在五色上属白色，主管手太阴经脉，在秋天灸刺五腧穴之经穴和输穴。秋季金气开始旺盛，肺将收杀，金将比火更旺，阳气渐渐敛藏，阴气开始强盛，湿气浸及人体，阴气未盛而未能深入。故灸刺输穴来泻除其阴邪，取合穴来虚其阳邪，此时阳气始衰，故取合穴。其脉本在寸口之中，掌后两筋间二寸中，相呼应于腋下动脉，其脉根于太仓，太仓在脐上三寸，即一夫指将患者示指、中指、环指和小指并拢,以中指中节横纹为准,四指横量为三寸的方法手太阳肺经的筋,起于手的大拇指之端,沿指上行,结聚于鱼际部之后,经过寸口的外侧,沿臂内结聚于肘中,再上行于臑部内侧,进入腋下,出于缺盆,又结聚于肩臑前方,然后上行结于缺盆,再下行结聚于胸里,分散而贯穿贲门下部,与手厥阴经的筋相合后,下行直抵季胁。

肺的经脉为手太阴经,起于中焦腹部,向下缠绕大肠,再返回循行胃的上口,向上经过膈肌,入属于肺脏,接着从气管横走出腋下,沿着上胳膊内侧下行,然后从手少阴经与手厥阴经的前面,下至肘内,顺着前臂的内侧,经掌后高骨的下缘,入寸口,前行至鱼际,并沿着其边缘,出于拇指尖端。它的分支从腕后直达指内侧,出于指端。合手阳明经为表里,阳明经之本在肘骨中,它们同会于手太阴经。

手太阴经的支络名列缺,起于管上分间,与太阴经直入掌中,散入于鱼际,它的支脉走手阳明经。若肺生病,病实则大肠热,热则手掌红锐突起,突起则阳病,阳脉反逆大于寸口三倍。其发生病变后,则会咳嗽,气逆,喘促,口渴,心烦燥,胸胀闷,臂部内侧前缘作痛,掌心发热。手太阴经的脉气旺盛有余则肩背痛风,汗出中风;手太阴经的脉气虚弱则大肠寒,寒就打呵欠,小便遗数,小便数则是阴病,阴脉反而比寸口脉小一倍,病则肩背寒痛,气短则供应呼吸不足,季肋空痛,小便变色,而致大小便不禁。

秋天的三个月,为肺、大肠易患白气狸病的时节,其原因是病邪从太阳经侵入手太阴经,太阴经受淫邪之气,则导致经络壅滞,毫毛皮肤紧竖,若发汗泄气而生邪,则导致脏腑被湿气所伤,故在秋天受到病害。若腑虚就会被阴邪所伤,忽寒忽热,损肺伤气而发生剧烈的咳嗽,呕逆;如果脏实就会被阳毒所伤,而发生体热生斑,气喘而多饮的症状,故说白气狸病。

扁鹊说:灸心与肺二俞穴,主治丹毒白狸病,应当依据病理来治疗调理其阴阳,使其阴阳平衡,这样脏腑就不会生病了。

肺虚实第二

◆ 肺实热

右手寸口气口以前脉象为阴实的,这是手太阴肺经阴实的征象,其症状是肺胀、汗出若露、上气喘逆、咽喉中堵塞像要呕吐的样子,名为肺实热。

治肺实热,胸闷仰首叹息,泄气除热的处方:枸杞根皮切,二升　石膏八两　白前、杏仁各三两　橘皮、白术各五两　赤蜜七合

以上七味药分别切细,用七升水来熬取二升,去掉药渣,加入蜜再沸,分三次服用。

治肺热,气上逆咳嗽,呼吸奔喘,用**橘皮汤**方。

橘皮汤

橘皮、麻黄各三两　干紫苏、柴胡各二两　宿姜、杏仁各四两　石膏八两

以上七味药分别切细,以九升水来熬麻黄两沸,去沫,加入其他药,熬取三升汤药,去渣,分三次服下,若未愈,则给

肺脏·卷十七

病人服两剂药。

治肺热喘息,鼻衄出血的处方:羚羊角、玄参、射干、鸡苏、芍药、升麻、柏皮各三两　淡竹茹鸡蛋那么大一枚　生地黄切,一升　栀子仁四两

以上十味药分别切细,用九升水来熬取三升汤药,分三次服用,须通者,加入芒硝三两,再熬三沸。

治肺热,饮酒后受风吹,风入肺,胆气妄泄,目青气喘的处方:麻黄四两　五味子、甘草三两　杏仁五十枚　母姜五两　淡竹叶切,一升

以上六味药分别切细,先用七升水来熬麻黄,去渣,再加入其他药熬取二升汤药,去渣,分三次服用。

泻肺散

治酒客劳倦,或出门受风,喜怒之气留驻于肺,面目黄肿,起身就头晕眩,咳逆上气,经常心中烦闷,自己不能控制,心下弦急,不能饮食,或吐脓血,胸痛累及背,支满欲呕的处方。

百部、五味子各二两半　茯苓、附子、苁蓉、当归、石斛、远志、续断各一两　细辛、甘草各七分　防风、蜀椒、紫菀、桂心、款冬花、干姜各一两半　桃仁六十枚　杏仁三十枚

以上十九味治择捣筛后制成散药,每次用酒送服方寸匕,每日三次,渐渐加至二匕。

肺胀,气抢胁下,热痛:灸阴都,多少岁的患者则灸多少壮,穴在夹对胃管两边相距一寸处,胃管在心下三寸。

肺胀胁满,呕吐上气等病:灸大椎及两乳上第三肋间,各灸七壮而止。

◆ 肺与大肠俱实

右手寸口气口以前的脉象阴阳俱实者,这是手太阴肺经与手阳明大肠经俱实的征象,其症状为头痛目眩,惊狂,喉痹痛,手臂麻木,唇外翻,其病为肺与大肠俱实之症。

治肺与大肠俱实,使人气懑,熬制散药来服的处方:茯苓、麻黄各六分　黄芪、大青、桂心各三分　细辛、杏仁各五分　石膏二两　丹参半两　五味子、甘草、贝母、橘皮、芎䓖各一两　枳实三枚

以上十五味筛取其末,制成粗散药,用帛裹一方寸匕半,加一升五合井花水熬取七合汤药,为一服,每日服两次。

◆ 肺虚冷

右手寸口气口以前脉象为阴虚者,这是手太阴肺经阴虚的征象,其症状表现为少气不足供应呼吸、喉咙干燥而无津液,名为肺虚冷。

治肺虚冷,声音嘶哑,说话吃力,颤抖,缓弱虚瘠,风邪入肺的处方:防风、独活、芎䓖、秦椒、干姜、黄芪各四十二铢　天雄、麻黄、五味子、山茱萸、甘草各三十六铢　秦艽、桂心、薯蓣、杜仲、人参、细辛、防己各三十铢　紫菀、甘菊花各二十四铢　贯众二枚　附子七分

以上二十二味治择捣筛后制成散药,每次用酒送服方寸匕,每日服二次。又方有石膏六分、当归五分。

治肺虚寒,被狂风所伤,语声嘶哑堵塞,气息喘急,咳唾,酥蜜膏酒,止气嗽使语音流畅的处方:酥、崖蜜、饴糖、姜汁、百部汁、枣肉、杏仁各一升,研　甘皮五具,研末

以上八味药合和,以微火熬,经常搅动,让药液沸腾三次,熬大约一顿饭那么长的时间,到姜汁等各减半时为止,每次以一升温酒送服方寸匕,细细吞咽,白天二次夜间一次。

治肺寒损伤,气嗽及涕唾鼻塞的处方:枣肉二升研作脂 杏仁一升,熬研为脂酥、生姜汁、白糖、生百部汁、白蜜各一升

以上七味药合和,用微火熬,经常搅动,熬一顿饭那么长的时间,然后取下,每次细细地以温清酒送服二合,每日二次。

治肺气不足,咳唾脓血,气短不得卧,用麻子汤方:麻子一升 桂心、人参各二两 阿胶、紫菀各一两 生姜三两 干地黄四两 桑白皮一斤、饴一斤

以上九味药分别切细,用一斗五升酒、一斗五升水合熬取四升汤药,分五次服用。

治肺气不足,咽喉苦干,宜服饧煎方作饧随便多少,取干枣一升,除去核,熟捣,加五升水来调和使其均匀,绞去药渣,澄去上面的清液,取浊的纳入饴中搅拌,在火上熬,不让其冷硬。让病人连续不断地服,每次如鸡蛋般多少,慢慢地吞下,白天三次,夜间二次。

凡患肺风,气痿绝,四肢满胀,喘逆胸满等症 灸肺俞各二壮,肺俞的们置,正对乳部引绳测量,在第三椎棘突下,两傍相距各一寸五分处。

◆ 肺与大肠俱虚

右手寸口气口以前脉象为阴阳俱虚者,这是手太阴肺经与手阳明大肠经俱虚的征象,其症状为耳鸣嘈杂,常见虚妄的光明,心中不乐或如恐怖,名叫肺与大肠俱虚之证。

肺与大肠俱不足,虚寒乏气,小腹拘急,腰痛,虚乏瘦弱而生百病,用小建中汤方

大枣十二枚 生姜三两 甘草二两 桂心三两 芍药六两

以上五味药分别切细,用八升水来熬取三升,去掉药渣,加入八两糖,熬三沸,分三次服用。《肘后》用黄芪、人参各二两,名黄芪建中汤。

肺 劳 第 三

凡是肺劳病,可通过补肾气来治它,若肾旺,其旺气就传到肺了。若人违背了秋季时气,肺气就不能收敛,肺上有积热,而气郁胀满。若人顺应时气则能生,违背时气就会死;顺应它就有规律,违背它就混乱。若偏要做违背的事,这叫做关格,则因此而病。

治肺劳实证,气喘鼻张,面目苦肿,用麻黄引气汤方

麻黄、杏仁、生姜、半夏各五分 石膏八两 紫苏四分 白前、细辛、桂心各三分 竹叶切,一升 橘皮二分

以上十一味药分别切细,用一斗水来熬取三升,去渣,分三次服用。

治肺劳,虚寒心腹冷,气逆、游气,胸肋气满,从胸至背痛,忧气往来,呕逆,吃了饭就吐,虚乏不足,用半夏汤方

半夏一升 生姜一斤 桂心四两 甘

草、厚朴各二两　人参、橘皮、麦门冬各三两

以上八味药分别切细，用一斗水来熬取四升，分四次服用，对腹痛者，加当归二两。

治肺劳，风邪虚冷痰澼水气，昼夜睡不着觉，头不得挨近枕头，上气胸满，喘息气绝，这是因为痰水盛溢，用厚朴汤方。

厚朴汤

厚朴、麻黄、桂心、黄芩、石膏、大戟、橘皮各二两　枳实、甘草、秦艽、杏仁、茯苓各三两　细辛一两　半夏一升　生姜十两　大枣十五枚

以上十六味药分别切细，用一斗三升水来熬取四升汤药，分为五次服用。

喉痹，气逆咳嗽，口中流涎　灸肺俞七壮，也可根据病人的年龄，有多少岁则灸多少壮，最多至百壮。

气极第四

凡是气极的病症，都受肺主管。肺与气相应，气与肺合。肺脏在秋天生病的为皮痹，皮痹不愈，再受病邪，病邪内居于肺，那么寒湿之气就侵驻六腑了。若肺有病就会先于气上发作出来，气上冲于胸，常常无故发怒。在秋天庚辛日被风邪之气所伤的会发作肺风，肺风的症状为多汗。若阴气受伤就会发寒，寒则引起虚证，虚则引起报逆咳嗽，咳嗽则短气，到傍晚时分更严重，因其时阴气至、湿气生，所以严重；阴气怕阳气，到白天就好转了；若阳气受伤则会发热，热就引起实证，实就引起气喘，呼吸只到胸部而不再深入，严重的会唾血。阳气病了就治阴，阴为阳之里；阴气病了就治阳，阳是阴之表，故阴阳表里是机体衰旺的根本，由此可知通过阳气来调理阴气，通过阴气来调理阳气，阳气实就用决泻之法，阴气虚就用引导之法。善于治病的人，病邪刚开始进入皮毛、肌肤、筋脉时就治疗它，若等到病邪到达五脏六腑，就半死了。扁鹊说：气已到将要断绝无可救治的地步，喘而出冷汗，两天则会死亡。气与手太阴经相应，太阴脉气绝，就会皮毛焦枯，这是气先死的症候。

治气极虚寒，阴畏阳气，白天好转而晚上更加严重，气短呼吸寒的症候，用钟乳散：也兼治百病，使人强壮，增强食欲，风冷则除。

钟乳单独研　干姜、桔梗、茯苓、细辛、桂心、附子、人参各一两六铢　白术一两　防风、牡蛎、栝楼根各二两半

以上十二味治择捣筛后制成散药，每次以酒送服方寸匕，每日三次，渐渐地加至二匕，五十岁以上的人可频繁服用，直到强壮有力止。《千金翼方》说：有冷就加椒，有热就加黄芩，各三两。

治气极虚寒，皮毛焦，津液不通，虚劳百病，气力损乏，用黄芪汤方。

黄芪汤

黄芪四两　人参、白术、桂心各二两　大枣十枚　附子三十铢　生姜八两

以上七味药分别切细，用八升水来熬取三升汤药，去掉药渣，分作四次服用，另一方不用附子。

治气极虚寒,皮痹不愈,内留于肺,寒气入侵于六腑,腹胀虚满,寒冷积聚百病,用**大露宿丸**方

大露宿丸

礜石《肘后》作矾石　干姜、桂心、皂荚、桔梗、附子各三两

以上六味药研成粉末,调制成蜜丸,每次用酒送服如梧子般大小的十丸,每日三次,渐渐增加。切忌受热及接近火等。

治气极伤热,喘息冲胸,常常自己想发怒,心腹满痛,内外有热,烦呕不安,用**大前胡汤**方

大前胡汤

前胡八两　半夏、麻黄、芍药各四两　枳实四枚　生姜五两　黄芩三两　大枣十二枚

以上八味药分别切细,用九升水来熬取三升汤药,去掉药渣,分三次温服。

治气极伤热,气喘,严重时唾血,气短乏,不思饮食,口燥咽喉干,用**竹叶汤**方

竹叶汤

竹叶二升　麦门冬、小麦、生地黄各一升　生姜六两　麻黄三两　甘草一两　石膏六两　大枣十枚

以上九味药分别切细,用一斗水来熬取三升汤药,去掉药渣,分作三次服用。

呕吐上气　灸尺泽,灸三壮或七壮,尺泽在腕后肘中横纹。

腹中雷鸣相逐,积食不化,逆气　灸上管下一寸名叫太仓穴处七壮。

积气 第五

寒气、热气、怒气、恚气、喜气、忧气、愁气,共称为七气。气的积聚坚硬硕大如杯如盘,在心下腹中,疾痛,不能饮食,时来时去,每当发病时简直痛得要死,像有祸灾妖怪,这都是七气所致的病。寒气,就是呕逆恶心;热气,就是对事物不悦而促迫;怒气,就是气逆上攻不能忍受,热痛向上攻心,气短不足呼吸几乎要死;恚气,就是气积聚在心下,不能饮食;喜气,就是不能快走不能久立;忧气,就是不能大力劳作,晚上睡觉不安宁;愁气,就是善忘而不懂别人的话语,将物体放在四方而回去取时就找不到该往哪里去,若听到什么急迫的事,就会四肢浮肿,手足筋挛,握住手就举不起来,如患病一样,皆是七气所致的病状。男人忽然患此病是饮食无规律所致,妇女患此病是为产后被风邪所侵害的缘故。

阳气丸

主治七气,七气指寒气、热气、怒气、恚气、喜气、忧气、愁气。这七气病的发生都生于积聚,坚牢如杯,心腹绞痛,不能饮食,时去时来,发则痛不欲生。凡寒气的症状,吐逆心满;热气的症状,恍恍惚惚,失精;怒气的症状,上气不可抗拒,热痛向上冲逆于心,短气欲绝不足呼吸;恚气的症状,积聚心满,不得饮食;喜气的症状,不可快走久站;忧气的症状,不能劳苦作业,卧不安席;愁气的症状,平常时就像在发怒,健忘,四肢浮肿,不能

举动。产后中风余疾,也可治。

大黄二两半　人参、半夏、吴茱萸、柴胡、干姜、细辛、桔梗、菖蒲各二分　芎藭、甘草、石膏、桃仁、蜀椒各三分,另一方用桂心

以上十五味药研成细末,制成如梧子大的蜜丸,每次服时用酒送下三丸,每日进三服,渐渐加到十丸。《千金翼方》只有十味,无茯苓、芎藭、甘草、石膏、桃仁。

五膈丸

治忧膈、气膈、食膈、饮膈、劳膈五种病,同药一起服,这是因为忧、恚、思、虑、食饮而患病,若吃冷食以及生菜就会复发,其病状是苦于心满,呼吸不足,引及背痛,如刺的样子,食后就心下坚大如粉絮,大痛欲吐,吐后即愈,饮食不得下,严重的冷及手足,上气咳逆,喘息短气等,其处方:

麦门冬、甘草各五两　蜀椒、远志、桂心、细辛各三两　附子一两半　人参四两　干姜二两

以上九味药研成细末,加蜜调和制成丸药,微使湿润,在吃饭前含如弹丸一般大的一枚,细细地吞咽,喉中胸中应当发热,到药力稍尽后再含一丸,白天三次,夜间二次,如此往复,服药七日即愈。《延年方》说:若不能含者,可将一大丸分作七小丸,渐渐地增加服药量。在夏月含,增加麦门冬、甘草人参的份量。胡洽说:也可用梧子般大的十丸,以酒送服。《经心录》以吴茱萸代桂心,每次以酒送服如梧子般大的五丸,空腹服药,用于治每当寒冷就心痛,咽喉中有物,吐之而不出,咽之又不入,饮食少的病人。

治结气冷症积在胁下,及脚气上行入小腹,腹中胀满等病的处方将三升大蒜去掉心与皮,捣得极熟,以三升水来调和均匀,绞取汁,再捣熟,再用三升水来调和,绞取汁,再捣熟剩下的渣,再以三升水来调和,绞取汁,如此一共得九升汤药,所得大约桃核般大小的渣,将其弃掉,以微火来熬取三升,再加入三升牛乳,合熬取三升汤药,凌晨起床后空腹一顿,将药温服尽,至下午申时才吃饭,三日服一剂,三十日服十剂而止。

治气实若积聚,喘息,吃不下饭,用槟榔汤方。

槟榔汤

槟榔二十一枚　细辛一两　半夏一升　生姜八两　大黄、紫菀、柴胡各三两　橘皮、甘草、紫苏冬季用子实　茯苓各二两　附子一枚

以上十二味药分别切细,用一斗水来熬取三升汤药,分作三服,服药间隔时间相距如行走十里路那么久。若有症结坚实如石,就加鳖甲二两、防葵二两;气上逆,加切桑白皮二升、枳实厚朴各二两,斟酌病人的气力强弱,进二剂后,隔十日,再服以前的桔梗破气丸。

治积年患气,发作有规律,心腹绞痛,有时忽然气绝,腹中坚实,医生无力治疗,又说是蛊的处方:槟榔大者,二十八枚　柴胡三两　半夏一升　生姜八两　附子一枚　橘皮、甘草、桂心、当归、枳实各二两

以上十味药分别切细,用一斗水来熬取三升汤药,分作三服,五日一剂,服三剂,永除病根。

治逆气,心腹满,气上逆,胸胁痛,寒冷,心腹痛,呕逆及吐,吃不下饭,忧气结聚,用半夏汤方。

半夏汤

半夏一升　生姜、桂心各五两　橘皮四两

以上四味药分别切细,用七升水来熬取三升汤药,分作四服,白天三次夜间一次,强壮者只分作三服。并治霍乱后吐逆腹痛。

治逆气,心中烦满,气息郁塞不顺,气上逆,用半夏汤,处方见第十六卷呕吐篇中。

枳实汤

下气,治胸中满闷的处方。

枳实三枚 大枣十四枚 半夏五两 附子二枚 人参、甘草、白术、干姜、厚朴各二两

以上九味药分别切细,用七升水来熬取二升半汤药,每次服八合,服三次。

治气,两肋满急,畏风冷的处方:杏仁、茯苓、防葵各八分 吴茱萸、橘皮、桂心、防风、泽泻各五分 白术、射干、芍药、苏子、桔梗、枳实各六分

以上十四味药研成粉末,制成如梧子大的蜜丸,每次用酒送服下十丸,每日二次,渐加至三十丸。

治气满闭塞,不能饮食,喘息的处方:将十枚诃梨勒研成细末,制成如梧子大的蜜丸,每次在饭后服三丸,无任何禁忌,得通利即止。

安食下气,理胸肋并治客热,用人参汤方。

人参汤

人参、麦门冬、干姜、当归、茯苓、甘草、五味子、黄芪、芍药、枳实各一两 桂心三两 半夏一升 大枣十五枚

以上十三味药分别切细,用九升水来熬取三升汤药,去掉药渣,一次服九合,从凌晨至下午服完,都热服,切忌冷服。

治风虚支满,膀胱虚冷,气上冲肺,呼吸奔涌,使咽喉气闷往来,须下行,用海藻橘皮丸方。

海藻橘皮丸

海藻、橘皮各三分 杏仁、茯苓各二分 人参、吴茱萸、白术、葶苈各一两 桑根白皮、枣肉、昆布各二两 芍药、桂心各五分 白前三分 苏子五合

以上十五味药研成细末,调制成蜜丸。每次以汤水送服如梧子大的十丸,每日二次,渐加至十五丸,以小便通利为度。

治上气呕吐的处方:将二升芥子研成细末,调制成蜜丸,在寅时以井花水服如梧子大的七丸,每日服二次。也可制作成散药,空腹服用;以及可用酒浸服。此方并能治脐下绞痛。

治劳气的处方:以三升小芥子捣成末,用绢袋盛装,以三斗酒浸泡,密封七日,去掉药渣,每次温服半升,渐加至一升半,药物见效后又制,其禁忌如常药法。

补伤散

主治肺伤,常多泄咳,多惊恐,不能动,远行则筋痛,久站则膝酸,汗出鼻干,少气多悲,心下急痛,痛引胸中,卧不安席,恍惚多梦,寒热,小便赤黄,目不能远视,唾血的处方。

天门冬一升 防风、泽泻、人参各一两半 白蔹一两 大豆卷、前胡、芍药、栝楼根、石膏、干姜各二两 紫菀一两 桂心、白术各四两 甘草、干地黄、薯蓣、当归各二两半 阿胶一两半

以上十九味治泽捣筛后制成散药,每次在吃饭前用酒送服方寸匕,每日三次。

治读诵劳极,疲乏困顿的处方:酥、白蜜、油、糖、酒各二升

以上五味药在铜器中合研,以微火熬二十沸,取出漉过,七日七夜准时服完,注意禁忌生、冷食物。

治忽然短气的处方:捣韭汁,一次服一升,立即痊愈。《肘后方》以此治忽然上气喘息,像要气绝的症候。

治乏气的处方:枸杞叶、生姜各二两

以上二味药分别切细,用三升水来熬取一升汤药,一次服完。

治少年房事过多而致短气的处方:栀子十四枚 豉七合

以上二味药,用二升水来熬豉,取一升半,然后去掉豉加入栀子,熬取八合汤药,每次服半升,不愈再服。

治凡是上气冷症发作,腹中雷鸣转叫,呕逆不食之症 灸太冲穴,不限壮数,从痛灸到不痛,从不痛灸到痛为止。

治上气厥逆 灸胸堂六百壮,其穴在两乳间。

治胸膈中气郁 灸阙俞,病人有多少岁就灸多少壮。扁鹊说:第四椎棘突下两傍各一寸半名阙俞穴。

治心腹中各种病,坚满烦痛忧思结气,寒冷霍乱,心痛吐下,积食不化,肠鸣泄利 灸太仓穴百壮。太仓一穴,又名胃募,在心下四寸,乃胃管下一寸处。

治气机郁滞而凝敛不舒,针与药所不能治疗者 灸肓募,多少岁的病人则灸多少壮。肓募二穴,从乳头斜向测量至肚脐,在所得线条的长度的中点折叠,减去一半,从乳头向下测量,所测得的线头处即是穴位。

治下气 灸肺俞穴百壮。

又 灸太冲穴五十壮。

治凡是脐下绞痛,流入阴中,发病没有规律者,这是冷气致病 灸关元穴百壮,穴在脐下三寸。

治短气,说不出话 灸天井穴百壮,穴在肘后两筋之间。

又 灸大椎,多少岁的病人则灸多少壮。

又 灸肺俞百壮。

又 灸肝俞百壮。

又 灸尺泽百壮。

又 灸小指第四指间交脉上七壮。

又 灸手十指头各十壮。

治乏气 灸第五椎下,病人有多少岁就灸多少壮。

治青年房事过多而短气 灸鸠尾头五十壮。

又 盐灸脐孔中十四壮。

论曰:凡是忽然厥逆上气,气攻两肋,心下痛满,无力,像将要气绝的样子,这是奔豚气,就赶紧烧热水,用来浸泡两手足,频频换热水。

治奔豚腹肿 灸章门百壮。章门又名长平,共有二穴,在大横外正对脐的季肋端。

治奔豚 灸气海穴百壮,穴在脐下一寸半。

又 灸关元穴百壮,穴在脐下三寸。

治奔豚攻心呼吸困难 灸中极五十壮。中极又名玉泉,在脐下四寸。

治奔豚气忽上忽下,腹中与腰相引而痛 灸中府穴百壮,穴在乳上三肋间。

治奔豚 灸期门穴一百壮,穴在正对两乳下第二肋端旁一寸五分处。

治奔豚气忽上忽下 灸四满穴十四壮,其穴在夹对丹田两旁相距三寸处,即心下八寸,脐下横纹处。

肺痿第六

问：寸口脉数，其人患病咳嗽，口中反而有浓唾涎沫流出，这是为什么？老师说：这是肺痿病。问：这是怎样得来的呢？老师说：病的热邪在上焦，因咳嗽而成为肺痿。有的是由于出汗，有的是由于呕吐，有的是由于消渴病，小便利、数，有的是由于大便困难，多次用药泻下，使津液受到严重地损失，故患上肺痿病。又有寸口脉不数而反发汗，阳脉之气已经消散，阴脉不涩，三焦气机不畅，入而不出。阴脉不涩，身体反而作冷，其内反而烦闷，多唾而唇燥，小便反而困难，此为肺痿，津液被伤，大便如烂瓜，其泻下如猪脑，皆为发汗致病的缘故。患这种病想咳而不能咳，咳出干沫，长期小便不通利，其脉平弱。患肺痿吐涎沫而不咳嗽的，病人不口渴，必遗溺，小便数，之所以这样，是上虚而不能制下的缘故，这是肺中冷，必定发生晕眩。老师说：患肺痿而咳唾，咽喉干燥想喝水的，则自己痊愈。无缘无故张着口的，为短气。

治肺痿多涎唾，小便频数，肺中冷，必眩，不渴不咳，上虚，其下不能制小便，用甘草干姜汤来温暖肺脏，服汤药后稍稍盖上被子，若发渴，属消渴病，治疗用**甘草干姜汤**方。

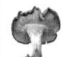 **甘草干姜汤**

甘草四两　干姜二两

以上二味药分别切细，用三升水来熬取一升半汤药，去掉药渣，分作二服。

《集验》、《肘后》有大枣十二枚。

治肺痿涎唾多，出血，心中温温液液，用**甘草汤**方　《千金翼方》名温液汤。取二两甘草分别切细，用三升水来熬取一升半汤药，去掉药渣，分作三服。

治肺痿　咳唾涎沫不止，咽喉燥而渴，用**生姜甘草汤**方。

 生姜甘草汤

生姜五两　甘草四两　人参三两　大枣十二枚

以上四味药分别切细，用七升水来熬取三升汤药，去掉药渣，分作三服。

治肺痿，吐涎沫不止，用**桂枝去芍药加皂荚汤**方。

桂枝去芍药加皂荚汤

桂枝、生姜各三两　甘草二两　皂荚一挺　大枣十二枚

以上五味药分别切细，用七升水来熬取三升汤药，去掉药渣，分作三服。

治肺胀，咳而上气，咽喉燥而喘，脉浮，心下有水，用**麻黄汤**方。

麻黄汤

麻黄、芍药、生姜张仲景用干姜　细辛、桂心各三两　半夏、五味子各半升　石膏四两

以上八味药分别切细，用一斗水来熬取三升汤药，分作三服。仲景称此此为小青龙加石膏汤，还用甘草三两，共为九味。

肺痈第七

患咳唾脓血的病后,其脉数而实者属肺痈,虚者属肺痿。咳而口中自有津液,舌上舌苔滑,这是浮寒,不是肺痿。若口中非常干燥,一咳用胸中隐隐作痛,脉反滑数,这是肺痈。问道:有病人咳嗽气逆,老师称为他诊脉,怎样知道是肺痈?从脉象诊断病人,应当有脓血,吐同则会死,后来果真吐脓血而死,这种脉象又怎样区别呢?老师说:病人寸口脉微而数,其微就是风邪,其数就是热邪;其脉微就会出汗,其脉数就恶寒。风邪侵入卫分,只呼出气而不吸入;热邪经过荣分,就只吸气而不呼出。风邪伤皮毛,热邪伤血脉。风邪侵驻于肺,病人就会咳嗽,口干喘满,咽喉干燥而不口渴,多唾浊沫,时时恶寒颤抖。热邪所经过的地方,血就因之而凝滞,蓄结痈肿,有如米粥样的东西呕出。若病势始发还可救;若已成脓血则较难治。寸口脉数,趺阳脉紧,寒热相争,所以恶寒颤抖而咳嗽。趺阳脉浮缓,胃气如经,这是肺痈。老师说:恶寒颤振而发热,寸口脉滑而数,而病人饮食起居还和从前一样,这是痈肿病,医生不知道,反而以伤寒病来施治,故不会痊愈。问:怎样知道有脓血,以及脓血在什么部位?老师说:假如脓血在胸中的,这是肺痈,其脉数,咳唾有脓血。如果脓血未成,其脉自紧数,到紧的脉象清除只有数时,则脓血已生成。

治咳,胸中满而恶寒颤振,脉数,咽喉干而不渴,时时出浊唾腥臭,长时间吐脓如粳米粥,这是肺痈,用**桔梗汤**方。

桔梗汤

桔梗三两,《集验》用二两,《古今录验》用一枚　甘草二两

以上二味药分别切细,用三升水来熬取一升汤药,去掉药渣,分作二服,必定会吐脓血。另一方有款冬花一两半。

治肺痈,喘息不得入眠,用**葶苈大枣泻肺汤**方。

葶苈大枣泻肺汤

葶苈三两,研为末　大枣二十枚

以上二味药,先用三升水来熬枣,取二升,去除枣,加入一个枣一般大的药末,熬取七合,一次服完,三日服一剂,可服三四剂。

治肺痈胸肋胀,全身面目浮肿,鼻塞,出清涕,闻不到香臭,咳逆上气,喘鸣迫塞,用葶苈大枣泻肺汤主治。先服小青龙汤一剂,再服前一处方。小青龙汤方出第十八卷咳嗽篇中。

治咳嗽而有微热,烦满,胸心烦燥,这是肺痈,用**黄芪汤**主治取手掌般大的一片黄芪,就是合芪皮,分别切细,用三升水来熬取一升汤药,分作二服。

飞尸鬼疰第八

凡是各种心腹痛的病,服用各种药物,热药入腹后全然无效,只更加气息急的,这种病就是尸疰病。应先服一升甘草汁,斟酌其反应,一会儿后服一整剂瞿麦汤,到泻下后就会觉得松爽多了。以及对暴症坚结宿食,女人血坚痛,无规律地发病的,皆具神奇的疗效。

五疰汤

治猝中贼风,遁尸鬼邪,心腹刺痛,大胀急的处方。

大黄、甘草各三两　当归、芍药各二两　乌头十枚　生姜、蜜各一斤　桂心四两

以上八味药分别切细,单独浸泡大黄,用九升水来熬取三升汤药;将乌头单独加入蜜中熬,使其得一升,投入汤药中,去掉药渣,每次服三合,服药间隔如人行走二十里路那么长的时间,每日三次,若没有效果,则加至每次四合。

治猝中恶风,贼风寒冷入腹就绞痛,或飞尺遁尸,发作无规律,攻心,胸满肋痛如刀刺,口噤者的处方:甘草、干姜、干地黄、茯苓、羊脂、当归、细辛各一两　芍药、吴茱萸、桂心二两　栀子仁十五枚

以上十一味药分别切细,用八升水来熬取三升,去掉药渣,加入羊脂熔化完毕后,分三次服用。欲通利者,加大黄二两。

治猝中恶风,角弓反张,或飞尸遁尸,心腹绞痛者的处方:

茯苓、芎䓖、当归、干地黄、甘草各一两　桂心、吴茱萸、干姜、芍药各二两　栀子仁十四枚

以上十味药分别切细,用八升水来熬取三升汤药,分作三服。痛得严重的,加羊脂三两,当归、人参、芍药各一两;心腹坚急的,加大黄三两。

桃皮汤

治中恶气,心腹痛,胸肋胀满,短气的处方。

桃白皮一握,向东生长者　珍珠、附子各一两　栀子仁十四枚　当归三两　豉五合　桂心二两　吴茱萸五合

以上八味药分别切细,用五升水来熬取二升汤药,去掉药渣,加入珍珠末,分作二服。另一方无当归以下四味。

桃奴汤

治中恶毒气,蛊疰指被毒邪气所中而致的疾病。症见心腹刺痛,身体瘦弱虚乏,其病邪有传染性　心腹忽然绞痛的处方

桃奴、当归、人参、干姜各二两　芎䓖、甘草各三两　丹砂、麝香、茯苓、犀角、鬼箭羽、桂心各一两

以上十二味药分别切细,用九升水来熬取二升半汤药,去掉药渣,分作三服,在饭前服。大便不通、腹满者,加大黄三两、芒硝二两。胡洽有雄黄一两,无丹砂、芎䓖。

治忽然中风而寒冷,温气入腹,虚胀急满,邪气攻心,胸肋绞痛,呼吸不通,脉弦紧,汗不出,以及患伤寒的处方:吴茱萸、当归、麻黄、独活、甘草、桔梗、茯苓各二两　桂心、青木香、石膏、大黄、犀角各二两

以上十二味药分别切细,用九升水

来熬取六升汤药,分作三服,每日三次。

治风邪冷气入腹,忽然绞痛坚痛,腹痛急迫如冷风疾吹,大小便闭结,小腹有气结如斗大,腹胀满起,其脉弦,年老的患者脉象沉迟的处方:瞿麦、当归、鬼箭羽、猪苓、桔梗、防己、海藻、吴茱萸、芎䓖各二两 桂心、大黄各三两

以上十一味药分别切细,用九升水来熬取三升汤药,分作三服,也可用犀角二两。

治各种杂疰病传染而连续死人,也治三十年的各种疰病的处方:将一斤桃根白皮切细,用二斗水来熬取一斗汤药,去掉药渣,分作八、九服,二日服完。崔氏用妇根白皮治疰病在心腹,痛不可忍,即用此方。

尸疰鬼疰,就是五尸之中的尸疰,又挟各种鬼邪为害的东西。其变动乃有三十六种至九十九种。其大略症状为,使人寒热淋沥,沉默不语,不确实知其所苦,而周身无处不见苦痛,累年积月,病重经久而致困顿不起,以至于死亡,死后又传染给别人,乃至灭门。一旦这种症候被察觉到,须赶紧治疗,其处方是:取一具獭肝阴干,治择捣筛后制成散药,每次以水送服一方寸匕,每日三次。若用一具没有治愈,就再制药。

雷氏千金方

主治时行诸气,宿食不消,饮食中恶,心腹痛如刺,及疟疾的处方。

大黄五分 巴豆仁六十枚 桂心、干姜各二两 消石三分

以上五味药研成细末,调和成蜜丸,再捣三千杵,服用如大豆般大的二丸,神验无比,已休克者撬开牙齿灌入。

治遁尸尸疰,心腹刺痛不可忍的处方:桂心、干姜各一两 巴豆仁二两

以上三味药治择捣筛后制成散药,以上好的醋调和如泥,敷在病位上,干后就换。

芥子薄

主治遁尸飞尸,又主治暴风毒肿,流入四肢头面的处方将一升白芥子蒸熟,捣,以二两黄丹搅拌,然后分作两份,盛入布袋束紧,再蒸热,用来敷在痛处上,应当换用蒸袋,使其常热,如此三五遍即定。

治遁尸尸疰,心腹部及身体有痛处,不可接触的处方:取一小团艾,捣碎,用来敷在痛处上,厚一寸余。以热开水和灰,要稠硬,趁热置于艾上,冷后就换,二三遍即愈。

治人皮肤中痛,名叫症疰的处方:以醋和燕窠土来敷。

治走疰的处方:烧热车釭,暂入水,用湿布裹住来熨病位上。

治三十年气疰的处方:豉心半升 生椒一合

以上二味药用二升水来熬取半升汤药,在寒温适当时,用竹筒抽取药汁,使人侧卧,用手掰开肛门射灌,不一会儿就会泻出恶物,也可治即将垂死者,得愈百千人,不可细说。

五尸,指飞尸、遁尸、风尸、沈尸、尸疰,今都取一方兼治。其病状为腹痛胀急,呼吸困难,上冲心胸,旁攻两胁,或病状若堆积的土块鼓出胀起,或挛引腰背,其治疗的方法 灸乳后三寸,男左女右,可灸十四壮。不愈者增加壮数,到痊愈为止。

又 灸两手大拇指头各七壮。

又 灸心下三寸处十壮。

又 灸乳下一寸，随病而灸左右，可多灸。

又 以细绳量病人两乳头内，随即裁断从中点折叠，又从乳头向外绳的另一端在肋骨缝隙，男左女右，灸三壮或七壮。

治突然患疰忤，邪气，攻心胸 灸第七椎棘突下，病人有多少岁就灸多少壮。

又 灸心下一寸处三壮。

又 灸手肘横纹，多少岁的病人，则灸多少壮。

一切食疰病 灸手小指头，多少岁的病人，则灸多少壮，男左女右。

治五毒疰，不能饮食，各种杂病 灸心下三寸胃管十壮。

治水疰，口中涌水，经书上说这是肺来侵凌肾引起的病症，表现为食后吐水 灸肺俞。

又 灸三阴交。

又 灸期门，期门在乳下二肋间，这是泻肺补肾的治法，多少岁的病人则灸多少壮。

治一切新久疰病 先仰卧，灸两乳边斜向下三寸处，第三肋间，多少岁的病人则灸多少壮，最多可至三百壮。此法又治各种气病，有神效。灸处又名注市。

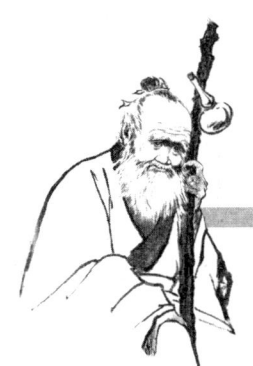

大肠腑·卷十八

大肠腑脉论第一

大肠腑，主掌肺，鼻梁中央是其色诊的部位。肺合气在大肠中，大肠是通行疏导传泻的腑脏，称为监仓椽。大肠重二斤十二两，长一丈二尺，宽六寸，在脐的右边来叠积，往返共有十二曲折，能贮一斗二升水谷，主十二时辰，安定血脉，和利精神。从鼻孔的深浅，可推测出大肠的病症。

右手关前寸口阳脉绝的，即是无大肠脉，病时有少气之苦，心下有水气，立秋节一到就会咳嗽，应针刺手太阴，调治阴经，位置在鱼际之间。右手关前寸口阳脉实的，即大肠脉实，其病症为肠中彻痛不堪，犹如针刀相加，没有休止的时候，应针刺手阳明经，调治阳经，在手腕中央，用以泻实。

大肠生病的，肠中彻痛，有水声发出，如果冬天再感受寒气就会生为泻泄，正对脐部的地方疼痛，不能长时站立，相同于胃疼的症候，治取巨虚、上廉穴。肠中雷鸣，气上逆冲胸，气喘，不能久立，病邪在大肠，针刺盲之原 在脐下、巨虚、上廉以及手三里。

大肠发胀的，肠中鸣响疼痛，中寒就会泻泄，食不消化。

大肠有寒气，就会患鹜溏 症见水粪杂下，青黑色如鸭屎。

大肠有热邪，便患肠垢 症状是下痢腐蚀垢腻状物。

大肠有积食，时发生寒栗、发热，如患有疟疾。

肺感受病邪在前，后迁移至大肠，肺会咳嗽不已，一咳嗽就会流屎便痢。

厥气侵驻大肠，则会梦见田野。

肺与皮肤相应，皮肤厚的大肠厚，皮薄的大肠也薄，皮肤松弛腹大的大肠松弛而长，皮肤紧的大肠急而短，皮滑的大肠直，皮肉不相离的大肠结。

扁鹊说：手太阴肺经与手阳明大肠经互为表里，大肠如果因实而病则是大肠伤热，大肠伤热就会胀满不通，口中生疮。食物进入肠道，大肠实而胃中虚，食物下胃，胃中实而肠中虚，故实而不会满，时实时虚，时来时去，两者交替进行。肠虚就会伤寒，伤寒就会肠中雷鸣，因气水而发作泻青白色痢的病，此病的病根在大肠，药方在治水篇中。

大肠脉绝的不可治，怎么知道呢？泄痢无度的患者，痢绝人则死亡。

手阳明经的脉从大指、食指端外侧开始，沿着手指上侧，从合谷两骨之间出来，上行进入两筋之中，沿着手臂上侧，向上进入肘外侧,再沿着肱骨外前侧上行至肩,从髃骨前侧出来,再向上从脊柱的大椎穴会上穿出,返下进入缺盆与肺经结而为络,再下至膈,属大肠经。它的支脉从缺盆穴直上颈并穿过面颊,进入下齿缝中,返出夹口两边并在人中交会,左脉到右,右脉到左,向上夹鼻孔两侧。

该脉扰动就会牙齿疼痛面颊发肿。主津液生病,症状为眼睛发黄,口发干,鼻中出血,喉咙麻痹,肩前髃痛,大指、食指疼痛不能动作。脉气盛有余,脉所经过的地方当会热肿,脉气虚的寒栗不复,气盛的在人迎处脉象比寸口处脉大三倍,气虚的在人迎处脉象反比寸口处脉象小。

大肠虚实第二

◆ 大肠实热

右手寸口、气口以前阳脉实的,即是手阳明经实,患者受肠满之苦,爱喘气咳嗽,面赤体热,咽喉中似有核状物,出现这种症状的病,名为大肠实热。

治疗大肠实热,腹胀不通,口中生疮,服用**生姜泄肠汤**。

生姜、橘皮、青竹茹、黄芩、栀子仁、白术各三两　桂心一两　茯苓、芒硝各三两　生地黄十两　大枣十四枚

以上十一味切细,加水七升煮取三升,去渣,下芒硝,分二次服下。

肠中以及胪胀不消:灸大肠输四十九壮。

大肠有热,肠中鸣响,腹中胀满,脐四周疼痛,食不消化,喘气,不能久立取巨虚、上廉主治。

◆ 大肠虚冷

右手寸口、气口以前阳脉虚的,即手阳明经虚,病状是胸中气喘不堪,肠中鸣响,虚渴唇干,目急易惊,泄白痢,病名为大肠虚冷。

治疗大肠虚冷,下青白痢,肠中雷鸣不停,用**黄连补汤**。

黄连四两　茯苓、芎䓖各三两　酸石榴皮五片　地榆五两　伏龙肝鸡蛋大枚

以上六味切细,加水七升煮取药汁二升半,去渣,下伏龙肝末,分三次服。

肠中雷鸣接连不断,下痢:灸承满五十壮,穴位在巨阙两旁,相隔五寸,巨阙在心下一寸处,灸的位置,在巨阙穴两边各二寸半处。

饮食不下,腹中雷鸣,小便赤黄,大便不节,针刺阳纲穴可治。

腹胀肠鸣,气上冲胸,不能久立,腹中疼痛鸣响,冬天再次感受寒邪则会泄泻,正对脐的腹部疼痛,肠胃之中有气游动并彻痛,食不消化,厌食,体沉,脐周急,取天枢穴主治。

肠中常鸣,时时气上冲心,灸脐中。肠鸣发痛,取温留穴主治。

肛门论第三

肛门,主掌通行疏导的通道,是肺、大肠诊疾的部位,称为通事令史。肛门

重十二两,长一尺二寸,宽二寸二分,与十二时相应。若肺伤热,肛门则闭塞,大便不通,肛门或许会发肿,缩入生疮;若大肠伤寒,肛门则会开张,大便通泄无度,肛门凸出很久后,才缩回。伤热就应开通肛门,伤寒就应补益,以使虚实平和,要依照医经进行调理,药方在第二十四卷中。

皮虚实第四

五脏六腑,在内与骨髓相应,在外与皮毛肤肉相合。若病从外部生成,则皮毛肤肉营卫凝滞不畅,皮肉拘急;若病从内部生成,则骨髓疼痛。然而阴阳表里,外皮内髓,探究清楚各种疾病的病源。皮虚是有寒,皮实是有热。凡是皮虚实应在人体上,由肺和大肠主掌,病在皮毛上发作,是热就应在肺上,是寒则应在大肠上。

治疗皮虚,大肠病,寒气关格,用蒴藋蒸汤。

蒴藋根叶、菖蒲叶切,二升　桃叶皮枝切细,三升　细糠一斗　秫米三升

以上五味,加水一石五斗煮,煮到米熟即可,用大盆装好,在盆上安上小竹床,罩住大盆,人坐在床中,四面用席子或草垫挡住风,身上盖上衣服被子用汽蒸。若气急时,可开孔向空中泄气。使全身有持续不断的汗水出现,可持续两顿饭的功夫。如此蒸上三日,再温上药脚汁使用。如果盆里不过热,盆下可安上炭火。此蒸汤不光能治寒,还可治疗皮肤的一切劳冷疾病。

治疗皮实,主肺病热气,用栀子煎。

栀子仁、枳实、大青、杏仁、柴胡、芒硝各二两　生地黄、淡竹叶切,各一升　生玄参五两　石膏八两

以上十味切细,加水九升煮取药汁三升,去渣,下芒硝,分三次服。

咳嗽第五

医经上说:五脏六腑皆可致咳嗽,肺的位置靠外并靠上,与皮毛相合,则皮毛易感受病邪,故唯独肺最容易咳嗽。邪毒侵驻肺就会生寒生热,气上逆喘息,出汗,咳嗽牵动肩背,喉咙鸣响,严重的吐血。肺咳经久不愈,就会传入大肠,症状为,咳嗽、便遗屎;肾咳,它的症状是牵引腰背疼痛,严重的咳涎,肾咳经久不愈,就会传入膀胱,症状是咳嗽、便遗尿;肝咳的症状是左肋痛,严重的不能转侧,肝咳经久不愈,会传入胆,症状是咳嗽时吐清苦汁水;心咳的症状是牵引心痛,喉中阻隔如梗,严重的喉咙麻痹咽肿大,心咳经久不愈,会传入小肠,症状为咳嗽时放屁;脾咳的症状为右肋痛,隐疼牵引肩背,严重的不能转动,一动则咳得更厉害,脾咳经久不愈,会传入胃,症状是咳嗽便呕吐,呕得厉害的会有长虫呕出。

长期咳嗽不能痊愈,会传给三焦,三焦咳的症状是:咳嗽腹满,不能饮食。这些都在胃集聚,在肺部关格,使人多流泪吐口水以及面部浮肿,气上逆。另外,顺时节的风寒冷邪,人因解衣脱帽不当而受其冒犯,风寒冷邪中伤皮毛并侵入腑脏,于是导致咳嗽上气。也有季节未到而忽然暴冷,寒邪中伤皮肤与肺,于是也有咳嗽上气,或者胸肋义痛的情况出现。咳嗽痰中带血的,是因为热受到违背季节的寒气的胁迫,而不能渐散,伏结很深,于是易发痈而咳嗽出血。因为咳嗽而服温药,反而咳得更加剧烈的,以及壮热、吐脓血、出汗畏寒则为上述情况。天气有违背季节而突然寒冷的时候,因此生病应赶紧参照四时不同的治疗药方。

　　有人问咳嗽有十种,怎样称谓它们?深师回答说:有风咳、寒咳、支咳、肝咳、心咳、脾咳、肺咳、肾咳、胆咳以及厥阴咳十种。那人又问十咳的症状,依据什么区分呢?深师回答说:想说话,因咳嗽而说不完的,称为风咳;饮食冷寒的东西,因此而咳嗽的,称为寒咳;心下坚满,咳嗽支痛,脉象反而迟的,称为支咳;咳嗽引起肋下疼痛的,称为肝咳;咳嗽吐血,牵引手少阴的,称为心咳;咳嗽流口水,连续不止,牵引小腹的,称为脾咳;咳嗽牵引颈项而且吐涎沫的,称为肺咳;咳嗽时听不见声音,牵引腰部和脐中的,称为肾咳;咳嗽引起头痛,口苦的,称为胆咳;咳嗽牵引舌根的,称为厥阴咳。患风咳的,不取下;患寒咳、支咳、肝咳的,针刺足太冲穴;患心咳的,针刺手神门穴;患脾咳的,针刺足太白穴;患肺咳的针刺手太泉穴;患肾咳的,针刺足太溪穴;患胆咳的,针刺足阳陵泉;患厥阴咳的;针刺手大陵穴。

　　久咳而患水肿,咳嗽而且时常发热,脉在九菽的,这并非气虚造成的,而是胸中寒实造成的,应当催吐。咳嗽的人脉象为弦,想要施行吐药,应当审察病人应是体强而体内无热的,才可与药催吐。咳嗽的人脉象为弦,这是有水,可给予十枣汤来下水,药方见后。不能卧睡的,是阴经未感受邪气的缘故。因留饮而咳的,病人咳嗽不能睡卧,引起颈上疼痛,咳嗽就像小儿掣动抽风的一样。患酒客咳的,必定会造成吐血,这是长期过度饮酒的缘故,脉象沉的不能发汗;久咳数年的,脉象弱的可治,实大数的必死,脉象虚的必定容易感冒,这是因为本来就有支饮留在胸中的缘故,按饮家素有水饮病的治疗。气上逆出汗而咳嗽,属饮家病,咳嗽而小便失禁的,不能发汗,汗一出即生为厥逆冷。吐血,喘咳上气,如果脉象为数,有热而不能卧的死。寒家咳嗽而气上逆的,脉象为数的死,是病人人形已经损丧的缘故。脉象大而散,散的是气实而血虚,称为有表无里,症见气上逆,面月付发肿,喘息耸肩,如果脉象浮大则不可治,再有下痢的更是无药可救。气上逆,烦躁喘气的,属肺胀,要当作风水病水肿的一种来治疗,发汗可愈。

　　咳逆倚息不能躺卧,用**小青龙汤**主治。

　　麻黄、芍药、细辛、桂心、干姜、甘草各三两　五味子、半夏各半升

　　将以上八味切细,加水一斗先煮麻黄,减至二升,去掉泡沫,再放进诸药,煮取三升,去渣,分三次服,体弱的服半升。若发渴,去掉半夏,加栝楼根三两;如果

微痢,去掉麻黄,加莞花如鸡蛋大;若饮食发噎的,去掉麻黄,加附子一枚;若小便不利、腹满的,去麻黄,加茯苓四两;若气喘,去掉麻黄,加杏仁半升。

青龙汤服完以后,若多唾口燥,寸口脉沉,尺脉微,手足厥冷,气从小腹上冲胸咽,手足麻痹,脸上翕然发热如酒醉一般,气再次返下阴股,小便困难,时时感冒的,进服**茯苓桂心甘草五味子汤**,治气冲。

茯苓四两 桂心、甘草各三两 五味子半升

以上四味切细,加水八升煮取三升,去渣,分三次温服。

冲气遇阻即返,变为咳嗽胸满的,用茯苓、甘草、五味子,去桂心,加干姜、细辛,用来调治咳嗽胸满。

茯苓四两 甘草、干姜、细辛各三两 五味子半升

以上五味切细,加水八升煮取三升,去渣,温服半升,一日三次。

咳满即止而复发作干渴,冲气复发的,因细辛、干姜是热药,服了本当助渴但渴反倒停止的,是患了支饮,支饮治法应当冲犯支饮,犯后必呕,呕吐的再加入半夏,用以去水。

半夏半升 茯苓四两 细辛、干姜、甘草各二两 五味子半升

以上六味切细,加水八升煮取药汁三升,去渣,温服半升,日服三次。

水去呕止,**病人身体肿的,应当加入麻黄。若病人已经麻痹,不加麻黄,而加入杏仁方**:杏仁、半夏、五味子各半升 茯苓四两 细辛、干姜、甘草各三两

以上七味切细,加水一斗煮取三升,去渣,温服半升,一日三次。若气上逆就加入麻黄的,此人必生厥逆冷,这样的缘故是此人血虚,麻黄可以发阳的缘故。

如果面热如醉,这是胃热上行冲熏耳面,加大黄利热方:大黄、干姜、细辛、甘草各三两 茯苓四两 五味子、半夏、杏仁各半升

以上八味切细,加水一斗煮取药汁三升,去渣,温服半升,一日三次。

咳而上气,肺胀,脉浮,心下有水气,肋下痛引缺盆,假若有实的必烦躁,人常倚伏,用**小青龙加石膏汤**主治。

石膏、干姜、桂心、细辛各二两 麻黄四两 芍药、甘草各三两 五味子一升 半夏半升

以上九味切细,先加水一斗煮麻黄,减至二升,下余药煮取药汁二升半,体强的人服一升,羸弱的人减量,小儿服四合。

上气,脉沉的,可用**泽漆汤**。

泽漆三斤,细切,用东流水五斗煮取一斗五升,去渣澄清 半夏半升 紫菀一作紫参 生姜、白前各五两 甘草、黄芩、桂心、人参各三两

以上共九味,切细后八味,加入泽漆汁中煮取药汁五升,一次服五合,白天三次晚上一次。

咳而大逆上气,胸满,喉中不利并发出秧鸡声,脉浮的,服**厚朴麻黄汤**。

厚朴五两 麻黄四两 细辛、干姜各二两 石膏三两 杏仁、半夏、五味子各半升 小麦一升

以上九味切细,加水一斗二升煮熟小麦,去掉小麦加入余药,煮取药汁三升,去渣,分三次服,一日三次。

治疗上气胸满,服**麻黄石膏汤**。

麻黄四两 石膏一枚,如鸡蛋大 小麦一升 杏仁半升 厚朴五两

以上五味切细,加水一斗先煮熟小麦,去掉小麦后,下余药煮取药汁三升,去渣,分三次服。

咳逆上气,时时唾浊液,只能坐不能卧,服用**皂荚丸** 取皂荚八两研末,加蜜调和,制成如梧桐子大的药丸,用枣膏和汤送服三丸,白天三次晚上一次。

患支饮,咳烦胸中疼痛的,不猝死,从第一百天到一年,可进服**十枣汤**。

甘遂、大戟、芫花各等分

以上三味捣制成末,加水一升五合煮大枣十枚,取药汁八合,去渣放入药末,强壮的人服一钱匕,羸弱的人服半钱匕,顿服。第一天早上服而支饮不下的,来日再加药半钱,下后自行补养。

咳嗽而牵引肋下疼痛的,也用十枣汤治,用前方。

饱饭后咳嗽,服**温脾汤**。

甘草四两 大枣二十枚

以上二味切细,加水五升煮取药汁二升,分三次,温服。若咽中疼痛,声音鸣响的,加干姜二两。

治疗咳嗽,日夜不能安卧,两眼突出,服**百部根汤**。

百部根、生姜各半斤 细辛、甘草各三两 贝母、白术、五味子各一两 桂心四两 麻黄六两

以上九味切细,加水一斗二升煮取药汁三升,去渣,分三次服。

咳嗽下痢,胸中有痞气而且短气,心中时时惊悸,四肢不想动,手足疲劳,不欲食,肩背疼痛,时时恶寒,可用**海藻汤**。

海藻四两 半夏、五味子各半升 细辛二两 杏仁五十枚 生姜一两 茯苓六两

以上七味切细,加水一斗煮取药汁三升,去渣,分三次服,一日三次。一方中没有五味子和生姜。

白前汤 治疗水肿,咳逆上气,身体发肿,短气胀满,昼夜倚壁不能安卧,咽中发出秧鸡般的鸣叫声。

白前、紫菀、半夏、大戟各二两

以上四味切细,加水一斗浸泡一宿,第二天早上煮取药汁三升,分三次服。

麻黄散 主治上气咳嗽。

麻黄半斤 杏仁百枚 甘草三两 桂心一两

以上四味,治后过筛,另将杏仁研如脂膏,加入药末混合。气上逆时服一方寸匕,若服后很久气还不下,再服一方寸匕,一日服三匕。逆气发作便服,气逆很快停止。一方中去桂心、甘草。

治疗冷咳上气,鼻中不通,用**杏仁煎**。

杏仁五合 五味子、款冬花各三合 紫菀二两 甘草四两 干姜二两 桂心二两 麻黄一斤

以上共八味,加水一斗煮麻黄,取药汁四升,其余诸药捣制成末,再加入胶饴半斤、白蜜一斤,一起放入药汁中搅拌得宜,煎成饴状。饭前服如半个枣子大小一丸,一日三次,若无感觉则增加,以有感觉为准。

治疗上气咳嗽,用**苏子煎**。

苏子、白蜜、生姜汁、地黄汁、杏仁各二升

以上共五味,捣碎苏子,用地黄汁、姜汁浇苏子,并用绢绞取汁水,再捣,再用汁浇,直绞至味尽,去渣。将杏仁炒成黄黑色,研成马脂状,再用苏子汁浇,用绢反复绞六至七遍,让味尽,去掉渣。加入蜜混合,放入铜器中,在滚水上煎成饴

状。一次服一方寸匕，白日三次夜一次**崔氏无地黄汁**。

治疗突发暴咳失声，说不出话，用**杏仁煎**。

杏仁、蜜、沙糖、姜汁各一升　桑根白皮五两　通草、贝母各四两　紫菀、五味子各三两

以上九味切细，加水九升煮取药汁三升，去渣，放入杏仁膏、姜汁以及蜜糖混合搅拌，用微火煎取药汁四升，初次服三合，白天两次夜一次，以后稍稍加量。

通声膏

五味子、通草、款冬花各三两　人参、细辛、桂心、青竹皮、菖蒲各二两　酥五升　枣膏三升　白蜜二升　杏仁、姜汁各一升

以上十三味，切细，加水五升用微火煎，三沸后除渣，加入姜汁、枣膏、酥蜜，煎至调和，用酒送服如枣子大二丸。

治疗暴热咳嗽，用**杏仁饮子**方。

杏仁四十枚　柴胡四两　紫苏子一升　橘皮一两

以上四味切细，加水一斗煮取药汁三升，分三次服，也可作日常饮料服用。

治疗肺伤，咳吐脓血，肠涩背气，不能吃饭，恶风，目暗昏愦，足胫寒冷方：

白胶五两　干地黄切，半升　桂心二两　桑白皮切，二升　芎䓖一升　大麻仁一升　饴糖一升　紫菀二两　大枣二十枚　人参二两　大麦二升　生姜五两

以上十二味切细，加水一斗五升煮大麦，取麦汁一斗，去麦下余药，煮取药汁三升，分五次服。

治疗痰中有脓血，牵胸胁痛，服**五味子汤**。

五味子、桔梗、紫菀、甘草、续断各二两　地黄、桑根白皮各五两　竹茹三两　赤小豆一升

以上九味切细，加水九升煮取药汁二升七合，分为三次服。

竹皮汤　治疗咳逆，下血不止。

生竹皮三两　紫菀二两　饴糖一斤　生地黄切，一升

以上四味切细，加水六升煮取药汁三升，去渣，分三次服。

百部丸　治疗各种不能呼吸的咳嗽，唾脓血。

百部根三两　升麻半两　桂心、五味子、甘草、紫菀、干姜各一两

以上七味研末，加蜜调和。每次进服如梧桐子大三丸，一日三次，以有感觉为度。

治疗上气，咳嗽喘息，喉中有物，唾血方：杏仁、生姜汁各二升　糖、蜜各一升　猪膏二合

以上共五味，先用猪膏把杏仁煎成黄色，取出，用纸拭净，捣成膏，合入姜汁、蜜糖等合煎制丸。每次进服杏核大一枚，昼、夜共服六七次，渐渐增加药量。

治疗一切肺病，咳嗽有脓血以及唾血不止方：取好酥三十斤，炼三遍，待酥凝固后，提取醍醐，每次服一合，一日服三次，则很快痊愈。

治疗三十年咳嗽，服**七星散**。

桑根白皮、款冬花、紫菀、代赭、细辛、伏龙肝各一两

以上六味治后过筛，制成如豆般大小的药散，用竹筒口正对药上，一一吸咽，吞入腹中。饭前服，一日三丸。服四日后，将肉块炙熟，把药放在肉上，仰卧着咀嚼肉，细细咽汁，让药力缓缓进入咽中，药力消尽，闭上咽喉即愈。如果还没

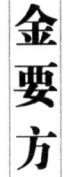

有痊愈的,依法再服一次。羊、牛、鹿肉皆可,但猪肉在禁忌的范围内。

治咳嗽的熏法:把熟艾薄薄地铺在纸上,纸宽四寸,再将硫黄末薄铺在艾上,务必将它们调匀,用长短与纸相同的荻杆将纸卷起来,一共做十个。先用火点燃缠在杆荻外的纸和药,去掉荻杆,药烟即从孔中冒出,用口吸烟,直到呕吐为止,第二天早上依样再熏,一天一二次即可,痛会自然痊愈。治疗期间除白粥可食用外,其余的食物皆忌,以免食物像硫黄一般,见火生焰伤及人体。

凡是气上逆,很多通过服用吐药得以痊愈,也有通过针灸除去的,应当深刻体会并领悟其中的道理。

咳嗽,灸两乳头下黑白交界线各一百壮,即愈。另外,过乳头用蒲条围绕身体一周,务必前后相平,在蒲条正对脊骨的缝隙上灸十壮也可痊愈。

上气咳嗽,短气气满,饮食不下,灸肺募穴五十壮。

上气,咳逆短气,风劳百病,灸肩井穴二百壮。

上气,短气咳逆,胸背疼痛,灸风门、热府一百壮。

上气,咳逆短气,胸满多唾,唾恶冷痰,灸肺腧五十壮。

上气气闭,咳逆咽塞,声音嘶哑,灸天瞿五十壮,天瞿又名天突。

上气胸满,短气咳逆,灸云门五十壮。

上气咳逆,胸痹背痛,灸胸膛一百壮,不能针刺。

上气咳逆,灸膻中五十壮。

上气咳逆,胸满气短,牵引背痛,灸巨阙、期门各五十壮。

咳嗽,将手臂屈折,捻横纹外侧的骨端,灸有痛感的地方十四壮。

逆气、虚劳、寒损、忧愤、筋骨挛痛、心中咳逆、泄注、腹满、喉痹、颈项强直、肠痔、逆气、痔血、阴急、流鼻血、骨节疼痛、大便涩、小便涩、鼻干、烦满、发狂、走气,总共二十二种病,都可灸绝骨五十壮,穴位在外踝上方三寸处骨节缝隙中。

痰饮第六

饮病有四种,名称各是什么呢?深师说:有痰饮、悬饮、溢饮、支饮。有人问四饮的症候,凭什么来区分?深师说:一贯强壮的人,如今却消瘦,水在肠中轰然游走,称为痰饮;饮水后水流注到肋下,咳嗽吐唾牵引发痛,称为悬饮;饮水过多,水游走而来到四肢,当有汗出而汗不出,身体疼痛沉重,称为溢饮;人咳逆倚息,气短不能睡卧,身体发肿,称为支饮。

凡是心下有水的,身体悸动,短气恐惧,头眩发癫,先觉得冷的为虚,先觉热的为实。所以水在心下,心下会坚硬,促促短气,怕水而不想饮水;水在肺中,人吐涎沫,想饮水;水在脾中,人少气,身体沉重;水在肝中,肋下支满,打喷嚏发痛;水在肾中,心下发悸。

病人突然多饮水,必定突发喘满。凡是食少而饮水多的,则有水停留在心下,严重的会心悸,轻微的短气。脉象双弦的有寒,都是大下后容易虚。脉象偏弦的,为饮病。患肺饮的脉象不弦,只是容易喘息短气。支饮也是喘气不能睡觉,加上短气,脉为平脉。留饮在身形上不发作,没有现象。脉象微,烦满,不能吃饭,脉象沉滑的,是留饮病。生留饮病的,肋下疼痛并牵引缺盆,咳嗽转重,病人咳嗽不能睡眠,引起颈痛,犹如小儿抽搐般的咳嗽。胸中有留饮,病人短气发渴,四肢骨节疼痛,脉象沉的,有留饮。心下有留饮,背上如有手掌大的地方寒冷,病人喘息耸肩上引,这都是表明有留饮在胸中,时间长的缺盆胀满,患马刀病名有时肿得厉害,这是气饮造成的。膈上的病,胀满、喘咳、喘息、呕吐,发作就会寒热背痛,怕冷,眼泪自出,身体剧烈掣动的,必有伏饮。病人一只手臂不遂,不时转移到另一手臂,脉象沉细,这不是风病,必定是有饮病在上焦。脉象虚的是微劳,是由营气、卫气不周流造成的,冬天自然痊愈。生痰饮病的,应当用温药来调和。

心腹虚冷,游痰气逆,胸肋胀满,饮食不下,呕逆,胸中发冷的,服用**小半夏汤**。

半夏一升　生姜一斤　橘皮四两

以上三味切细,加水一斗煮取药汁三升,分三次服。如果心中急以及心痛,加入桂心四两;若腹中满痛,加入三两当归。身体瘦弱者以及老人,尤其适宜服用本方。一方中用人参二两。

心下有痰饮,胸肋支满,目眩,用**甘草汤**。

甘草二两　桂心、白术各三两　茯苓四两

以上四味切细,用六升水浸泡一宿,煮取汁水三升,去渣,服一升,一日三次,小便即会利通。

生悬饮病的,用十枣汤主治,药方在咳嗽篇中。上气,汗出而咳嗽的,这是饮病,用十枣汤治疗。如果泄下后,不能服用。生溢饮病的,应当发汗,用小青龙汤主治,药方在咳嗽篇中。

膈间有支饮,病人会喘气胀满,心下痞坚,面色黧黑,脉象沉紧,得病数十天,治疗吐下不愈,用**木防己汤**。

木防己三两　桂心二两　人参四两
石膏鸡蛋大十二枚

以上四味切细,加水六升煮取二升,分二次服。虚的即愈,实的三天复发,复发则再进此药。如果还不愈,去掉石膏,加茯苓四两,芒硝三合用六升水煮取药汁二升,去渣,加芒硝,并烊化,分二次服,微下利即愈。一方中不用茯苓。

因嗜酒而咳嗽的,必会导致吐血,这是长期饮酒过度的缘故,脉象虚的必定生感冒,因这样的人本来就有支饮留在胸中。

患支饮而不能呼吸,用葶苈大枣泻肺汤主治,药方在肺痈篇中。一贯有呕疾的不渴,渴的为病快要痊愈了,本来当渴今反而不渴,是心下有支饮的缘故,用小半夏汤主治。宜加茯苓的,是先渴后呕,这是水停心下,用小半夏加茯苓汤主治。

突然呕吐,心下痞满,膈间有水,目眩心悸,用**小半夏加茯苓汤**。

半夏一升　生姜半斤　茯苓三两

以上三味切细,加水七升煮取药汁一升五合,去渣,分两次温服。

假如体瘦的人脐下惊悸的,吐涎沫而颠眩,必定是水饮,用**五苓散**可治。

猪苓、白术、茯苓各十八铢　泽泻三十铢

以上共五味,治后过筛,每次用水送服一方寸匕,每日三次。

腹满,口干燥,这是肠间有水气,服**椒目丸**。

椒目、木防己、大黄各一两　葶苈二两

以上四味研末,制成如梧桐子大的蜜丸。饭前饮服一丸,一日三次,以后慢慢增加,口中有津液生成即停药。干渴的,加芒硝半两。

病人脉伏,想自行下痢,下痢后反觉痛快,虽然下痢但心下继续坚满,这是留饮欲去的缘故,用**甘遂半夏汤**。

甘遂个儿大的,三枚　半夏十二枚,水一升煮取汁水半升　芍药二枚　甘草一枚如指大,水一升煮取汁水半升

以上四味,用蜜半升加入二药汁,合得一升半,煎取八合,顿服。

大茯苓汤　主治胸中结痰饮游结,脐下拘急满胀,呕逆不能饮食,风水病也可治。

茯苓、白术各三两　当归、橘皮、附子各二两　生姜、半夏、桂心、细辛各四两,一作人参

以上九味切细,加水一斗煮取药汁三升,去渣,分三次服,共服三剂,有良效。

干枣汤　主治发肿以及支满澼饮。

芫花、荛花各半两　甘草、大戟、甘遂、大黄、黄芩各一两　大枣十枚

以上八味切细,加水五升煮取一升六合,分四次空心服,以快泻下为度。

治疗留饮,积食不消,使腹中积聚转下,服**当归汤**。

当归、人参、桂心、黄芩、甘草、芍药、芒硝各二两　大黄四两　生姜、泽泻各三两

以上十味切细,加水一斗煮取药汁三升,分三次服用。

治疗胸中积冷,心中烦乱,烦满不已,饮食不下,心胸应背痛,服吴茱萸汤。

吴茱萸三两　半夏四两　桂心、人参各二两　甘草一两　生姜三两　大枣二十枚

以上七味切细,加水九升煮取药汁三升,去渣,分三次服,一日三次。

治疗胸膈心腹中有痰水冷气,心下乱烦,或水鸣多唾,口中清水自出,胁肋急胀疼痛,不想吃饭,此乃胃气弱,受冷的缘故,脉象多沉弦细迟,皆可治疗。

旋覆花、细辛、橘皮、桂心、人参、甘草、桔梗各二两　茯苓四两　生姜五两　芍药三两　半夏五两

以上十一味切细,加水一斗煮取药汁三升,分三次服。病前有时易下水的,用白术三两,去旋覆花;若想下痢的,加二两大黄;须微调的,用干地黄。

治疗长期有冷热澼实,不能饮食,心下虚满,如有水一样方:前胡、生姜、茯苓、半夏各四两　甘草、枳实、白术各三两　桂心二两

以上八味切细,加水八升煮取药汁三升,分三次服。

前胡汤　治疗胸中长期有冷寒游实,膈塞胸痛,气不通利,三焦冷热不调,减少饮食而无味,或冷热体沉,不想起床。

前胡三两　黄芩、麦门冬、吴茱萸各一两　生姜四两　大黄、防风各一两　人参、当归、甘草、半夏各二两　杏仁四十枚

以上十二味切细,加水一斗煮取药汁三升,去渣,分三次服,《深师方》中说:若肋下满,加大枣十二枚,利水很佳。

旋覆花汤　主治胸膈痰结,唾痰如胶,饮食不下。

旋覆花、细辛、前胡、甘草、茯苓各二两　生姜八两　半夏一升　桂心四两　乌

头三枚

以上九味切细,加水九升煮取药汁三升,去渣,分三次服。

姜椒汤 主治胸中积聚痰饮,饮食减少,胃气不足,咳逆呕吐。

姜汁七分 蜀椒三合 半夏三两 桂心、附子、甘草各一两 橘皮、桔梗、茯苓各二两

以上九味切细,加水九升煮取药汁二升半,去渣,注入姜汁煮取二升,分三次服,共服三剂,效佳。若想服大散或各种五石丸,必先服此汤,以及进服黄芪丸,效果佳。一方中不用甘草。

姜附汤 主治痰冷癖气,胸满短气,呕沫头痛,饮食不消化。

生姜八两 附子四两,生用,四破

以上二味切细,加水八升煮取药汁二升,分四次服。猝中风邪也可治。

撩膈散 主治心上结痰饮实,寒冷心闷。

瓜丁二十八枚 赤小豆十四枚 人参、甘草各一分

以上四味治后过筛,用酒送服一方寸匕,一日二次。也治各种黄病。

松萝汤 治疗胸中痰积热。

松萝二两 乌梅、栀子各十四枚 恒山三两 甘草一两

以上五味切细,加酒三升浸药一宿,次日清晨取水三升煮取药汁一升半,去渣,顿服,也可分二次服,服后得快吐即停药。

杜衡汤 主吐百病。

杜衡、松萝各三两 瓜丁二十一枚

以上三味切细,加酒一升五合浸泡二宿,去渣,分二次服。如一服即吐的停药,未吐的再服。服药间隔如步行十里久。药力消尽后,服一升稀烂饭即定,老、小服用也佳。

蜜煎 主治寒热。

恒山、甘草各一两

以上二味切细,加水一斗煮取药汁二升,去渣,放入蜜五合,温服七合,吐即停药,不吐的再服七合,不能喝冷水。一方中用甘草半两。

治突然剧烈头痛,既非中冷又非中风,痛是由胸膈中痰厥气上冲引起的,名为厥头痛,吐后即愈。单煮茗作饮料二三升左右,冷暖适中,饮服二升,一会儿掏喉催吐,吐后再饮,如此数遍,严重的须吐出胆汁才能停止,不损人,发渴则表明病愈。

葱白汤 治疗冷热膈痰,发时头痛闷乱,想吐又吐不出。

葱白十四茎 乌头、甘草、珍珠、恒山各半两 桃叶一把,一作枇杷叶

以上六味切细,加水酒各四升混合煮取药汁三升,去渣放入珍珠,一次服一升,吐后即停服。

大五饮丸 治疗五种饮病,一是留饮,水停留在心下;二是癖饮,水癖在两肋下;三是淡饮,水留在胃中;四是溢饮,水溢注膈上五脏间;五是流饮,水在肠间,动摇便发出响声。这五饮,为饮酒后以及伤寒后饮冷水过多的缘故。

远志、苦参、乌贼骨、藜芦、白术、甘遂、五味子、大黄、石膏、桔梗、半夏、紫菀、前胡、芒硝、栝楼根、桂心、芫花、当归、人参、贝母、茯苓、芍药、大戟、葶苈、黄芩各一两 恒山、薯蓣、厚朴、细辛、附子各三分 巴豆三十枚 苁蓉一两 甘草三分

以上三十三味研末,加蜜调和,制成如梧桐子大的药丸。饮服三丸,一日三

中军候黑丸 主治澼饮停结,满闷目暗。

芫花三两 巴豆八分 杏仁五分 桂心、桔梗各四分

以上五味研末,制成蜜丸。服如胡豆大三丸,一日一次,以后可渐渐增量,得快下泻,泻即停服。

顺流紫丸 主治心腹积聚,两肋胀满,留饮痰澼,大小便不通利,小腹切痛,膈上堵塞。

石膏五分 代赭、乌贼骨、半夏各三分 桂心四分 巴豆七枚

以上六味研末,制成蜜丸。早晨服如胡豆大一丸,以后可加至二丸。

治疗风气,膈上痰饮方:将没有开口的苦瓠煮五沸,用东西裹上,熨心膈上。

结积留饮,澼囊胸满,饮食不消 灸通谷五十壮。

九 虫 第 七

人的腹中有尸虫,尸虫与人与生俱来,为人体的大害。尸虫的形状,好似大马尾或者像薄筋一样,它依附在脾上,有头有尾,长短都是三寸长。人体内还有九虫,一是伏虫,长四分;二是虫尤虫,长一尺;三是白虫,长一寸;四是肉虫,形状像烂杏;五是肺虫,形状像蚕;六是胃虫,形状像蛤蟆;七是弱虫,形状像瓜瓣;八是赤虫,形状像生肉;九是蛲虫,非常细小,形状像菜虫。伏虫是群虫的首领;蛔虫穿心就会杀人;白虫繁衍,子孙众多,母虫变大,可长达四五丈,也能杀人;肉虫使人烦满;肺虫使人咳嗽;胃虫使人呕吐,胃逆易呕;弱虫又名膈虫,使人多吐口水;赤虫使人肠鸣;蛲虫生在大肠中,多则生痔疮,严重的生为癞,于是使人生疮痍,即是生各种痈、疽、癣、瘘、疥以及龋。虫无所不为,但人也未必全都如此,有也未必一定很多,要么偏偏有,要么偏偏没有,妇女大多患有虫,且及其凶恶,是人最大的祸患。常用白筳草沐浴效果良好,根叶都可用,既可作香料,又是驱逐尸虫的。

凡是想服补药以及治疗各种疾病,都应除去各种虫以及痰饮宿澼,消除干净后,才能服补药,否则,药力必定不能完全获得。

治疗肝劳,肝内生长虫而发病,恐畏不安,眼中发赤方:鸡蛋五枚,去黄 干漆四两 蜡、吴茱萸东行根皮各二两 粳米粉半斤

以上共五味,先将吴茱萸皮捣成沫,与余药一起放入铜器中煎,制成如小豆大的药丸。晚上不吃晚饭,次日早上饮服一百丸,小孩服五十九,虫宜腐烂排出。

治疗心劳热伤心,心有长虫名为益虫,长一尺,虫穿心而成病方:雷丸、橘皮、石蚕、桃仁各五分,一作桃皮 狼牙六分 贯众二枚 僵豆二十一枚 吴茱萸根皮十分 芫荑、青葙、干漆各四分 乱发如鸡蛋大,烧成灰

以上十二味研末,制成蜜丸。用酒

空腹送服如梧桐子大七丸,以后加至十四丸,一日服二次。一方中无石蚕。

治疗脾劳热,有白虫在脾中而成病,使人爱呕,茱萸根下虫方:吴茱萸根大者,一尺　大麻仁八升　橘皮二两

以上三味切细,用水煎服。

治疗肺劳热,肺生虫而生病方:狼牙三两　东行桑根白皮切,一升　吴茱萸根白皮五合

以上三味切细,取酒七升煮取药汁一升,早上顿服。

治疗肾劳热,四肢肿急,肾中有状如菜虫的蛲虫所致病方:贯众三枚　干漆二两　吴茱萸五十枚　杏仁四十枚　芫荑、胡粉、槐皮各一两

以上七味治后过筛,早上用井花水送服一方寸匕,以后加至一匕半,病愈即停药。

治蛲虫方:取好盐末二两、苦酒半升合放入铜器中煮数沸,晚上不吃饭,空心顿服。

治胃中有蛔虫,渐渐瘦弱方:醇酒、白蜜、好漆各一升

以上三味放入铜器中,用微火煎至可制成丸,取桃核大一枚放入温酒中,晚上不吃晚饭,早晨服下,虫必下,虫未下的须再服。

治疗蛔虫攻心,腹痛方:取薏苡根二斤切细,加水七升煮取药汁三升,饭前进服,将虫杀死而使其排出。

治疗蛔方:取楝子四十九枚去皮,在每月上旬的早上空腹进服七枚,七日服尽,虫即化成水,永不复发。

凡是得了伤寒以及流行热病,腹中有热,又吃得少,肠胃空虚,三虫在体内周游寻找食物,于是吞蚀人的五脏以及下部。若齿龈无色,舌上尽白,严重的唇里生疮,四肢沉重,昏昏思睡,会屡屡发现上唇有疮,吐血,唇内有粟疮的,心中懊恼痛闷,这是虫在吞蚀人的五脏。如果下唇内生疮的,人嗜睡,这是虫在下吞蚀下部,人不能知觉,可服蚀虫药,否则,䘌虫会夺人性命。凡是患湿䘌的,多是在热病后,要么久下不止,要么有热滞结在腹中,要么水土改变,受到温凉邪气,多会患上湿䘌病。也有患干䘌的,泄痢不很严重,但下部生疮发痒。不问干湿,只要是䘌虫,时间长了即可杀人。凡是有湿䘌受寒就会泄痢不堪,单煮黄连、艾叶、苦参一类,皆可服用。若病人齿龈无色,舌上尽白的,或者喜欢睡觉,烦愦,感觉不到痛痒处的,或下痢的,急治下部。不懂得这个的,只治上,不把下部放在心上,下部生虫,虫蚀肛门,一旦肛门溃烂,五脏显现即便死去,可在竹筒里烧艾叶来薰治。

治疗伤寒䘌病方:取生鸡蛋,从小头叩出蛋白,注入干漆一合,搅拌均匀,当有泡沫出来,再注入壳中,仰吞,一顿饭功夫或半日后会上吐下泻,虫病严重的服两次,虫被杀消除尽热病就痊愈了。

治疗湿䘌方:

黄连　生姜各十两　艾叶八两　苦参四两

以上四味切细,加水一斗煮取药汁三升,分三次服,病久的服三剂,有良效。

懊憹散　主治湿䘌疮烂,杀虫除䘌。

扁竹半两　藋芦　雷丸　青葙　女青　桃仁各三两

以上六味治后过筛,用粥汁送服一方寸匕,一日三次,以后加至二匕,也可用酒服。

大肠腑·卷十八

青葙散 治疗热病有䘌,下部生疮。

青葙子一两　茼芦四两　狼牙三分　橘皮　蔺竹各二两　甘草一分

以上六味治后过筛,用米汤调和一合服下,一日三次,若无感觉,稍加其量。

治疗䘌虫咬蚀下部而发痒,肛门生疮方:阿胶　当归　青葙子各二两　艾叶一把

以上四味切细,加水八升煮取药汁二升半,去渣,分三次服。

治䘌虫,服**杏仁汤**

杏仁五十枚　苦酒二升　盐一合

以上三味调和煮取五合,顿服,小孩酌情进服。

治疗蛲虫、蛔虫以及痔疮,䘌虫蚀下部生疮,服**桃皮汤**。

桃皮　艾叶各一两　槐子三两　大枣三十枚

以上四味切细,加水三升煮取药汁半升,顿服,有良效。

猪胆苦酒汤　主治热病,䘌虫上下攻移,杀人方。取猪胆一只,苦酒半升调和,在火上煎沸,沉浮三次药成后停放待温,空腹饮三满口,虫死而愈。

治疗下部生疮:将桃皮煎成浓糖状,放入下部。若口中有疮,含在口中。

治病䘌虫方:烧马蹄制成灰末,用猪油调和,敷在绵绳上,放入下部中,一日四五次。

治大孔虫痒:蒸熟大枣,捣制成枣膏,加水银调和,捻成三寸长并用绵裹好,晚上放入肛门中,第二天清晨虫会全部钻出。水银能损伤直肠,宜谨慎使用。

治疗虫蚀下部方:胡粉、雄黄各等分

以上二味药研末,放入肛门中,也治小孩䘌病。

治疗湿䘌方:取生姜刮去皮,横向切断,研熟,取姜汁一升半,再加水一升半合和得宜,早上空腹服下。再削二枚茧般大小的生姜,用楸叶裹上几层,放入灶灰火中烧热,放入下部中,保持一顿饭功夫。若湿䘌严重的可连续治疗三次,三日作完,无不痊愈。

治疗伤寒热病多睡,变成湿䘌,四肢烦疼,不能饮食方:取羊桃十斤切碎捣熟,用温热水三斗淹浸,正午时在汤中浸坐一顿饭功夫,不过三次病可痊愈。

治疗热病蛄毒,使人嗜睡,感觉不到痛处,面赤如醉,下痢便脓血,应当经常检查下部,有如米粒大小的小孔,则是䘌疮,严重的可杀人,䘌虫侵入肝肺,服药也不能治愈,可用熏方。

用泥制成小罂,可装一升,取手指粗的竹筒一根,将竹筒一头横穿入罂腹中,一头浅插进入的肛门中,再取鸡蛋大的熟艾,放在罂中燃烧,并在罂口吹烟,使烟进入人腹部,艾尽即止。大人用艾量可稍多,小儿减量,瘦弱的人不宜多,艾用多了也害人,一日熏两次,不过三次,虫被杀死,血痢便停止。也可烧雄黄末,薰法相同。

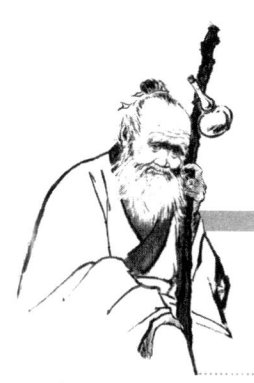

肾脏·卷十九

肾脏脉论第一

肾主管精,肾藏先天之精,是人的生机、灵性的本源。它是阴脏,主藏真精,为封藏之本。所以说,人禀天之德、地之气而生,天德地气上下运动、相融相交而生人。故人刚开始生成时,是先生成精,精是藏在肾脏里的,耳朵是肾脏功能的外在体现。肾气与耳朵相通,耳平和就能听到五音。虽然耳朵是肾脏的外窍,但是肾气除去上通于耳之外,还下通于阴。左肾属壬,右肾属癸,肾气循环于玄宫,向上出于耳门,察听四方的声音,向下迂回于膀胱,肾位于夹对脊的左右,与脐相当,肾气经于上焦,荣于中焦,卫于下焦。肾脏外主骨,内主膀胱。肾重一斤一两,有两枚,其神的名字叫做㵸㵸。肾主藏精,名为精脏,随节应会,所以说肾藏精,志寓于精中,肾气的变化在五气方面表现为呵欠,在五液方面表现为唾。肾气虚就会引起厥逆,肾气实就会引起胀满,四肢呈黑色。肾气虚就会使人梦见舟船上的人溺水,肾气与时季相得就会梦见自己伏在水中,似很畏惧恐怖的样子。肾气盛就会使人梦见腰脊向两边分解不能相连接,邪气侵入于肾脏就会使人梦见身临深渊,没居于水中。

肾脏取象于水,与膀胱合为腑,肾脏的经脉是足少阴经,与足太阳经互为表里,肾脏平脉为沉脉,肾水之气从秋季开始上升,在冬季达到最旺,冬天万物都闭藏,百虫蛰伏,阳气下陷,阴气上升,阳气又开始从极旺的阴气中产生,阴气极端寒冷时就变为霜,于是就不再上升,而化成了霜雪;此时猛兽蛰伏,体表无毛羽鳞甲的动物统统匿藏,所以,与这种时季相应。肾脏脉象沉,脉沉就是阴在里,则不能发汗,若发汗就如同使螺虫出现在霜雪之中。此时阴气在表,阳气深藏,注意不要用下法,否则就会伤害脾。脾在五行中属土,若脾土遭到削弱就会使水气妄行,此时用下法就犹如使深藏的鱼脱离水、使飞蛾进入开水中般。重病深入到内脏里,注意不要用熏法,熏就会使邪气逆行,就会引起气喘,不能把持住热邪,而使口生烂疮,阴脉之气行将离散,血散不通,火阳之气厥逆而没有节制,阴气不能随其运行,而使热邪大量侵入,在内形成结胸 因邪热与水饮互结于胸中而致的病症。症见心下痛,按它时硬而满,脾脏之气就逐渐虚弱,于是小便清冷,同时泻痢不止。冬天脉象沉实,就如营垒;冬天的脉象,是肾脏的脉象,就像北方的水凝结,万物都因此而合藏了。故肾气来时脉象沉而搏,就叫做营,与之相反的就会患病了。而与此相反的都有哪些情况呢?肾气来时如弹石的,这就是肾气太过,有病在外;其气去时如数脉的,就是肾气不足,病在内脏。肾气太过,人则四肢困倦、消瘦、少气懒言、筋骨懈怠的解亦病,脊脉疼痛而且少气,不想说话;肾气不足,人心则悬如患有饥饿病般,季胁下空软部分清冷,脊中疼痛,小腹胀满,小便变得赤黄。

肾脉来时脉象急促圆滑,来盛去衰,势如曲钩,按取时脉坚实的叫做平脉;冬天以胃气为本源,肾脉来时如手牵葛藤,坚牢而实,按取时更坚实的就是肾有病;肾脉脉来绷急,犹如牵紧的绳索,急促而坚实如弹石的是肾脏患了不治之症。

肾脉的真脏脉来的时候,既坚且沉,硬得厉害如弹石般,脸色黄黑没有光泽,毛发摧折的会死去。冬天的肾脉有胃微石的叫做平脉,石多胃气少为肾有病,只有石而胃气无则为死脉,石而有钩是在夏天患的病,钩的脉象很严重是在这个冬天患的病。人的根本皆为水谷,故人断绝了水谷就会死亡,脉无胃气也就是死脉,所谓没有胃气,就是只能诊得真脏脉而不能诊得胃气;所谓脉不能获得胃气,是指肝脉不是弦象与肾脉不是石象之类。

肾藏精,精舍志,大怒不止就会伤害志,伤害到志则易忘记自己以前说过的话,腰脊疼痛,不能够俯仰屈伸,毛发脱落,脸无血色,人则在季夏死亡。

如果足少阴肾经脉气衰竭,就会骨骼枯萎;足少阴脉,是属于肾脏的脉,它深深地潜伏在里,滋润与濡滑骨髓。所以,若骨不濡滑,肌肉就不能附着在骨头上,骨肉则不能相连为一体,那么肉就会濡润而回缩,于是就会发现牙齿突出而牙齿长垢,头发没有光泽;头发无光泽的人是骨已先死,这种病病危在戊日,而在己日则会死去,因为肾在五行中属水,戊己属土,土能克水的缘故。

肾脏精气衰竭,真脏脉现,为不治的死症,此时浮取其脉,脉象坚实;按取其脉,脉象乱如转丸,向下更缩入尺脉中段的则会死亡。

冬天肾水旺,肾脉沉濡而滑叫做平脉;脉象反而微涩而短的,是肺邪在侵袭肾,肺金为肾水之母,这是母归到子位上,是虚邪,这种病易治;脉象反而弦细而长的,是肝在侵袭肾,肝木为肾水之子,这是子袭母位,是实邪,病会自然痊愈;脉象反而大而缓的,是脾在侵袭肾,脾土为肾水之敌,是土克水,为贼邪,大逆,十成无药救治而死;脉反而浮大而洪的,是心邪在侵凌肾,心火乃肾水所克者,为微邪,即使病了也会痊愈。

左手关后尺中阴脉脉象绝的,这是没有肾脉,其病苦症状是足下发热,两大腿骨里拘急,精气枯竭衰少,为劳倦而起,其治疗应刺足太阳经上的穴位。左手关后尺中阴脉脉象实的,是肾实证,就会苦于神思恍惚,健忘,眼睛模糊不清,耳聋不能听见声音、耳鸣,治疗时应刺足少阴经上的穴位。右手关后尺中阴脉象阴绝的,是没有肾脉,病人苦于足逆冷,逆气上攻胸而疼痛,梦见入水见鬼,常梦中惊叫,感到有黑色的东西压在人身上,治疗时应刺足太阳经上的穴位。右手关后尺中阴脉脉象实的,是肾脉实,患者就会

肾脏·卷十九

骨疼腰脊痛，内有寒热，治疗时应刺足少阴经上的穴位。

肾脉沉细而紧，在呼气一次的时间里肾脉搏动两次叫平脉，搏动三次叫离经病 _{指脉搏背离常度}，搏动四次叫脱精 _{精气衰脱}，搏动五次就会昏死，搏动六次就会生命消失，此乃足少阴肾经显现出来的脉象。

肾脉特别急的，是骨痿 _{因邪热伤肾，髓虚骨枯而致。症见腰脊酸软，下肢痿弱，面黑齿枯等}癫病；微急的是奔豚 _{多由肾脏阴寒之气上逆或肝经气火冲逆而致。症见气从小腹上冲胸部咽喉，如豚在奔突般}沉厥症 _{下肢沉重厥冷}，足不能收缩，不能前后移动；肾脉特别缓的，其脊痛如折；肾脉微缓的是洞下病，洞下的人，饮食不消化，或食物进入咽喉中就返吐出来；肾脉特别大的是阴痿症，肾脉微大的是石水病 _{喉ához名，因阴盛阳虚，内聚水气所致的水肿病，以小腹水肿为主症}，从脐下到腹部肿满，有重坠感，若肿满上达胃脘的就是死症，难以救治；肾脉特别小的是洞泄症；肾脉微小的是消渴病；肾脉特别滑为癃㿉症 _{小便癃闭，阴囊肿大}；脉微滑为骨痿症，表现为坐下则就不能起来，起则眼睛昏花，视物模糊；肾脉很涩的是大痈；肾脉微涩的是没有月经，以及患有经久不能治愈的痔疮。肾脉搏坚而长，患者脸色黄中透红，是患有腰折病；肾脉软而散的，是患有少血的病。肾脉来时，上坚而大的脉象，是有积气在小腹与阴部，名叫肾痹 _{因肾痹日久不愈，又感受外邪，邪气入肾所致。症见常常腹胀，足挛急，身体蜷曲等}。患这种病是用清水沐浴后就睡卧的缘故。

扁鹊说：肾有病就会造成耳聋，肾的外窍是耳朵，但是，肾气上通于耳，如五脏不协和，就会使九窍闭塞不通，阴阳都壅盛，不能够正常运转，故叫做关格症。患了这种阴阳严重壅闭的关格，活不到先天命定的年龄就会死亡。

肾表现在声音上为呻吟，表现在变动中为颤慄，表现在情志上为恐惧，恐惧则肾伤，精与气并居于肾就是恐。肾脏主管冬季感受的病，在冬天受病就取刺井穴。

病先发生在肾脏的，就会使小腹、腰脊痛，足胫酸；一天后传变到膀胱，背脊、膂、筋痛，小便癃闭；两天后向上传变到心脏，心脏痛；三天后传变到小肠，出现胀满；病到第四天仍不停止的，则会死亡。冬天在天大亮后死亡，而夏天则在黄昏。

肾患病，夜半时病情轻，白天病情加重，辰戌丑未四时病更重，下午五时三刻病情安宁。

若肾发生了病变，多是因为在中州感病或因吃牛肉及各种从土中产生的食物而患病；不然就是在长夏时发病，患病在戊己日。

通常肾病的症状是腹大、足胫肿痛，气喘、咳嗽、身体沉重，睡觉时流汗，恶风，正气亏虚就会胸中疼痛，大腹及小腹疼痛，清冷厥逆，思想不快乐，治疗时取刺足少阴肾经和足太阳膀胱经上的穴位，刺出血。

肾脉沉取坚实，浮取紧急的病人，苦于手足骨肿，萎厥而阳不举，腰脊痛而小腹肿，心下有水气，时而胀闭时而泄出，在水中洗浴后，身体未干就进行房事，则易患此病，劳倦过度也易引发此病。

肾病的患者脸色发黑，气息虚弱，呼吸急促，气短，两耳聋，腰痛，时时失精，饮食减少，膝以下清冷，脉象沉滑而迟的，还可治疗，适宜服用内补散、建中汤、

肾气丸、地黄煎。春天发病应当刺涌泉穴，秋天发病应当刺伏溜穴，冬天发病应当刺阴谷穴，都是用补法。夏天发病刺然谷穴，季夏发病刺太溪穴，皆用泻法。又应当灸京门穴五十壮，灸背上第十四椎棘突处的肾俞穴一百壮。

邪气在肾脏，就会使人骨痛，阴痹即寒痹，因感受寒邪而致，表现以疼痛为主。阴痹，就是抚摩不得，腹胀腰痛，大便艰难，肩背颈项强直疼痛，时时眩昏，治疗时取刺涌泉、昆仑穴，刺出血。

过度用力举重物或者行房过度之后，出汗、洗浴皆会伤肾。

肾中风此条缺失。

肾中寒此条缺失。

患肾水病，患者腹大脐肿，腰痛得不能小便，阴下湿得如牛鼻头上的汗，足逆冷，大便反而坚燥。或说面部反而瘦削。

患肾胀病因肾虚气逆而导致的病。腹中胀满而引及背央央也胀满，腰和大腿骨都痛。

因肾气虚弱，寒湿内着而引起的肾着病，患者身体沉重，腰中冷得如水的样子，或说如水洗状，或说如坐水中，形如水肿状。口反而不渴，小便自利，饮食如故，就是这种病的症状。此病属下焦，这是身体劳动后出汗，内衣冷湿，长期如此而导致的这种病。

肾着病，从腰以下发冷，腰部沉重如带有五千钱。

患有肾积病即奔豚，脉象沉而急，苦于背脊和腰相引而疼痛，饥饿时病情就很明显，吃饱后病情则减轻，小腹里急，口干，咽喉肿、伤、烂，眼睛模糊，骨骼中发寒，骨髓厥而健忘，脸色发黑。

肾积病名叫奔豚，病发于小腹，邪气向上奔突到心下，如豚在奔走的样子，没有规律地上下移动，很久不见好转。患气喘气逆，骨痿，少气的病，是在夏季丙丁日发的病，为什么呢？脾病传到肾，肾应当传到心，心脏恰值夏季当旺，心气旺就不受邪气，肾又准备把病邪返还到脾，而脾不肯接受，因而就留结在肾中成为肾，故奔豚病是在夏天发作的。肾患病，手足逆冷，面赤目黄，小便不禁，骨节烦疼，小腹结痛，气上冲于心，患者的脉象应当沉细而滑，现在其脉象反而浮大；脸色应当黑而反黄；这是土克水，为大逆，十成是死，为不治之症。

羽音，主辖肾之声，肾的声音是呻吟，肾脏在五音为瑟，肾志为恐，肾脏的经脉是足少阴经，若足太阳膀胱经厥逆则会引起荣卫不通，阴阳逆乱巅倒，阳气在内潜伏，阴气在外上升，阴气上升就会发寒，寒就会虚，虚就发作疠风因邪气侵入经脉，营卫郁热不清而导致的病症，又称麻风，语音凌乱舌头不转动，半身不遂，脚偏跛，若病邪在左则左边肾受到伤害，若病斜在右则右边的肾受到伤害。患半身不遂者的身体，从鼻到脚有一半身子，缓弱不遂，口也歪斜，语声混浊，入厕解便也得倚靠他人扶持，耳偏耳聋，腰背相牵引，严重的无法救治，一般用肾沥汤主治，处方见第八卷中。另外呻吟而好发怒，动怒而健忘，神思恍惚如有所思的症候，这是土克水，阳搏击阴气，阴气潜伏而阳气上升，阳气上升就会发热，发热就是实证，实证就会发怒，发怒就会健忘，耳朵听不见什么，四肢胀满引急，小便赤黄，口动而发不出声音，笑着看人，这是因为肾受到邪热得伤害，严重的不可救治。若脸色黑黄、只是耳朵不能听见声音的,还可救治。

肾病变为疟疾的,使人寒冷,腰脊宛转疼痛,大便艰难,目眩,身体颤抖不定,手足寒冷,用恒山汤主治,处方见第十卷中。若患者素不吃东西,突然嗜吃而好发怒,相反于常性,这是肾已受伤,虽然未发觉病,而症候已经表现出来,人在说话前先开口笑,继而闭口不作声,举手捂腹或说举手蒙眼。这是肾病在声音方面表现出来的症候,适宜察看虚实表里,浮沉清浊,根据病情加以治疗。

黑色为肾的颜色,肾合骨,其黑色如乌的羽毛一样为吉利。肾主耳,耳为肾功能的外延。其人水形,禀气最全的一种类型,皮肤呈黑色,头大、面部曲凹、颊部宽广,肩部瘦小、腹大、手足小,行走时下半身摇动,尻尾部较长,背脊部也较长,对人既不敬重也不惧怕,爱欺骗人,易被杀而死,能耐受秋冬的寒凉而不能耐受春夏的温热,在春夏季节容易感邪生病,取足少阴肾经上的穴位来主治。此类人谦卑低下,犹如川泽之纳污。

耳朵的大小高低厚薄扁圆,都与肾相对应。肤色黑、纹理细密的,肾就小,肾小就很安定,难以受到伤害;纹理粗的扁肾大,大就虚,虚就引起肾寒,出现耳聋或耳鸣,出汗,腰痛得不能俯仰,易为邪气所伤;耳朵高的则肾也高,高就实,实就引起肾热,背部拘急掣痛,耳中有脓血出,或生息肉塞住耳;耳朝后陷的肾就低,肾低就会腰尻疼痛,不能俯仰,发作狐疝病腹股沟疝;耳坚实的则肾也坚实,肾坚实就不容易受病,不患腰痛;耳薄的人其肾也脆弱,肾脆弱则易被热邪所伤,耳中则会吼闹,常患消渴病;两耳完好端正,接近颊车的人,肾端正,肾端正就平和通利难以受伤;耳偏高的其肾也偏斜不正,肾偏斜不正就腰尻偏痛。

凡是人的各脏腑在皮肤之分属部位处骨骼下陷的,必定死亡,不可避免。膀胱两边及太阳经为肾在皮肤的分属部位,骨在该处下陷,而肾脏之气通于内,外部也随之相应,沉浊为内,浮清为外。若颜色的变化是从外到内,病就是从外产生的,该部位就会隆起;若颜色的变化是从内出外,病就是从内产生的,该部位就会下陷。病从内产生者,先治其里,后治其表;病从外产生者,先治其表,后治其里。凡是人的生存与死亡,健康与疾病,脏腑精气都会先行其征兆显露于外。若人的肾脏先已受病,耳朵就会因此而枯萎并呈黑色;若肾脏已先死,耳朵就会因此而黯黑焦枯;若天中等分,而呈墓色,这必定会死亡。看其相应颜色的增加与减少,可斟酌病人死期的远近,长的不过四百天,最短半月至一月间就会死亡。肾病很少治愈而忽然死亡的情况,怎么才能知道呢?回答说:耳朵上有如拇指大的黄黑色黑点,这就必定会忽然死亡。肾脏已死,四天内人就会死亡的情况,怎样得知呢?回答说:牙齿突然变黑,脸色非常黑,眼中发黄,腰中像要折断一样,白汗流出如流水一样快,脸黑眼青,或说眼白。这是因肾气内伤,留积了病因,八天内则会死亡,这是死时的变化。面黄目黑的人不会死,黑如炱的人会死;吉凶的颜色,从天中等分,左右大有分别,颜色不正,这是阴阳之气在面部的不同表现,相法说,出现这种情况,若不遭官事,也会死亡。患者面目连接耳朵左右带黄黑色，年龄在四十岁以上的，一百天内就会死去。若天中偏在一边的，最是凶相，必定死亡；两边有而年上无吉凶之色的，三年之内，祸事必定到来。

肾在四时上属冬，在五行上属水，在五色上属黑色，其脉为足少阴肾经。少阴经怎么是肾脏的脉呢？回答说：肾属阴脏，阴即是水，都生于肾，这条经脉名叫太冲脉，共有五十七穴，在冬天取治其井穴荥穴。冬天，水开始冻结，肾开始闭藏，阳气衰少，阴气坚盛，太阳经之气深伏潜藏，阳脉不用，故取井穴以下。阴气逆时就取荥穴来疏通《素问》作实阳气，其脉本在内踝下二寸，与舌下两脉相应，其脉根在涌泉涌泉在脚心下，大拇指筋之处。

足少阴肾经的筋起于足小趾的下方，入足心，和足太阴脾经筋相并而斜走内踝骨下方，结聚于足跟，又与足太阳膀胱经的筋相合而向上行，于内辅骨下结聚，并在此与足太阳经的筋合并，再沿着大腿内侧上行，于生殖器处结聚，又沿着脊内夹脊柱骨上行至项，于枕骨处结聚，与足太阳膀胱经的筋相合。

肾的经脉起于足小趾下方，斜出走向足心，到位于足内踝前下的舟骨之下，沿着内踝骨的后方，另向下行，进入足跟，再上至腓肠肌内侧，从腘窝内侧穿出，上达大腿内侧的后缘，贯穿脊柱，入属于肾脏，且联络膀胱。其直行的经脉，从肾上贯穿肝如横膈膜而进入肺中，沿着喉咙，归结于舌根两边。其支脉，从肺穿出连络心脏，注于胸中。足少阴肾经与足太阳膀胱经为表里，足太阳膀胱经本在足跟以上五寸中，它们同会于手太阴肺经。

足少阴肾经的另出络脉，名叫大钟，起于内踝之后，绕脚跟而至足外踝侧，再另行进入足太阳膀胱经。它的另一条别出络脉，和本经相并于行至心包络下，再向外贯穿腰脊之间。它主管肾生病，肾实证就会使膀胱发热，膀胱发热就会引起癃闭，癃闭就成为外病，阳脉反逆大于寸口脉二倍，病的症状为口热、舌干，咽喉肿，上气，咽喉干而痛，心烦心痛，有黄疸肠澼痢疾病，脊柱和大腿内后侧疼痛，痿厥嗜卧，足下发热而疼痛；灸法就会强食而生害处，放宽衣带披散头发，柱着拐杖步履沉重。肾虚证就会膀胱寒冷，寒就会引起腰痛，腰痛就使阴脉反而小于寸口脉，病症是饥饿而不想饮食，脸色黑得如炭的颜色，咳嗽的唾液中就会有血，喉鸣而气喘，坐下又想起来，而目光模糊不清不能看见东西，心中悬起如同患了饥饿病一样，气不足就容易恐怖；心中警惕似有人在追捕，此为骨厥病。

冬天的三个月，主管肾与膀胱，这段时期易患黑骨温病，病源是因为足太阳膀胱经与足少阴肾经相搏，邪气蕴积在三焦，上下壅塞，阴毒在内运行，脏腑感受外邪，就会患病，其病相反。若腑虚就会被阴寒邪毒之气所伤害，而导致里热外寒，想靠近火炉取暖而心里又想饮水，或者腰痛得像折断了一样；若脏实就会被阳热邪毒之气所损伤，胸胁切痛，犹如刀刺，不能够转动，热势极盛。若服用冷药超过限度就会导致洞泻，故为黑骨温病。扁鹊说：灸脾俞、肝俞、肾俞，主治丹金毒黑温的病，应当根据病源施治，调理脏腑，清浊之病就不会产生了。

肾虚实第二

◆ 肾实热

左手尺中神门脉之后的阴脉脉象阴实的,这是足少阴肾经阴实的征象,其症状为舌干燥,咽喉肿痛,心烦,咽喉发干,胸肋时时疼痛,气喘、咳嗽、出汗,小腹胀满,腰背强直挛急,身体沉重,骨发热,小便赤黄,好发怒、健忘,足下热疼,四肢发黑,耳聋,名叫肾实热病。《脉经》说:肾实热的人,膀胱胀满癃闭,小腹与腰脊相引疼痛。左手尺中神门脉之后的阴脉脉象阴实的,是足少阴肾经的脉象阴实,其病苦为:患痹病,身体发热,心中疼痛,脊肋相引疼痛,足逆热烦,名叫肾实热。

治肾实热,小腹胀满,四肢皮肤呈黑色,耳聋,梦见腰脊被离解以及伏在水中,气喘急促等症,用泻肾汤方。

泻肾汤

芒硝三两　大黄切,加一升水在密器中浸泡一夜　茯苓　黄芩各三两生地黄汁　菖蒲各五两　磁石八两,碎如雀头　玄参　细辛各四两　甘草二两

以上十味药分别切细,用九升水来熬大黄、地黄汁、芒硝之外的七味药,取二升半,去掉药渣,下大黄入药汁中又熬,熬到减去二三合时,加地黄汁除大黄,以微火熬一两沸后,再加入芒硝,分成三次服用。

治肾热,多怒健忘,耳中听不见声音,四肢胀满引急,腰背转动强僵直的处方:柴胡、茯神《外台》写做茯苓　黄芩、泽泻、升麻、杏仁各一两　磁石四两碎　羚羊角一两　地黄、大青、芒硝各三两　淡竹叶切,一升

以上十二味药分别切细,用一斗水来熬取三升,去掉药渣,加入芒硝,分成三次服用。

治肾热,小便黄赤不出,如栀子汁或如黄柏汁,每次欲解小便时即阴茎头疼痛的处方:榆白皮切,一升　滑石八两,碎子芩、通草、瞿麦各三两　石苇四两　冬葵子一升　车前草切,一升

以上八味药分别切细,用二斗水先煮车前草,取一斗,去掉渣,澄清后取九升汤汁,加入其他药一起熬取三升五合汤药,除药渣,分成四次服用。

◆ 肾膀胱俱实

左手尺中神门脉之后的脉象为阴阳俱实的,是足少阴肾经与足太阳膀胱经都实的征象,其症状为脊背强直反折,眼圈发黑,邪气向上冲逆心胸,脊柱疼痛得不能反侧。名叫肾与膀胱俱实之证。右手尺中神门脉之后的脉象阴阳俱实的,此为足少阴肾经与足太阳膀胱经都实的征象,容易患癫病,头沉重引起眼睛,疼痛剧烈,四肢厥冷,想用奔跑的方法来缓解,眼睛向上翻,风邪侵入经脉而多汗,名叫肾与膀胱俱实之证。

◆ 肾虚寒

左手尺中神门之后的脉象为阴虚

的,是足少阴肾经阴虚的征象,患者心中烦闷,下肢沉重,足肿不能触地,名叫肾虚寒。右手尺中神门之后的脉象为阴虚的,亦是足少阴肾经阴虚的征象,患者足胫瘦小脆弱,恶寒,脉象为代脉或绝脉,不相延续,足寒,上重下轻,行走时脚不能着地,小腹胀满,邪气向上冲胸引至肋下疼痛,名叫肾虚寒证。主治肾气虚寒,阳痿,腰脊疼痛,身体沉重缓弱,语言混浊,阳气顿绝的处方。

生干地黄五斤　苁蓉、白术、巴戟天、麦门冬、茯苓、甘草、牛膝、五味子、杜仲各八两　车前子、干姜各五两

以上十二味药治择捣筛后制成散药。每次在饭后用酒送服方寸匕,每天服三次。

治肾风虚寒　灸肾俞穴一百壮,穴在正对脐的两边向后至夹对脊柱相距各一寸五分处。

◆ 肾膀胱俱虚

左手尺中神门脉之后的脉象为阴阳俱虚的,是足少阴肾经与足太阳膀胱经都虚的征象,患者小便利,心痛,背部寒冷,时常小腹胀满,名叫肾与膀胱俱虚之证。右手尺中神门脉之后的脉象为阴阳俱虚的,这也是足少阴肾经与足太阳膀胱经都虚的征象。患者心痛,或下肢沉重,二阴不能自行收摄,向外反出,时时苦于洞泄,因寒中而泄,肾和心都痛,名叫肾与膀胱都虚之证。

肾劳第三

凡是肾劳病,用补肝气的方法来补益肾,肝旺则感应到肾。若人违背了冬季时令之气,就会使足少阴肾经不能伏藏,而肾气沉浊;人顺应冬气就得生存,人逆反冬气就会死亡,顺应它人体就得和谐,逆反它就会使人体生理混乱,若人的活动与四时之气相悖而造成生理上的逆阻,就会生病了,此为关格。

治肾劳热,小腹胀满,小便赤黄,小便结束时有余沥,频数而少,阴茎中疼痛,阴囊生疮,用栀子汤方:栀子仁、芍药、通草、石韦各三两　石膏五两　滑石八两　子芩四两　生地黄、榆白皮、淡竹叶切,各一升

以上十味药分别切细,用一斗水来熬取三升汤药,去掉药渣,分成三次服用。

治肾劳热,阴囊生疮,用**麻黄根粉**方。

麻黄根粉

麻黄根　石硫黄各三两　米粉五合

以上三味药治择捣筛后制成散药,用棉签蘸取药末,如平常用粉法一样来擦在疮上,药粉浸湿后又擦上。

治肾劳热,妄怒,腰脊不能俯仰屈伸,将散药加水煎熬的处方:丹参、牛膝、葛根、杜仲、干地黄、甘草、猪苓各二两半　茯苓、远志、子芩各一两十八铢　石膏、五加皮各三两　羚羊角、生姜、橘皮各一两　淡竹叶如鸡蛋那么大

以上十六味药治择捣筛后制成散药,为粗散,用三升水来熬两方寸匕药末,先用帛将药末裹好,时时搅动,熬取八合汤药来作为一服,依此每日熬取二

服来服用。

治虚劳,阴阳失调,伤筋损脉,气息缓弱,气短,遗精滑泄、泻痢,小便赤黄,阴下湿痒,腰脊痛得如折断了一样,面色顿失,其治疗的处方:生地黄、萆薢、枣肉、桂心、杜仲、麦门冬各一斤

以上六味药分别切细,用一斗五升酒来浸三夜,取出药晒干后又浸,如此一直到把酒浸取完,取晒干的药物来择捣筛后制成散药。每次在饭后用酒送服方寸匕,每天三次。

治肾劳,虚冷干枯,忧愤恼怒而致内伤,或因久坐湿地而损伤肾的处方:秦艽、牛膝、芎䓖、防风、桂心、独活、茯苓各四两 杜仲各四两 侧子各五两 石斛六两 丹参八两 干姜又写做干地黄 麦门冬、地骨皮各三两 五加皮十两 薏苡仁一两 大麻子二升

以上十七味药分别切细,用四斗酒来浸药七日,每次服七合,每日服二次。

精极第四

凡是患有精极 因肾脏受损而引起脏腑都损伤的病症。症状是瘦弱无力,皮肤不润泽,眼睛黯然无光,毛发脱落,头晕耳鸣,腰痛遗精等 的病,这是五脏六腑的病症,若五脏六腑衰弱就会使形体每一处的病皆达到最严重的极点,眼睛模糊看不清事物,牙齿焦枯而头发脱落,身体沉重,发生肾水病 因肾气虚寒不能温化水液而产生的病 耳聋,走路歪歪倒倒,凡是阳邪损害五脏,阴邪损伤六腑。阳实就将病邪从阴引到阳,阴虚就将病邪从阳引到阴。若阳病,则病邪向上走高处,高则实,实则热,而使眼睛看不清楚,牙齿焦枯头发脱落,腹中胀满,腹满就会周身骨节不定点地疼痛,疼痛就适宜用泻法来治其内;若阴病,则病邪向下,下则虚,虚则寒,身体沉重,发生肾水病,耳聋,行走歪歪倒倒,邪气入内,邪气行到五脏就会咳嗽,咳嗽就会多鼻涕唾液,面肿气逆,所以叫精极。因此,对形体因生病而肌肉骤减的病人,就用调理其气的办法来温补,对精不足的病人就用五味食物来温补。善于治精极的人,病邪在肌肤筋脉中时就先着手治疗,其次着手治疗六腑中的病邪,若邪气到达五脏,已经是半死的人了。扁鹊说:五脏之气都竭绝的人,没有救治,脏气断绝就会引起目系眩晕,目之精已被夺,这是神志已先死,最远不过一天半日病人就会死亡,不是医生之力所能救得了的。对精极病务必要精确地钻研,从表来治里,以左来治右,以右来治左,以我知彼,病就能治愈了。

治精极实热,眼睛看不清楚,牙齿焦枯头发脱落,形体衰弱、疼痛,全身虚热,用竹叶黄芩汤方。

竹叶黄芩汤

竹叶切,二升 黄芩、茯苓各三两 甘草、麦门冬、大黄各二两 生地黄切,一升 生姜六两 芍药四两

以上九味药分别切细,用九升水来熬取三升汤药,去掉药渣,分成三次服用。

治精极,五脏六腑都受到损伤,虚

热,全身烦疼,骨节酸痛,烦闷的处方:生地黄汁二升 麦门冬汁、赤蜜各一升 竹沥一合 石膏八两 人参、芎䓖、桂心、甘草、黄芩、麻黄各三两 当归四两

以上十二味药分别切细,先用七升水来熬八味药,取二升汤液,去掉药渣,加入地黄等汁一起熬取四升汤药,分成四次服用,白昼服三次夜间服一次。

枣仁汤

治大虚劳,梦中泄精,阳痿无力,不能行房事,血气枯竭,或醉酒后行房事而致内伤,心中惊悸,小腹里急的处方:枣核仁二合 人参二两 芎药、桂心各一两 黄芪、甘草、茯苓、白龙骨、牡蛎各二两 生姜二斤 半夏一升 泽泻一两

以上十二味药分别切细,用九升水来熬取四升汤药,每次服七合,每天三次。若不能饮食,小腹急,则加六两桂心。

韭子丸

治因房室过度,精泄自出而不禁,腰背不能屈伸,食后不生肌肉,两脚软弱的处方:韭子一升 甘草、桂心、紫石英、禹余粮、远志、山茱萸、当归、天雄、紫菀、薯蓣、天门冬、细辛、茯苓、菖蒲、僵蚕、人参、杜仲、白术、干姜、芎药、附子、石斛各一两半 苁蓉、黄芪、菟丝子、干地黄、蛇床子各二两 干漆四两 牛髓四两 大枣五十枚

以上三十一味药研为末,将牛髓加入白蜜中与枣膏一起捣三千杵,制成丸药,每次空腹服用如梧子大的十五丸,每天二次,可加至二十丸。

治梦泄失精的处方:取一升韭子,治择捣筛后制成散药。每次用酒送服方寸匕,每天二次,立即见效。

治虚劳尿精方:韭子二升 稻米三升

以上二味药,用一斗七升水煮成如粥的模样,取六升汁,分成三次服用,精溢也这样治。

禁精汤

治失精羸瘦,肌肉酸痛而瘦削,气短,目光模糊不明,不想听到人声的处方。

韭子二升 粳米一合

以上二味一起在铜器中炒,到米变成黄黑色时趁热用一斗好酒投入,绞取七升汁,每次服一升,每天三次,如此服完二剂。

羊骨汤

治失精多睡,目光模糊不清的处方。

羊骨一具 生地黄、白术各三斤 桂心八两 麦门冬、人参、芎药、生姜、甘草各三两 茯苓四两 厚朴、阿胶、桑白皮各一两 大枣二十枚 饴糖半斤

以上十五味药分别切细,用五斗水煮羊骨,取三斗汁,取出羊骨加入其他药物一起熬取八升汤药,汤药成后,加入阿胶、饴糖让其熔化,在早晨服一升,第二天早晨又服一升。

虚劳尿精 灸第七椎棘突两旁各三十壮。

梦中泄精 灸三阴交十四壮,就能止住淫梦,效果如神。穴在内踝之上的大脉上,离踝骨有四指相并那么宽的距离处即是。

治丈夫梦中失精,以及男子小便浊难 灸肾俞一百壮。

治男子阴茎中疼痛,小便中带血夹精 灸列缺五十壮。

治失精,五脏虚竭 灸屈骨端曲骨

穴五十壮。穴在阴上横骨中央,宛曲如弦月中央之处,这里叫横骨。

治男子虚劳失精,阴上缩,阴茎中痛 灸大赫穴三十壮,穴在夹对屈骨端三寸处。

治男子腰脊冷疼,小便多白浊 灸脾募穴一百壮。

骨极第五

骨极病,是受肾制约的,肾与骨相应,骨与肾相合。又有说,因冬天伤于风寒湿气,邪入骨髓关节就会引起骨痹,骨及关节沉重酸痛,全身寒冷;若骨痹病未治愈,又感受邪气,邪气侵入肾中,就会引起耳鸣,呈现出黑色,这便是肾病的症状。若肾病就会引起骨极,牙齿苦痛,手足骨节酸痛,不能久站,屈伸不灵活,身体麻痹,脑髓酸痛。在冬季的壬癸日被风邪所伤,成为肾风,风邪尽伤全身骨节,所以叫做骨极。若其气为阴,气为阴就引起虚,虚就引起寒;寒就引起脸肿而有黑色的污秽之物,腰脊疼痛不能长时期地站立,屈伸不灵活。患者气衰弱就会使头发脱落牙齿槁枯,腰背相牵引而疼痛,痛得严重的就会引起严重咳嗽吐唾;若气为阳,气阳就充实,充实就会发热,发热就会使脸色发黑,性机能衰退、膀胱不通利,牙齿、脑髓苦痛,手足酸痛,耳鸣,脸色发黑,此为骨极病达到顶点时的症状。必须精确地辨别气的阴阳,审察它的清浊,了解它在皮肤之分属部位的变化,诊视它的气息状况。善于治病的人,病邪在皮肤筋脉中时,就立即开始治疗;若病进入了脏腑,人则半死不能救治了。

扁鹊说:骨极病不加以治疗,就会变得骨节非常酸痛,不能伸缩,十天就会死去。骨与足少阴肾经相应,足少阴肾经的脉气衰竭脉气绝就会使骨骼枯萎,头发无光泽,这就是骨已先死的征兆。

治骨极,这是由肾热病所引起,就会膀胱不通,大小便癃闭,容颜焦枯发黑,耳鸣虚热,用三黄汤方。

三黄汤

大黄(切,单独用一升水浸泡)、黄芩各三两 栀子十四枚 甘草一两 芒硝二两

以上五味药分别切细,用四升水先熬三种药物,取一升五合,去掉药渣后加入大黄,又熬两沸,再加入芒硝,分成三次服用。

腰背不灵活,筋挛痹缩,虚热闭塞 灸第二十一椎棘突两边相距各一寸五分处,病人有多少岁就灸多少壮。

骨虚实第六

骨虚的人,全身酸痛不安,容易疲倦;骨实的人,常苦于烦热。凡是骨虚实的病变,都受肾与膀胱制约,若患者脏腑有病从骨骼中表现出来,与发热相对应的是脏的病变,与发寒相对应的是腑的病变。

治骨虚,酸痛不安,易疲倦,这种病

是膀胱寒而致，用**虎骨酒** 取一具虎骨，通体炙烤到其黄焦汁已尽时，研碎成如雀头那么大，用来酿三石米，四斗曲，三石水，如平常酿酒的方法。之所以要加水和曲，是因为骨消曲到其而吸收水，故要加水和曲。酒熟后封住头，五十天后才打开饮用。

治骨实，苦于酸疼烦热的煎药处方：葛根汁　生地黄汁　赤蜜各一升　麦门冬汁五合

以上四味混和后搅拌均匀，在微火上熬煎三四沸，分成三次服用。

治骨髓冷痛的处方　将一石地黄取汁，加二斗酒相搅后熬沸腾两次，温服，每日三次，能补益骨髓。

治虚劳冷，骨节疼痛无力的处方：豉二升　地黄八斤

以上二味药蒸两遍，暴晒干后制成散药，每次在饭后用一升酒送服二方寸匕药沫，每天两次。此方也治虚热。

腰痛第七

凡腰痛病有五种原因，一是因为足少阴肾经发生病变，十月时，万物阳气都衰弱，所以引起腰痛；二是因为风痹，风寒邪气伤害腰，故引起腰痛；三是因为肾虚，过度用肾而伤肾，所以引起腰痛；四是腰部突然疼痛，是因为从高处坠下而伤腰，所以腰痛；五是因为取寒睡在地上，被地气所伤，故腰痛；腰痛不止的，会引起腰脊疼痛。

治肾脉脉象逆，小于寸口脉，膀胱虚寒，腰痛，胸中动荡不安，一年四季皆可用**杜仲酒**方。

杜仲酒

杜仲、干姜各四两，或说干地黄　萆薢、羌活、天雄、蜀椒、桂心、芎藭、防风、秦艽、乌头、细辛各三两　五加皮、石斛各五两　续断、栝楼根、地骨皮、桔梗、甘草各一两

以上十九味药分别切细，用四斗酒浸四夜，初次服五合，逐渐加到七八合下，每天两次。通治五种原因引起的腰痛病。

治肾虚引起的腰痛的处方：牡丹皮二分　萆薢、桂心、白术各三分

以上四味药治择捣筛后调制成散药，每次用酒送服方寸匕，每天三次。也可以制作汤药来服，效果很好。

患肾着病后，患者身体沉重，腰中像水洗过一样发冷，不渴，小便自利，饮食依旧，是肾着病的症状。其原因是因为劳动后出了汗，内衣冷湿，长期如此而患者从腰以下冷痛，腹部沉重如带有五千钱，用**肾著汤**方。

肾著汤

甘草二两　干姜三两　茯苓、白术各四两

以上四味药分别切细，用五升水煮取三升，分成三服，腰中立即温暖。《古今录验》名甘草汤。

腰背疼痛的人，皆因肾气虚弱，或睡卧在冷湿当风之处引起，应尽快治疗，否则风湿邪气容易流入脚膝之中，有的会造成半身不遂冷痹，缓弱疼重；有的造成腰痛、脚痉挛、重痹，宜尽快服独活寄生汤。

治腰脊苦痛不遂的处方：取三斗大豆，炒一斗，煮一斗，蒸一斗；取六斗酒，一口瓮，蒸到极热，豆也热，纳入瓮中封

肾脏·卷十九

闭瓷口,在秋冬要封十四日,在瓮下作个孔取出,每次服用五合,每天二三次。

治男子腰脚冷不灵活,不能行动的处方:取三斗上好的醇酒,与三斗水合瓮中,温暖时从脚到膝盖浸泡,三日为止。

冷后则在瓮下常置灰火,不要让其冷却。

腰痛 灸脚跟上横纹中白肉边缘十壮,效果好。

腰突然疼痛 灸穷骨上一寸处七壮,左右一寸处各灸七壮。

补肾第八

这里的补肾处方可以通治五劳六极七伤等虚损证,五劳是五脏病,六极是六腑病,七伤是表里受病。五劳,一是志劳;二是思劳;三是忧劳;四是心劳;五是疲劳。六极,一是气极;二是血极;三是筋极;四是骨极;五是髓极;六是精极。七伤,一是肝伤,多梦;二是心伤,健忘;三是脾伤,好饮水;四是肺伤,容易痿缩;五是肾伤,常吐唾液;六是骨伤,容易饥饿;七是脉伤,经常咳嗽。凡是极力地思虑遥远的将来,是对己有损的;忧愤悲哀是对己有损的,喜乐过度是对己有损的,愤怒而不得缓解是对己有损的,急于实现自己的愿望是对己有损的,常提心吊胆是对己有损的,无休无止地吹牛是对己有损的。所以叫五劳六极七伤。此处并不一一详述,此处方皆可主治。

大建中汤

治因虚劳而引起阳气虚乏,水饮内停在肋下,像水流一样的声音,每次饮水后,如同从一边流下般,有头并冲皮而引至两乳,内痛里急,多梦失精,气短,目光模糊不清,健忘的处方。

甘草二两　人参三两　半夏一升　生姜一斤　蜀椒二合　饴糖八两

以上六味分别切细,用一斗水来熬取三升汤药,去掉药渣加入饴糖使其融化,服七合。里急拘挛、引急的,加芍药、桂心各三两;手足厥逆,腰背发冷的,加入附子一枚;虚劳的,加入黄芪一两。

大建中汤

治五劳七伤,小腹急,脐下胀满,两肋胀满,引至腰脊,鼻口干燥,目光昏暗,看不清楚,闷闷不乐,胸中气急逆,不下饮食,阴茎之中刺涩疼痛,小便黄赤,尿有饮沥,梦见与鬼神交合,遗精,惊恐虚乏的处方。

饴糖半斤　黄芪、远志、当归《千金翼方》无　泽泻各三两　芍药、人参、龙骨、甘草各二两　生姜八两　大枣二十枚

以上十一味药分别切细,用一斗水来熬取二升半汤药,汤药熬成后,加入饴糖使其溶化,一次服八合,休息一会后再服一次。深师无饴糖、远志、泽泻、龙骨,有桂心六两,半夏一升,附子一枚。

凡是男女因积劳虚损,或大病后还未恢复,常常苦于四肢沉滞,骨肉疼酸,气息缓弱而少气,动则气喘虚乏或小腹拘挛引急,腰背强直疼痛,心中虚弱惊悸,咽干唇燥,脸上与全身缺少血色,或饮食无味,不能行房事,悲忧惨戚,多卧少起,严重的长年如此,轻微的也会历经百日方可痊愈,五脏之气渐渐衰竭,难以重新振作,治这些病用**小建中汤**方。

小建中汤

甘草一两　桂心三两　芍药六两　生姜三两　大枣十二枚　胶饴一升

以上六味药分别切细,用九升水来熬取三升汤药,去掉药渣加入胶饴,一次服一升,每日三次。间隔三日又制作一剂,然后可服用各种丸散药。张仲景说:呕的人不能服。《肘后方》说:加黄芪、人参各二两为好;若患痰满及溏泄,可去除胶饴。《胡洽方》有半夏六两,黄芪三两。《古今录验》管此方名叫芍药汤。

内补散

治男子五劳六绝。心伤的人,使人常惊悸,妄怒无常;脾伤的人,使人腹胀满常嗳气,食后就想睡卧,面目痿黄;肺伤的人,使人少精,腰背疼痛,四肢厥逆;肝伤的人,使人少血,面色发黑;肾伤的人,有积聚,小腹腰背满痹,咳唾,小便艰难。六绝这样的病,都起于大劳脉虚,外受风邪,内受寒热,使人手足疼痛,膝以下发冷,腹中雷鸣,时时泄痢,或癃闭或下痢,面目发肿,心中昏闷,不想言语,厌恶听到人声,其治疗的处方:

干地黄五分　巴戟天半两　甘草、麦门冬、人参、苁蓉、石斛、五味子、桂心、茯苓、附子各一两半　菟丝子、山茱萸各五分　远志半两　地麦五分

以上十五味药治择捣筛后制成散药,每次用酒送服方寸匕,每日三次,逐渐加至三匕,无所禁忌。

石斛散

治恶风病,四肢不能收缩,自己不能翻身,两肩中疼痛,身体沉重、脚胫急、筋脉发肿,不能行走,时寒时热,小腿肚子如被刀刺,身体承受不了自己的重量,这些皆因饮酒后被恶风所侵入,露卧在湿地,寒邪从下侵入,腰以下发冷,正气不足,无气,子精亏虚,全身血脉发寒,阴下湿,经消,使人郁闷不乐,恍惚,常常悲伤。此方能除风邪,使身体轻健;益气,明目、强阴,使人有子,补肾气不足的处方。

石斛十分　牛膝二分　附子、杜仲各四分　芍药、松脂、柏子仁、石龙芮、泽泻、萆薢、云母粉、防风、山茱萸、菟丝子、细辛、桂心各三分

以上十六味药治择捣筛后制成散药,每次用酒送服方寸匕,每日两次。如果阴不勃起,加倍用菟丝子、杜仲;腹中疼痛,加倍用芍药;膝中疼痛,加倍用牛膝;背疼痛,加倍用萆薢;腰部中风,加倍用防风;少气,加倍用柏子仁;跌仆不能行走,加倍用泽泻。根据不同的病症,加倍或三分之一用药,也可制成丸药,用枣膏来制成如梧桐子大的丸,用酒送服七丸。

黄帝就五劳七伤的问题问高阳负,高阳负回答说:一是阴衰,二是精清,三是精少,四是阴消,五是阴囊下湿,六是腰或说胸肋苦痛,七是膝部厥逆冷痛。不想行走,骨热,远视时流泪,口发干,腹中鸣,时常有热,小便淋沥,阴茎中疼痛,或者精液自出。有这些病的,就称做七伤。一是志劳,二是思劳,三是心劳,四是忧劳,五是疲劳,这就叫五劳。黄帝说:怎么治疗呢?高阳负回答说:主治用**石韦丸**。

石韦丸

石韦、蛇床子、肉苁蓉、山茱萸、细辛、矾石、远志、茯苓、泽泻、柏子仁、菖蒲、杜仲、桔梗、天雄、牛膝、续断、薯蓣各二两　赤石脂、防风各三两

肾脏·卷十九

以上十九味药研为末,用枣膏或蜜调和成如梧桐子大的丸药。每次用酒送服下三十丸,每日三次,七日就会痊愈,二十日后可消百病,长期服用效果甚佳。

崔氏此方无矾石、茯苓、泽泻、桔梗、薯蓣,有栝楼根二两半,叫白水候方。

五补丸

治肾气虚损,五劳七伤,腰脚酸疼,肢节苦痛,目昏暗看不清东西,心中多怒,恍惚不定,夜卧多梦,醒后口中发干,食不知味,心中常常不快乐,多有愤怒,房事时阴痿不举,心腹胀满,四肢疼痹,口吐酸水,小腹中有冷气,尿有余沥,大便不通利,此方皆可主治,长期服用则可延年不老。四季不断绝地服用一年,万病皆除的处方。

人参、五加皮、天雄、牛膝、防风、远志、石斛、薯蓣、枸杞各四分　苁蓉、干地黄各十二分　巴戟天六分　茯苓、菟丝子各五分　石龙芮各八分　萆薢、石南、蛇床子、白术各二分　天门冬七分　杜仲六分　鹿茸十五分

以上二十四味药研为末,用蜜调和成如梧桐子大的丸,每次用酒送服十丸,每日三次。有风邪的病人,加天雄、芎䓖、当归、黄芪、五加皮、石南、茯神、独活、柏子仁、白术各三分;有邪气的病人,加厚朴、枳实、橘皮各三分;发冷的病人,加干姜、桂心、吴茱萸、附子、细辛、蜀椒各三分;泄精的病人,加韭子、白龙骨、牡蛎、鹿茸各三分;泄痢的病人,加赤石脂、龙骨、黄连、乌梅肉各三分。春季按照处方服,夏季加地黄五分、黄芩三分,麦门冬四分;冷后就去除这些,另加干姜、桂心、蜀椒各三分。如果不热不寒,也不须增减,直接依方服用。服用三剂以上,平凡琐事都会让人感觉快活。慎醋、蒜、陈臭食物与大冷食物以及注意不要醉吐,其余的百无所慎,渐渐加至三十丸,则不可再增加,通常以此为限度。

治各种虚劳伤损,没有哪一样比得上薯蓣丸方。

薯蓣丸

薯蓣二两　苁蓉四两　五味子六两　菟丝子、杜仲各三两　牛膝、泽泻、干地黄、山茱萸、茯神或写做茯苓　巴戟天　赤石脂各一两

以上十二味研为末,用蜜调和成如梧桐子大的丸药。每次在饭前用酒送服二十丸至三十丸,每日二次。无所忌,只禁醋、蒜、陈臭食物。服药七日后使人强健,四肢润泽,唇口泛红,手足温暖,面有光泽让人悦目,消食,身体安和,音声清明,这是有验证的。十日后生长肌肉。药性通利善能入中,入脑鼻中必定引起酸疼,不要奇怪。若希望长得非常丰腴,加入敦煌出产的石膏二两;失性健忘的病人,加远志一两;体少润泽的病人,加柏子仁一两。《古今录验》有白马茎二两,共十六味,治男子五劳七伤,头痛目眩,手足逆冷,或阵发性的烦热,或冷痹肩疼,腰髓不遂,食得虽然多,却不生肌肉,或少食而胀满,身体涩滞无光泽,阳气衰绝,阴气不运行。此药能补十二经脉,起阴阳,通内制外,安魂定魄,开三焦,破积气,使肠胃增厚,消除五痔邪气,除去心内伏热,强筋练骨,使身体轻健明目,除风去冷,无所不治,补益很广,须常服药为好。七十岁的老人用后,皆力气非常,更何况年少者呢?

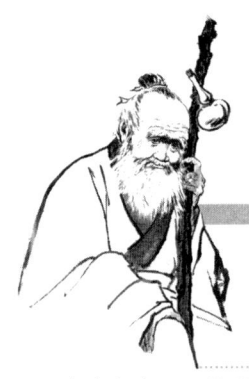

膀胱腑·卷二十

膀胱腑脉论第一

膀胱主肾,耳朵是色诊膀胱的器官,肾气在膀胱中聚合。膀胱是津液之腑,称为水曹橡,名为玉海,共重九两二铢,向左回旋上下叠积,纵宽九寸,能贮存九升九合津液,两边相等,与二十四节气相应,膀胱主津液漏泄。

黄帝说:其余五脏都是一个名称一只器官,肾却独有两只,这是为什么呢?岐伯说:膀胱作为腑有两个地方,故肾也应有两只分别相应于两腑。因此脏器的名称为一个,相对应的腑的名称有两个,故有了五脏和六腑。另一种说法是肾有左右两只,而膀胱却无两个,于是就用左肾与膀胱相合,右肾与三焦相合,因此有五脏六腑的说法。

左手关后尺中脉象阳绝的,即是没有膀胱脉。其病有逆冷之苦,妇女月经不调,旺月闭经,男子遗精、尿有余涩,应针刺足少阴经调治阴经,足内踝下面动脉处即是。

右手关后尺中脉象阳绝的,即是没有子户脉。病人有足部逆寒之苦,绝产带下,不能生育,阴中寒冷。应针刺足少阴经调治阴经。

左手关后尺中脉阳实的,即膀胱实。病人有逆冷,肋下有邪气引痛之苦。应针刺足太阳经调治阳经,在足小趾外侧,骨节后下陷处。

右手关后尺中脉象阳实的,即为膀胱实。病人有小腹胀满,腰痛之苦。针刺足太阳经调治阳经。

病先在膀胱发作的,背脊和筋疼痛,小便闭涩。病五天迁延到肾,小腹腰就会疼痛,以及胫酸。一天迁延到小肠,小肠就会发胀。一天迁延到脾脏,就会闭塞不通,身体疼痛沉重,两天不愈的会死亡,冬天死于鸡鸣时分,夏天死于晚饭时刻。

膀胱生病的,小腹偏肿疼痛,用手一按小腹便立即有尿意但又解不出来。肩上发热,若脉的分属部位下陷,足小趾外侧以及胫踝后都发热。若脉的分属部下陷,治取委中穴。

膀胱发胀的,小腹满,有气,小便不利。

肾先感受了病邪,然后传给膀胱,症见肾咳不已,一咳就会遗溺。

厥气侵驻膀胱,就会梦见出门远游。

肾与骨相应,皮肤纹理密实而厚的,三焦及膀胱就厚;皮肤纹理粗而薄的,三焦及膀胱薄。皮肤腠理松弛的,三焦膀胱就舒缓;皮肤紧密没有毫毛的,三焦膀胱则急。毫毛密而粗的,三焦膀胱直;毫毛稀的,三焦膀胱结。

膀胱腑·卷二十

扁鹊说：六腑有病就会表现在脸上以及身体其他各部，肾、膀胱与足少阴、太阳经为表里，膀胱与五脏都相通，所以五脏有病即会在膀胱上有所反应，膀胱有病就会在阴囊上有所反应。伤热，就会小便不通，膀胱急，尿色黄赤。伤寒，就会小便次数多，尿色清白，或发为石水。石水病的病根在膀胱，症见四肢小，小腹独大。药方在治水一篇中。

骨绝无药救治，牙齿发黄脱落，十日后则会死去。

足太阳经的脉，从眼睛内角开始，上行过额交在头顶正中百会交会。它的支脉，从头顶到耳上角；它的主脉，从头顶进入与脑结络，再返出下行至颈后，沿着肩膊内侧，夹脊两边抵达腰中，进入脊柱并沿着脊柱与肾相交结络，属膀胱经；它的支脉，从腰中下行在后阴交会，再下行穿过臀部，进入腘中；它的支脉，分别从胳膊内左右两边，另行向下穿过肿，夹脊柱两边的肉过髋关节，沿着髋骨外后侧，下行交会在腘中，再向下穿过腓肠肌，从外踝后部穿出，沿着京骨第五跖骨粗大隆起部抵达小肚外侧。

膀胱经被邪气所动就会病冲头痛，眼睛下陷，颈项强直，脊痛，腰部疼痛似折断，髀不能弯曲，腘不能活动，腨腓肠肌如撕裂，此为踝厥病。太阳经主筋所生各病，诸如痔疮狂癫，头脑颈项疼痛，目黄流泪，鼻出血，颈后、背、腰、臀、腘、腓肠肌以及脚全都疼痛，小趾不能活动。脉气盛的，人迎处脉象比寸口脉大两倍；脉气虚的，人迎处脉象反比寸口脉小。

膀胱虚实第二

◆ 膀胱实热

左手尺中神门以后脉阳实的，即是足太阳经实。病人有逆满之苦，腰中疼痛，不能俯仰劳作，这种病即为膀胱实热。

右手尺中神门以后脉象阳实的，即是太阳经实。病人有转胞脐下急痛，不能小便，头眩痛，烦满，脊背强直之苦，这种即为膀胱实热。

◆ 治疗膀胱实热方

石膏八两　栀子仁、茯苓、知母各三两　蜜五合、生地黄、淡竹叶各切一升

以上七味，切细，加水七升煮取药汁二升，去渣，加入蜜煮至二沸，分三次服。如须下痢，加芒硝三两。

治疗膀胱热不已，舌干咽肿方：升麻、大青叶各三两　蔷薇根白皮、射干、生玄参、黄柏各四两　蜜七合

共七味，切细，先加水七升煮取药汁一升，去渣，加入蜜煮两沸，细细含服。

◆ 膀胱虚冷

左手尺中神门以后脉象阳虚的，即足太阳经虚。病人有受脚肿筋急之苦，腹中疼痛牵引腰背不可屈伸，转筋，怕风，偏枯，腰痛，外踝后部疼痛，这种即为膀胱虚冷。

右手尺中神门以后脉象阳虚的,即是足太阳经虚。患者表现为肌肉跳动、脚中筋急、耳聋、听不清、怕风之苦,这种即为膀胱虚冷。

治疗膀胱虚冷,腹中饥饿不想饮食,面黑如炭,腰肋疼痛方:磁石六两 黄芪、茯苓各三两 杜仲、五味子各四两 白术、白石英各五两

以上共七味,切细,加水九升煮取药汁三升,分三次服用。

治疗膀胱冷,咳唾带血,喉鸣喘息方:羊肾一具 人参、玄参、桂心、芎藭、甘草各三两 茯苓四两 地骨皮、生姜各五两 白术六两 黄芪三两

以上十一味,切细,先加水一斗一升煮肾,水减至三升,去掉肾下余药,煮取药汁三升,去渣。分为三次服下。

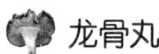 **龙骨丸**

治疗膀胱及肾冷,坐起欲倒,目光昏愦,气不足,骨痿。

龙骨、柏子仁、甘草、防风、干地黄各五分 桂心、禹余粮、黄芪、茯苓、白石英各七分 人参、附子、羌活、五味子各六分 玄参、芎藭、山茱萸各四分 磁石、杜仲、干姜各八分

以上二十味,研末,制成如梧桐子般大小的蜜丸,用酒送服三十丸,空腹一日二次,以后可逐渐加至四十丸。

治疗膀胱寒,小便次数多,遗精稠厚得像淘米水方:赤雄鸡肠两具 鸡内金两具 干地黄三分 桑螵蛸、牡蛎、龙骨、黄连各四分 白石脂五分 苁蓉六分 赤石脂五分

以上十味治后过筛,塞入鸡肠及鸡内金的缝隙中,蒸熟,曝干,合捣为散。用酒调服一方寸匕,一日服三次。

治膀胱 灸法与治肾虚一样。

胞囊论第三

胞囊是肾、膀胱生病症候外现的器官,它贮存津液和尿液。如果肾脏中有热邪,胞囊就会发涩,小便不通,尿黄赤。如果膀胱腑有寒邪,就会患胞滑,小便次多而且尿多白。若到了晚上尿偏多的,是一到晚上其中有阴气生成的缘故。热就泻它,寒就补它,不寒不热,就依经调理,则就不会生成疾病了。

凡是尿液不在胞囊中,称为胞屈僻膀胱屈曲折叠,不能正常舒展,出现津液不通。将葱叶去掉尖头,插入阴茎中三寸深,轻轻吹气,使胞囊胀起,大通津液后则痊愈。

治疗肾热引起胞囊涩热,小便黄赤,苦其不通,用榆皮通滑泄热煎。

 **榆皮通滑泄热煎**

榆白皮、葵子各一升 车前子五升 赤蜜一升 滑石、通草各三两

以上六味,切细,加水三斗煮取药汁七升,去渣下蜜,再煎并取汁三升,分三次服。妇女难产,本方也可治。

治疗膀胱急热,小便黄赤,用滑石汤。

滑石汤

滑石八两　子芩三两　榆白皮四两　车前子、冬葵子各一升

以上五味,切细,加水七升煮取药汁三升,分三次服。

治疗虚劳,尿白浊方:切取榆白皮二斤,加水二斗煮取五升,分五次服。

虚劳尿白浊　灸脾俞一百壮。

另　灸三焦俞一百壮。

另　灸肾俞一百壮。

另　灸章门一百壮,位置在季肋端。

凡饱饭后强忍小便,或饱饭后骑马,或强忍小便快跑及入房,皆可致胞转,病后发脐下急满不通,医治的药方　将乱发绞成两个拳头般大小,烧成灰末,取醋四合调和为二方寸匕,服后,立即将黑豆叶炒熟并蹲坐在上面。

治疗胞转方:榆白皮一升　石苇一两　鬼箭三两　滑石四两　葵子、通草、甘草各一两

以上七味切细,加水一斗煮取三升,分三次服。

治疗男子妇女胞转,八九天不能小便方:滑石　寒水石各一斤　葵子一升

以上三味切细,加水一斗煮取药汁五升,分三次服。

治疗胞转,不能小便方:葱白二十八茎　阿胶一两　琥珀三两　车前子一升

以上四味,切细,加水一斗煮取药汁三升,分三次服。

腰痛,小便不利,受胞转之苦　灸玉泉七壮,穴位在关元穴下方一寸。大人从心向下量取八寸即是玉泉穴,小儿据其实际情况取穴。

另　灸第十五椎五十壮。

另　灸脐下一寸。

另　灸脐下四寸,有多少岁灸多少壮。

三焦脉论第四

三焦,又称三关。上焦名为三管反射,中焦名为霍乱,下焦名为走哺,三焦合而为一,有其名而无其形。三焦主掌五脏六腑之神往还的通道,它贯通全身,只能听到但不能看见。三焦和利精气,舒通水道,在肠胃之中调理运行气,不可不知。三焦名为中清之腑,别号为玉海。水道行水的经络出属膀胱并与之相合的,虽相合但不尽同。上中下三焦同称为孤腑,而荣从中焦生出,卫从上焦生出。荣是络脉的气道,卫是经脉的气道。三焦的形状,厚薄,大小,都与膀胱的情形相对应。

三焦生了病,腹胀气满,小腹尤其坚硬,不能小便。小便窘急,漫溢就成为水肿,滞留就发胀。三焦生病会在足太阳之外的大络,即在太阳、少阳经之间表现出来,也在脉象上有表现,治取委阳穴。

小腹肿痛,不能小便,是有病邪在三焦,应约取太阳经大络,审视结脉,以及足厥阴小络结,针刺出血的,肿上达胃管的,取三里。

三焦胀的,皮肤表层气满但不坚痛。久咳不已,病迁延到三焦,症状为咳

嗽腹满,不想进食。

手少阳经的脉,从小指、次指指端出发,上行并从两指之间出来,沿着手腕表面上行,从手臂外两骨间穿出,向上通过肘,再沿着肱骨外侧上行至肩,在足少阳经的后面交出,再进入缺盆,交会于膻中,散络心包,下行到膈,偏属三焦。它的支脉,从膻中上行出缺盆,再上行至项,夹耳后,直上从耳上角出来,再折向额部向下抵达颧骨;它的另一支脉,从耳后进入耳中,从耳前出来,过颧弓上缘与前一支脉相交于颊部,再到外眼角。

手少阳经之脉被扰动就会耳聋失聪、咽肿、喉痹。三焦主气所生的病,如出汗,外眼角疼痛,面颊发肿,耳后、肩、肘、胘、手臂外疼痛,小指次指不能活动。生了这种病,是盛就泻,是虚就补,是热就去,是寒就留,经分属部陷下就灸,不盛不虚,就按经治取调理。盛的,人迎比寸口处脉象大两倍;虚的,人迎反比寸口处脉象小。

三焦虚实第五

上焦像雾,上焦的气从胃上管开始,进入咽中,穿过膈并散布胸中,离开腋部,沿着足太阴的支脉运行,返注手阳明经,再上行到舌,下行注入足阳明经,与荣卫一同在阳经中周游二十五次,以及在阴经中周游二十五次,这合称为一周期。如此周而复始一昼夜共游遍全身五十次,最后大会合于手太阴。上焦主手少阳心脏的病,只进不出。人有热,此时饮食下胃,胃气不能平定,汗就会流出,或在脸上,或在背后流,同时体内发热。为什么不能沿着卫气之道而出呢?这是因为在外被风邪中伤,体内腠理开张,蒸毛发而体汗出,卫气于是外泄,因此不沿着卫气之道运行。上焦之气剽悍滑疾,只要有开张的地方就会泄出,故不能循着卫气之道运行,此称为漏气。生有这种病就会肘挛痛,饮食下则先吐后下,因上焦之气不相续接,膈间烦闷,故饮食下则先吐而后下。三焦有寒就会精神不守,泄下便痢,说不出声。若三焦实,就会上绝于心;若虚,就引气到肺。

治疗因上焦饮食下胃,胃气未定,而致背上、脸上出汗,体内发热,名为漏气的病,通脉泻热,用**泽泻汤**。

泽泻汤
泽泻、半夏、柴胡、生姜各三两　地骨皮五两　石膏八两　莼心一升　茯苓、人参各二两　甘草、桂心各一两

以上十二味,切细,加水二斗煮取药汁六升,分五次服。

治疗上焦热,腹满不欲食,或饮食先吐后泻,肘挛痛,服**麦门冬理中汤**。

麦门冬理中汤
麦门冬、生芦根、竹茹、廪米各一升　生姜四两　白术五两　莼心五合　甘草、茯苓各二两　橘皮、人参、萎蕤各三两

以上十二味,切细,加水一斗五升煮取药汁三升,分三次服。

胸中膈气聚痛好吐,灸厥阴腧,有多少岁则灸多少壮。穴位在第四椎两边,

各相距一寸五分。

治疗上焦虚寒,短气不续,说不出声,用黄芪理中汤。

黄芪理中汤

黄芪、桂心各二两　丹参、杏仁各四两　桔梗、干姜、五味子、茯苓、甘草、芎䓖各三两

以上十味,切细,加水九升煮取药汁三升,分三次服。

治疗上焦冷,下痢,腹中不安,饮食易注下,用黄连丸。

黄连丸

黄连、乌梅肉各八两　桂心二两　干姜、附子、阿胶各四两　榉皮、芎䓖、黄柏各三两

以上九味,研末,制成梧桐子般大小的蜜丸,每次饮服二十丸,以后渐加至三十丸。

治疗上焦闭塞,干呕却又呕不出,热少冷多,爱吐白沫、清口水,用厚朴汤。

厚朴汤

厚朴、茯苓、芎䓖、白术、玄参各四两　生姜八两　吴茱萸八合　桔梗、附子、人参、橘皮各三两

上十一味,切细,加水二斗煮取五升,分五次服。

中焦如浸在胃中,中焦之气从胃中部起始,位置在上焦之气的后面中焦之气,主化解水谷滋味,分离糟粕,蒸津液,化成精微之液,向上流注于肺脉,于是化成血液,用以滋养全身,没有比这更重要的。故中焦之气独独在经道中运行,名为营气。中焦主阳明经,阳明之别叫丰隆,在外踝上,离踝有八寸的地方出发走向足太阴经,与各种经脉结络,上下与太仓结而为络,主消化五谷,不吐不泻。中焦实则生热,生热就会闭塞不通,上下隔绝。中焦虚就会生寒,生寒则导致腹痛、洞泄、便痢、霍乱。中焦主脾胃之病。血与气形状不同,性质一样,卫气是精,血气是神,故血与气名称不同而性质同。而脱血的不取汗,那是神气;夺汗的不取血,那是精气。故人有两死　阴阳之气必须同时具备人才能生存,所以脱阳会死去,脱阴也会死,而没有两生,如同精气与神气相隔绝一般。若中焦虚就补胃,中焦实就泻脾,调理中焦,调和病源,会万无一失。

治疗中焦实热闭塞,上下不通,隔绝关格,不吐不下,腹部膨胀,喘急,开关格、通隔绝,用**大黄泻热汤**。

大黄泻热汤

蜀大黄切,水一升浸　黄芩、泽泻、升麻、芒硝各三两　羚羊角、栀子各四两　生玄参八两　地黄汁一升

以上九味,切细,加水七升煮取药汁二升三合,下大黄再煮两沸,去渣加芒硝,分三次服。

治疗中焦热,水谷痢,用蓝青丸。

蓝青丸

蓝青汁三升　黄连八两　黄柏四两　乌梅肉、白术、地榆、地肤子各二两　阿胶五两

以上共八味,后七味研末,用蓝青汁调和,放在微火上煎,搓制成杏仁般大小的药丸,每次饮服三丸,一日二次。

治疗中焦寒,洞泄下痢,或因为患霍乱之后,泻黄白物不止,腹中虚痛,用黄连煎。

黄连煎

黄连、酸石榴皮、地榆、阿胶各四两　黄柏、当归、厚朴、干姜各三两

以上八味切细,加水九升煮取药汁三升,去渣,放入阿胶烊化,分三次服。

四肢不能举动,多汗,洞泄下痢,灸大横穴,有多少岁灸多少壮。穴位在脐两边各二寸五分处。

下焦功用在于决渎流通,如排水般,故称下焦如渎。下焦之气起始于胃下部,转至肠中,注入膀胱并渗透进去。因此水谷常停留在胃中,成了糟粕才一起下入大肠中。下焦主足太阳经,灌注以及渗透津液;与膀胱交相合,主膀胱津液向外排泻不主津液内入;泌别清浊津液,主肝肾的病候。若下焦实,则大小便不通利,气逆不续,呕吐不禁,故称为走哺;若下焦虚,大小便则不止,津液气绝。人喝酒入胃,谷物还未消化为何小便就已先行出来了呢?这是因为酒是谷物的精液,酒气强悍而滑,故在谷物后进入胃,而在谷物前排出体外。因此下焦热就要泻肝,下焦寒就要补肾。

治疗下焦热,大小便不通,用柴胡通塞汤。

柴胡通塞汤

柴胡、黄芩、橘皮、泽泻、羚羊角各三两　生地黄一升　香豉一升,另装　栀子四两　石膏六两　芒硝二两

以上十味切细,加水一斗煮取药汁三升,去渣,放入芒硝。分三次服。

治疗下焦热或下痢脓血,烦闷恍惚,用赤石脂汤。

赤石脂汤

赤石脂八两　乌梅二十枚　栀子十四枚　白术　升麻各三两　廪米一升　干姜二两

以上七味,切细,加水一斗将米煮熟,去米下药煮取药汁二升半。分为三次服。

治疗下焦热,气逆不续,呕吐不禁,名为走哺,用止呕人参汤。

止呕人参汤

人参、萎蕤、黄芩、知母、茯苓各三两　白术、橘皮、生芦根、栀子仁各四两　石膏八两

以上十味切细,加水九升煮取药汁三升,去渣,分三次服。

治疗下焦热毒痢,鱼脑杂痢,便赤血,脐下小腹绞痛难忍,想便痢又便不出,用香豉汤。

香豉汤

香豉、薤白各一升　栀子、黄芩、地榆各四两　黄连、黄柏、白术、茜根各三两

以上九味,切细,加水九升煮取药汁三升,分三次服。

膀胱三焦的津液下到大小肠中,于是生作寒热赤白痢,以及腰脊疼痛,小便不利,妇女带下　灸小肠腧五十壮。

治疗下焦虚冷,大小便则洞泄不止,用黄柏止泄汤。

黄柏止泄汤

黄柏、人参、地榆、阿胶各三两　黄连五两　茯苓、榉皮各四两　艾叶一升

以上八味切细,加水一斗煮取药汁三升,去渣,下阿胶烊化。分三次服。

治疗下焦虚寒,津液排泄不止,短气欲绝,用人参续气汤。

人参续气汤

人参、橘皮、茯苓、乌梅、麦门冬、黄芪、干姜、芎䓖各三两　白术、厚朴各四两　桂心二两　吴茱萸三合

以上十二味切细,加水一斗二升煮取三升。分三次服。

治疗下焦虚寒损,腹中有瘀血,让人

善忘,不想听人声,胸中噎塞而短气,用**茯苓丸**。

茯苓、干地黄、当归各八分 甘草、人参、干姜各七分 杏仁五十枚 厚朴三分 桂心四分 黄芪六分 芎䓖五分

以上十一味研末,制成如梧桐子般大小的蜜丸,初服二十丸,以后加至三十丸,一日二次,用白开水送服。

治疗下焦虚寒损,先出现便血后下大便,此为近血,有的下痢有的不下痢,用**伏龙肝汤**

伏龙肝五合,取末 干地黄五两,一方用黄柏 阿胶三两 发灰二合 甘草、干姜、黄芩、地榆、牛膝各三两,一作牛蒡根

以上九味切细,加水九升煮取药汁三升,去渣,下阿胶烊化,下发灰,分为三次服。

治疗下焦虚寒损,先大便后转而见血,此为远血,有的下痢有的不下痢,易因劳累寒冷而发,用**续断止血方**。

续断止血

续断、当归、桂心各一两 干姜、干地黄各四两 甘草二两 蒲黄、阿胶各一两

以上八味切细,加水九升煮取药汁三升半,去渣,下阿胶并烊化,再下蒲黄。分三次服。

治疗三焦虚损,或上发下泄,吐唾血,病皆从三焦起,或因热损而发,或因酒而发,用**当归汤**。

当归汤

当归、干姜、干地黄、柏枝皮、小蓟、羚羊角、阿胶各三两 芍药、白术各四两 黄芩、甘草各二两 蒲黄五合 青竹茹半升 伏龙肝一鸡蛋大 发灰一鸡蛋大

以上十五味,切细,加水一斗二升煮取药汁三升半,去渣,下阿胶并烊化,再下发灰和蒲黄。分三次服。

五脏六腑及心腹胀满,腰背疼痛,饮食吐逆,时寒时热,小便不利,羸瘦少气,灸三焦腧,多少岁的患者则灸多少壮。

腹疾腰痛,膀胱寒而患澼、饮、注下灸下极腧,有多少岁灸多少壮。

三焦寒热 灸小肠腧,有多少岁灸多少壮。

三焦、膀胱及肾被热气中伤 灸水道,有多少岁灸多少壮。穴夹屈骨两旁相距五寸。屈骨在脐下五寸。水道离屈骨端两边各二寸半。

霍乱 第六

推究霍乱的病源,皆因饮食而起,无关于鬼神。饱食猪肉,再吃乳酪、海里的、地上的各种东西,能吃则吃,还睡冷席,饮冷水,胃中各种食物,因此而滞结不化,阴阳二气,相互搏击,阳气欲升,阴气欲降,阴阳相互阻隔,也就变成上吐下痢。头痛得如破裂一般,周身骨节仿佛散了架,全身转筋,谈论的时虽觉此病甚小,但猝然发作还是非常恐怖的,即使此刻小心谨慎,如履浮冰,也已于事无补了。养生的人,应当通达个中旨趣,或许可避免横祸和夭折。

凡得了霍乱都务必温和将息,若遇冷就会全身转筋。凡是患有此病的患

者，最好一天内不吃饭，再须三天内只稍吃一点稀粥。三天过后，可以随意调节饮食，但七天内最妙的为不要吃杂食，这样可以补养脾气。

大凡霍乱，都是由于吃脍肉乳酪以及饱食杂物过度引起的，自己不能控制食量，晚上睡觉又不盖好被盖，如此不善于将息自己，很多人以致于为此丧命。人的生命和禀赋，全靠五脏。五脏即是五行，在内为五行，外为五味。五行和五味，相互制约和扶助，所以春夏秋冬，违逆自然之理的饮食，都不能过度。凡是所吃饮食与五脏相克的，绝对会生成疾病。经书上说：春天不吃性辛的、夏天不吃性咸的、季夏不吃性酸的、秋天不吃性苦的、冬天不吃性甘的食物。这些并不是全都不能吃，只是小心不要吃得过多。谚语说"百病从口生"，这话非常有到了。四季中晚上吃饭不能太饱，否则都会生病。从夏至到秋分，忌吃肥浓的食品，炎热的夏日世人自会喜好冷食，再进食肥浓食物，加上无所节制地吃果菜以及贪凉冷睡，用冷水洗浴，于是五味更加相克相搏，即使不想生病，也不可能了。故一切病苦，均为人们自找，无关于命运。有医书上讲：并非上天让人短命，是人自绝性命，说的就是这类事情。

凡是患上各种霍乱，都要忌进食米饭。胃中一旦有米，就会立即呕吐不止，只进食些厚朴葛根汤，如是冬果叶汤，只能打湿一下咽喉，不能多喝。如果在喝汤时，边喝边吐的，等呕吐平定下来就不要再喝了，诊得病人脉绝不通，就用桂子与葛根合煮成汤饮。吐下心烦，内热而不出汗，不转筋，脉象急数的，可用犀牛角与葛根合煮制成汤饮。吐下不止，发热心烦，想饮水的，可稍喝一点米粉汁为妙，若渴不止，可喝点葛根荠苨汤。

有人问什么是霍乱病呢？深师回答道：呕吐下痢，这就是霍乱病。

再问病人头痛发热，身体疼痛，怕冷而又上吐下痢，这应该属于什么病？深师回答说：当是霍乱，霍乱上吐下痢，停止后身体又发热。伤寒的脉象微涩，本是霍乱，今是伤寒，过四五天，病转到了阴经上，一转入阴经必定下痢。本该呕吐，却下痢的，不能医治。霍乱吐得很多的，必定转筋不渴，即脐上跳动不已。患霍乱而脐上跳动不已的，是因为肾气发动，应当先治脐跳，用治中汤主治，去白术加桂心。去白术，是因为白术能致虚；加桂心，是害怕发作为贲豚。生霍乱而脐上跳动不已，多吐的，或多下痢的、生霍乱而惊悸、而发渴、而腹中疼痛的，或呕吐下痢、发呕下痢、想要喝水的，医治皆以治中汤。

治中汤

主治霍乱吐下，胀满，食不消化，心腹疼痛。

人参、干姜、白术、甘草各三两

以上四味切细，加水八升煮取药汁三升，分三次服。不愈，连服三两剂。远行防霍乱，按照药方制成如梧桐子大的药丸，服三十丸，若作成药散，服一方寸匕，酒送服也行。若转筋，加石膏三两。

呕吐下痢停止，而身体疼痛不止的，当消息和解体表，用桂枝汤稍事调息方见伤寒中。

四顺汤

治疗霍乱转筋，肉冷出汗，干呕。

人参、干姜、甘草各三两　附子一枚

以上四味切细,加水六升煮取药汁二升。分三次服《范汪》说:下痢严重的,加龙骨二两,妙。

四逆汤

主治多寒,手足厥冷,脉绝。

吴茱萸二升　生姜八两　当归、芍药、细辛、桂心各三两　大枣二十五枚　通草、甘草各二两

以上共九味切细,加水六升、酒六升合煮取药汁五升,分五次服。旧方中用枣子三十枚,现因为霍乱病发后多痞气,所以除去枣子不用。若去枣加二两葛根,效果甚佳。霍乱四逆,加半夏一合,小附子一枚;若怕寒,就加大附子。

吐下而出汗,小便复痢或下清谷痢,里寒外热,脉微欲绝,或发热恶寒,四肢拘急,手足厥冷,用四逆汤。

四逆汤

甘草二两　干姜一两半　附子一枚

以上共三味切细,加水三升煮取药汁一升二合,分两次温服。体强的人可加大附子一枚,干姜最多可用三两《广济方》上写道:若吐后,少气以及下利而腹满的,加一人参即可。

吐利已经停止,汗出厥冷,四肢拘急不解,脉微欲绝,用通脉四逆汤。

通脉四逆汤

大附子一枚　甘草一两半　干姜三两,体强的人四两

以上三味切细,加水三升煮取一升二合,分二次服。脉象显现即愈。如果面色发赤,加葱白九茎;腹中疼痛的,去葱,加芍药二两;呕逆,加生姜二两;咽痛,去芍药,加桔梗一两;痢止而脉不显现的,去桔梗,加二两人参。治疗时,也须根据实际情况选择相应的药方。

霍乱吐痢,已服过理中汤、四顺汤,而热不能解的,用竹叶汤。

竹叶汤

竹叶一握　生姜十块　白术三两　小麦一升　橘皮、当归、桂心各二两　甘草、人参、附子、芍药各一两

以上十一味切细,加水一斗半先煮竹叶、小麦,取汁水八升,去渣,下余药煮取药汁三升,分三次服。气上逆的,加吴茱萸半升即愈。理中汤、四顺汤药性极其热,若有热宜用竹叶汤。

治疗妇女霍乱,呕逆吐涎沫,医生反而取下,导致心下痞满,当先治吐涎沫,可服小青龙汤,涎沫停止后,再治痞满,可服甘草泻心汤。

甘草泻心汤

甘草四两　半夏半升　干姜、黄芩各三两　黄连一两　大枣十二枚

以上六味切细,加水一斗煮取六升,分六次服。

治疗妇女霍乱,呕吐,用小青龙汤。

小青龙汤

麻黄、芍药、细辛、桂心、干姜、甘草各三两　五味子、半夏各半升

以上共八味,切细,加水一斗先煮麻黄,待水减至二升时,去掉泡沫,加入余药,煮三开,去渣,三次服尽。体弱者服半升。

霍乱四逆,吐少而呕多的,用附子粳米汤主治。

附子粳米汤

中附子一枚　粳米五合　半夏半升

干姜、甘草各一两　大枣十枚

以上共六味切细,加水八升煮药,米熟即可,去渣。分三次服张仲景未用干姜。

治年老羸劣,冷气恶心,饮食不化,心腹虚满,拘急短气,霍乱呕逆,四肢厥冷,心烦气闷流汗,用扶老理中散。

扶老理中散

麦门冬、干姜各六两　人参、白术、甘草各五两　附子、茯苓各三两

以上共七味治后过筛,用白开水三合送服一方寸匕。若需常年服用,可制成蜜丸;用酒送服如梧桐子般大小的二十丸。

人参汤

主治毒冷霍乱,吐痢烦呕,转筋肉冷出汗,手足指肿,喘息垂死,说不出话,用尽百方而无效,脉不通的。服用此汤病愈即止,若继续呕吐应连续进服,不能停止,并针灸。

人参、附子、厚朴、茯苓、甘草、橘皮、当归、葛根、干姜、桂心各一两

以上共十味切细,加水七升煮取药汁二升半,分三次服。

霍乱蛊毒,宿食不消,积冷,心腹烦满,中鬼气的药方:饮极咸的盐水三升,热水一升,探刺咽咙使其尽吐宿食,不吐再服,吐后再饮,吐三次后牙停止让其平静下来。此方远胜其他疗法,俗人以为乡下人的方法浅近鄙陋而拒用,只能白白等死而已,凡患上这种病,即须先用它。

治霍乱方

扁豆一升　香薷一升

以上二味,加水六升煮取药汁二升,分两次服。单用也行。

霍乱洞下不止的　取艾一把,水三升煮取一升,顿服,有良效。

霍乱吐下腹痛　取桃叶(冬天可取桃树皮)煎汁服一升,吐痛立即停止。

治疗霍乱思饮,饮则干呕　取生姜五两,切细,加水五升煮取药汁二升半,分二次服。用高良姜最好。

治霍乱用杜若丸,远行时间很长时可作防备药。

杜若丸

杜若、藿香、白术、橘皮、干姜、木香、人参、厚朴、瞿麦、桂心、勒荷女萎、茴香、吴茱萸、鸡舌香各等分

以上十五味研末,制成如梧桐子大的蜜丸,每次用酒送服二十丸。

治疗霍乱,可百年不发的丸方:虎掌、薇衔各二两　枳实、附子、人参、槟榔、干姜各三两　厚朴六两　皂荚三寸　白术五两

以上十味研末,制成梧桐子大小的蜜丸,用酒送服二十丸,一日三次。武德年间,有一位有德行的名净明的尼姑,患此病很久,一月发一次或者两次,病一旦发作,就几乎要命。即使是当朝太医蒋许、甘巢这些人也不能辨识,后来用了此方就痊愈了,故将其整理并记录下来。

凡先服用了石药的人,因霍乱吐下,服各种热药,吐下停止,于是变成虚证,心烦手足发热,口干燥想喝水,呕逆迷闷,脉象急数的;以及患时下流行热病后,热毒未尽,因霍乱吐下仍旧发热,心胸欲裂的,用以下药方可解。

荠苨、人参、厚朴、知母、栝楼根、茯苓、犀角、蓝子、枳实、桔梗、橘皮、葛根、黄芩、甘草各一两

以上十四味,切细,加水一斗煮取药汁三升,分三次服下。

中热邪,霍乱暴痢,心烦脉数,想喝冷水的,顿服刚汲出的井水一升,立即见效。以前有胃口冷病的,则不宜服。

治疗霍乱转筋,用蓼一把,去掉两头,加水二升煮取汁水一升顿服。一方中用梨树叶。

治疗转筋不止,若是男子用手牵引阴器;女子则向左右两旁牵引乳房。凡是霍乱即可用艾灸,尽管当时未能立即痊愈,但最终无丧命的忧虑。不能逆灸,有的只是先腹痛,有的先下后吐,应当根据病状来灸。

如果是先心痛以及先吐的,灸巨阙穴七壮,穴位在心下一寸。如果无效,再灸七壮。

如果是先腹痛的,灸太仓穴即中脘穴十四壮。穴位在心下四寸,脐上一夫。如果不止,再灸十四壮。

如果是先下痢的,灸谷门十四壮,穴位在脐旁二寸,男左女右,又名大肠募。如果不愈,再灸十四壮。

如果吐下不止,两手阴阳脉象都疾数的,灸剑突下三寸。又灸脐下三寸,各灸六七十壮。

如果下痢不止的,灸大都穴七壮,穴在足大趾本节内侧肉白际。

如果被泄痢所伤,烦躁欲死的,灸慈宫二十七壮。穴在横骨两边各二寸半,横骨即是脐下横门骨。

如果是干呕的,灸间使各七壮。穴在手腕后面三寸两筋间。不愈,再灸七壮。

如果是呕吐的,灸心主各七壮。穴在掌腕上弯曲处中缝。若呕吐不止,再灸七壮。

如果手足逆冷,灸三阴交各七壮。穴在足内踝直上三寸廉骨边。未愈,再灸七壮。

在两臂及胸中转筋的,灸手掌白肉际七壮。又灸膻中、中府、巨阙、胃管、尺泽,同时也治头足筋拘急。

走哺转筋,灸踵踝白肉际各二十一壮。又灸小腹下横骨中央,多少岁的患者则灸多少壮。

转筋四厥,灸两乳根黑白际各一壮。

转筋,灸涌泉四十二壮。穴位在足心下平齐脚拇指的大筋上。再灸足大趾下弯曲处中缝一壮。

转筋不止,灸足踵聚筋处上面白肉际七壮,立即痊愈。

转筋入腹,疼痛欲死的,四人按住其手足,灸脐上一寸处十四壮,若病人自己不动,就不再按他。另外,也可灸股里距阴器一寸处大筋。

霍乱转筋,让病人脸朝下卧,伸直两手附在身上,用绳子横量两肘尖,绳下脊骨两边各一寸半处,灸一百壮,无不痊愈。

因霍乱而失去知觉,但还有暖气的,灸承筋穴,用绳子从脚趾到足跟围绕一周,取一半,从足跟踏地处向上度量,绳子的尽头即是承筋穴,灸七壮,可起死回生。再把盐放入脐中,灸十四壮。

杂补第七

彭祖讲,能使人强壮不老,行房事又不劳损,气力颜色不衰败的,莫过于麋

角。制作方法是刮取为末十两,再取生附子一枚混合,用酒送服一方寸匕,一日三次,效果甚佳。也可将药末稍稍炒黄,单服,可使人不老,然而效果迟缓,没有加附子的效果那么快。另外,若用雀卵调和成丸更佳,服用二十日后有奇效。

琥珀散

主治虚劳百病,去除阴痿精清气力不足,大小便如淋病症状一样不通利,脑门受寒,气滞结在关元穴,强行房事而致精少余沥,腰脊疼痛,四肢沉重,口燥咽干,饮食无味,乏气力,远视昏愦,惊悸不安,五脏虚劳,上气满闷。

琥珀研,一升　松子、柏子、荏子各三升　芜菁子、胡麻子、车前子、蛇床子、菟丝子、枸杞子、菴䕡子、麦门冬各一升　橘皮、松脂、牡蛎肉、苁蓉各四两　桂心、石韦、石斛、滑石、茯苓、芎䓖、人参、杜衡、续断、远志、当归、牛膝、牡丹各三两　通草十四分

以上三十味分别治后过筛,合捣两千杵,用牛皮囊装好,饭前服一方寸匕,昼服三次夜一次。用牛羊乳汁煎熟,长期进服可令人志性坚强,身体轻盈,补益元气,消化水谷。服后人能饮食,忍耐寒暑,可去除百病,与十女同房而不会劳损,并使精液像脂膏一样浓稠。服后七十日才能行房,长期服用可令老人还少,白发变黑,牙齿重生。

苁蓉散

主轻身益气强骨,补益骨髓及不足,能使阴气强盛。

肉苁蓉一斤　生地黄三十斤,取汁　慎火草二升,切　楮子二升　干漆二升　甘草一斤　远志、五味子各一斤

以上八味用地黄汁浸泡一宿,捞出曝干,再泡,直到将地黄汁用尽为止,并制成药散。用酒送服一方寸匕,空腹服下,一日三次。服用三十天后,气力倍增,能与十女同房。

秃鸡散

蛇床子、菟丝子、远志、防风、巴戟、五味子、杜仲、苁蓉各二两

以上八味治后过筛,每次用酒送服一方寸匕,一日二次。应常服不断,但没有妻室就不能进服。

治疗五劳七伤,阴痿不起,衰损,用**天雄散**。

天雄散

天雄、五味子、远志各一两　苁蓉十分　蛇床子、菟丝子各六两

以上六味治后过筛,用酒送服一方寸匕,一日三次。常服不断。

治疗阴下湿痒生疮,遗精阴痿方:牡蒙、菟丝子、柏子仁、蛇床子、苁蓉各二两

以上五味治后过筛,用酒送服一方寸匕,一日三次。以有感觉为度。

治疗阴痿精清而冷方:苁蓉、钟乳、蛇床子、远志、续断、薯蓣、鹿茸各三两

以上七味治后过筛,用酒送服一方寸匕,一日二次。若想多行房事,用双份蛇床子;如想阴器坚硬,用双份远志;若想使阴器变大,用双份鹿茸;若想多精,用双份钟乳。

治疗五劳七伤,做事厌烦无力方:薯蓣、巴戟天、天雄、蛇床子各二分　雄蚕蛾十枚　石斛、五味子、苁蓉各三分　菟丝子、牛膝、远志各二分

以上十一味治后过筛,用酒送服一方寸匕,一日三次。

石硫黄散

极能补益房室,补虚损方。

石硫黄、白石英、鹿茸、远志、天雄、僵蚕、女萎、蛇床子、五味子、白马茎、菟丝子各等分

以上十一味治后过筛,用酒送服一方寸匕,一日三次。没有妻室的男人,禁止服用。

常饵补方

苁蓉、石斛、干姜各八两 远志、菟丝子、续断各五两 枸杞子一斤 天雄三两 干地黄十两

以上九味治后过筛,用酒送服一方寸匕,一日二次。饮食不忌。服药十天,待龟头变成紫色后,即可行房。

治疗男子阴气衰微,腰背疼痛,苦寒,茎消少精,小便余沥,遗精,阴裹下湿痒,虚乏,使人肌肤充实颜色润泽的处方:巴戟天、菟丝子、杜仲、桑螵蛸、石斛各等分

以上五味,治后过筛,用酒送服一方寸匕,一日一次。经常服用效果佳。

治疗男子羸瘦短气,五脏痿损,腰痛不能行房,益气补虚,用**杜仲散**。

杜仲散

杜仲、蛇床子、五味子、干地黄各六分 木防己五分 菟丝子十分 苁蓉八分 巴戟天七分 远志八分

以上九味治后过筛,饭前用酒送服一方寸匕,一日三次。最好能够长期服用。

治疗阳气不足,阴囊湿痒,尿有余沥,漏泄虚损,阳痿不起,用**苁蓉补虚益阳方**。

苁蓉补虚益阳

苁蓉、续断各八分 蛇床子九分 天雄、五味子、薯蓣各七分 远志六分 干地黄、巴戟天各五分

以上九味治后过筛,用酒送服一方寸匕,一日三次。大凡这些病都是由醉饱以及极度疲劳之后而合阴阳造成的。

白马茎丸

主治空房时坚挺,临事阳痿,口干,出汗,遗精,囊下湿痒,尿有余沥,睾丸偏大引疼,膝冷胫酸,目中昏愦,小腹急,腰脊强直,男子百病。

白马茎、赤石脂、石韦、天雄、远志、山茱萸、菖蒲、蛇床子、薯蓣、杜仲、肉苁蓉、柏子仁、石斛、续断、牛膝、栝楼根、细辛、防风各八分

以上十八味研末,加白蜜制成如梧桐子般大小的药丸,用酒送服四丸,一日两次。七天后就有感觉,一月后百病痊愈。以后可加至二十丸。

治疗阴痿方:雄鸡肝一具 鲤鱼胆四枚

将二味阴干百日,研末,用雀卵调和,吞服如小豆般大小的一丸。

治疗阳痿不起方:取原蚕蛾未相连的一升,阴干,去掉头足羽毛,研末,制成如梧桐子大的白蜜丸,晚上卧服一丸,可行房十次。若服菖蒲酒,可使行房立即停止。

壮阳道方:蛇床子末三两 菟丝汁二合

以上二味调匀涂抹阳具,一日五遍。

治疗阴痿不起方:将蜂房烧成灰,夜卧时敷在阴茎上即热起。无妻室的不能敷。

消渴淋闭尿血水肿·卷二十一

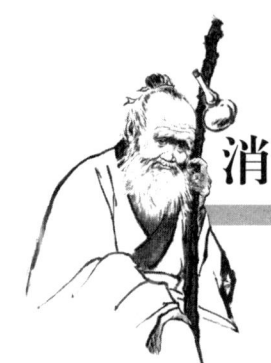

消 渴 第 一

凡是长期饮酒的人，无不患消渴病的。只要晓得大海也有被封冻之际而酒却不冻结的事实，就可晓得酒性的酷热，再也没有别的东西可与之相比了；至于脯炙盐咸之类的食品，是喝酒人的嗜好，经常不离口，往往三大杯下肚，就控制不住自己了，毫无限度地大喝大吃，咀嚼鱼酱肉酱，不择酸咸，如此通宵达旦，酣畅的兴致没有罢休的时候，以致三焦猛热，五脏干燥。木石尚且会焦枯，人又怎能不渴而得病呢？一旦患上消渴症，能否治愈，就全靠患者自己了。若能依照切实可行的方法节制调养，半月、一月的时间则可痊愈；若不自己爱惜，后果就很难预料了。医书上的方药，其实很多有效，但自己不慎养的人又能有什么办法呢？消渴病有三大事项值得注意：一、饮酒；二、性生活；三、咸食或面食。能够注意这三项的，即使不服药，也没有其他危害；不节慎这三项的，即使有金丹妙药，也救不了。实应深思谨慎。

患消渴病的人，不论痊愈与否，常常都要注意不能发生较大的痈疽，这是为什么呢？因为消渴病人，往往会在大骨节间发出痈疽，危害健康，所以要切戒大痈，应当预备治痈的药以预防它。

有一个人患了渴利病消渴病的一种。因在青年时期服石药、性生活过度所致。临床表现为口干舌燥，随饮而小便，多发痈疽。开始在春天发作，夏天经过服用栝楼豉汁，病情逐渐有所好转，然而小便频数还很严重，一昼夜要上厕所二十多次，尿常常三四升，完全好转后也不少于二升，要再经过很长时期才能控制住。但他又开始吃了一些肥腻食物，而一天天变得羸瘦，咽喉、口、唇都很干燥，呼吸急促，短气，不能多说话，五心烦热，两脚酸软，饭量比平常多一倍，反而没有气力。这种病皆因虚热而致。治法 可长期服用栝楼汁来除热，牛乳杏酪是滋补的好药，这种方法最有好处。

治消渴，清除肠胃热实的处方：麦门冬、茯苓、黄连、石膏、萎蕤各八分　人参、龙胆、黄芩各六分　升麻四分　枳实五分　枸杞子《外台》用地骨皮　栝楼根、生姜屑，各十分

以上十三味药研成粉末，制成如梧桐子般大小的蜜丸，每次以茅根、粟米汁送服十丸，每日两次。若得了消渴病，则给病人以下这个饮方：

茅根切，一升　粟米三合

以上二味，用六升水熬到米熟，用来送服以上的药。

治胃脏实热，常渴而多饮，泄热止

渴，用**茯神汤**方。

茯神汤

茯神二两，《外台》作茯苓　栝楼根、生麦门冬各五两　生地黄六两　萎蕤四两　小麦二升　淡竹叶切，三升　大枣二十枚　知母四两

以上九味分别切细，用三斗水来熬小麦、竹叶，取九升，去掉药渣，加入其他药熬取四升汤药，分作四次服，服药时间不问早晚，只要觉得渴就可以服。此方不只是正治胃渴，还通治渴病。热，也用此方主治。

猪肚丸

治消渴的处方。

猪肚一具，如食法治过　黄连、梁米各五两　栝楼根、茯神各四两　知母三两　麦门冬二两

以上七味药研成粉末，纳入猪肚中缝塞好，置于甑中蒸得极烂，趁热纳入药木臼中捣至可制作成丸，若干硬，就加蜂蜜来调和，制作成如梧桐子般大小的丸药，每次用温开水送服三十丸，每日二次，可加至五十丸，只要觉得口渴时就可服用。

治消渴，用**浮萍丸**方。

浮萍丸

干浮萍、栝楼根等分

以上二味药研成粉末，加入乳汁来调和，制成如梧桐子般大小的丸药，每次空腹用温开水送服二十丸，每日三次。三年的积病者服药三日即可痊愈，治虚热用此方，效果甚佳。

治消渴，针对每天要饮一石水的病人的处方：栝楼根三两　铅丹二两　葛根三两　附子一两

以上四味药研成粉末，制作成如梧桐子大的蜜丸，每次用温开水送服十丸，每日三次。只要发渴时就可服用，在春夏季减掉附子。

治消渴病，用**黄连丸**方。

黄连丸

黄连一斤　生地黄一斤，张文仲说十斤

以上二味药物，先绞生地黄取汁来浸黄连，取出后晒干，干燥后再纳入汁中，直至汁全部被吸干，捣沫制作成如梧桐子大的蜜丸，每次服二十丸，每日三次。在饭前饭后不论，也可制作成散药，每次用黄酒送服方寸匕。

栝楼粉治大渴秘方　深深地挖掘出大栝楼根，厚厚地削皮至白处为止，切成一寸长的小段，加水浸泡一昼夜后换水，再经过五日后取出，捣烂研碎，用绢袋过滤，如出粉法使其干燥，每次用开水送服方寸匕，每日三四次，也可做成粉粥加入乳酪中吃，不限多少，直到病愈为止。

治消渴的处方　以栝楼粉与鸡蛋调和晒干，再杵为末，每次用开水送服方寸匕，每日三次，做成丸药来服也可以。

查寻内消病的根源　内消为消渴病之一。因年青时服用各类石药，石热结于肾所致。临床表现为渴而小便多，应是由热中病所引起的多饮而数溲叫做热中，小便比喝的水还多，就使人虚极短气。内消病就是食物化作小便，而又不渴。（唐）贞观十年，有一个叫李文博的梓州刺史，先长期服用白石英，忽然性欲强旺，经过一个多月，渐渐患上了消渴，经过几天后小便大利，一天一夜要上厕所一百多次，用各种药都治不好，渐渐病情加重，四肢瘦弱，不能自理起居，最后变得精神恍惚，终于口舌焦干而死。这种病虽然较少，然而非常可怕。小便频繁时，其脉象沉细微弱，服

枸杞汤就有效,但只是暂时好转;服铅丹散也能减轻病情;其间将服除热宣补丸,治肾消渴小便频数者。

枸杞汤方

枸杞枝叶一斤　栝楼根、石膏、黄连、甘草各三两

以上五味药分别切细,用一斗水来熬取三升汤药,分作五次服用,白天三次,夜间二次。病情严重的患者,可多制药,只要发渴时就饮用。

铅丹散

主治消渴,制止小便频数,兼治消中的处方。

铅丹、胡粉各二分　栝楼根、甘草各十分　泽泻、石膏、赤石脂、白石脂各五分,《肘后方》写做贝母

以上八味治择捣筛后制成散药,每次用开水送服方寸匕,每日三次,强壮的人每次服一匕半。患病一年的人服此药一日痊愈,患病二年的人服此药二日痊愈。病情严重的,夜间服二次;腹痛的酌减,制成丸药来服用,效果也较好。一次服十丸,太多了反而使人腹痛。张文仲说:腹中痛者,宜以浆水汁来送服。《备急方》说:不宜以酒送服,用麦汁送服。《古今录验方》说:服此药后,经过三两日,宜烂煮羊肝肚,空腹服用,或作羹也可,宜淡食,等到小便有了咸味,宜再立即服茯苓丸兼煮散药来将息。

茯神丸方

茯神、黄芪、栝楼根、麦门冬、人参、甘草、黄连、知母各三两　干地黄、石膏各六两　菟丝子三合　苁蓉四两

以上十二味药研成粉末,用三合牛胆来调和蜜,制作成如梧桐子般大小的丸,每次用茅根汤送服三十丸,每日服二次,逐渐加至五十丸。《集验》管此方名叫宣

口含酸枣丸

治口干燥内消的处方。

酸枣一升五合　酸安石榴子五合干子　葛根、覆盆子各三两　乌梅五十枚　麦门冬四两　茯苓、栝楼根各三两半　桂心一两六铢　石蜜四两半

以上十味药研成粉末,制成蜜丸。不分昼夜在口中含如酸枣那么大的一枚,以口中有津液为准则。药尽又再制,无任何禁忌。

治消中,日夜尿七八升的处方:将鹿角炙焦,研成末,每次用酒送服五分匕,每日二次,逐渐加至方寸匕。

增损肾沥汤

治肾气不足,消渴,小便多,腰痛的处方。

羊肾一具　远志、人参、泽泻、干地黄、桂心、当归、茯苓、龙骨、黄芩、甘草、芎䓖各二两　生姜六两　五味子五合　大枣二十枚　麦门冬一升

以上十六味药分别切细,用一斗五升水来煮羊肾,取一斗二升,再加入其他药,熬取三升汤药,分作三次服用。

治下焦虚热注于脾胃,又从脾注于肺,而多发渴利的处方:小麦、地骨白皮各一升　竹叶切,三升　麦门冬、茯苓各四两　甘草三两　生姜、栝楼根各五两　大枣三十枚

以上九味药分别切细,先用三斗水来熬小麦,取一斗,去掉药渣澄清,取八升,又掠去表面的沫,取七升来熬药,得三升汤药,分作三次服用。

治渴利虚热,而饮水不止,消热止渴的处方:竹叶切,二升　地骨皮、生地黄切,各一升

石膏八两　茯神或写做茯苓　萎蕤、知母、生姜各四两　生麦门冬一升半　栝楼根八两

以上十味药分别切细,在一斗二升水中,加入三十枚大枣与其他药,熬取四升汤药,分作四次服用。

治面黄手足黄,咽喉中干燥、短气,脉象如连珠,除热止渴利,用补养地黄丸方。

补养地黄丸

生地黄汁、生栝楼根汁各二升　牛羊脂三升　白蜜四升　黄连一斤,研为末

以上五味药合熬到可以制作成丸的程度,每次用温开水送服如梧桐子般大小的五丸,每日二次,逐渐加至二十九丸。若苦于冷而渴,渴病痊愈后即另外服温药。

治渴,小便频数的处方:贝母六分,或写做知母　栝楼根、茯苓各四分　铅丹一分　鸡内金十四枚

以上五味治择捣筛后制成散药,每次用温开水送服方寸匕,每日三次。痊愈后也常服,特别有好处。可去掉铅丹,加蜜制成丸药,长期服用而不断绝,以麦汁送服。

治渴利的处方:取三十斤生栝楼根,切成段,用一石水来熬取一斗半,去掉药渣,用五合牛脂熬到水尽,每次用温酒在饭前送服如鸡蛋大那么多,每日服三次。

治渴,小便利而又不是淋病的处方:取二斤榆白皮,切细,用一斗水来熬取五升汤药,一次服三合,每日三次。

凡是人生有很多放纵恣肆的事情,当其盛壮时,不自我爱惜身体,只求快情纵欲,极意房中之事,稍到年老时,肾气虚耗衰竭,从而滋生百病。也有的年青时怕自己性功能不强,而多服石药散剂,到真气已经用尽时,只剩下石气,唯有虚耗,唇口干焦,而精液自泄。有的小便赤黄,大便干实;有的渴而且下利,一日一夜下利一石;有的渴而不下利;有的不渴而下利;所吃的食物全都化作小便,此皆为不节制性欲所致的疾病。

凡是平常人夏天多发渴的,是心气太旺的缘故。心气太旺就会出汗,出汗过多则导致肾中虚燥,所以渴而小便少。冬天不出汗,故小便多而次数频繁,此为平常人的症候。患消渴病的人,只小便利而不饮水的,这是肾实证。经书上说:肾实就会发生消的症状,消就是不渴而下利,故服石药之人的小便下利的症候,是因石性归于肾,肾得石则实,实则能消水浆,所以下利,下利多了就不能润养五脏,五脏衰弱就会百病滋生。张仲景说:热结于中焦就成为坚证,热结于下焦就成为溺血症,还会使人淋闭不通,明智的人必定不会患小便下利,确实是这样。身内有热的病人就多发渴,消除了热就不渴了。对渴而虚的病人,须除热补虚,就能痊愈。

治小便不禁已好几天,解便一二斗,或便色如血的处方:麦门冬、干地黄各八两　干姜四两　蒺藜子、续断、桂心各二两　甘草一两

以上七味药分别切细,以一斗水来熬取二升五合汤药,分三次服用。《古今录验》说:可用此方治肾消,脚瘦,小便细数的症候。

九房散

主治小便多或不禁的处方。

菟丝子、黄连、蒲黄各三两　硝石一两　肉苁蓉二两

以上五味治择捣筛,与三两鸡内金

一起制成散药,每次用温开水送服方寸匕,每日三次,服药间隔如人行走十里路那么长的时间。《千金翼》此方有五味子三两,每次空腹服用。

黄芪汤

治消中,虚劳少气,小便频数的处方。

黄芪、芍药、生姜、桂心、当归、甘草各二两　麦门冬、干地黄、黄芩各一两　大枣三十枚

以上十味药分别切细,以一斗水来熬取三升汤药,分作三次服,每日服三次。

棘刺丸

治男子百病,小便过多,失精的处方。

棘刺、石龙芮、巴戟天各二两　麦门冬、厚朴、菟丝子、萆薢《外台》写做草薢　柏子仁、萎蕤、小草、细辛、杜仲、牛膝、苁蓉、石斛、桂心、防葵、干地黄各一两　乌头三两

以上十九味药研成末,加蜜调和后再捣五、六千杵。每次用温开水送服如梧桐子般大小的十丸,每日三次,逐渐加至三十丸,直到见效为止。

治小便次数频繁而多的处方:将一具羊肺做成羹,加入少量羊肉和盐、豉,如平常食用法一样,任意食用,不超过三具。

治患消渴,阴脉绝,反胃而吐食的处方:茯苓八两　泽泻四两　白术、生姜、桂心各三两　甘草一两

以上六味药分别切细,以一斗水来煮三升小麦,取三升,除去麦加入药,熬取二升半汤药,每次服八合,每日服两次。

治患热病后虚热发渴,四肢疲软疼痛的处方:葛根一斤　人参、甘草各一两　竹叶一把

以上四味药分别切细,以一斗五升水来熬取五升汤药,只要觉得发渴时就饮用,白天三次夜间二次。

治虚劳发渴,用骨填煎方,没有不能奏效的。

骨填煎

茯苓、菟丝子、山茱萸、当归、牛膝、附子、五味子、巴戟天、麦门冬、石膏各三两　石韦、人参、桂心、苁蓉各四两,《外台》写做远志　大豆卷一升　天门冬五两

以上六味药研为末,接着取生地黄、栝楼根各十斤,捣碎绞取汁,在微火上熬到减半时,就分成几份,加入其他药并加入二斤白蜜、半斤牛髓,以微火熬到如糜的程度。每次吃如一枚鸡蛋黄那么多,每日服三次,也可用开水送服。

治虚热而四肢羸瘦乏力,渴热不止,消渴补虚,用茯神煮散方。

茯神煮散

茯神、苁蓉、萎蕤各四两　生石斛、黄连各八两　栝楼根、丹参各五两　甘草、五味子、知母、人参、当归各三两　麦蘖三升,《外台》写做小麦

以上十三味治择捣筛后制成散药,以三方寸匕药沫加三升水来熬取一升汤药,以绢袋盛着熬,每日服二次,熬一次的药作为一服。

治虚劳而口中苦渴,骨节烦热或寒,用枸杞汤方。

枸杞汤

枸杞根白皮,切,五升　麦门冬三升　小麦二升

以上三味药,加两斗水来熬到麦熟时即为药已成,去掉药渣,每次服一升,每日服两次。

消渴淋闭尿血水肿·卷二十一

巴郡太守奏三黄丸 治男子五劳七伤,消渴,不生肌肉,妇女带下,手足寒热等症候的处方。

三黄丸

春三月、黄芩四两 大黄三两 黄连四两
夏三月、黄芩六两 大黄一两 黄连七两
秋三月、黄芩六两 大黄二两 黄连三两
冬三月、黄芩三两 大黄五两 黄连二两

以上三味药根据不同季节而取不同的量来捣和在一起,加蜜制成如大豆般大的丸药,每次用温开水送服五丸,每日三次。若不见效,就渐渐增加到七丸,服到体内邪毒泻出为止。服一月而病愈,若长期服用它,跑起来能追得上奔马,常试有应验。

治患热渴而头痛壮热,以及妇女因血气上冲而闷不堪忍的处方取二升茅根来分别切细,反复地捣,取尽其汁,发渴时就饮用。

治岭南山野瘴风热毒之气侵入肾脏中,变为寒热脚弱之症,使人虚满而发渴,其治疗的处方:黄连不限多少 生栝楼根汁、生地黄汁、羊乳汁适黄连多少而定

以上四味,用三种汁来调和黄连末,制成丸药,每次空腹用温开水送服如梧桐子大的三十丸,逐渐加至四十丸,每日三次。重病者,服后五日痊愈;轻病者,服后三日痊愈。若无羊乳就用牛乳、人乳也可以。若因药苦难服,就煮小麦粥饮服亦可。此方主治虚热有特效。张文仲管它叫黄连丸,又名羊乳丸。

阿胶汤

治患虚热,小便利而多,服石散药的人虚热,或者因迎风贪图凉快,而患脚气,常常发作,兼有消渴,肾消,脉象细弱等证,服此汤药后立即能减缓病情,其处方:

阿胶二梃 干姜二两 麻子一升 远志四两 附子一枚

以上五味药分别切细,以七升水来熬取二升半,去掉药渣加入阿胶熔化后,分作三次服用。对于小便利而多白,日夜上厕所数十次,尿至一石者,连续五日常服此药有良好的效果。

凡是患消渴病已经一百天以上的,不能灸刺,若灸刺就会在疮上不停地漏脓水,而导致痈疽羸瘦而死。还要注意避免误伤,只要有针头那么大的疮,所饮的水就全都从疮中变成脓水流出来,若脓水流淌不止,必会死亡,千万注意。刚开始患消渴病时,可依以下的方法灸刺,有良好的效果。

患消渴而咽喉干 灸胃管下俞三穴各一百壮,穴在背部第八椎棘突下横行三寸处,间寸而灸之。

患消渴而口干不可忍受者 灸小肠俞穴一百壮,横三间寸灸之。

患消渴而咳逆 灸手厥阴,病人有多少岁就灸多少壮。

患消渴而咽喉干 灸胸堂五十壮,又灸足太阳五十壮。

患消渴而口干烦闷 灸足厥阴百壮,又灸阳池穴五十壮。

患消渴而小便数 灸两手小指头,及足两小趾头,以及灸项椎,效果很好。

又 灸正当脊梁中央骨缝间一处,以及腰眼上灸两处,共三处。

又 灸背上脾俞下四寸,正当夹对脊梁的两处。灸各处的壮数都等于病人的岁数。

又 灸肾俞两处。

治小便次数多而量少且难用力,总是失精者,先让病人舒展两手合掌,将两大指并齐,急逼之使其两爪甲相近,以一炷灸两爪甲根肉际,肉际方后自然有角,使炷正当角中,稍侵入爪上,这是两指共用一炷的方法。也可灸脚大趾,与灸手同法,各三炷即止,过三日再灸。

淋闭第二

热结于中焦就会成为坚证,热结于下焦而尿血,使人淋闭不通小便滴沥涩痛叫做淋,小便急满不通叫做闭。这大多是虚损之人,因为过多地服用散药,下焦受到热邪地侵驻而致;也有自然下焦发热的,只不过很少,须仔细地诊断。

凡是气淋病由于肾虚、膀胱热且气滞导致的病症,其症状是尿难、尿涩,常有余沥。石淋病即尿路结石病,多因湿热蕴结下焦,使尿中凝结杂质而成。其临床症状为小便涩痛,尿出砂石,阴茎中疼痛,尿不得突然流出的,照气淋病的治法。膏淋病多因肾虚不固,或湿热蕴蒸下焦所致的病。临床表现为小便混浊如淘米水,或如膏脂类物,尿出不畅尿出如膏的,其治法依照气淋病。劳淋病多因劳伤肾气,生热而引起的病,临床表现为尿频而不利,尿留茎内,引致小腹痛,当劳倦时就会发作每当劳倦时就会发作,疼痛引气下冲,其治法照气淋病。热淋病因湿热蕴结下焦而引起的病。临床表现为小便赤涩,频数、热痛,并可伴有寒热、腰痛、小腹拘急胀痛,烦渴等,甚至尿血每当热时就会发作,严重则尿血,其疗法依照气淋病。

凡是诊察得病人鼻头颜色发黄,即其小便困难。

治下焦蕴结湿热,小便赤黄不利,小便频数而量少,阴茎痛或出血,温病后余热以及霍乱后遇风而感受寒凉之邪,饮酒过度,性生活过多,以及因行走时冒受热气而喝冷水来驱逐热气,使湿热蕴结下焦及散石药的热力发动,关格指大小便都不通,或指小便不通因而吐食者小腹硬胀,胞胀如斗。有这种淋病,主治皆用此方,立即见效,名**地肤子汤**方。

地肤子汤

地肤子三两 知母、黄芩、猪苓、瞿麦、枳实或写做松实 升麻、通草、葵子、海藻各一两

以上十味药分别切细,用一斗水来熬取三升汤药,分作三次服用。大小便都闭者,加大黄三两;女人房劳,肾中有热,小便难而不通利,小腹满痛,脉象沉细者,则加一具猪肾。崔氏说:若加猪肾,可用一斗半水先煮猪肾,取一斗汁,然后加入其他药来熬。《小品方》不用枳实。

治各种淋病、寒淋、热淋、劳淋、小便涩,胞中满,腹急痛的处方

通草、石韦、王不留行、甘草各二两 滑石、瞿麦、白术、芍药、冬葵子各三两

以上九味药分别切细,用一斗水来熬取三升汤药,分作五次服用。《古今录验》有当归二两,治择捣筛后制成散药,每次用清麦粥送服方寸匕,每日服三次。

治各种淋病的处方:葵根八两 大麻根五两 甘草一两 石首鱼头石三两 通草二两 茅根三两 贝子五合

以上七味药分别切细，用一斗二升水来熬取五升汤药，分作五次服用，白天三次，夜间两次。此方也用于主治石淋。

治淋痛的处方：滑石四两　贝子七枚，烧碎　茯苓、白术、通草、芍药各二两

上六味治择捣筛后制成散药，每次用黄酒送服方寸匕，每日二次，十日即愈。

治小便不通利，阴茎中疼痛，小腹急痛的处方：通草、茯苓各三两　葶苈二两

以上三味治择捣筛后制成散药，每次用水送服方寸匕，每日服三次。

治小便不通利，膀胱胀，水气流肿的处方：取水上浮萍，晒干，研为末，每次服方寸匕，每日服三次。

治小便不通的处方：滑石三两　葵子、榆白皮各一两

以上三味治择捣筛后制成散药，熬麻子汁一升半，取一升，用二方寸匕散药来调和，分二次服用，就会通利。

治突然不能小便的处方：车前草一把　桑白皮半两

以上二味药分别切细，用三升水来熬取一升汤药，一次服完。

治女人忽然不能小便的处方：取十四枚杏仁炒来研末，服用后立即下小便。

治患黄疸后小便淋沥的处方：猪肾一具，切　茯苓一斤　瞿麦六两　车前草根切，三升　黄芩三两　泽泻、地肤子各四两　椒目三合，以药棉裹住

以上八味药分别切细，先用二斗水来熬车前草根，取一斗六升，去掉药渣加入猪肾，熬取一斗三升，除猪肾加入其他药，熬取三升汤药，分三次服用。

治气淋的处方：用三升水熬一升豉，一沸后去渣，加入盐熬取一合，一次服完。也可单熬豉汁来服。

气淋　灸关元穴五十壮。又灸夹对玉泉相距一寸半处，三十壮。

治石淋的处方：取二升车前子，用绢袋盛装，加九升水来熬取三升汤药，一次服完，石即出。注意服药前须整夜不吃食物。《备急方》说：此方可用来治热淋。

治石淋，脐下三十六种病，不能小便的证候　灸关元穴三十壮。又灸气门三十壮。

石淋，不能小便　灸水泉三十壮，即足大敦穴。

治膏淋的处方：捣葎草汁二升，加二合醋来调和，空腹一次服完，即可尿出小豆汁般多。又可熬浓汁来饮用，也治淋沥。《苏澄》用此方来治疗尿血。

治五劳七伤、八风十二痹结而致的淋病，劳结为血淋指小便涩痛有血的病症，热结为肉淋即膏淋，小便不通，阴茎中痛，以及小腹疼痛不可忍受的处方：

滑石、王不留行、冬葵子、桂心、通草、车前子各二分　甘遂一分　石韦四分

以上八味治择捣筛后制成散药，每次服方寸匕，用五合麻子汤来和服，每日服三次，即可尿出沙石。另一方加榆白皮三分。

劳淋　灸足太阴一百壮，在内踝上三寸，重复三次。

治热淋的处方：葵根一升，冬季用葵子，夏季用葵苗，切　大枣十四枚

以上二味药，用三升水来熬取一升二合汤药，分作二次服用。若热，加一两黄芩；小便困难者，加二两；沫出血者，加三两茜根；痛者，则加二两芍药。加药，水亦随着增加。

治血淋，小便磣痛的处方：鸡苏二两

滑石五两　生地黄半斤　小蓟根一两　竹叶一把　通草五两

以上六味药分别切细,用九升水来熬取三升汤汁,去掉药渣,分成三次温服。

治血淋,用石韦散方。

石韦散

石韦、当归、蒲黄、芍药各等份

以上四味治择捣筛后制成散药,每次用黄酒送服方寸匕,每日服三次。

患血淋　灸丹田穴,多少岁的患者则灸多少壮。又灸复溜穴五十壮,另一种说法病人有多少岁就灸多少壮。

患各种淋病,不能小便　灸悬泉穴十四壮,该穴位在内踝前一寸斜行小脉上,是中封的别名。

患五种淋病　灸大敦穴三十壮。

突然患淋病　灸外踝尖七壮。

患淋病,不能小便,阴上痛　灸足太冲穴五十壮。

淋病,九部诸疾　灸足太阳五十壮。

腹中满,小便频数　灸玉泉下一寸,名尿胞,又名屈骨端,灸十四壮。儿童患病后,要酌情减少灸的次数。

治遗尿,小便涩的处方:牡蛎、鹿茸各四两　桑耳三两　阿胶二两

以上四味药分别切细,用七升水来熬取二升汤药,分两次服用,每日两次。《古今录验》说:无桑耳。

遗溺　灸遗道夹对玉泉五寸处,病人有多少岁就灸多少壮。又灸阳陵泉,亦多少岁的患者则灸多少壮。又灸足阳明,病人多少岁则灸多少壮。

遗溺失禁,出而自不知　灸阴陵泉,病人有多少岁就灸多少壮。

治小便失禁的处方:用三升水煮鸡肠,取一升,分三次服用。

小便失禁　灸大敦穴七壮。又灸行间穴七壮。

治小便失禁不觉的处方:取豆酱汁和灶突墨如豆般大小,纳入尿孔中。《范汪方》此方治胞转,也用于治小儿遗尿。

治尿床的处方:取一具鸡䏙脏鸡肠,烧后研为末,以酒送服。男取雌鸡女取雄鸡。

尿床　两手下垂,贴近两大腿上,指头尖处有一处凹陷的地方,灸七壮。

又　灸脐下横文七壮。

尿血第三

治因性生活过度导致内脏损伤而尿血的处方:牡蛎、车前子、桂心、黄芩等分

以上四味治择捣筛后制成散药,每次用温开水送服方寸匕,逐渐加至二匕,每日服三次。

治小便下血的处方:生地黄八两　柏叶一把　黄芩、阿胶各二两

以上四味药分别切细,加八升水来熬取三升,去掉药渣加入阿胶,分三次服用。另一方加甘草二两。

治溺血的处方:戎盐六分　甘草、蒲黄、鹿角胶、芍药各二两　矾石三两　大枣十枚

以上七味药分别切细,加九升水来熬取二升汤药,分三次服用。

治小便下血的处方:将龙骨细研为末,每次用温水送服方寸匕,每日服五、

六次。张文仲说：以酒送服。

治小便出血的处方：煮车前根叶子取汁，多饮为好。

水肿第四

大凡水肿病，皆很难治，病愈后在口味上的节制，需要特别地注意。再加上水肿病人多贪吃，无节制地饮食，故这种病难以痊愈。历来有些随逐时情医生，意在财物而不以性命为本，病人想吃肉，在富贵之家，医生就劝他吃羊头蹄肉，诸如此类的情况，没有一个能够痊愈的。另外，患这种病后，百脉之中，气与水俱实，治疗的人都喜欢采用泻下的方法来缓解症状，而羊头蹄肉为极补之品，吃了它怎么就能够痊愈呢？故治水肿的药，多用葶苈子等。《本草》说：久服葶苈，使人大虚。故水肿病不是久虚，就不能绝其根本。另外蛊胀病，只是感觉腹部胀满但并不肿；水胀，腹部胀满而四肢面目都显得浮肿。有些医生不仔细地诊断，治蛊胀而错用水胀的药，治水胀而错用蛊胀的药，或只要见到胀满就都用水胀的药。像这样的治法，正如张仲景所说，是愚医杀害了患者。现在将要注意禁忌的录于后：

一切鱼、一切肉、生冷、醋滑、蒜、黏食、米豆、滑腻、房事。

上述要全部禁忌，不能吃，以及不能过度劳心；其不禁忌的，也全都在本方之下。其中房事等项，更须在三年之内特别注意，则其病永不复发。不然，痊愈了又复发者，就不易治疗了。

黄帝问岐伯道：对水胀与肤胀、鼓胀、肠覃、石瘕、石水，是怎样区别呢？岐伯回答说：病人的下眼胞微肿，就像刚刚睡醒的样子，颈部动脉搏动明显，时时咳嗽，两大腿内侧感到寒冷，足胫部肿胀，腹部胀大，若有上述症状出现，表明已经形成水肿病。若以手按压病人的腹部，放手后即随手而起，不留凹陷，就像按压充水的皮袋子一样，就是水肿病的症候。

黄帝问：肤胀病应如何诊断呢？岐伯答：所谓肤胀病，是由寒邪侵入皮肤之间形成的。病人腹部胀大，叩击时发出鼓音，按压时感觉空而不坚硬，患者浑身浮肿，皮肤较厚，按压病人的腹部，放手后不能随手而起，留有凹陷，腹部的皮色无异常变化，皆为肤胀的症候。

黄帝问：鼓胀病的表现是怎样的呢？岐伯答：鼓胀病人的腹部与全身体肿胀，同于肤胀病，但患鼓胀病的人皮肤青黄，腹部青筋高起暴露，此为鼓胀病的症候特点。

黄帝问：肠覃病的表现是怎样的呢？岐伯答：寒邪侵犯人体后，邪气滞留在肠外，与卫气相争，正气被阻而不能正常运行，因此邪气存留，积久不去附着于肠外，并日渐滋长，使息肉得以形成，刚开始时，就像鸡蛋一样大小，此后逐渐长大，一旦形成疾病，患者就像怀孕一样，病程长的历经数年，用手按压则很坚硬，推它时可移动，但月经仍然按时到潮，这就是肠覃的证候。

黄帝问：石瘕病的表现是怎样的呢？

岐伯答：石瘕病生在胞宫内，寒邪侵犯，留滞在子宫颈口，使宫颈闭塞，气血凝滞不通。经血不能正常排泄，便凝结成块而留滞于子宫内，并日益增大，使腹部胀大，如怀孕般，月经则不能按时来潮。石瘕病全额发生在妇女身上，治疗时应当活血化瘀，通导攻下，引瘀血下行。

黄帝问：可用针刺治疗肤胀与鼓胀吗？岐伯答：治疗时先用针刺泻其有瘀血的脉络，而后根据病情虚实来调理经脉，但必须先刺去瘀滞的血络。

深师说：水肿病有风水多因风邪侵袭肺失宣降,不能通调水道,水湿滞留体内所致，有皮水多因脾虚湿重,水溢皮肤所致，有正水多因脾肾阳虚,水停于表,上迫于肺所致，有石水多因肝肾阴寒,水气凝聚下焦而致有黄汗。

风水的症状是其脉象自浮，外在症候为骨节疼痛，病人恶风；皮水，其脉象也浮，外在症候是浮肿，用指头按下去则看不见指头，不恶风，其腹如鼓《金匮要略》《巢源》作如女，不胀满，不口渴；治疗时应当发其汗。正水，其脉沉迟，外在症候是自喘。石水，其脉自沉，外在症候是腹满《脉经》作腹痛，不喘。黄汗，其脉沉迟，身体发热，胸满，四肢头面都显得浮肿，长期不愈，必然导致痈脓。

患心水病多因心阳虚而水气凌心所致，病人身体重或作肿而气短，不能躺卧，烦而躁，阴部肿大。患肝水病多因水气凌肝,肝失疏泄而致，病人腹大，不能自由转侧，而肋下腹中疼痛，时时津液微，小便续通。患脾水病多因脾阳虚,不能运化水湿而致，病人腹大，四肢受沉重之苦，津液不生，只苦于少气，小便困难。患肺水病多因肺失宣肃,使水道不通调不能下输膀胱而致，患者身体浮肿而小便困难。患肾水病多因肾阳虚不能化气有水所致，病人腹大，脐肿腰痛，不能小便，外阴下湿如牛鼻子上的汗，足逆冷，而其脸部反而瘦削。

深师说：治水肿病，腰以下肿的，应当使小便通利；腰以上肿的，发汗，则会痊愈。

有人问：有一些病人下利后，感觉口渴而饮水，出现小便不利，腹部肿满，变得浮肿，这是什么原因呢？

深师答：这应当是水肿病，若小便自利以及出汗的，自会痊愈。

凡水肿病刚开始时，先是两眼上肿起如老蚕色，夹颈的动脉搏动明显，大腿内侧发冷，足胫部浮肿，用指按压它，看不见指头，腹内转侧有声音，即为它的症候。若不立即治疗，身体在短时间内就会微微发肿；若腹中满胀，按它就应手而起，表明已经生成水肿病，这时还可以救治，这种病都是因虚损而致。

大病或下利后、妇女产后，饮水而不立即消化，三焦决漏，小便不利，仍相蕴结，渐渐生聚，于是流于经络，变为水肿。

水肿病有十种，其中五种是不可救治的：第一，唇黑的，是伤了肝脏；第二，缺盆平的，是伤了心脏；第三，肚脐突出的，是伤了脾脏；第四，背部平的，是伤了肺脏；第五，足下平满的，是伤了肾脏。这五种水肿病损伤脏器，必然无药救治。

凡水肿病，最忌腹上出水，腹上出水的一月内则会死亡，特别要注意。

治小肠水，小腹满，暴肿，口苦干燥的处方：将三十枚巴豆和皮分别切细，加五升水来熬取三升，以药棉吸取汁，拭于

消渴淋闭尿血水肿·卷二十一

肿处上，随手肿即减，每日擦拭五六次，注意不可接近眼睛及阴器。《集验》用此方治身体暴肿如吹。

治大肠水，乍虚乍实，上下来去的处方：赤小豆五升　桑白皮切，二升　鲤鱼重四斤　白术八两

以上四味药分别切细，用三斗水来熬到鲤鱼烂，去鱼食尽，并取汁四升左右细细地饮下，注意鱼不要用盐。

治膀胱石水，四肢瘦弱，腹肿的处方：桑白皮、楮树白皮、泽漆叶各三升　大豆五升　防己、射干、白术各四两

以上七味药分别切细，用一斗五升水来熬取六升，去掉药渣，加入三升好酒再熬至五升，白天服二次，夜间服一次，其余的第二日再服。《集验》此方无泽漆、防己、射干，只有四味。

治胃水四肢浮肿，腹满的处方：猪肾一具　茯苓四两　防己、橘皮、玄参、黄芩、杏仁、泽泻或写做泽漆、桑白皮各二两　猪苓、白术各三两　大豆三升

以上十二味药分别切细，用一斗八升水来熬猪肾、桑白皮、大豆、泽泻，取一斗，澄清后去掉药渣，加入其他药来熬取三升汤药，分三次服下。若出现咳嗽，加五味子三两。共服三剂，间隔五日服一剂，常用有效。

有相当多的人，患气虚损之证久不痊愈，逐渐形成水肿，各皮层中浮水攻面目，身体从腰以上肿，都用此汤剂发汗即能治愈，其处方是：麻黄四两　甘草二两

以上二味药分别切细，用五升水来熬麻黄，两沸后掠去沫，加入甘草，熬取三升汤药，分三次服用，出汗后就能痊愈，注意避免吹风等。

治面肿，小便涩，心腹胀满的处方：茯苓、杏仁各八分　橘皮、防己、葶苈各五分　苏子三合

以上六味药研成粉末，制作成如小豆大的蜜丸，每次用桑白皮汤送服十丸，每日二次，逐渐加至三十丸。

治面目手足有微肿，常不能好的处方：取二升楮叶细切，用四升水来熬取三升汤液，去掉药渣，用来煮米作粥，如常法食用，不断制作。冬天就预先取叶阴干，照此作法，一周年后永不复发，慎忌一切生冷食物。

治大腹水肿，使气息不通，命在旦夕的处方：牛黄二分　昆布、海藻各十分　牵牛子、桂心各八分　葶苈子六分　椒目三分

以上七味药研成粉末，单独捣葶苈如膏，合和制作成如梧桐子般大小的丸药，每次用温开水送服十九，每日二次，渐渐增加，直到小便通利为止，具有神效。贞观九年汉阳王患水肿，医生不能救治，用此方，汉阳王一日一夜尿一二斗，五六日后即愈，但因愈后有别的冲犯，故还是死去了。《崔氏》说：以蜜调和制成丸药，以蜜汤送服。

有人患了水肿，腹部胀大四肢细弱，腹坚如石，稍做劳作就会足胫浮肿，稍微饮食便气急，为终身疾病，不可强迫下泻，徒然服利下药，只能使人显得疲惫而不能痊愈。宜服此药，将以此药微除风湿，通利小便，消化水谷。服用一年之久，药力可得。痊愈后可长期服的处方是：丹参、鬼箭羽、白术、独活各五两　秦艽、猪苓各三两　知母、海藻、茯苓、桂心各二两

以上十味药分别切细，以三斗酒来浸泡五日，每次服五合，每日服三次。酌

情量力而逐渐增加用量。

治水肿利小便，因饮酒过多导致虚热，迎着风饮冷水，而使腹肿、阴部胀满，其处方是：当陆四两　甘遂一两　芒硝、吴茱萸、芫花各二两

以上五味药研成粉末，制成如梧桐子般大小的蜜丸，每次以汤水送服三丸，每日三次。另一方有大黄、芫花各二两，无茱萸，加麝香、猪苓各一两。

治长期患水肿病，腹肚如大鼓者的处方：将一斗乌豆炒香，不要太熟，去皮研为细末，筛过，以饧、粥送服都可。初次服一合，渐渐增加。若服多次后即嫌臭。服尽则再制药，直到痊愈为止。不能食肥腻食物，渴时就饮羹汁，慎酒、猪肉、鸡肉、鱼肉、生食、冷食、醋、滑食、房室。特别饥渴时，才可食浆粥、牛肉、羊肉、兔肉、鹿肉，可忍时，也莫食。此病难治，虽用尽各种丸、散、汤、膏大药，即使当时治愈，过后仍复发。唯此大豆散，愈后不复发，终身服用，终身不发。其所禁之食，常须少吃，莫放纵心意于咸食及各种杂食等。

治水气肿，鼓胀，小便不利的处方：葶苈子一升　羖羊肺一具，青羊也好

以上二味药，先洗羊肺，在沸水中轻轻涮熟，薄切，暴晒干研作末，以三年陈醋浸泡葶苈子一周时，取出，炒至变色，熟捣如泥，与羊肺末调和，加蜜合捣三千杵来制作成丸药，在饭后一顿饭的时间，以麦门冬饮送服如梧桐子般大小的四丸，每日三次，症候为喉中干，数日小便大利，乃是有效。

麦门冬饮方

麦门冬二十五个　米二十五粒

以上二味药，用一升水来调和，熬至米熟，去掉渣，用来送服前面的丸药，每次服药时就制作。

徐王煮散

治水肿，服用后就能通利小便的处方。

防己、羌活、人参、丹参、牛膝、牛角䚡、升麻、防风、秦艽、谷皮、紫菀、杏仁、生姜屑、附子、石斛各三两　橘皮一两　桑白皮六两　白术、泽泻、茯苓、猪苓、黄连、郁李仁各一两

以上二十三味治择捣筛后制成散药，为粗散，用一升五合水来熬三方寸匕散药，取一升汤药，一次服完，每日两次或一次。二、三月以前可服，利多而小便涩者，使用此方有神效。

褚澄汉防己煮散 治水肿气逆的处方：汉防己、泽漆叶、石韦、泽泻各三两　白术、丹参、赤茯苓、橘皮、桑根、白皮、通草各三两　郁李仁五合　生姜十两

以上十二味治择捣筛后制成散药，为粗散，用一升半水来熬三方寸匕散药，取八合，去渣，一次服完，每日三次，以小便通利为止。

治水肿，用**茯苓丸**这是甄权为安康公开的处方。

茯苓丸

茯苓、白术、椒目各四分　木防己、葶苈、泽泻各五分　甘遂十一分　赤小豆、前胡、芫花、桂心各二分　芒硝七分，单独研

以上十二味药研成粉末，制成蜜丸，每次用蜜汤送服如梧桐子般大小的五丸，每日一次，逐渐增加，以见效为度。

治水肿，利小便的处方：大黄、白术或写做葶苈、木防己各等分

以上三味药研成粉末，制成蜜丸，每

次用温开水送服如梧桐子般大小的十丸,以小便通利为度,若无效,再加。

泽漆汤

治水气,通身洪肿,四肢无力,或因消渴,或因黄疸,支饮因饮邪停留于胸膈之间,上迫于肺使肺失肃降而致,症见胸闷短气,咳逆倚息不能平卧,外形如肿。内虚不足,营卫不通,气不消,皮肤中实,喘息不安,腹中膨膨胀满,眼不能视的处方。

泽漆根十两　鲤鱼五斤　赤小豆二升
生姜八两　茯苓三两　人参、麦门冬、甘草各二两

以上八味药分别切细,用一斗七升水先煮鱼及豆,待水减掉约七升时,去渣,加入其他药来熬取四升半汤药,一次服三合,每日三次。瘦弱的人每次服二合,服两次后气下喘止,可加至四合,一周后小便通利,肿气即减,或小便下。若小便大利,还从一合开始服药,大利则停止。若水肿很严重不能睡卧,卧下后不能翻身,加泽漆一斤;若口渴,加栝楼根二两;咳嗽,加紫菀二两、细辛一两、款冬花一合、桂三两,增鱼汁二升。《胡洽》无小豆、麦门冬,有泽泻五两、杏仁一两。《古今录验》无小豆。以此方治水在五脏使人咳逆喘上气,腹大有响声,两脚胫浮肿,目下有卧蚕状,微渴,不能安卧,气奔短气,过一会儿才得恢复,小便困难,量少而次数多,肺病胸满隐痛,宜使小便通利,水气迫肿,翕翕寒热等症候。

猪苓散

主治虚满,全身肿,通利三焦,通水道的处方。

猪苓、葶苈、人参、玄参、五味子、防风、泽泻、桂心、狼毒、椒目、白术、干姜、大戟、甘草各二两　苁蓉二两半　女曲三合　赤小豆二合

以上十七味治择捣筛后制成散药,每次用酒送服方寸匕,白昼三次,夜间一次。老人小孩每次一钱匕,以小便通利为度。

治水气,通身洪肿,各种药物皆不可治愈,而只有等死者的处方:吴茱萸、荜拨、昆布、杏仁、葶苈各等分

以上五味药研成粉末,制成如梧桐子大的蜜丸,气急时服五丸,不能饱食,食后饱闷气急者,服此药立即消散。

苦瓠丸

主治大水,头面及全身大肿胀满的处方。

将苦瓠、白穰实捻成如大豆,以面裹住煮一沸,空腹吞七枚,至午时就会出水一升,三四日内水自出不止,直到大瘦,乃得愈,三年内须忌口,苦瓠须用好的,取纹理细者研净,不然有毒,不能食用。崔氏:用其作了馄饨,每次服十四枚。若恐虚者,加牛乳用服,如此隔日服药,逐渐加至二十一枚,以小便通利为准。小便若太多,就停药一二日。

治遍身水肿的处方:苦瓠膜二分　葶苈子五分

以上二味合捣为丸药,每次服如小豆大的五丸,每日三次。

通身水肿　灸足第二趾上一寸,病人有多少岁就灸多少壮,又可灸两手大指缝头七壮。

麻黄煎

主治风水证,通身肿欲裂,利小便的处方:麻黄、茯苓各四两　防风、泽漆、白术各五两　杏仁、大戟、清酒各一升　黄芪、猪苓各三两　泽泻四两　独活八两　大豆二升,加七升水煮取一升

以上十三味药分别切细,用豆汁、酒及一斗水合熬取六升汤药,分六、七次服用,一日一夜服尽,以小便极通利为度。

大豆汤

治患风水症通身大肿,眼合不得开,短气欲绝的处方。

大豆、杏仁、清酒各一升　麻黄、防风、木防己、猪苓各四两　泽泻、黄芪、乌头各三两　生姜七两　半夏六两　茯苓、白术各五两　甘遂、甘草各二两

以上十六味药分别切细,用一斗四升水来煮豆,取一斗,去渣,加入其他药及酒,合熬取七升汤药,分七次服用,白昼四次,夜间三次,以小便通利为度,肿消即药停,无须整剂服完。若小便不通利的,加生大戟一升,葶苈二两,无不极通利,万不失一。《深师方》此方无猪苓、泽泻、乌头、半夏、甘遂。

治患风水症而肿的处方:大豆三升　桑白皮五升,以二斗水来熬取一斗,去掉药渣后加入以下的药　茯苓、白术各五两　防风、橘皮、半夏、生姜各四两　当归、防己、麻黄、猪苓各三两　大戟一两　葵子一升　鳖甲三两

以上十五味药分别切细,加入前面的药汁中,熬取五升汤药,一次服八合,每日服三次,每服间隔如人行十里路那么长的时间。

麻子汤

治遍身流肿的处方。

麻子五升　当陆一斤　防风三两　附子一两　赤小豆三升

以上五味药分别切细,先捣熟麻子,用三斗水来熬麻子,取一斗三升,去掉药渣,加入其他药及豆来熬取四升汤药,去渣,食豆饮汁。

治男子、女人突然患肿病或长期肿病,暴恶风入腹,妇女新产后上厕所,风邪入脏,腹中如马鞭在抽打者,嘘吸短气咳嗽,用**大豆煎**方。

大豆煎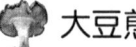

取一斗大豆净择,用五斗水来熬取一斗五升,澄清后纳入釜中,用一斗半美酒加入其中,再煎取九升汤药,晚上不要吃饭,凌晨服三升。盖上温暖的被子发汗,大约两顿饭的时间过后,就会下泻,风邪除,浮肿也便消减下来。注意不要受风冷,十日后则能恢复。浮肿未消尽的,增加用药量;肿已好转的,再服三升,若完全好转了,就不服了。也可随意饮用,常使酒气相接。

凡是肿病,须用各种处方来从内向外攻除病邪,不能千篇一律地用药。这里再介绍一种用来摩涂主治表证的膏药处方。

生当陆一斤　猪膏一斤,熬后可得二升

以上二味药一起熬到颜色变黄,去掉药渣,用来摩涂在肿处。也可服用少许,以及同时涂用,用纸覆盖好,感觉燥热时就敷药,不过三日则痊愈。

治妇女短气虚弱羸瘦,遍身浮肿,皮肤紧绷,这种病极少少见,用麝香散主治,其处方是:麝香三铢　雄黄六铢　芫花、甘遂各二分

以上四味治择捣筛后制成散药,每次用酒送服五钱匕,老人小孩根据病情酌意增减。也可制成药丸,强壮的人每次服如小豆般大的七丸。《小品》无雄黄。《深师方》将药制成如大豆般大的蜜丸,每次服二丸,每日服三次。此方也用于治三焦决漏,水在胸外的症候,名叫水病。只有腹大的症状,是病邪在腹表。用大麝香丸主治。《华佗方》和《肘后方》上有人参二分,是制成丸药来服。

虚劳浮肿的症候　灸太冲百壮。又,灸肾俞穴百壮,穴在第十四椎棘突下。

疔肿痈疽·卷二十二

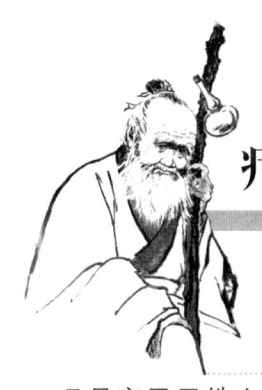

疔 肿 第 一

凡是禀承天地之气而成形的生物类,都必须进行摄养生息,若调养失制,就会滋生百病。所以,四季交替,阴阳之气次第兴起。这阴阳二气,又互相搏击,正在这样的时候,必定会引起暴虐之气。这种暴虐之气,每个月之中必定有。忽然的大风、大雾、大寒、大热,若不及时回避,这种邪气突然侵蚀到人,则侵入人的四肢,而忽然使皮肤受到损伤,流注入经脉,于是使腠理壅塞阻隔,营气卫气瘀结阻滞,阴阳之气不能够宣泄,就变成痈疽、疔毒、恶疮等诸多发肿之处。对于疔肿,若不预防识别,人超不过一个时辰就会死掉。若等到疔肿完全发作才去求处方,为时已晚,患者已无药可救了。所以,善于养生的人,须及早识别了解治疗疔肿的方法,那么凡是疮痍之毒都没有能够从手中逃脱的了。凡是治疗疔肿,都刺疔肿的中心直到疼痛,又刺疮的四边十余下到出血,去除血后敷药,使药气能够进入到针孔中为好。若药力到达不了疮里面,治疗起来就会很费力。另外,患者的肿处常常生在口中、颊边、舌上,看起来赤黑如珠子,剧痛得钻心,这是秋冬寒毒长期瘀结在皮肤中,变化而成的。若不立即治疗,其寒毒之根日夜生长,流入全身经脉通道,如箭刺入身体中,使人不能动弹。若不慎忌口味、房室,很快就会死亡。五六天仍不痊愈者,眼中就如同见到火光一样感到耀眼,心神昏乱,口中发干,心中烦乱,便会死亡了。

疔肿的种类一是麻子疔,其症状是从肉上突起头,如黍米大,颜色稍黑,四边微微发红而且常常发痒。这种疔忌吃麻子、以及穿麻布衣服和进入麻田中行走;二是石疔,其症状为皮肉相连,颜色乌黑如同黑豆,很硬,针不能够刺入,肌肉中隐隐作痛。这种疔忌瓦砾、砖石之类;三是雄疔,其症状为像粉刺头,又像黑痣,四周翻仰,起疱疱浆,有黄汁流出,如钱孔般大而凸起。这种疔忌房事;四是雌疔,其症状是疮头稍稍发黄,向里则若黑痣,也似灸疮,四周起疱浆,中心凹下,颜色红,如钱孔大。这种疔亦忌房事;五是火疔,其症状如被开水烫过或被火烧灼,疮头若黑痣,四边有疱浆,又如红色的粟米。这种疔忌火炙烁,饮食忌灸炒爆烤食物;六是烂疔,症状为稍发黑色,有白色的斑,疮中溃烂有脓水流出,疮形如汤匙的表面大小。这种疔忌吃沸热的食物以及烂臭食物;七是三十六疔,其症状为疮头黑且浮起,形状如黑豆,四周起大红色。第一天长一个,第二天长两个,到第三天长三个乃至十个。若满了三十六个,就无能为力了。若不满三十六个,尚可医治。俗名叫黑疱。这种疔忌嗔怒、忌蓄积愁与恨;八是蛇眼疔,症状是疮头发黑,皮肤上浮,疮的体积如小豆般大小,形状像蛇的眼睛,整体发硬。这种疔忌恶眼人以及嫉妒的人看见,并忌毒药;九是盐肤疔,其症状为疔大如汤匙表面,四周皆发红,有像黑色的粟米粒突起,此种疔忌咸食;十是水洗疔,症状是疮大如钱形,或如钱孔大,苍头白色,往里如黑痣,流脓汁而疮中发硬。这种疔忌饮浆水、水洗、涉水渡河;十一是刀镰疔,症状为疮有如韭叶大的宽度,长一寸,左侧的肉黑得如烧烁过。这种疔忌刺及刀镰切割,是被铁刃所伤,药可以治;十二是浮沤疔,症状是疮体曲圆有少许不合拢,狭长如薤叶,内黄外黑,外面黑处用针刺,不觉得疼痛,里面黄处用针刺就痛;十三是牛拘疔,症状是肉疱如粉刺般突起,掐而不破。

以上十三种疮,刚刚长时必定先痒后痛,先寒后热,热安定后就会发寒,大多数病人出现四肢沉重,头痛,心中惊悸,眼昏花。若特别严重的就会呕逆,若呕逆者则难以治疗。麻子疔这种疮,从头到尾发痒。这里所记录的禁忌不能够触犯,否则就难以治疗。浮沤疔、牛拘疔这两种疮,无所禁忌,即使不治疗也不会死人,它们的寒热证大多相同于疔疮,皆用这里的处方治疗,万无一失。想了解是否触犯禁忌,只要是脊背强直,疮极痛不堪忍受的,则为犯了禁忌后出现的症状。

治十三种疔疮的处方,用枸杞。这种药有四个名字:在春季名叫天精,在夏季名叫枸杞;在秋季名叫却老;在冬季名叫地骨。在春三月上建日建,北斗的斗柄所指的方向采摘叶,在夏三月上建日采枝,在秋三月上建日采子,在冬三月上建日采根。凡是这四季之初逢建日,即摘取枝、叶、子、根等四味,并晒干。若能够在五月五日午时,一起合制成药,大有益处。若不能够依照以上方法采摘的,只要能够采到一种的亦可。用一块绵纱把药裹在里面,裹一周,取鸡蛋那么大的一团乱发,如梧桐子大的牛黄,二十七枚反钩棘针研为末,七粒赤小豆研为末,先在绵纱上薄薄地铺上乱发,用牛黄末等分撒在发上,再把绵纱卷作团,用头发呈十字束缚住。用熨斗中急火炙沸,沸定后让它自然干。就刮取药来捣为末,用绢筛,取一方寸匕,取枸杞四味一起捣成末,用绢筛取二匕,与前一匕混合,共为三匕,使其调和均匀,又分成两份,早晨空腹时以酒送服一份,每天如此三次。

凡是治疗肿都可用,此方名叫**齐州荣姥**方。

齐州荣姥

白姜石一斤,软黄的 **牡蛎**九两,烂的
枸杞根皮二两 **钟乳**二两 **白石英**一两
桔梗一两半

以上六味药分别捣烂,用绢筛,混和在一起调匀,先取九升伏龙肝研为末,用一斗二升清酒搅浑浊,澄清后取二升,和药捻作饼子,六分大、二分厚,其浊渣仍放在盆中,把饼子放在笼上,用一张纸盖在盆上,封住酒气,然后蒸,仍频频搅动使气散发,半天过后,药饼子干了以后,才放在瓦罐中,一层纸一层药地铺,不要

使药相黏着,用泥密封二十一日,干后用纸袋贮存,放置在干燥的高处。用法:先用针刺疮的中心,深入疮根,再刺四周,刺出血,用刀刮取如大豆那么多的药来涂在疮上。若较重病情者,日夜涂敷三四次。较轻病情者,日夜一两次。病情重的,两天疮根就开始烂出;病情轻的半日或一日疮根就烂出。应当看疮是否浮起,这是疮根出来的症候。若疮根出来就已烂的,不要停药,继续涂擦。此药很平稳,使肌肉容易生长。若病在口腔咽喉及胸腹中的,外面必定不同于平时,定有肿处,恶寒发热不舒服,而怀疑是患这种疮时,立即用温开水或清水调和此药如二枚杏仁那么多来服下,日夜三四次,自然消除烂㾦,或用手指、筷子、鹅毛、鸭毛等物刺激咽喉使自己呕吐,疮根出后就能痊愈,若根不出的也能痊愈,观察其精神状态,自然知道痊愈与否。制药在五月五日为最好的时间,七月七日次之,九月九日、腊月腊日都可以合制。若急需药,华佗日亦可,若确实等不及良辰吉日则选即日。制药时须在清净之地,不得接触污秽,不要使孝子、残疾人、产妇、六畜、鸡犬等看见。凡是有此病的人,忌房室、猪肉、鸡肉、鱼肉、牛肉、生韭、蒜、葱、芸苔、胡荽、酒、醋、面、葵等。若犯以上某种禁忌而又发病的,取枸杞根汤调和药来服。

治疗肿病,忌见麻勃,见之就会死,治疗的处方是:胡麻、烛烬、针沙各等分

以上三味药研为沫,用醋调和来敷疮。

治一切疔肿的处方:以苍耳根茎苗子,只取一色的烧为灰,用醋和淘米水沉淀调和如泥来涂上,干后即换,不超过十遍疮,根即可拔出,有神效。

患疔疮的处方:芜菁根、铁生衣铁锈

以上二味各取等分一起捣,用大针把疮刺成孔,又将芜菁根削成如针那般大,用前面的铁生衣涂上刺入孔中,又涂所捣的药来封上,仍用方寸匕,用药棉涂贴上,有脓出则更换一帖,一会儿拔出疮根,立即痊愈。忌油腻、生食冷食、醋、滑食、五辛、陈臭、黏食等。

疔肿　灸掌后横纹后五指处,男左女右,灸七壮即愈,已经用过,有效。疔肿灸法虽多,然而这一方法很灵验,常有出乎意料的效果。

痈疽 第二

脉象表现为数,身体不发热,就是体内有痈。

各类浮、数的脉象,应当发热,若反而清冷恶寒,或有疼痛之处,就是热邪瘀结成痈了。

脉象微而迟,必定会发热;脉象弱而数,此为战抖发寒证,会发作为痈肿。

脉象浮而数,身体不发热,患者沉默不想说话,胃中微微干燥,不知痛在何处,其会发作痈肿。

脉象滑而数,脉滑就是实证,脉数就是热证,滑者是营气,数者则是卫气,荣卫背离了常行通道而相互搅扰,就瘀结为痈,热邪所经过的地方,则发作痈脓,

身体有痛处，时时苦有疮。

问道：寸口部脉象微而涩，这是失血症，或出汗过多，若不出汗的又是什么原因呢？回答说：或者是身上有疮，或者是被刀器所伤而失血的缘故。

趺阳脉滑而数，这是下部沉重的症候；妇人少阴脉滑而数，是其阴中生疮。

痈疽刚刚发作时较轻微，人们都不把它当回事，其实这是很大的祸患，适宜尽快治疗。若稍稍迟缓治疗，则病就会立即形成，由此而导致的祸害，其严重程度各不尽同。只发在背部，外部皮肤薄的就是痈；外部皮肤厚的则为疽，适宜尽快治疗。

凡是痈疽刚刚发作时，有的像小疖，有的又很痛，有的又痛得轻微，有的发作时如米粒大的白脓子。皆为很轻微的症候，需仔细察看。稍稍见有不同之处，就须特别警惕，尽快治疗它以及断绝口味，急速服用各种汤药，去除热毒。若没有医药，立即灸当头一百壮。病情严重的，灸疮的四周及疮中央二三百壮，灸的壮数不怕多，又敷上冷药。像这样施以种种的救治方法，必定会使痈疽尽快痊愈。

凡是用药贴，皆应贴在正当疮头处，使药贴开一个孔，以泄热气，也可在正当疮头处用火针刺入四分，则可痊愈。

凡是痈、疽、瘤、石痈、结筋、瘰疬，都不能针刺其角。针刺其角的，很少有不引起祸害的。

凡是痈，无论大小，在发觉时就立即取如手掌大的一片阿胶，用温水把阿胶浸软，与痈的大小一致，在当头处开一个如钱孔大的孔，贴在与痈疮相当的肿处，一会儿就会干。若无脓的，疮就马上安宁下来不再长脓。若脓已经形成的，就会自己流出。若用锋针在疮孔上刺到脓，更好，到疮愈后方才洗去阿胶。

大凡痈肿之处，根深到一寸以下的叫做疔，一寸以上的叫做小痈，如豆粒大的叫做疱子。在它们刚刚发作时，赶紧服用五香连翘汤来泻除病邪，连服数剂直到痊愈为止。

大凡痈，拱凸而光大的，不太热，它周围的肉正平没有尖而发紫的，不必用药攻它，只用竹叶黄芪汤泄出痈的邪气就行了。肉正平为无脓的痈。若痈忽然疼痛，用八味黄芪散敷疮，大痈敷七天，小痈敷五天。有些坚强的人，宁可生破痈。背部的痈以及乳痈若发热，手不能够触摸的，先内服王不留行散，外抹发背膏。背部的痈较生时刺破后，可能不会感觉痛苦，而乳痈就适宜等到痈极熟，能够用手按，手按的凹处随手起来的就是疮熟了。必须用针刺，针法要在着脓处用心斟酌，胸背不过一寸。酌情适宜刺而不能够出脓的，立即用由松脂、雄黄、雌黄、野葛皮、猪脂、漆头芦茹、巴豆组成的食肉膏散，涂在痈疮的尖端上，纳入痈口中。如果体气热已停止，就服用木占斯散。五天后痈将形成痂的，就服用排脓内塞散。

大凡痈疮破后人便会绵软得要死，内寒外热。发肿之处好似痈而又不是痈的，应当用手按在肿处，无牵连的疼痛，这是风毒。不要用针刺，适宜服用升麻汤，外抹膏药。破了的痈口，应当在上留三分，近下一分之处用针刺，务必到极热时，热了便不会疼痛。痈破后溃烂不愈的，用猪蹄汤来洗，每天二次，在夏季洗两天,冬季洗六七天,用半剂汤亦可。痈坏的有恶肉的,适宜用猪蹄汤洗去污秽,然后敷食肉膏散。除尽恶肉后,敷用生肉膏散以及抹在痈的四边,使好肉尽快生长。应当断绝房事,忌风冷,不要自劳烦,等到筋脉平复后,才可以任意从事。因为,新生的肌肉容易受到伤害,一旦受到伤害就会使里面溃烂,溃烂后就会重新发作,复发后就难以救治。千万注意,白痂最忌讳。

凡是突然发肿的各种症候,它们的起因各不相同,不论新久,都可服用五香连翘汤,刺去血,用小豆沫敷患处,这期间多次用针刺去血。若还未治疗就已溃烂的,还是服用五香汤以及漏芦汤以泻除病邪,随热多少依方而用,外用升麻汤清洗熨疮处方在丹毒篇中,擦升麻膏处方在丹毒篇中若生息肉的,用白茴茹散来敷疮,青黑肉去除尽后就停药好的肌肉生长出来后,敷升麻膏。若不生长肌肉的,就敷一物黄芪散。若敷用白茴茹散,青黑恶肉除不尽的,可以用半钱漆头茴茹散,和三钱白茴茹散,慢慢敷患处。其散各取与痈相当的颜色,单独捣烂过筛,直到成散后用。这多种方法,《集验》用来治缓疽。

如果身体中忽然有疼痛之处,如被打扑的情状,名叫气痛。疼痛得不可以忍受,疼痛之处游走不定,发作有规律,痛时就会稍稍发热,痛安定下来后则会发寒。这皆是因冬天时受了温气,到春天时却忽然寒冷,又受风邪侵袭,未形成温病,而形成了气痛。适宜先服用五香连翘汤,擦丹参膏,又用白酒煎杨柳皮趁热熨痛处。有赤气点点的,即刺出血。五香连翘汤以及小竹沥汤可以连续服用数剂,不要因为一剂不愈就以为无效便停止,这样祸害定会来临。中间用白薇散调养更好。又有气肿痛,症状如痛,肿处无头,虚肿而肉色没有改变,只是皮肤急痛不能用手触摸,也必须服用这种五香汤,次用白针泻其恶气,再用蒺藜散敷疮。

胸中疼痛、气短的人,应当进入暗室中,用手的中指捻左眼,若能够看见光的,是胸中有结痈。若不见光的,是瘭疽在胸中发作而外移。

经书上说:寒气停留在经络中,血和气都坚涩不能运行,就会壅结成为痈疽。热到达寒气所在之处发作,其后就成了痈。又因阳气凑集,寒转化为热,热邪壅盛就会使肌肉腐烂变成脓。由于人体有热,与寒冷之气相搏而血脉凝结不通,热气壅结成为痈疽。治积冷未变成热的时候,治法有灸法,也有温治法。用冷药敷贴在患处,是治热已经形成了,就用消热的方法使它不形成脓。红色肿处有尖头的,用藜芦膏敷患处。或者用醋和蚌蛤灰来涂,干了又换。

我平生数次患痈疽,每次经治疗后有效的药都记下来了。考察它的病源,大多是由于药气所引起的,或者是上代人服石药,于是子孙也多有这种疾病。饮食中尤其不宜吃面及酒、蒜,又要谨慎温床厚被。谨慎的人,可以做到终身不患病。

五香连翘汤

大凡一切恶核、瘰疬、痈疽、恶肿都可主治的处方。

青木香、沉香、薰陵香、丁香、麝香、射干、升麻、独活、寄生、连翘、通草各二两 大黄三两

以上十二味药分别切细,用九升水

来熬取四升,加入二升竹沥又一起熬取三升汤药。分成三次服用,以快利为准。《肘后方》有紫葛、甘草,无通草。治恶肉,恶脉,恶核,风结肿气痛。《要籍喻义》有黄芪、甘草、芒硝各六分。《千金翼方》上说:在未愈的中间期常服为佳。

治痈疽发于背部,用黄芪竹叶汤方。

黄芪竹叶汤

黄芪、甘草、麦门冬、黄芩、芍药各三两 当归、人参、石膏、芎䓖、半夏各二两 生姜五两 生地黄八两 大枣三十枚 淡竹叶一握

以上十四味药分别切细,用一斗二升水先煮竹叶,取一斗,去渣加入其他药,一起熬取三升汤药。分成四次服用,服药间隔时间如人行走三十里路,即间隔一餐饭的时间,白天三次夜间一次。

八味黄芪散

外敷的处方。

黄芪、芎䓖、大黄、黄连、芍药、莽草、黄芩、栀子仁各等分

以上药治择捣筛后制成散药,用鸡蛋清调和如泥,涂在旧帛布上,根据肿处的大小来敷,干了就换。若已开口的,封在疮上,须开一个头孔让它透气。

王不留行散

治痈肿不能破溃,困苦无聊赖的处方。

王不留行子三合,《千金翼方》作一升 龙骨二两 野葛皮半分 当归二两 干姜、桂心各一两 栝楼根六分

以上七味治择捣筛后制成散药,每次在饭后用温酒送服方寸匕,每天三次,以四肢中感觉到有药力运行为度,若不见效就稍稍增加药量,此药能使人安稳,不知不觉间脓已自溃,使疮痂平复,效果神奇。此为是浩仲堪的处方,随济和尚命名为神散。用此药后痈肿即消,极安稳。《千金翼方》说:治痈疽及各种已溃的杂肿都可服。

内补散

治痈疽发于背部,妇人乳痈诸疖,未溃的便消,不消的使其尽快溃破痊愈的处方。

木占斯、人参、干姜一说干地黄 桂心、细辛、厚朴、败酱、防风、桔梗、栝楼根、甘草各一两

以上十一味药治择捣筛后制成散药,用酒送服下方寸匕,药入咽喉中就觉得它流入了疮中。若痈疽灸之不能溃破的,可服此药。疮未溃烂的就除去败酱,已发脓的加败酱。每天服药七八次,夜间二三次,多服为好。若病在下部,当有脓血流出,这是肠痈。诸病在里,只有服用这种药,即觉其药力,疼痛的地方便不在痛了。长期服用可治诸疮及疮痔。疮已溃便会早愈,而医生不知用这种药。发于背部的痈疽,无其他办法治疗只有服用这种药。若开始觉得背上有不好而口渴的,即勤服此药,若药力发生作用,感觉不渴,便会消散。或者即使疮已溃破,也只管日夜不停地服。服后肿自消散,感觉不到它什么时间消了。想长期服用的,应当去除败酱。患有乳痈的妇人,适宜尽快服此药。另一方无桂心,又名木占斯散,主治痈肿坚结,若已溃破的会尽快痊愈,未溃破的使其不会形成痈就消失了。张文仲此方无桂心。刘涓子说:这是华佗的处方。

排脓内塞散

治大疮热已退,而脓血不止,疮中肉虚疼痛,用排脓内塞散方。

防风、茯苓、白芷、桔梗、远志、甘草、人参、芎䓖、当归、黄芪各一两 桂心二分

附子二枚　厚朴二两　赤小豆五合,用酒浸后炒

以上十四味药治择捣筛后制成散药,每次用酒送服方寸匕,白天三次夜间一次。

猪蹄汤

治痈疽发于背部,用**猪蹄汤**方。

猪蹄一具,治如食法　黄芪、黄连、芍药各三两　黄芩二两　蔷薇根、狼牙根各八两

以上七味药分别切细,先用三斗水将猪蹄煮熟,澄清后取二斗,加入其他药,一起熬取一斗汤药,去掉药渣,用来洗疮,时间约一顿饭功夫,然后用帛布拭干,贴生肉膏,如此每日二次。若疼痛,加当归、甘草各二两。

治痈疽发于十指,或起于膀胱,以及发于背后生恶肉的处方:猪蹄一具,治如食法　当归、大黄、芎䓖、芍药、黄芩、独活、莽草各一两

以上八味药分别切细,用三斗水煮猪蹄,取八升,捞出猪蹄,加入其他药,一起熬取四升汤药,去掉药渣,用来浸泡疮约两顿饭功夫,洗后,拭干,敷麝香膏。

麝香膏

治痈疽及发于背部的诸多恶疮,去除恶肉,用**麝香膏**方。

麝香、雄黄、矾石、茼茹各一两,或作珍珠

以上四味治择捣筛后制成散药,用猪膏调和成如泥状用来涂疮,除尽恶肉后,再敷生肉膏。

食恶肉膏方

大黄、芎䓖、莽草、珍珠、雄黄、附子生用,各一两　白蔹、矾石、黄芩、茼茹各二两　雄黄半两

以上十一味药分别切细,用一升半猪脂煎六沸,去掉药渣,加入茼茹、矾石沫,搅拌调和后敷在疮中,恶肉除尽才停药。

治痈肿恶肉不尽的处方:蒴藋灰一作藋灰　石灰《肘后》作白炭灰

以上二味各淋取汁,一起煎成膏,膏成即可敷疮,除去恶肉,也除去黑子,此药过十日后不能用。

食恶肉散方

硫黄、马齿矾、漆头茼茹、丹砂、麝香、雄黄、雌黄、白矾各二分

以上八味治择捣筛后制成散药,用来涂患处,吮食恶肉。《千金翼方》薄贴无白矾、雌黄,有藜芦。说也用调和成膏来敷。又《千金翼方》外疗痈疽篇无丹砂。《广济方》疗痈肿脓溃,疮中有紫肉破不消,以此散药纳入疮的尖端来蚀除它。

治痈疽发于背部,溃烂后,用生肉膏方:生地黄一斤　辛夷二两　独活、当归、大黄、黄芪、芎䓖、白芷、芍药、黄芩、续断各一两　薤白五两

以上十二味分别切细,用四升腊月猪脂来煎熬,到白芷的颜色变黄时取下,去渣,敷在患处就会立即痊愈。

生肉膏

治痈疽发于背部,溃烂后使其生肉的处方。

甘草、当归、白芷、苁蓉、蜀椒、细辛各二两　乌喙六分,生用　蛇衔一两　薤白二十茎　干地黄三两

以上十味药分别切细,先用半升醋浸泡一夜,再用二斤猪膏煎熬到沸腾时,三上三下膏即成,涂于患处,立即痊愈。

蛇衔生肉膏

主痈疽或金疮溃烂的处方。

蛇衔、当归各六分　干地黄三两　黄连、黄芪、黄芩、大黄、续断、蜀椒、芍药、

白及、芎䓖、莽草、白及、附子、甘草、细辛各一两　薤白一把

以上十八味药分别切细，用醋浸两夜，用七升腊月猪脂来煎熬，三上三下，熬到醋尽后取下，去渣后用来敷患处，白天三次夜间一次。崔氏有大戟、独活各一两，无地黄、黄连、黄芪、续断、白及、芎䓖、白芷、甘草。

五香汤

主治热毒气突然肿痛结成核，或者好像痈疽而实质不是，使人头痛，恶寒发热、气急的，数日不消除者便会死亡，治疗的处方。

青木香、藿香、沉香、丁香、薰陆香各一两

以上五味药分别切细，用五升水来熬取二升汤药，分成三次服用，若不愈又服，并用药渣来敷在肿处。《千金翼方》用麝香代替藿香。

漏芦汤方

漏芦、白及、黄芩、麻黄、白薇、枳实、升麻、芍药、甘草各二两　大黄二两

以上十味药分别切细，用一斗水来熬取三升汤药，分成三次服用，服药后就会畅快地下泻。若无其他的药，单用大黄来泻除病毒，效果也很好。《肘后》说：可用此方治痈疽、丹疹、毒肿、恶肉。《千金翼方》此方无白薇。刘涓子此方无芍药，有连翘，用来治时行热毒，变作赤色痈疽、丹疹、毒肿，以及眼赤痛生瘴翳。若热盛的人，可加芒硝二两。《经心录》此方无白薇，有知母、犀角、芒硝各二两。

丹参膏方

丹参、蒴藋、莽草、蜀椒、踯躅各二两　秦艽、独活、白及、牛膝、菊花、乌头、防己各一两

以上十二味药分别切细，用二升醋浸一夜，在夏季浸半日，若急着要用就可熬，用四升猪脂熬到醋气停歇，用慢火熬，去掉药渣。用来敷在患处，每天五六次。《肘后》用防风，不用防己，以此方来治恶肉、恶核、瘰疬、风结等各种肿病，还说此膏亦可内服。

治气痛，用小竹沥汤方。

小竹沥汤

淡竹沥一升　射干、杏仁、独活、枳实、白术、防己、防风、秦艽、芍药、甘草、茵芋、茯苓、黄芩、麻黄各二两

以上十五味药分别切细，用九升水来熬取一半，加入淡竹沥一起熬取三升汤药，分成四次服用。

白薇散方

白薇、防风、射干、白术各六分　当归、防己、青木香、天门冬、乌头、枳实、独活、山茱萸、萎蕤各四分　麻黄五分　柴胡、白芷各三分　莽草、蜀椒各一分　秦艽五分

以上十九味治择捣筛后制成散药，每次用浆水送服方寸匕，每日三次，逐渐加至二匕。

治气肿痛，用蒺藜散方将一升蒺藜子炒黄，研为末，用麻油调和成泥，炒到焦黑，把它敷在绵布上，如肿大小，贴时不要开孔。若无蒺藜就用小豆末和鸡蛋如前法制作，干了又换，很妙。

藜芦膏

治赤色肿有尖头者用，藜芦膏方。

藜芦二分　黄连、矾石、雄黄、松脂、黄芩各八分

以上六味药研为末，用二升二合猪脂熬到熔化，调和后用来敷上，治瘑癣、头疮，极其有效。又治经年的浅疮，抓搔成痒孔的。

瞿麦散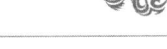

治痈排脓，止痛，通利小便的处方。

瞿麦一两　芍药、桂心、赤小豆酒浸，炒　芎䓖、黄芪、当归、白蔹、麦门冬各二两

以上九味治择捣筛后制成散药。每次在饭前用酒送服方寸匕，每日三次。

《千金翼方》用细辛、薏苡仁、白芷，不用桂心、麦门冬、白蔹。治各种痈已溃烂及未溃烂，疮中疼痛，脓血不绝，不可忍受者。

发背第三

凡疮发在背部的，都是因服食丹药、五石、寒食更生散所引起的，也有只服钟乳而发病的，也有生平不服药而自然发于背部的，这是因上代人服用那些药而引起的。这种病大多生在背部两肩胛之间，刚开始时如粟米大，或者疼痛或者发痒，仍是红色。患病之初，人们都不当回事，待疮渐渐长大，不超过十天就会置人于死地。等到面临困苦的时候，疮已长大到三寸宽一寸高了，有数十个孔，用手按疮，每个孔中都会流出脓水，才知道病已到了很严重的地步。故善于养生的人，稍稍觉得背部有异样的痒痛，就立即取干净的土，用水调和为泥状，捻作厚二分宽一寸半的饼子，用粗艾作成大炷灸于泥上，贴在疮上灸，饼子一炷一换。若疮如粟米大时，可以灸七个饼子即可痊愈，若疮如榆荚大，灸十四个饼子即可痊愈；若疮如铜钱大，可以日夜连续灸，不限炷数，仍服用五香连翘汤等药来攻除病邪，则可痊愈。又一种方法，大多发于背部而未形成大脓时的疮，可以用冷水射疮，以冷水浸石来冷熨疮，日夜不停，痊愈后才停止。这种病忌面、酒、五辛等。也有正在两肩上发疮的。

大凡服用石药的人都须辛苦劳作，四体不能自安，若他不这样，那么他多半可能会发痈肿。也不能随意取暖，只图自己快意，顺着性情而为，必须克制自己的欲望使自己多受寒冻，虽然当时不安逸，以后对于身体多有裨益，终无发作痈肿的顾虑。

大凡在背胛中有肿处，肿头白如黍粟，四边相连，肿处赤黑，使人闷乱，即名叫发背。禁忌房室、酒、肉、蒜、面。若不灸治，病邪则侵入内而致人死亡。若灸，应当在疮上灸七八百壮。如医生不认识这种病，大多会当作杂肿来治疗，而置人于死地。

治发于背部的痈肿已经溃破或未溃破的处方：取三升香豉稍微与水调和，熟捣成稠硬的泥状，可在肿处作成三分厚的饼子，肿处有孔的不要盖在孔上，铺好豉饼，把艾列在饼上，灸到温热，不要让肉破溃。如感觉热痛，立即更换。

患者病情当减轻时，就会尽快安稳。一天灸二次。如先有疮孔，孔中流出汁，即可痊愈。

治痈发于背部，背上刚开始出现硬结肿块，即服这个处方

大黄、升麻、黄芩、甘草各三两　栀子二十一枚

以上五味药分别切细,用九升水来熬取三升汤药。分成三次服用,服药后能够畅快地通利的就停止服药,不通利再服。

内补散

治痈疽发于背部,已经溃破,须排脓,使其生肉的处方:

当归、桂心各二两 人参、芎䓖、厚朴、防风、甘草、白芷、桔梗各一两

以上九味治择捣筛后制成散药,每次用酒送服方寸匕,白天三次夜间二次,若未愈,又服,不要断绝。《外台秘要》此方无防风、甘草、白芷。

丹毒第四

丹毒又名天火,这是肌肉中忽然生长出红如丹涂的颜色,大的如手掌大,严重的挛身发痒且有肿块,无一定的颜色。有血丹,肉中有肿块突起,且疼痒而且疼痛,微微虚肿如吹状,这是隐疹发作了。有鸡冠丹,红色突起,大的如连钱,小的如麻豆粒状,肉上粟粟如鸡冠肌理,又名茱萸丹。有患水丹的,因浑身发热,遇到水湿相搏而郁结成丹,明晃晃的黄赤色,如有水在皮肤中,常生长在大腿及阴部。此虽为小疾,若不及时救治,也会使人致死,治这些丹毒都用升麻膏。

升麻膏方

升麻、白薇《肘后》作白蔹 漏芦、连翘、芒硝、黄芩各二两 蛇衔、枳实各三两 栀子四十枚 蒴藋四两

以上十味药轻微地捣,先用三升水浸半日,再用五升猪膏来熬到水气出尽时,去掉药渣,膏药成后用来敷患处,各种丹毒皆用此药,每日三次,趁热敷在疮肿处。《经心录》此方无枳实,用来治各种毒肿。

升麻拓汤

治丹毒,用升麻拓汤方。

升麻、漏芦、芒硝各三两 栀子二十枚

黄芩三两 蒴藋五两

以上六味药分别切细,用一斗水浸片刻,然后熬取七升汤药,放冷,用旧帛布染汁来拓在各种丹毒上,常使疮湿润,拓后须服饮子和漏芦汤。其处方都在前面的痈肿条中,只要服用后立即痊愈。《小品》用此方来治丹疹,赤毒肿。

治丹毒单用的处方:大凡天下极冷之物,不过是藻菜。只要是有患热毒肿和丹毒等,取渠中藻菜切细熟捣,用来敷在丹毒上,厚三分,干后就换。

治各种丹毒很神验的处方:把芸苔菜捣熟用来厚厚地敷于患处,应手即消。若有余热气未痊愈,只须在三日内敷于患处,使其完全痊愈为止,即使干了也封住不要停止,以绝病根。

治红色流肿丹毒的处方:捣大麻子,用水调和后敷于患处。

治小儿丹毒的处方:捣一握马齿苋,取汁饮下,将渣敷在患处。

治小儿五色丹的处方:捣蒴藋叶来敷于患处。

治小儿赤丹的处方:取芸苔叶汁服三合,将渣敷在患处上,效果良好。《千金翼方》说:将芸苔研为末,用鸡蛋清调和来涂。

治小儿赤丹斑驳,色彩相杂的处方:用唾沫调和胡粉,从外向内敷。

治小儿火丹,赤色如朱进入皮肤中的处方:用醋调和豉,研来敷于患处。

治小儿天火丹,肉中有赤如丹色,大的如手掌大,严重者遍身如此,或痛或痒或肿的处方:取生麻油涂患处。

治小儿骨火丹,其疮烂得能见骨的处方:捣大小蒜厚厚地封上,发作在足踝的才会这样。

治小儿殃火丹,毒在两肋及腋下发作的处方:取伏龙肝研末,调和油来敷患处,干了就换。如果丹毒已入腹及阴部,以慎火草取汁来服下。

治小儿尿灶丹,刚开始时从两大腿起,到脐间感染到阴头都变成赤色的处方:取二升水,切二升桑白皮来熬取汁,用来给小儿洗浴,效果特别好。

治小儿朱游火丹,发病一日一夜后即成疮,先从背部开始渐渐传遍全身,如枣一般大,正中呈红色的处方是 浓熬棘根汁来洗患处。已成疮的,用赤小豆末来敷。未成疮的,用鸡蛋清调和小豆末来敷。大凡处方中用鸡蛋的,都取先破的才用,完好的无药力。

治小儿天灶火丹,病从大腿骨间起,小儿未满一百日,犯行路灶君,或有热邪流下,使小孩阴头赤肿出血的处方:鲫鱼肉锉,五合 赤小豆沫五合

以上二味药和捣,用少量水调和,敷用后很好。

治小儿野火丹,遍身都发红的处方:用麻油涂患处。

治小儿茱萸丹,病刚开始时从背部起,遍身如布上染有的花纹,一夜即成疮的处方:用赤小豆作末来敷涂患处。如果未成疮,用鸡蛋清调和来敷。

治小儿发作废灶火丹,初患时从足跌起,正赤色,处方是:用枣根煮汁,沐浴五六次。

隐 疹 第 五

《素问》上说:风邪侵入肌肤中就会使肌肤虚弱,真气涣散,又被寒邪搏击皮肤,外发腠理开通毛窍,淫气妄行,就会使皮肤变得发痒。故有风疹的瘙痒,皆是由这种情况引起的。又,有赤疹的人,忽有如蚊蚋叮咬的感觉,烦痒严重的会起疙瘩,用手搔后应手而起赤疹。又有患白疹者,亦是如此。赤疹在热时就发作,冷时即停止。白疹在天气阴冷时发作。白疹适宜熬矾石汁来擦拭,或者熬蒴藋和少量酒来洗浴也很好。姚氏以此法治赤疹。或者熬石南汁来擦拭也可以,或者用水熬枳实汁来擦拭也可以。余下的一切隐疹,治法如治丹毒的方法。隐疹俗称为风屎,也叫风尸。

治风瘙隐疹的处方:取三升大豆,加六升酒熬四五沸,每次服一盏,每天三次。

治隐疹痒痛的处方:大黄、升麻、黄柏、当归、防风、芍药、黄芩、青木香、甘草各二两 枫香五两 芒硝一两 地黄汁一升

以上十二味药分别切细,用一斗水来熬取三升半,去渣,加入芒硝使其融

化。用帛浸染药汁后拓在患处约一顿饭功夫,每天四五次。

治风瘙隐疹的处方:将石灰淋取汁,用来洗患处,效果较好。

治隐疹,各种方法都治不了就用这个处方:取一斤景天,又名慎火草,捣细取汁来敷上,在火上烤热双手摩擦两三次即愈。

治风瘙隐疹,心迷闷乱的处方:取一升吴茱萸,五升酒一起熬取一升半汤药,用帛浸染来擦拭患处。

治风邪突然侵入皮肤发作隐疹而形成疮的处方:熬槐树的枝叶来洗患处。

治小儿患隐疹,邪气进入腹中,身体出现肿块、僵直而舌头又发干的处方:将芜菁子研为末,每次用酒送服下方寸匕,每日三次。

治全身痛痒如虫啮,发痒而搔抓,引起皮肤脱落而发作疮:灸曲池二穴,病人有多少岁就灸多少壮,发病时就灸,具有神奇的效果。

瘭疽第六

瘭疽,是肌肉中忽然生长如豆粒大的点子,小的如黍粟,严重的如梅子、李子一样大,有的呈红色或黑色,有的则呈青色或白色。症状不确定,有根而不浮肿,痛伤时与心相应,病根深到肌肉,经过的时间久了便四周都肿,白色疱疮黯熟成紫黑色,能够使其筋骨烂坏。若毒气发散,便会循着经脉进入内脏,使人死亡。南方人叫它拓着毒。在肉厚的地方即可以割去它,也可以烧铁来烙患处,使它焦如炭,或灸一百壮,或者饮用葵根汁,或者饮用蓝青汁,或犀角汁,以及升麻汁、竹沥黄龙汤等诸多单方来治疗,专门去除热邪而得以痊愈。这种病常生在十根指头上,故相似于代指,若不了解此病的医生,就会称做代指。如果不尽快治疗,也会随着脉向上进入内脏而致人死亡。旧时南方人患了这种病,都会斩去患者的手指。刚开始时指头先发作黯黑色疱疮,之后开始红肿黑黯,剧痛揪心。

代指,是手指先红肿、发炎、发热、疼痛,颜色不黯黑,沿着指甲边缘结脓,严重者指甲也会脱落,即所谓代指病。只用一种药物的冷药汁来拓浸为好。若热邪太盛,服用漏芦汤以及用来拓浸指甲,敷升麻膏也可以,针刺除血,不妨洗浸后再涂膏。又有患恶肉病的,身上忽然长有如赤豆粒的肉,突出后就生长,向外推出如牛或马的乳头,上面如鸡冠的形状,如果不治疗,就会不停地生长,也不痛痒。这是因春冬季时受到恶风,恶风进入肌脉之中,变成这种病。治疗这种病,适宜内服漏芦汤,外用烧铁来烙患处,天天烙它一直到将病肉全部烙焦,即用升麻膏来敷住,几天便会痊愈。

还有一种赤脉病,身上有赤色的脉络忽然突起,盘绕凸耸如死蚯蚓的形状,看起来如有水在脉中,其长短根据脉络的长短而定。这是因春冬季时受了恶风邪进入脉络之中,患者的血肉瘀结而形成的。适宜服用五香连翘汤和竹沥等进行治疗,刺除患处的血,仍敷丹参膏。

患恶核病的人，肉中忽然有核，堆积起来如梅、李的核，小的如豆粒，皮肤、肌肉都剧痛，这是壮热恶寒而引起的。相似于各种疮根、瘰疬、结筋。这些疮根、瘰疬因疮而生，如果发作缓慢的就无毒。恶核病忽然发作的就有毒。若不医治，病毒进入内脏则会使人烦闷而死。这都是由于冬天受到温风，到春夏又忽然受寒，寒温相搏，邪气郁结而形成这种毒。只须服用五香汤主治，又用小豆沫来敷，也可以熬汤来时时浸洗，核消后用丹参膏敷患处，使余下的核完全消尽。恶核，刚患时好像中了射工毒，常是隐隐作痛，没有确定的痛处，，或平时不痛。人们在不痛时便不会管它，不管它就会救治得太迟，救治太迟就可能死亡，这就须尽早预防。尤其忌牛、鸡、猪、鱼、马、驴等肉。刚刚患此病时，如粟米大小，或像麻子，在肉里面又坚硬得像粉刺，生长得很快。刚刚患病时常恶寒，一会儿就会气短。取五合吴茱萸研为末，用一升水调和，绞取汁来一次服完，将药渣敷上，一会儿后服药汁，让毒气散尽，而不能进入腹中，若进入腹中就会导致祸害，千万切忌。

偏病半身不遂，都常发在四肢，它的症状是赤脉突起如用来编织的绳子，急痛而发高热。若脚上发病，就容易从小腿肚子起至足踝，也如编织的绳子，所以叫偏病。发生在手臂的，常伴发着在腋下。这种病皆因长期劳热气盛，被湿凉之气所折，气郁结在筋中而形成的。若不立即治疗，时间长了就会溃脓，也会使人筋脉挛缩。若溃烂不除，热气不散，多会形成浮肿，可用漏芦汤主治。泻后，用锋针刺数针去除恶血气，用针泻其病根，在核上敷小豆末，直到消除溃烂为止。又用治丹毒的方法进行治疗，也可用治痈疽的三味甘草散来敷。若已经溃烂，就照敷痈的方法敷膏散。

恶核、偏病、瘭疽等多发作在岭南地区，中原地方很少有。南方人所吃的粮食杂类繁多，感染的病也不止一种。到那里去做官的人，须积极地预防这种疾病，若没有一定的方法预防，必定会遭受到毒害，只须五香汤、小豆散、吴茱萸，皆为治此病的良药。

附骨疽，指患处还没有破，附骨成脓，所以名叫附骨疽。这种疽爱生长在大骨节缝中，男子、产妇的疽常生长在臂部，小儿的疽生长在脊背。成年人患急性疽的，先感觉痛得不能忍受，按起来感觉到骨头疼痛，一天后，便觉得皮肤肌肉渐渐引急，红肿如肥胖的情状。小儿患疽，手才靠近患处，小儿就开始大声啼叫，即肢节有疼痛的症状。成年人患慢性疽的，先是感到肌肉中热烘烘的，一天后便觉得疼痛麻木。小儿四肢不能动摇，也有不灵活的症状。看肢节骨缝中，如有肌肉热烘烘的地方，不知道是附骨疽，使全身形成肿而不至于溃烂，身体都有青黯。成年人也有不同的差异，以为是贼风风肿，不知道是疽。大凡人们身体患热，就会面对风取凉，风邪进入骨缝之中，风热相搏，便形成附骨疽，此病的症状为嗜睡、沉重、忽然耳鸣。或是在秋夏季卧于露天，被冷风所折，风热伏结，而形成这种病。病情急的是热多风少，病情缓的是风多热少，小儿不知道去乘风纳凉，为什么也患这种病呢？这是因为小孩的血盛而肌肉太嫩，被风邪所折，就使血凝结的缘故。刚患附骨疽时，须赶紧服漏芦汤来泻踪病毒，敷小豆散让它消肿，也可以服五香连翘汤。

贼风，患者身体忽然不热，突然中风寒冷，即骨关节之间深痛而不能转动，按起来感到骨痛。时间久了就会结痛或结瘰疬。患有附骨疽的时间久了，就会发肿而且结脓。若把附骨疽当作贼风来治，就会使病情加重而多脓。若把贼风当作附骨疽来治，就会使风冷加重，于是成为瘰疬、偏枯、挛曲之类的疾病。治疗而见效的，皆患病之初。只有天下最为精明的人，才知道这个关键。若要诊断附骨疽与贼风的异同，附骨病开始时，不肿只是疼痛而已，患贼风是只痛不热。附骨疮就是患处壮热，四肢时寒时热，小便红赤，大便坚涩，而无汗。若能除去热并开发腠理，便能消除。即使不能消尽，也能让它浮浅靠近皮肤外。大凡贼风，只是夜间疼痛得骨不能按抑，不能够回转，痛处不壮热，也不时寒时热，多感到身体索索地发冷。用热来熨痛处就会觉得有所减轻，时而又有汗出，为贼风的症候。适宜针灸熨焫，服用各种治风药即能痊愈。

又有风热毒相搏而变得红肿，症状是先在肿处生瘭浆，如火在灼烤此处，名叫风热毒。治疗它一如丹毒治法。

又有洪烛疮，身上忽然生瘭浆毒肿顶部含有的黄白色浆液，溃破后流出，可蔓延向身体的其他部位。如沸腾的开水在淋，严重者满头面发红，也有胸胁腰腹缓慢发肿，全身如火或开水灼烫而迅速起病。治疗它，应尽快服用漏芦汤来泻除病毒，外用升麻膏敷患处。其间敷升麻膏，若无效，全照外敷丹毒的方法来治。

热疮发作，会生白脓黄烂，疮起时虽浅，只出黄汁，名叫肥疮。

患浸淫疮的人，浅搔它，疮漫延生长不止。搔痒的人，刚开始时如疥疮，搔后疮便会转生疮汁，相连不绝。

患病疮的人，刚刚发作时也似肥疮，喜欢生长在手足上，常常相对称而生长，随着月的盈虚而生长或消除，痛痒得如同裂开一样，春夏秋冬随时会好转了又严重。

有长期患痈余疮恶化为深疽的，这种痈常生长在小腿肚子与脚胫之间，疮受水而形成恶露寒冻不愈，一年后形成骨疽，也名叫月行疮。深烂而呈青黑色，四边坚硬，中央有脓血汁流出，各种药物皆治不好，流汁溃脓，好肉处皆虚肿，也有碎骨般的脓汁流出，可以用温热的赤龙皮汤来浸洗患处。在夏季须天天洗，在冬季四天洗一次。青肉多，可以敷白茴茹散，蚀却恶肉，敷三天即停止。凡是各种方法都治不了的骨疽，可在疮上依顺序灸，三个昼夜后即可好转。如果疮不愈，或愈后而复发，骨从疮孔中流出的，叫做骨疽。

治瘰疽秘方

射干、甘草、枳实、干地黄、升麻、黄芩各二两　大黄二分　麝香二分　犀角六分　前胡三分

以上十味药分别切细，用九升水来熬取三升，加入大黄，一沸后去掉药渣，加入麝香，分成三次服用，一直服到痊愈为止，不限剂数。《外台》此方无黄芩，说《翼》也相同，深师加黄芩、麻黄、白薇、枳实、升麻、松叶。

治瘰疽发作在手、足、肩、背，忽然发作累累如赤豆，搔抓它就出汁的处方：将

芫菁子炒后捣碎,用帛裹药,一层层敷上,效果良好。

治疽溃后的处方:用盐开水洗拭,烧皂荚灰粉擦上,效果良好。

治疽与痈相似而稍微有所不同,今日把脓除了,第二天又溃满,脓如小豆汁的处方:取皂荚熬汤药来洗疮拭干,以柏皮沫来敷,不要让疮结痂。

大凡疽突然发生在五指上,筋急不得屈伸的 灸踝骨中央数十壮,或至一百壮。

苦瓠散

治浸淫疮,用苦瓠散方。

苦瓠一两 蛇蜕皮、蜂房各半两 梁上尘一合 大豆半合

以上五味治择捣筛后制成散药,把粉做成粥调和好后涂在纸上贴于患处,每日三次。《古今录验》此方无大豆。

治疮表里相当,名叫浸淫疮的处方:取苦楝皮或枝,烧作灰来敷患处,干的用猪油调和后涂,并治小儿秃疮及各种恶疮。

治瘑疮的处方:先将一升醋煮沸,再把一把生薤加入醋中,封在疮上,如此直到痊愈。

治燥病的处方:以醋调和灰来涂患处。

治湿䘌的处方:烧干蛤蟆,用猪脂调和后敷患处。

治瘑疥百疗不愈的处方:楝实一升 地榆根、桃皮、苦参各五两

以上四味分别切细,用一斗水来熬取五升汤汁,稍微温热时用来洗患处,每日一次。

治患疥疥湿疮时间较久,感染面积越来越大,痒得不能忍受,搔抓后有黄汁流出,愈后又复发的处方 将羊蹄根洗净泥土,切细,炒熟,用醋调和熟捣,洗净疮,敷上一段时间,用冷水洗去,每天一次。又用阴干的羊蹄根研成末,痒时搔出汁后,用来涂患处。又用生葱根来揩。《千金翼方》无"葱"字。

治一切瘑 灸足大趾间十四壮,灸大趾头也可以。

治脚、小腿肚子及膝盖弯曲中发痒,搔后有黄汁流出,这是风瘑,处方是 把胡麻嚼烂来敷,用药棉裹起来,每日换一次,效果良好。

治石疽,状如痤疖而皮厚的处方:捣谷子来敷患处。也可以治金疮。

治疮经久不愈,愈后又复发,像骨头一样的脓汁从疮孔中流出,名叫骨疽的处方:用猪胆和楸叶捣烂来封疮。

治久疽的处方:将鲫鱼破腹后不要损坏,加入白盐在腹中,用针缝好,在铜器中火上煎干,研成沫来敷在疽疮中。无脓的,用猪脂调和后敷患处,稍微疼痛不要觉得奇怪,十天就会痊愈。

治附骨疽 灸间使后一寸,病人有多少岁就灸多少壮,立即痊愈。

治诸疮因风邪引起发肿的处方:将三十斤栎树根皮锉细,用三斛水煮到发热,加一把盐,到水有"的的"的响声时,用热汤来浸疮,当有脓血流出,天天如此,直到痊愈为止。

治恶露疮的处方:捣薤白来敷疮口,用大艾灶在药上灸,让热气入内即愈。

治反花疮并治积年诸疮的处方:取牛蒡根捣熟,用腊月猪脂调和来封在疮上,直到痊愈为止。并治长期不愈的各类肿、恶疮、漏疮等,都可治愈。

治代指的处方：将甘草二两切细，加五升水来熬取一升半汤药来浸疮。如果无甘草，用芒硝代替。

治手指疼痛欲脱的处方：将猪脂与盐调和后煮到融化，趁热时把手指放入其中，一顿饭的时间后才取出。《千金翼方》此方用猪脂调和干姜。

治手指足趾掣痛不可忍的处方：用酱清调和蜜，温热时涂患处。

又，灸指（趾）头痛处七壮，立即痊愈。

治手足肌肤因受冻而坼裂，血出而疼痛的处方：将猪脂加入热酒中来洗患处。

治冬季冒受冷冻涉足冰凌，面部及手足皲裂并生冻疮，及刚开始热痛将要生冻疮的处方：取麦䕸熬浓汁来趁热洗患处。

治手足皲裂疼痛的处方：芎䓖三分　蜀椒二分　白芷　防风、盐各一两

以上五味药分别切细，用四升水熬浓汁来涂患处，用猪脂来煎更好。

治人的脚不管在冬天或夏天都坼裂，名叫尸脚的处方：熔化阿胶，胶干后用帛布来贴于脚上。

治因削指甲而侵及肉不能痊愈的处方：用硇砂矾石末来裹住手指上，直到痊愈为止。

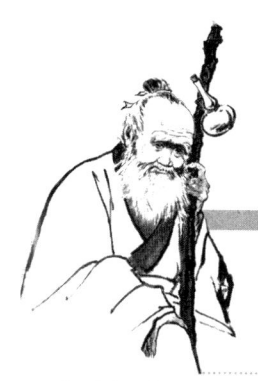

痔漏·卷二十三

九漏第一

九种漏病指狼漏、鼠漏、蝼蛄漏、蜂漏、蚍蜉漏、蛴螬漏、浮沮漏、瘰疬漏、转脉漏的产生，皆因寒热。而寒热皆是随着四时节气而产生的。瘰疬生长在颈项和腋下的病，是由哪种气形成的呢？答：皆为鼠瘘病的寒热毒邪之气，留滞在血脉中未消去的结果。

那么怎样去除这种毒邪呢？鼠瘘的病根皆在内脏，若其表证表现在颈腋之间，毒邪浅浮在血脉中，而没有向内伤及肌肉，只在浅表部位形成脓血的；就比较容易治疗。

那又怎样治疗呢？答：注意从病源着手，引导患部的邪毒，使之衰减而杜绝其寒热，审察病邪所在的经脉，以便循经取穴，针刺时缓进缓出，以除毒邪。这样，瘰疬小如麦粒的，一次就能见效，三次就能痊愈。

问：怎样预测这种患者的生死呢？答：诊寒热时，翻看患者的眼皮，若眼球巩膜红赤，上下贯穿瞳子的，有一条纹，则一年之内死；有一条半纹，则一年半之内死；有二条纹，则二年之内死；有二条半纹绵，则二年半之内死；有三条纹的，则三年之内死；红赤；但纹不向下贯穿瞳子的，还可以救治。

凡是颈项边和腋下部位先发作瘰疬的，这是漏病要发作了，应该禁忌五辛、酒、面及各种热食。凡是漏病有像石痈，累累相叠而成疬子，有核在两颈及腋下，不痛不热的，其治疗皆炼石散药来敷其外部，同时内服五香连翘汤以使其下泻。已经溃破的依痈法治疗。对各种漏病的结核还没有破的，用火针刺及结核中，无不愈的。

治狼漏开始在颈部发作，其肿无头有根，起于缺盆之上，连延耳根肿大，这是由忧恚而患的病，其气上逆而不得下行，其病根在肝有的写做肺，用空青主治，商陆为佐药，散药的处方：空青、猬脑各二分　猬肝一具，干　芎䓖半分　独活、乳妇蓐草、黄芩、鳖甲、斑蝥、干姜、商陆、地胆、当归、茴香、矾石各一分　蜀椒三十粒

以上十六味制成散药，每次用酒送服方寸匕，每日三次，连服十五日。

治鼠漏始发于颈项，无头尾如䑕鼠，使人发寒热，明显消瘦，这是因为食物没有消除被鼠毒所侵的毒素，其病根在胃，用狸骨主治，以知母为佐药，散药的处方：狸骨、鲮鲤甲、知母、山龟壳、甘草、桂心、雄黄、干姜各等分

以上八味制成散药，每次用温开水送服方寸匕，每日三次，仍以蜜调和，纳

入疮中,没有不能治愈的。先灸让它发作为疮,再用药来敷疮,已经发作成疮的则不用灸。

治蝼蛄漏始发于颈项,其状如肿,这是由于没有消除食瓜里的果毒,其病根在大肠,用荏子主治,桔梗为佐药,丸药的处方:荏子、龙骨各半两 附子一两 蜀椒百粒 桂心、干姜、桔梗、矾石、独活、芎劳各一分

以上十味药研成粉末,用二十枚枣和捣,以醋浆来调和,制成如大豆般大的丸药,每次用温开水送下五丸至十丸。

治蜂漏始发于颈项,瘰疬三四处相连且溃破,这是由于饮流水,水中有蜂毒没有消除,其病根在脾,用雄黄主治,黄芩为佐药,散药的处方:雄黄、黄芩各一两 蜂房一具 鳖甲、茴香、吴茱萸、干姜各半两 蜀椒二百枚

以上八味制成散药,用来敷在疮口上,每日一次,敷十日而止。

治蚍蜉漏始发于颈项,开始患病时如伤寒证,这是由于食物中有蚍蜉毒没有消除,其病根在肾,用礜石主治,防风为佐药,散药的处方:礜石、防风、桃白皮、知母、雌黄、干地黄、独活、青黛、斑猫、白芷、松脂又写做柏脂 芍药、海藻、当归各一分 白术、猬皮各四分 蜀椒百粒

以上十七味制成散药,每次用温开水送服一钱匕,每日服三次。

治蛴螬漏始发于颈下,无头尾,如枣核块累,移在皮中,使人发寒热、心满,这是因为喜怒哭泣而患的病,其病根在心,用矾石主治,白术为佐药,散药的处方:矾石、白术、空青、当归各二分 细辛一两 猬皮、斑蝥、枸杞、地胆各一分 干乌脑三大豆左右

以上十味制成散药,每次服方寸匕,每日三次,以醋浆送服。病在上的就仰卧在床边,使头朝下;病在下的就垫高枕头而卧,使药液流下。

治浮沮漏始发于颈项,如两指,使人发寒热,想睡眠,这是由于思虑忧虑而患的病,其病根在胆,用地胆主治,甘草为佐药,散药的处方:地胆、雄黄、干姜、石决明、续断、菩茼根、龙胆各三分 细辛两分 大黄半分 甘草一分

以上十味制成散药,用来敷疮,每日四至五次。《古今录验》此方无雄黄,有硫黄。

治瘰疬漏始发于颈项,有根,开始时很痛苦,使人发寒热,这是因为刚洗澡后就把湿头发扎起来而使汗流于颈所致,其病根在肾,用雌黄主治,芍药为佐药,丸药的处方:雌黄、茯苓、芍药、续断、干地黄、空青、礵石、干姜、桔梗、蜀椒、恒山、虎肾、狸肉、乌脑、斑蝥各一分 矾石一分 附子一两

以上十七味药研成粉末,制成蜜丸。每次用酒送服如大豆般大的十丸,每日二次。

治转脉漏始发于颈项,濯濯脉转,被惊惕所苦,身体颤抖发寒热,这是因为惊卧失枕而患的病,其病根在小肠《集验》说在心,用斑蝥主治,白芷为佐药,丸药的处方。

斑蝥、白芷、绿青、大黄各二分 人参、当归、桂心各三两 麦门冬、白术各一两 升麻、钟乳、甘草、防风、地胆、续断、麝香、礜石各一分

以上十七味药研成粉末,制成蜜丸。每次以酒送服如大豆般大的十丸,每日服三次,不要食菜,节制性生活一百天。

《外台》此方无大黄、桂心、麦门冬、白术、钟乳。

治九漏的处方：空青、商陆、知母、狸骨、桔梗、防风、茳子、矾石、黄芩、白芷、芍药、甘草、雌黄、白术、磐石、地胆、斑蝥、雄黄各等分

以上十八味药研成粉末，制成蜜丸。以醋送服如大豆般大的三丸，三十日见效，四十日好转，六十日完全恢复，节制性生活一百天。另一方制成散药，每次以醋送服一刀圭，每日三次，老人小孩减半。

治一切漏病的处方：斑蝥十枚　䗪四十九枚　芫菁二十枚　地胆十枚　蜈蚣一寸半　犀角枣核那么大　牛黄枣核那么大　生大豆黄十枚

以上八味药研成粉末，制成蜜丸，以汤水送服如梧子大的二丸，一会儿后多作酸浆粥，冷饮，病邪从小便而出尿盆中，看起来如有虫的形状，又似胶汁，这就是病邪排出了。隔一日服一次，饮粥如常，小弱的人隔三四日，待无虫排出时，疮就会渐渐痊愈。特别忌油腻，一切器物都须用灰清洗，而后再作饮食。崔氏说：治九漏第一次服药，夜晚吃少量食物，第二天凌晨服二丸，至第七日感觉非常虚闷，可煮蔓菁菜羹来吃，其余脂、腻、醋、果子之类都不能吃，强壮的人隔日服一次，体弱的人两三日服一次，痊愈后仍将息二十日，不能将息者便不须服药。

治漏病发于心胸以下的处方：武都雄黄　松脂各三两

以上二味药和成块，用刀子刮为散药，每次用温开水送服一方寸匕，每日二次，若未痊愈，就再制药来服。

治漏病的处方：锻落铁屑　狗颊车连齿骨炙　虎粪、鹿皮合毛烧成灰

以上四味药等分，制成散药，用猪油来调和，纳入疮中，一会儿后又换药，每日五六遍。

治各种漏病的方：取霜下瓠花暴晒干，研成末，用来敷患处。

治鼠漏疮愈后复发以及不愈，出脓血不止的处方：先把生地黄切细，加入未沾水的猪脂中，使脂与地黄足相淹和，熬六七沸，再用桑灰汁来洗疮，除恶汁，随后将地黄膏敷在疮上，一日换药一次。

治鼠瘘肿核痛，未成脓的处方：把柏叶敷于肿处上，炒盐涂于柏叶上来熨，使热气下行即能消肿。

治风漏即风瘘。因风邪外袭，经络结聚而致。症见初起时肿如覆手，搔抓时有结汁渗出，逐渐生根附于骨，破溃而成瘘，伴有寒热不适症状，不同于九漏，其预后较差及鼠漏的处方。

赤小豆、白蔹、黄芪、牡蛎各等分

以上四味制成散药，每次用酒送服方寸匕，每日三次。

治蝼蛄瘘的处方，用榆叶灰，先以清的淘米水煮榆叶，取其汁液来洗患处，拭干，再将榆叶灰涂敷于疮中。

治蜂瘘初生时状如桃，并且发痒，搔抓它就变得大如鸡蛋或像覆手的处方：炒盐来熨它三晚上，若第四日不愈，至百日则成瘘，其形状有四五寸长，三寸宽，中间有状如蜂窝的小孔生出，乃有数百孔。取适量石硫黄，用燃烛烧，使其汁流出，涂于疮孔中，一会儿后即可见到有如蜂的东西流出，流尽后则愈。

治蜂瘘的处方：以鸦头烧灰来敷。

治蚁漏，其孔可容针，有的已有三四孔的处方：将猬皮肝心烧成灰末，以酒送服一钱匕。

治患蝎瘘因饮食居住处有蝎虫毒气，入于脏腑，流于经络而致。症见肿核如蝎形，生于腋下或颈

边，溃而成瘘，伴有恶寒发热等五六孔都相通的处方捣茅根汁，涂于孔中。

治蛤蟆瘘因食饮居住处有蛤蟆毒气，入于脏腑，流于经脉而致。症见肿核溃破成瘘，寒热不适等的处方　以五月五日蛇头及野猪脂同水衣来覆住患处，效果较好。

治蛇瘘因食饮居住处有蛇之毒气，入于脏腑，流于经脉而致。症见肿核发无定处，溃破成瘘，寒热不适等的处方　取蛇蜕皮烧成灰，用腊月猪膏来调和，以覆住患处。

治蛙瘘因食饮居住处有蛙之毒气，入于脏腑，流于经脉而成瘘的处方以蛇腹中尚未消化的蛙烧成灰来覆在患处。

治颠当瘘因食饮居住处有颠当毒气，入于脏腑，流于经脉而致。症见初起如枣核，日久溃破成瘘而流溢脓汁等的处方　捣土瓜根，敷在患处，至痊愈为止，慎口味。

治脓瘘因患疮日久不愈，溃破成瘘，又被热毒邪气所伤，而生脓不绝的处方　取桃花研为末和猪脂敷在患处，效果甚佳。

治石瘘症见初起时两头如梅李核，坚硬，按之如石，寒热不适，继而溃破成瘘。两头出者，其状坚实，使人发寒热的处方　以大铍针割破石瘘，将二分牛蒡叶研成末，与一枚鸡蛋清调和来覆住患处。

灸漏病的处方：葶苈子二合　豉一升

以上二味合捣得极熟，做成比铜钱稍大一点的饼，厚二分左右，取一枚正对疮孔上，作大艾灶如小指般大，灸饼上，三灶后换一次，三饼九灶，隔三日再灸一次。《外台》以此法治瘰疬。《古今录验》说：不可用此法来灸头疮，否则葶苈气入脑，会害死人。

寒热，胸满颈痛，四肢不举，腋下肿，气逆，胸中有音，喉中鸣响　灸天池穴。

寒热，头疼酸软，四肢不举，腋下肿瘘马刀，喉痹，髀膝胫骨脱摇，酸痹麻木　灸阳辅穴。

胸中满，腋下肿，马刀瘘，常自己咬着舌颊，天牖中肿，寒热，胸肋腰膝外廉痛　灸临泣穴。

寒热，颈颔肿　灸后溪穴。

寒热，颈腋下肿　灸申脉穴。

寒热，颈肿　灸丘墟穴。

寒热，颈部瘰疬　灸大迎穴。

腋下肿，马刀，肩肿，嘴唇伤　灸太冲穴。

九漏　灸肩井穴二百壮。

漏病　灸鸠尾骨下宛曲中七十壮。

各种漏病　灸瘘的四周围，直到痊愈。

各种恶漏中冷，息肉　灸足内踝上各三壮。

治患寒热，瘰疬及鼠瘘，用**曾青散**方

曾青、茊子、矾石、附子各半两　当归、防风、栝楼根、芎䓖、黄芪、黄芩、狸骨、甘草、露蜂房各二两　细辛　干姜各一两　斑蝥、芫菁各五枚

以上十七味制成散药，每次用酒送服一方寸匕，每日服二次。

治患寒热、瘰疬的散药处方：连翘、土瓜根、龙胆、黄连、苦参、栝楼根、芍药、恒山各一两

以上八味制成散药，每次用酒送服五分匕，每日服三次。又《千金翼方》一方有当归，无栝楼、恒山。

蔷薇丸

治身体有热气，患瘰疬及常有细疮，以及口中生疮，用蔷薇丸方。

蔷薇根三两　石龙芮、黄芪、李根皮、芍药、黄芩、苦参、白蔹、防风或作防己　龙胆、栝楼根各一两　栀子仁四两

以上十二味药研成粉末,制成蜜丸,每次用温开水送服如梧桐子大的十五丸,每日服二次。《千金翼方》有黄柏一两。

治瘰疬的处方:取白僵蚕制成散药,每次以水送服五分匕,每日服三次,十日后则痊愈。

灸一切瘰疬在颈项上及触手处只有肉结凝,好像是患瘘病或痈疖的处方:以独头蒜截去两头,只留下心,作与蒜大小相称的艾炷,贴于疬子上灸灼,注意不要灼破皮肤,感觉到灼热即止,七壮换一次蒜,日日灸灼,直到痊愈。

治一切瘰疬 灸两胯里患疬处的凹曲中,每日一壮,七日而止,神验。

又 灸五里穴和人迎穴各三十壮。

又 灸病人背部两边腋下后的纹线上,病人有多少岁就灸多少壮。

又 灸耳后发际正当动脉处七壮。

肠痈 第二

若有人突然患肠痈,愚医治疗时不知道它的病候,就会害死病人。肠痈病的症状是:小腹坠重而用力按压它时就疼痛,小便频数如淋病,时时出汗,又恶寒,身上的皮肤坚燥,腹部皮肤紧绷像肿了一样,其脉象为数的病人是肠中有脓。《巢源》说:脉象为洪数的病人已经有脓,其脉象迟紧的病人还没有脓,最严重的病人腹部胀大,转侧身体时能听到水声,有的肚脐周围生疮,有的肚脐中流脓,有的大便出脓血。

有人问道:"那羽林军军官的妻子病了,老师您为她把脉,怎样得知那妇女肠中有脓,而让她泻下后就痊愈了?"老师说:"她寸口的脉象滑而数,脉滑就是实证,脉数就是热证,滑者是荣气,数者是卫气,卫气下降而荣气上升,荣卫互相侵犯,血因此而浊败,小腹胀硬,小便坚涩,或又出汗,或又恶寒的,是脓已经形成;如果其脉象迟紧,这就是瘀血,让瘀血泻下,就会痊愈。"

 大黄牡丹汤

治肠痈,用**大黄牡丹汤**方。

大黄四两 牡丹三两 桃仁五十枚 瓜子一升 芒硝二两

以上五味药切细,用五升水来熬取一升汤药,一次服完,会泻下脓血。《删繁方》用芒硝半合、瓜子五合。刘涓子用硝石三合,说:肠痈病,小腹痞坚,或偏在膀胱左右,其色或白,坚大如掌,发热,小便欲调,时时出白汗,其脉迟坚者尚未成脓,可用下法治疗,会有血泻下,若脉数即为脓已成,不能再用下法来治。《肘后》称此方为瓜子汤。

治肠痈的汤药处方:牡丹、甘草、败酱、生姜、茯苓各二两 薏苡仁、桔梗、麦门冬各三两 丹参、芍药各四两 生地黄五两

以上十一味药切细,用一斗水来熬取三升汤药,分作三服,每日服三次。

凡是肠痈,其症状是两只耳朵的轮廓纹理粗糙,开始发作时腹中痛苦,或环绕脐周有如粟米一样大的疮,皮肤发热,小便出脓血,似下亦白带,不治疗必死,治疗的处方 以马蹄灰与鸡蛋清调和来涂敷,即能拔气,不超过二次。

肠痈 屈两肘,正灸肘头锐骨处各一百壮,就会泻下脓血,泻下脓血后就会痊愈。

妇女在产后适宜勤挤乳汁,不宜使乳汁蓄积,如果乳汁蓄积,就会结积而不再流出,恶汁在内,引起发热温壮,其结积渐坚,而牵掣疼痛,特别发渴而多喝水,乳急痛,手不能接触,而成妬乳,这不是痈。应赶紧灸两手鱼际各十四壮,断其痈脉;不能再让带有细菌的手接近乳头,乳汁也就自然流出,就可以用手帮助捋挤,那么乳汁就畅流而出,其乳汁都如脓状。应当内服连翘汤,外用小豆涂上薄薄的一层,就能痊愈。妇女或青年女子乳头上生了小而浅的热疮,发痒,搔抓时出黄汁,逐渐浸淫开去而长大,各种药物都不能治愈,动辄经年累月的,这种病名为妬乳。妇女哺乳小孩而乳汁将断的,世俗称为"苟抄乳",宜用赤龙皮汤及天麻汤来洗,敷飞乌膏及飞乌散为好。如果刚发作,可敷黄芩漏芦散及黄连胡粉散,也有很好的疗效。

赤龙皮汤方

取三升槲皮切碎,以一斗水来熬取五升汤药,夏天冷用,冬天温用,分来洗乳,也洗各种长期严重腐烂的疮,洗毕,敷上膏、散药。

天麻汤方

取五升天麻草切碎,用一斗半水来熬取一斗汤药,在寒热适当时分来洗乳,以治痒。此草叶如麻,冬生夏开花,其红色如鼠尾花。也用来洗浸淫黄烂热疮、痒疽、湿阴蚀、小儿头疮,洗毕,敷上膏、散药。

飞乌膏方

倾粉即是烧朱砂加入水银上的黑烟,又写做湘粉 矾石各二两

以上二味药研为末,以指甲灰煎制调和如脂,用来敷乳疮,每日敷三次。做成散药的不须和汁,自己动手涂敷的可用散药,也用来敷各种热疮及黄烂疮、浸淫汁痒、男子阴蚀痒湿疮、小儿头疮、月蚀口边肥疮、瘑等,都可敷。

黄连胡粉散方

黄连二两 胡粉十分 水银一两

以上三味药,先将黄连研为末,再与另两种药物相和,调和到如成熟的软皮果时,自然和合,即使不能够完全混合为一体,也可又用水银细散加入粉中,用来敷乳疮、各种湿疮、黄烂肥疮等,若干了,就又加指甲灰煎制成膏药。

治妬乳,乳生疮的处方:峰房、猪甲中土、车辙中土等分

以上三味研成末,以苦酒来调和,敷在疮上。

鹿角散

妇女乳房生疮,疮上出汁,疼痛得要死,不能忍受,用鹿角散方。

鹿角三分 甘草一分

以上二味制成散药,用鸡蛋黄调和,放入铜器中,置于温处。在灸后的部位敷此散药,每日两次,就能痊愈。神验不外传。

治妬乳的处方:取葵茎烧灰捣筛,每次以汤水送服方寸匕,每日三次,就能痊愈。《集验方》将葵茎直接捣成散药,不做成灰。

妬乳 以蒲测量口的宽度,以测得的数据从乳头向上测量,灸所测的另一端十四壮。

产后不自己哺乳孩子以及失去孩子而没有给孩子哺乳的,乳汁蓄积而多结积为痈,因为不哺乳而使乳房发肿的,用鸡蛋清和小豆散来敷在乳房上,使其结

积得以消散。如果哺乳孩子时不泄乳汁的,可捻去宿乳汁几遍,也可让较大的孩子含水使口中冷,来为其母亲嗽取滞留的乳汁来吐掉。如果不先含水漱去口热,常会使乳头生疮,因为乳孔堵塞的缘故。凡是女人多次患乳痈,年龄四十以下的,治疗后多会痊愈;年龄五十以上的,应注意不要治疗它,若治疗反而多半可能会死亡,不治疗乃可自得终其天年。

连翘汤

治妒乳、乳痈,用**连翘汤**方。

连翘、芒硝各二两 芍药、射干、升麻、防己、杏仁、黄芩、大黄、柴胡、甘草各三两

以上十一味药切细,以九升水来熬取二升五合汤药,分作三次服。

治乳痈的处方

麦门冬一升 黄芩、芍药、茯苓各二两 饴糖八两 大枣五枚 人参、黄芪、防风、桑寄生、甘草各三两

以上十一味药切细,用一斗水来熬取三升汤药,去掉药渣,再加入糖熬一沸,分作四次服。

患乳痈,先服前件汤药,五日后服此丸药,就能痊愈,丸药处方是:

天门冬五两 泽兰五分 大黄十分 升麻六分 羌活、防风、人参、黄芪、干地黄、白芷、桑寄生、通草各二分 黄芩、枳实、茯神、天雄、芎䓖、当归、五味子各一两

以上十九味药研成粉末,制成蜜丸,每次用酒送服二十丸,每日二次,逐渐加至四十丸。

治乳痈开始发作时的处方《广济方》说:治乳痈特别坚硬,赤紫色,手不能接触,痛不可忍者。

大黄、楝实、芍药、马蹄

以上四味药各等分,制成散药,用温开水送服方寸匕,到出汗时,就能痊愈。《广济方》说:用酒送服方寸匕,盖好被子发汗,当睡着觉后肿处消散,不痛,过一晚上即愈。

排脓散

治乳痈的处方。

苁蓉、铁精、桂心、细辛、黄芩、芍药、防己或写做防风 人参、干姜、芎䓖、当归各三分 甘草五分

以上十二味制成散药,每次用酒送服方寸匕,白天三次夜间一次,服药十日后,会流出很多脓血,不必惊怪,这是乳痈的恶肉正在消除。

治妒乳、乳痈发肿的处方:取二枚研米槌,炙热,以絮及旧帛布覆盖于乳上,以炙热的研米槌交互来熨,到痊愈为止,用后立即生效。

治乳痈坚结的处方:在水罐中盛入发酸的澄清的淘米水,将卵石烧至极热后投入其中,沸腾停止后如前法再烧,至卵石微热时纳于乳上浸渍,冷后再烧卵石纳于乳上浸渍,如此不超过三次就能痊愈。

治乳痈的处方:取葱白捣来敷在患处,并绞取一升葱白汁来一次服完,就能痊愈。

治患乳痈二三百日,各种方法都治不好,只见坚紫色,用青柳根来熨的处方:取柳根来削取皮,捣熟,炒温,盛于用白色熟绢作成的囊袋中,用来熨贴乳房,干后又换,一晚上就能痊愈。

治乳痈的处方:大黄、莽草、生姜各二分 伏龙肝十二分

以上四味捣成末,以醋来调和,涂在乳上,疼痛时就停止,有效。

除热蒺藜丸

妇女乳肿痛,用**除热蒺藜丸**方。

蒺藜子、大黄各一两　败酱一分　桂心、人参、附子、薏苡仁、黄连、黄芪、鸡骨、当归、枳实、芍药、通草各三分

以上十四味药研成粉末，制成蜜丸。每次在饭前用温开水送服如梧桐子大的三丸，若无效，加至五丸，每日三次，没什么禁忌。另一方无大黄、败酱、黄连、通草，为散药，每次用酒送服方寸匕。

五痔第三

五痔，一名牡痔，二名牝痔，三名脉痔，四名肠痔，五名血痔。牡痔，指肛门边如鼠乳，时时溃脓出血；牝痔，指肛门肿痛生疮；脉痔，指肛门边有疮而痒痛；肠痔，指肛门边核痛，发寒热；血痔，指大便清血，随大便而污秽衣裳。又五痔之中有气痔，当天气寒冷或温气、湿气来临时以及劳累时就会发作，用蛇蜕皮主治；牡痔，在肛门中生肉如鼠乳在肛门中，向外突出，上厕所时有妨碍，用鳖甲主治；牝痔《集验》写做酒痔从肛门中起向外肿大，五六天后自然溃破出脓血，用猬皮主治；肠痔，如厕时就挺出，过很长时间才回缩，用母猪左足悬蹄甲主治；脉痔，如厕时出清血，用蜂房主治。这五种药皆取等分制成散药，随应其病症而斟酌使用倍量的主药，分为三份，在凌晨用井花水送服半方寸匕，病情严重者，早晚皆服，也可每天服四五次。禁忌寒冷，禁忌吃猪肉、生菜、鱼肉，禁忌性生活。只能吃干白肉，病愈后一百天才能有性生活。也可用药来疏导，若有疮即将药纳入疮中，无疮则纳入肛门中。也可用野葛烧取末，取一刀圭纳入药中，服药后五天见效，二十天或三十天后病愈。凡是痔痛，皆忌食炖菜。

治五痔，各个医生都不能治愈，即用此方：秦艽、白芷、厚朴、紫参、乱发、紫菀各一两　雷丸、藁本各二两　石南、景廱虫各半两　贯众三两　猪后悬蹄十四枚　虻虫半升

以上十三味合捣制成散药，用羊髓脂来熬使它们调和，制成梧桐子大的丸，每次空腹时用温开水送下十五丸，每日二次，严重者夜间加服一次。服药四日后肛门边感觉痒即止，服药八日后流尽脓血即痊愈，服药满六十日终身不复发，长期服用更好。忌鱼肉、猪肉等。

槐子丸

主治燥湿痔，痔有雄雌，都可治的处方。

槐子、干漆、吴茱萸根白皮，各四两　秦艽、白芷、桂心、黄芩、黄芪、白蔹、牡蛎、龙骨、雷丸、丁香、木香、蒺藜、附子各二两

以上十六味药研成粉末，制作成蜜丸，每次用温开水送服如梧桐子般大的二十丸，每日三次。《千金翼方》此方无白蔹。深师无黄芪，说：此方用于治疗苦于突然有干燥肿痛的、有崩血无数的、有鼠乳附核的、有肠中烦痒的患者，三五年不治就会死亡的症候，忌饮酒及劳作。违反了禁忌就会发病。

槐子酒

主治患五痔已十年而不愈的处方。

槐东南枝细锉，一石　槐东南根锉，三石　槐子二斗

以上三味药在大釜中加入十六斛水

来熬取五斛,澄清,再熬取一石六斗,用来煮两斛黍米,加上二十斤曲酿造,搅拌均匀,用泥封七日,酒熟后取清酒,饮适量,常使稍有醉意,下次制药时再熬药渣来取汁。淘米和洗器都不能用水,须知这是此事忌生水的缘故。

猬皮丸

治痔病,用**猬皮丸**方。

猬皮一具 矾石、当归、连翘、干姜、附子、续断、黄芪各三两 干地黄五两 槐子三两

以上十味药研成粉末,制作成蜜丸。每次用温开水送服如梧桐子大的十五丸,每日两次,逐渐加至四十丸。治漏病,也用此方。《集验方》此方无矾石、地黄。

治痔病的处方:取一斤槐耳赤鸡研为末,每次用温开水送服方寸匕,每日三次。槐耳赤鸡即是槐耳。

猬皮丸

主治崩中及痔病的处方。

猬皮、人参、茯苓、白芷、槐耳、干地黄、禹余粮、续断各三两 蒲黄、黄芪、当归、艾叶、橘皮、白蔹、甘草各二两 白马蹄以酒浸一晚上,炒黄 牛角䚡各四两 鳗鲡鱼头二十枚 猪悬蹄甲二十一枚,炒

以上十九味药研成粉末,制作成蜜丸,每次用酒送服如梧桐子大的二十丸,每日两次,渐渐增加。

治痔下血及新产漏下的处方:好矾石一两 附子一两

以上二味药研成粉末,制作成白蜜丸。每次用酒送服如梧桐子大的二丸,每日三次,渐渐增加。不过数日病则止,连服一百日,终生不复发。《崔氏》此方有干姜一两。

治五痔及脱肛的处方:槐白皮二两 薰草、辛夷、甘草、白芷各半两 野葛六铢 巴豆七枚 漆子十枚 桃仁十枚 猪脂半斤

以上十味药切细,熬沸腾三次,去掉药渣,用药棉蘸膏来塞入肛门,每日四五遍,虫死即愈,止痒痛,有特效。

治外痔的处方:珍珠、雄黄、雌黄各一两 竹茹三两 猪膏一斤

以上五味研成粉末,加入猪膏中调和均匀,又与乱发调和,切半只鸡蛋那么大,在东向灶上熬沸腾三次,头发焦后取出,先以盐汤洗外痔,拭干后敷药。此方也用于治恶疮瘑疮。

治五痔的处方:取槐根熬汤来洗。

治痔下部出脓血,肛门边生虫的处方:取一担槐白皮锉细,加入釜中熬取浓汁,将汁倒入盆中,寒温适当时坐在其中如沐浴般,自然全部虫钻出,冷后又换,不超过二三次皆可痊愈。

治肛门痒痛,绕边缘肿起,其里面可能会生肉而突出的处方:槐白皮三升 甘草三两 大豆三升,加七升水以急火熬取四升

以上三味药加豆汁熬取二升汤药,浸于旧帛布上用来敷患处,冷后就换药,每日三、五次。

槐皮膏

治肛门痒痛,痔疮,用**槐皮膏**方。

槐皮、楝实各五两,《外台》写做尘豉 甘草《删繁方》用蜂房 白芷各一两 桃仁六十枚 当归三两 赤小豆二合

以上七味药切细,加一斤成煎猪膏以微火熬,到白芷的颜色变黄时即为药成,将药抹于疮上,每日两次,此药并能导下部。《删繁方》中无当归,以此方来治肾劳虚、或酒醉受风所损、肾脏病所致的肛门肿生疮、因酒劳

伤、泻清血、肛门疼痛等症,名为蜂房膏。

治肛门痛的处方:将菟丝子炒成黄黑色,和鸡蛋黄来敷肛门,每日二次。

治肛门忽痛如鸟啄的处方:以大小豆各一斗和捣,装入两只袋子中,蒸热,用来交互坐,即愈。

久冷五痔便血 灸脊中穴百壮。

五痔便血失屎 灸回气穴百壮,穴在脊穷骨上。

疥癣第四

凡是疮疥,用小秦艽散中加二两乌蛇肉来治疗,黄芪酒中加一尺乌蛇脯,效果亦佳。《千金翼方》说:黄芪酒中加一尺乌蛇脯,乌头、附子、茵芋、石南、莽草各等分,加入大秦艽散中,其疗效也很显著。小小疥瘙,用十六味的叫、秦艽散也有足够药力。

凡是各种疥瘙,都可将水银与猪脂研得极细来涂上。

治凡有疮疥,腰、胯、手、足部都生疵疥的处方:蔷薇根、黄连、芍药、雀李根皮、黄柏各三两 石龙芮、苦参、黄芪、黄芩各二两 大黄、当归、续断各一分 栝楼根四两

以上十三味药研成粉末,制作成如梧桐子般大小的蜜丸,每次用蔷薇饮送服二十丸,每日三次,逐渐加至三十丸,直到疮疥痊愈才止。干疥白癣不要服。《千金翼方》说:所长痈疽皆须服此药。

治寒热疮及风疥:千年韭根、好矾石、雄黄、藜芦、瓜蒂、胡粉各一分 水银三分

以上七味药,用柳木来将水银研尽,用一升猪脂熬藜芦、韭根、瓜蒂三沸,去掉药渣,加入其他药调和均匀即成,用来敷患处,神效。《救急方》用此方治癣疮。

 茵茹膏方

茵茹、狼牙、青葙、地榆、藜芦、当归、羊蹄根、扁蓄各二两 蛇床子、白蔹各六分 漏芦二分

以上十一味药捣碎,用苦酒浸泡一晚上,次日早上再用四升成煎猪膏来熬,沸腾三次,膏即成,绞去渣,加入以下的药:

雄黄、雌黄、硫黄、矾石、胡粉、松脂各二两 水银二两

以上七味药研细,看水银散尽即倾倒前件药入膏中,用筷子搅数百遍而止,用瓷器贮存,闭塞器口而收藏,不让它泄气,熬膏法必用微火,急火即不中用。一切恶疮、疥、癣、疽、漏、瘘皆可敷。眼睛及阴器不可接近药。先研雄黄等使其极细,等膏稍冷后即和搅,用来敷患处。

治疥疽诸疮的处方:水银、胡粉各六分 黄连、黄柏各八分 姜黄十分 矾石、蛇床子、附子、苦参各三分

以上九味药,将水银、胡粉单独研如泥,其余的研成粉末,以成煎猪膏来调和,和研均匀,用来敷患处。《千金翼方》此方无姜黄。

治长期疥癣的处方:丹砂、雄黄、雌黄、乱发、松脂、白蜜各一两 茵茹三两 巴豆十四枚 猪脂二升

以上九味药,先将乱发煎熬至消尽,

痔漏·卷二十三

加入松脂、蜜，熬沸腾三次，去掉药渣，加入各种末，再熬一沸而止，用来敷患处。《千金翼方》用蜡，不用蜜。

治患各种疮疥癣长期不愈的处方：
水银一斤　腊月猪脂五斤

以上二味药放在铁器中，垒灶，用马拉风箱来催火，七日七夜不停火，出药后停冷，取膏，去除水银，不妨单独用，以膏来敷一切疮，无不应手立愈。《千金翼方》又用水银粉与猪脂调和来涂患处。

凡是各种疮癣，刚刚发生时或开始痛痒时，就用种种单方来救治，或嚼盐涂上，又可用谷汁来敷，又可用蒜、墨相和来敷，《千金翼方》中蒜写做酥又可用姜黄来敷，又可用牛蒡子汁来敷。若用这些方法不能治愈者，就用以下各个处方来治。

治细癣的处方： 蛇床子、白盐或写做白垩　羊蹄根各一升　赤葛根、苦参、菖蒲各半斤　黄连、莽草各三两

以上八味药切细，以七升水来熬取三升汤药，在寒温适当时用来洗身，如煮一石米那么长的时间为好，澄清后用，用时应当微温，满三日而止。

治癣的处方　捣刺蓟汁来服用。

治湿癣　因感受风毒之邪，湿多风少而致。症见局部皮肤湿痒浸淫，色赤，周边有匡，搔抓则多汁等。

肥疮的处方　用火烧大麻，即火麻仁。所得的汁液来敷患处，五日即愈。

治癣症久不愈的处方： 取自死的蛇烧成灰，以猪脂调和来涂敷在癣上，即愈。

治小儿癣的处方： 以蛇床实捣取末，与猪脂调和来敷患处。

治瘙痒的处方： 以水银与胡粉调和来敷患处。

治身体瘙痒，白如癣状的处方： 楮子三枚　猪胰一具　盐一升　矾石一两

以上四味以一升苦酒合捣至熟，用来擦拭身体，每日三次。

治疬疡的处方： 用三年的陈醋磨乌贼骨，先以布摩肉至发红，再用药一敷患处。

九江散

主治白癜风及二百六十种大风证的处方。

当归七分　石南六分　蹢躅、秦艽、菊花、干姜、防风、雄黄、麝香、丹砂、斑蝥各四两　蜀椒、鬼箭羽、连翘、石长生、知母各八分　蜈蚣三枚　蚖虫、地胆各十枚　附子四两　鬼臼十一分　人参、石斛、天雄、王不留行、乌头、独活、防己、莽草各十二分　水蛭一百枚

以上三十味药物中，各种虫都去掉足与翅，炒熟，制为散药，每次用酒送服方寸匕，每日二次。其病邪进入头发而使头发变白的，服此药百日，头发转黑，即愈。

治白癜风的处方： 矾石、硫黄

以上二味各等份研为末，以醋调和来敷患处。

白癜风　灸左右手中指节离延外宛中三壮，若未愈，重复灸。

凡身上各处皮肤上的乳白色斑片渐渐长似癣，只不过无疮，尚可治的处方：将鳗鲡鱼取脂来涂上，先揩病患处，揩至痛，然后再涂。

治皮中紫赤疵痣，消除黑痣污秽的处方： 干漆、雌黄、矾石各三两　雄黄五两　巴豆十五枚　炭皮一斤

以上六味制成散药，以鸡蛋清来调

和,将药涂在旧帛布上,贴在患处,每日换两次。

治赤疵因风邪搏于皮肤,气血不和而致。症见身面局部皮肤红赤,小如铜钱,大如人手,无痛无痒等的处方 用墨、大蒜、鳝血混合来涂患处。

治赘疣痣的处方:雄黄、硫黄、珍珠、矾石、巴豆、茼茹、藜芦各一两

以上七味制成散药,以真漆合和如泥,用来涂点在患处,须成疮。以及用于消除面上雀斑及皮中紫气。不耐漆者勿用,用鸡蛋清来调和。

消除疣目的处方:将松脂柏脂混合,用来涂患处,一晚上就能消除疣目。

疣目 将艾炷置于疣目上,灸三壮,就能消除。

恶疾大风第五

恶疾大风有很多种不同的症状,刚开始患病时,虽然周身无异样,但眉毛胡须都会脱落;有的虽然已经染病很深,而眉毛胡须还很整齐;有的各处无异于常人,而四肢、腹、背都有顽劣的病处;情况严重的,手、足十指都会断落;有的特别怕寒冷,即使穿上几层厚厚的衣服也不觉得暖和;有的非常怕热,即使有片刻的清凉也未免感觉得到;有的身体枯槁;有的口中津液常流不止;有的身体干痒彻骨,搔抓时白皮如麸,手下部生疮;有的疮痍荼毒重叠而生,昼夜苦痛不已;有的完全忘记了顽劣老钝的病体,而没有痛痒的感觉。患者的面色也有很多种,有青色、有黄色、有红色、有白色、有黑色、有的明丽有的枯暗。……若病人能断绝嗜欲,则极有可能痊愈。只要能改过自新,接受医师的教诲,按时吃药,没有不能除得病。贞观年间,先师带一个病人入山,教他服松脂,服至百天,须眉都再生出来了。由此看来,患上这种恶疾大风,病人只有向自己求救,不能全靠医药。然而有人身体患顽瘠已多年,因羞于见妻子儿女,没有告诉她们,直到病已形成,症状分明,才说是因吃错了药而突然患上的,这都是病人自误。这种病虽然严重,若在其微细时就着手救治,也能很快治好。不然,患上这种病后,远不过十年,近不过五六年,则会死亡。而自己仍说会百年不死的患者,确实可悲。一旦得了这种病,就要禁食盐,常服松脂,一切公私钱物事务必须释然全弃,就像脱鞋甩掉一样,凡是一切口味特别需要断除,绝不贪恋饮食,不结交世俗事务,断绝庆贺吊丧等活动,而幽隐于岩谷之中,一周年后即可痊愈,愈后终身要注意禁忌性生活,不然,触犯了就会复发。这种病有吉、凶二种取向,因修善而得,即吉;若仍同流合污于世俗之人,则必凶。

以蔺豆治恶疾的处方:择取细粒乌豆,摩擦它而不脱皮的;取三月、四月的天雄、乌头苗及根,去净泥土,不洗,捣碎绞取其汁,来浸泡乌豆一晚上,然后漉出暴晒干;这样反复七遍,才能服用。一次服三枚,渐渐加至六七枚,一天服一次。禁忌性交以及食猪肉、鱼肉、鸡肉、蒜,则

全身毛发再生；若犯忌讳而使药力抵消，则不得愈。

岐伯神圣散

治万病，痈、疽、癫、疥、癣、风痿，骨肉疽败，百节疼痛，眉毛、体毛、头发脱落，身体忽闪忽烁地痛痒，目痛眼角烂，耳聋，龋齿，痔瘘等症的处方。

天雄、附子、茵芋《外台》写做茵草 踯躅、细辛、乌头、石南、干姜各一两 蜀椒、防风、菖蒲各二两 白术、独活各三两

以上十三味制成散药，每次用酒送服方寸匕，每日三次，不能增加。

狼毒散

治恶疾，用狼毒散方。

狼毒、秦艽等分

以上二味制成散药，每次用酒送服方寸匕，每日三次，服药五十日后痊愈。

石灰酒

主治再生毛、发、眉、须，消除恶疾大风的处方。

石灰一石，拌水和湿，蒸，使其气足炼成的十斤，研成粉沫 松脂 上曲一斗二升 黍米一石

以上四味，先在大铛内炒石灰，以木札置于灰中到木札出火为止锉五斗枸杞根，加一石五升水来熬取九斗，去掉药渣，用来淋石灰三遍澄清，以石灰汁一起浸泡曲药，用汁的多少完全如平常酿酒之法，以上操作完毕，封藏二十一日。然后打开服用，常使酒气相连续为准。百无所忌，只不得触风。其米泔及饭糟不能让人、畜、犬、鼠食，都要深埋掉。此酒九月开始作，二月而停止，因其怕热。膈上热的病人，服后进三、五口冷饭来压其势。不能食饮的妇女，多年黄瘦及蓐风的患者，服药不超过一石则会痊愈。其松脂末在第一次、第二次酿酒时，用来均匀地撒在摊开的饭上，待饭冷后才开始酿酒。此酒饭宜冷，不然就会有醋味，应当懂得这些道理。

治患恶疾大风而眉须脱落，以及赤白癞病，八风十二痹，筋急，肢节缓弱，飞尸遁注，水肿，痈疽疥癣恶疮，脚挛手折，眼暗，洞泄，痰饮宿癖，寒冷等病症的处方：商陆根二十五斤，马耳切碎 曲二十五斤

以上二味药在瓮中调和，以一斛水来浸泡，煮一石黍米，如平常在家中酿酒的方法，使曲米浸没，反复酿造三次后，密封二十一日，打开看曲已浮即表示酒已熟，澄清，每次温服三升，病情轻者服二升，让药势发作而吐下为好。服药期间宜食稠软的饭和牛羊鹿肉羹，禁生、冷、醋、滑及猪、鸡、鱼、犬肉等。

治患风疾，感觉身体内如虫在爬行的处方：将一斗盐一石水来熬至减半，澄清，用来温浴三四遍。此方还能治疗一切风疾。

解毒并杂治·卷二十四

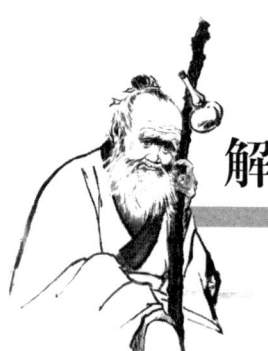

解食毒第一

大凡人们跋涉山川,由于不谙水土,人畜饮食,常常会误中食毒,又因为平素不了解救治的药方,多半会被毒死,岂不是死得枉然?然而圣人早就给出了救治的方法,用以救活百姓。人们贪生而嗜药本是情理之中的事情,而事实上却又不去学习它,而将其忽略掉,等到有一天遇上这种事,便甘心受死,竟还不知是怎么回事。如今在这里记述神农氏以及黄帝解毒的药方和方法,好事之人可稍事留意。

治各种饮食中毒方:饮服黄龙汤以及犀角汁,无不根治。饮马尿效果也好。

治疗饮食中毒,烦闷方:取苦参三两切细,用酒二升半煮取药汁一升,顿服,呕吐即愈。

治疗吃六畜肉中毒方:取小豆一升烧成末,服三方寸匕,效果神奇。若是吃了自死的六畜肉而中毒,用水送服黄柏末一方寸匕,稍隔一会儿再服一次,效果佳。

治疗吃牛肉中毒方:用水送服一方寸匕狼牙灰,有良效。

治疗吃牛马肉中毒方:饮人乳汁,有良效。

治吃马肉和马血中毒,洞下欲死方:

豉二百粒　杏仁二十枚

以上二味切细,蒸在五升米下,饭熟后取出捣熟,分两次服尽。

治疗吃狗肉不消化,心中坚硬或腹胀,口干大渴,心急发热,狂言妄语,或洞下方:取杏仁一升合皮研熟,加开水三升调和,绞取汁水,分三次服,狗肉皆会成片地完整排出,人也随即进入平静,有神效。

治疗吃百兽肝脏中毒:顿服猪油一斤,效果佳。本方也治吃陈肉中毒。

治疗吃野菜、马肝、马肉以及各种干肉中毒方:烧猪骨研末,用水送服一方寸匕,一日三次。

治疗中漏脯茅屋漏水沾湿的干肉毒方　捣韭叶取汁服下,有良效。服大豆汁也可。

治中射罔用作猎射的乌头汁和脯毒方用水送服如豆大小的贝子末,效果佳,不愈再服。吃饼中毒也可服。

人因吃了用野鸡肉制成的饼,上吐下泻,服犀角末一方寸匕,人即平静,效果甚好。

凡吃鹅鸭肉而成病,胸满面赤,不下食的,服秫米泔,效果良。

治疗吃鱼中毒方:煮橘皮取汁,完全冷后饮下,立即见效。

治疗吃鱼中毒,面肿烦乱以及吃鲈鱼中毒欲死的,切细芦根舂取汁水,多饮有良效,治蟹毒亦可用本方。也可取芦苇茸汁饮服,即愈。

治疗吃鱼鲊以及生肉,积在胸膈中不消化,吐不出,而生成症瘕方:厚朴三两 大黄二两

以上二味切细,取酒二升煮取药汁一升,尽服,积食立消。体强的加大黄,用酒三升煮取二升,分两次服。

治吃鱼鲊不消化方:大黄三两,切 朴消二两

以上二味用酒二升煮取一升,顿服。

治疗吃蟹中毒方:服冬瓜汁二升,吃冬瓜亦可。

治疗吃各种蔬菜中毒方:甘草、贝齿、胡粉各等分

以上三味,治后过筛,用水调和进服一方寸匕,或共服小儿尿与乳汁二升也好。

解百药毒第二

甘草能解百药毒,解毒之快就如热汤沃雪一样神妙,有人中了乌头巴豆毒,甘草入腹立即平定。还有人中了藜芦毒,吞下葱汤便愈;中了野葛毒,饮完土浆即止。像这类事情,灵验都易如反掌,关键是人们都要知道治疗的方法,然而人们都不肯学,确实让人叹息。有的药方中称大豆汁能解百药毒,我每次试验都悬殊很大,效果不及甘草。甘草若再能加上大豆制成甘豆汤,有非常奇妙的效果。有人服了玉壶丸,呕吐不止,吃尽百药也不能止,蓝汁入口即定。如这些事,都须知晓,它们都是些现成的方法,再不须试练。解毒药方中条例极多,若不指出一二,学习的人不可求一下知晓,空剩一堆方例。

解百药毒 甘草 荠苨 大小豆汁 蓝汁以及实汁根汁

解石药毒 人参汁

解雄黄毒 防己

解矾石毒 大豆汁 白鹅膏

解金银毒 煮葱汁

解铁粉毒 磁石

解防葵毒 葵根汁

解桔梗毒 白粥

解甘遂毒 大豆汁

解芫花毒 防己 防风 甘草 桂汁

解大戟毒 菖蒲汁

解野葛毒 鸡蛋清 葛根汁 甘草汁 鸭头热血 猪油

解藜芦毒 雄黄 煮葱汁 温汤

解乌头、天雄、附子毒 大豆汁 远志 防风 枣肉 饴糖

解射罔毒 蓝汁 大小豆汁 竹沥 大麻子汁 六畜猪、牛、羊、马、鸡、狗 血 贝子屑 藕茇汁

解半夏毒 生姜汁及煮干姜汁

解踯躅毒 栀子汁

解莨菪毒 荠苨 甘草 犀角 蟹汁 升麻

解狼毒 杏仁 蓝汁 白蔹 盐汁 木占斯

解巴豆毒 煮黄连汁 大豆汁 生藿汁 《肘后》说:小豆藿。 菖蒲汁解煮寒水石汁

解鸡蛋毒 淳醋

解斑蝥芫菁 猪油 大豆汁 戎盐

蓝汁 盐汤煮猪油 巴豆

解马刀毒 清水

解杏仁毒 蓝子汁

解一切毒药发作,无论是药草之毒,还是石药之毒,只要觉得不舒服便立即服用下面的药:

生麦门冬、葱白各八两 豉二升

以上三味切细,加水七升煮取汁水二升半,分三次服。

鸡肠草散

解各种毒,用鸡肠草散。

鸡肠草三分 莽苈、升麻各四分 芍药、当归、甘草各一分 坎土一分 蓝子一合

以上八味治后过筛,用水送服一方寸匕,最好多饮水。若被蜂蛇等各种毒虫刺伤,用针将所刺部位刺出血水,放小豆大小的药散在创口上,让散润湿,即可痊愈。被射罔箭射中,把竹子削成钗股一样,长一尺五寸,缠上绵布,用水浸湿,蘸取药散放入创口中,根据创口深浅一直探到底部,直到有正常颜色的血流出为止。若所服的为毒药,用水送服一方寸匕鸡肠散,毒解痛止即痊愈。

解毒药散方:莽苈一分 蓝并花二分

以上共二味。在七月七日取蓝,阴干,与莽苈一同捣后过筛,用水和服一方寸匕,一日三次。

解一切毒方 用水三升三合调和米粉,饮服。

解鸩毒以及一切毒药不止,烦闷方:

甘草 蜜各四分 粟米粉一升

以上三味,加水五升煮甘草,取甘草汁二升,去渣,把粟米粉放入汤中,搅拌均匀,再放入白蜜并煎熟成薄粥,冷热适中饮服一升,效果佳。

治疗吃了莨菪,闷乱如突然中风般,或如热盛生狂病,服药反而加剧烈方:饮甘草汁蓝青汁,即愈。

治疗中野葛毒,牙关紧咬,不省人事方:取青竹去两头竹节,立放在两肋及脐下,注入冷水,水暖即换。一会儿病人口张开,口开即服药,便立即醒来,只须再换水几次。

治疗中钩吻毒,困乏欲死,面青口噤,逆冷身痹方《肘后方》说:钩吻与荠苨、食芹相似,但它的周围没有其他草类,且茎上有毛,误食会丧命。取荠苨八两切细,加水六升煮取药汁三升,药温与人体温度相当时,服五合,白天服三次晚上服二次。煮荠苨要浓,效果才佳。

治疗腹中有铁方:刮取白折炭末,用井花水送服三钱,不愈再服。

治疗服药过量而生闷乱方:吞鸡蛋黄,饮蓝汁,服水和胡粉蘘荷汁,粳米,豉汁,干姜,黄连,饴糖,水和葛粉。

解五石毒第三

若人不服石药,就会万事不顺,生恶疮疥癣,患瘟疫疟疾,年年都会发生,以及寝食起居总是不如意,而且不仅仅是自己的事情不安宁,就是生养的儿女,也

难以成长。所以有药石在体内,万事安泰。服用五石,则可逃避那些灾祸。年龄在三十岁以上的人,可服石药,若身体素来肥胖,就不要妄服;四十岁以上,必须服石药;五十岁以上,三年可服一剂;六十岁以上,两年可服一剂;七十岁以上,一年可服一剂。年龄在五十岁以上者,精神消损将尽,服食石药还能借助它的药力;六十岁以上身体状况转恶,服石药就很难借助它的药力,毂须常服石药,可使手足温暖,骨髓充实,能消化生冷食物,动作轻便,又能耐寒暑,不得疾病,因此更必须服石药。凡是石药都要炼熟后才能进服。石药药性发作,必定是怕冷头痛,心闷,发作有时,症状如生了热疟般,只要有这样的先兆,不要过多地用冷水淋,身体冷下来就要停止,须冷吃一切食物,唯有酒需加温。石药的各种解法全在后面,它发作后在背上生疮、发肿的治方在第二十二卷中。凡服了石药的人千万不要口味过杂,即使是各种食品都摆在面前,终不能大吃肉类,过重地杂吃各种食物,人体必定受到伤害,并聚积在腹中不消,于是就发动各种石药。依法把持心态,将息摄养能合其宜,石药可有益人身,它的好处不可复加。我在三十八九岁时曾服了五六两钟乳石,从那以来我深有体会,至于将息节度,颇能辨识它的秉性,养生的人也应留意详加了解。然而钟乳石必须是质地清白光润,罗纹鸟翻一切都已生成的,才可以进服。千万不要进服那些质地不好的,服了多会伤人性命,它的毒性比鸩毒还厉害。紫石英和白石英一定要内外映澈,光洁净,不是这样的也不能服用。五石更生散方,旧时说上古名贤并没有这种药方,汉末时名为何晏的人用过,从皇甫士安以来有进服的,无不药性发作在背部,身体散架而遭致身亡。我自从认识它的秉性以来,亲眼看见朝野仕人遭遇毒害的不止一个,所以宁可吃野葛也不服五石更生散,我知道它们都有剧毒,不可不小心谨慎。有识之士遇到这个方子,须立即烧毁,不要让它久留在世间。现只记录下那些药方用以治疗先已服过石药的人,五石的药方因它们能危害生命,大都已化为灰烬,不复存在。

钟乳石配白术,对栝楼根,主治肺上通头胸。白术发动钟乳石,会胸塞短气;钟乳石发动白术,头痛目疼。另外,钟乳石虽不配海蛤,但海蛤能发动钟乳石,钟乳石一经发动就会目疼短气。有时白术发动钟乳石,会头痛胸塞,然而钟乳石与白术为患,不过如此。尽管所患病症不同,但其疗法一样,发动之初,只要有引发因素,并体内开始觉得有些异常,且相对应于上面所述病症,便立即服用**葱白豉汤**。

葱白豉汤

葱白半斤　豉二升　甘草　人参各三两,《外台》中用吴茱萸一升

以上四味切细,先加水一斗五升煮葱白制成汤,澄取八升,再放入余药煮取药汁三升,分三次服。服后便让人按摩摇动,口中嚼着东西,然后仰卧,盖上暖衣,出汗后脱去衣服。服汤热歇后,便可吃冷淘饭以及燥脯。若服此药毒不能解,再服**甘草汤**。

甘草汤

甘草三两　桂心二两　豉二升　葱白半斤

以上四味合服方法与前面相同。若服后毒已解,但肺部还有客热余气,应再服桂心汤。

桂心汤

桂心、麦门冬各三两　人参、甘草各二两　葱白半斤　豉二升

以上六味合服方法与前面相同此方相同于次后治疗身体生疮的麦门冬汤方,分量稍异。

硫黄配防风,又配细辛,主治脾肾,通治腰脚。防风发动硫黄,会使人烦热,脚疼腰痛,或嗔忿无常,或下利不禁。防风细辛能发动硫黄,而硫黄不能发动防风细辛。只要一觉得发作,便服杜仲汤。

杜仲汤

杜仲三两　枳实、甘草、李核仁各二两　栀子仁十四枚　香豉二升

以上六味合服方法相同于前面,若毒还未解,再服大麦奴汤

大麦奴四两　甘草、人参、芒硝、桂心各二两　麦门冬半斤

以上六味合服方法与前面相同。若服此汤药毒已解,脾肾还有余热气,或冷气,再服人参汤。

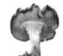 人参汤

人参、干姜、甘草、当归各一两　附子一枚

以上五味合服方法与前面相同。

白石英配附子,主治胃,通治脾肾。附子发动白石英,会使人烦热腹胀;白石英发动附子,会使人呕逆不能进食,或口禁不开,或言语困难,手脚疼痛。如觉得毒性发作,宜服生麦门冬汤。

生麦门冬汤

生麦门冬四两　甘草、麻黄各二两　豉二升

以上四味合服方法与前面相同。若毒未解,再服大黄汤。

大黄汤

大黄三两　豉二升　甘草二两　栀子仁三十枚

如果觉得心烦加细辛五两,以上五味合服方法相同于前面,频频服用,得泻下便止,不下则将药服尽。若未除热势,眼睛翻白而发渴,再服栝楼根汤。

栝楼根汤

栝楼根、大麦奴各四两　甘草二两　葱白半斤　豉二升

以上五味合服方法与前面相同,慢慢合服一两,服尽药汁大约一升左右,便可动动嘴吃少量稀粥。若毒已解,胃中有余热,再服芒硝汤。

芒硝汤

芒硝、桂心各二两　通草、甘草各三两　白术一两　李核仁二十一枚　大枣二十枚

以上七味合服方法与前面相同。若腹胀,去芒硝,则加二两人参。

紫石英配人参,主治心肝,通治腰脚。人参发动紫石英《外台》说:细辛、人参发动紫石英,会使人心急而疼痛,或惊悸不能睡卧,恍惚忘误,失性发狂,昏昏欲睡,或愦愦喜嗔,或愈或剧,忽寒忽热,或耳聋目暗。另外,防风虽不能配紫石英,而紫石英却能发动防风《巢源》、《外台》说:防风虽不配紫石英,而能发动紫石英,之所以药中也有人参,是因为防风发动人参,转相发动,使人也心痛烦热。头项强直,刚刚发觉,即服人参汤《外台》中服麻黄汤。

人参、白术各三两　甘草《外台》中没有　桂心各二两　细辛一两　豉三升

解毒并杂治·卷二十四

以上六味合服方法与前面相同。若噢恣过盛,加大黄、黄芩、栀子各三两。如若发狂发癫还未解除,服**麦门冬汤**《外台》此方治矾石毒性发作。

生麦门冬半斤　甘草三两　人参一两　豉二升　葱白半斤

以上五味合服方法与前面相同,服后,床下生火使床暖和,盖上被子,口中嚼物,使全身出汗,一天便解。若心有余热气,再服**人参汤**。

人参汤

人参、防风、甘草各三两　桂心二两　生姜、白术各一两

以上六味合服方法相同于前面。

赤石脂配桔梗,主治心,通治胸背。桔梗发动石脂,可使心痛寒噤,手脚逆冷,心中烦闷;赤石脂发动桔梗,则会头痛目赤,身体壮热。刚一发觉,宜温服清酒,随能否,须借酒势行毒才能解,也可服**大麦酊**　将大麦炒燥,不要炒得太焦,舂去皮,捣细绢筛,用冷水和服《千金翼方》说:炒,去皮净淘,蒸熟,暴干,炒香,研末。

矾石无所偏对,主治胃,矾石毒发作则使人心急口噤,骨节疼强,或节节生疮,一旦发觉石药发作,即服**葱白豉汤**《外台》说:服麦门冬汤。

葱白半斤　豉二升　甘草二两

以上三味,加水六升煮取药汁二升半,分三次服。

若石散毒性发作,身体突然生疮,宜服**生麦门冬汤**。

生麦门冬汤

生麦门冬五两　甘草三两　桂心二两　人参一两半　葱白半斤　豉二升

以上共六味,服法相同于解钟乳石汤。

白术配钟乳,白术毒性发作就会头痛目疼,或全身壮热,解法与解钟乳石法相同。附子配白石英,也配赤石脂,附子毒性发作则呕逆,手脚疼痛,身体强直,骨节疼痛或颈项强直,面目满肿,一发作则饮酒服自愈。若不愈,服解白石英相同的药。人参配紫石英,人参毒性发作则烦热,头项强直,解法相同于解紫石英。桔梗配赤石脂,又配茯苓,又配牡蛎。桔梗毒性发作则头痛目赤,身体壮热,解法相同于解赤石脂;茯苓毒性发作则壮热烦闷,宜服**大黄黄芩汤**。

大黄黄芩汤

大黄、黄芩、栀子仁各三两　豉一升　葱白切,一升

以上五味切细,加水六升煮取药汁二升半,分三次服。

牡蛎毒性发作就会四肢壮热,心腹烦闷,极渴,解法相同于解赤石脂。干姜无所偏对。海蛤配栝楼根,海蛤毒性先发,则会手足烦热;栝楼毒性先发,则会噤寒,清涕流出,宜服**栝楼根汤**。

栝楼根汤

栝楼根、甘草各二两　大黄一两　栀子仁十四枚

以上四味合服方法相同于解钟乳石法。

石硫黄毒性发作,通体发热,以及腰膝疼痛;白石英毒发,先腹胀,后发热;紫石英毒发,忽寒忽热;赤石脂毒发,心噤身热,头痛目赤;矾石毒发,全身发热,以及口禁;牡蛎毒发,头痛而烦满,发热;海蛤毒发,心中发热;茯苓毒发,只是头痛;桔梗毒发,头面发热;石硫黄、矾石、桔梗、牡蛎、茯苓此五物毒性发作宜洗浴,

白石英毒发亦可小浴,其余的皆不宜洗浴。矾石毒发,宜用生熟汤即新汲的冷水与百沸汤混合而成。茯苓毒发,热多攻头,即用冷水浸洗身体。浴法:发热刚开始时,先用暖水,后用冷水,浴时小心不能洗头垂沐,可以用二三升水浇洗。凡药毒用洗浴便能解的最佳,不愈则可接着治疗。赤石脂、紫石英毒发,宜饮酒,得酒力即解。凡药毒发作有宜冷的,也有宜饮酒的,不可一概而论。又一方法:寒食散发动的人说,草药的药力易耗尽,石药药性沉滞,独自留驻胃中,故会屡次发作。想要服的时候用绢袋盛散一匕,放入四合酒中,塞紧瓶口经一夜之后,饮尽。用酒的多少,将御的节度,与旧法相同。这就是俱用草药、石药的药势,石药若不在胃中,又由何而发作呢?

治疗吃隔夜饭、陈臭肉以及隔夜菜而中毒,宜服**栀子豉汤**。

栀子豉汤

栀子二十一枚　香豉三升　甘草三两

以上三味切细,加水八升煎取药汁三升,分三次服,也可适量加入人参和葱白。

误食或过饱而毒发,宜服葱白豉汤;饮酒过醉而中毒,也宜服**葱白豉汤**。

葱白豉汤

葱白一升　豉二升　干姜五两　甘草二两

以上四味切细,加水七升煮取药汁三升,分三次服。若服汤不解,宜服理中汤。

人参、甘草、白术各三两　干姜二两

以上四味切细,加水六升煮取药汁二升半,分三次服。

嗔怒太过而石毒发作,宜服**人参汤**。

人参汤

人参、枳实、甘草各九分　栝楼根、干姜、白术各六分

以上六味切细,加水九升煮取三升,分三次服。若有短气的,慢慢地多饮几次《千金翼方》说:主治散发气逆,心腹绞痛,不能呼吸,生命垂危的。

纵欲而石毒发作的,宜服黄芪汤。

若是过冷而石毒发作,则会多壮热,先用冷水洗浴,而后灌生熟汤五六石,完毕后,食少量暖食,饮少量热酒,步行一段时间以让身体稍事劳累。

或是过热而石毒发作,则多会心闷且时时吃少量的冷食。若夏季大热之时石散发动,多是由于干渴而饮水过多造成的,进服水调和少量秒即可,不愈再服,病愈即止。

若大小便秘塞不通,或淋沥溺血,阴中疼痛,即热气所致,熨腹即愈。熨法:先用冷物熨小腹,然后又用热物熨小腹,再用冷物熨。若小便次多,这也是取冷造成的,取暖调理即自愈。

若是药发下利的,干服豉即断,能多吃的更佳。

凡服散之后,身体忽然浮肿,多是取冷过多造成的,宜服**槟榔汤**。取槟榔三十枚捣碎,加水八升煮取二升,分两次服《千金翼方》说:将槟榔子捣作末,下筛,切细槟榔皮,加汤七升煮取三升,去渣,放入槟榔子沫,分两次服。

石散毒发身体赤肿的,当制膏涂抹:
生地黄五两　大黄一两　杏仁四十枚　生商陆三两

以上四味切细,用醋浸一宿,取猪油一升煎各味,直到煎黑商陆为止,即去渣抹患处,白天三次夜一次。

解毒并杂治·卷二十四

治疗散毒发作生细疮方：黄连 芒硝各五两

以上二味切细，加水八升煮黄连，取四升，去渣，再加入芒硝烊化，将浸湿绵布帖在疮上，要经常更换，无论多少都要敷遍。

治疗散毒发动疮痛不可忍：取冷石三两下筛，粉在疮上，一日五六次，疮口会即刻干燥，一会儿即可平定疼痛。

治服散后毒性忽然发动方：取干姜五两切细，加水五升煮取汁水三升，去渣，加入蜜一合调和绞汁，顿服，不愈再服。

解石散药毒，治盛热实大，小便赤方：升麻、大黄、黄连、甘草、黄柏各三两

芍药六两　白鸭通五合　黄芩四两　栀子仁十四枚　竹叶切　豉各一升

以上十一味切细，先取水三斗煮鸭通和竹叶，取汁一斗二升，去渣澄清后，取一斗，放入余药，煮取药汁三升，分三次进服。若上气，加杏仁五合；若腹满，加石膏三两。

下散法　主治药发热发困《千金翼方》说：凡石散屡屡发作，热不可耐，可去热，诸丹及金石等毒发都可用服。取黍米二升做成稀粥，再调和煎好的猪脂一斤，晚上不吃饭，次日早上空腹吃饱稀粥，晚上当下散药，有神妙的效果，发热不断的，可再服。

蛊毒第四

蛊毒有很多种，种种各不相同，毒发作时有的吐鲜血，有的喜欢睡暗室，不想见光明；有的心性反常，乍嗔乍喜；有的四肢沉重，百节酸痛，如此种种症状，不再一一叙说。也有患此病三年才死的患者，而快的一月或百天就会死去，死的时候蛊毒都从九窍中或者肋下肉中跑了出来。故出门常须带上雄黄、麝香、神丹等各种避恶良药，百蛊、猫兔、狐狸、老物、精魅就永不会依附人身，养生的人千万要注重这个问题。通常也有灸治蛊的方法：刚中蛊毒时，按捺心下，用大炷艾草灸一百壮，也治中猫鬼蛊，可灸愈。又应灸足小趾尖三壮，当有东西出来，蛊毒是在酒上得的就有酒流出，饭上得的就有饭出，肉菜上得的就有肉菜出来，一出来就愈，很神验。那些东西，都从灸疮上出来。凡是中了蛊毒，使人心腹绞切痛，好像有东西在咬噬，或者吐下烂肉状的恶血，若不及时治疗，蛊毒吞蚀人的五脏，五脏蚀尽人就死去。检验的方法是让病人吐口水，沉的是中蛊，不沉的则不是。凡是人患积病的日子，一时又便下漆黑的大便，或坚硬或稀薄，或者稍带赤色的，皆是中了蛊毒。凡是人突然便血，用断下的药物治疗更加严重的，这也是中了蛊毒。凡是突然患血痢，颜色或赤或黑，无论多少，皆是中了蛊毒，愚昧的医生用断痢药来医治，就大错特错了。世上有些庸医，见到中了蛊毒的病人全身肿满，四肢如故，小便不十分涩，就当水肿病来医治，连日进服治水肿的药，希望过上五十多天就能痊愈，而病情却日趋严重，以致患者殒命，类似这种情况的不止一例。学医的人应当仔细探究每个药方的用意，体察施用，绝对不能有一点闪失。

解毒并杂治·卷二十四

太上五蛊丸

治百蛊，吐血伤中，心腹结气，咽喉坚塞，梦与鬼交，短气欲死，饮食不下，吐逆上气，呼吸异常，似有鬼神作怪，身体浮肿，心闷烦疼，打寒战，说不出声，狐狸作魅，猝发心痛，牵引胸肋痛如刀刺，并治长年累月卧床不起。

雄黄、椒目、巴豆、莽草、芫花、珍珠《外台》用木香　鬼臼、矾石、藜芦各四分　斑蝥三十枚　蜈蚣二枚　獭肝一分　附子五分

以上十三味研末，加蜜调和，再捣二千杵，制成如小豆般大小的药丸。饭前饮服一丸，其余的密封好，不要使药气外泄。每十丸为一剂，若药力不够，以后每天增加一丸，以下利为度。当泻下蛊毒，泻下后将息七天，共服一剂，三十年的百毒可尽除，忌吃五辛，种种情况不可全部叙述。

太一追命丸

治如中恶气类百病，心腹胀满，不能喘息，心痛积聚，胪胀疝瘕，宿食不消，吐逆，作呕，寒热瘰疬，蛊毒，以及妇人产后杂病。

蜈蚣一枚　丹砂、附子、矾石、雄黄、藜芦、鬼臼各一分　巴豆二分

以上八味研末，制成如麻子大小的蜜丸。一次服二丸，一日一次。伤寒一二天，服一丸，当有汗水流出，用绵裹好两丸塞入两耳中；下痢，服一丸，并将一丸塞于下部；中蛊毒，服二丸，在外和成药膏抹患处，吐则抹膈上，下痢则抹膈下，有疮，用一丸涂疮，毒自出；治产后杂病，服一丸；耳聋，用绵裹塞两耳。

治蛊注，症见四肢浮肿，肌肤消瘦，咳逆，腹大似水肿病状，死后传染家人，又名蛊胀：雄黄、巴豆、莽草、鬼臼各四两　蜈蚣三枚

以上五味研末，用蜜调和，捣三千杵，密封勿泄药气，晚上不吃饭，次日早上服如小豆般大小一丸，一顿饭功夫后若无感觉，再加一丸，当先下泻清水，后下泻数寸长的虫，以及下蛇、鸡蛋或白色膏状物，下后做葱豉汤滋补，并用多种熨法来将息。

治中蛊毒，腹内坚硬如石，面青目黄，小便淋漓，病变无常方：羚羊皮五寸见方　犀角、芍药、黄连、牡丹各一两　栀子仁七枚　蘘荷四两半

以上七味切细，加水九升煮取药汁三升，分三次服。

犀角丸

治疗蛊毒百病，腹部暴痛，飞尸恶气肿。

犀角屑　羚羊角屑　鬼臼屑、桂心末各四钱匕　天雄、莽草、珍珠、雄黄各一两　贝子五枚,烧　蜈蚣五节　射罔如鸡蛋黄大一枚　巴豆五十枚　麝香二分

以上十三味研末，合捣制成如小豆大蜜丸。一次服一丸，一日二次，含服，无感觉可稍增。猝得腹满飞尸，服如大豆大小二丸；若是恶气肿，用苦酒调和涂患处；用袋子盛药系左臂上，可避恶鬼蛊毒，还可备急用。

治蛊毒方：茜根　蘘荷根各三两

以上二味切细，加水四升煮取汁水二升，顿服。

治蛊毒方　取槲树北阴白皮一大把，长五寸，加水三升煮取一升，空腹服，即有虫吐出。也治中蛊毒下血。

蛇毒进入蔬菜瓜果中，吃后使人得

病,名叫蛇蛊　用大豆末泡酒,绞取汁,服半升可治。

治中蛊吐血下血方：榉皮宽五寸,长一尺　芦荻根五寸,如足大趾粗

以上二味切细,加水二升煮取汁水一升,顿服,很能下蛊。

治中蛊,一日下血几十次方：巴豆十四枚　藜芦、元青、附子、矾石各二分

以上五味研制成末,巴豆另治,合筛搅和均匀后,用绵布裹药如大豆大,放入下部中,一日三次,即愈。

治下血如鸡肝,腹中绞痛难忍方：茜根、升麻、犀角各三两　桔梗、黄柏、黄芩各一两　地榆、白蘘荷各四两

以上八味切细,加水九升煮取二升半,分三次服,中蛊痢血者亦可服用这个药方。

治肠蛊,先下赤后下黄白末,连年不愈方：取牛膝一两捶碎切散,用淳清酒一升浸泡一宿,来日清晨空腹服下,服两次便愈。

北地太守酒　治疗蛊毒百病,风气寒热。

乌头、甘草、芎䓖、黄芩、桂心、藜芦、附子各四两　白敛、桔梗、半夏、柏子仁、前胡、麦门冬各六两

以上十三味,先取七月曲十年,秫米一斛,如酿酒的方法一样酿熟。切细各味药物,用绢袋装好,沉入瓮底,待酒熟后去掉糟,再将药渣取出,用青布袋子装好,沉入酒底,用泥封密酒瓮,秋季封七天,夏季封五天,冬季封十天。每次空腹一合,一日三次,以有感觉为度。此药有毒,所以用青布袋装。服药不要中止,二十天有蛊毒出来,像漆一样,五十天后病就痊愈。有一位妇女,年方五十,遭遇疾病好几年了,腹中积聚,冷热不调,时时切痛,脐部四周绞痛,上气胸满二十多年,服药十四天,便下三四升恶物,即愈。又有一偏枯绝产的妇女,服了二十天,吐出如刀带大的黑物,长三尺左右,即愈,当年生子。还有一妇女从小得了癫病,服了十八天,出血二升半,病即痊愈。有人挨打,内有瘀血,卧床九年,服药十三天,出黑血二三升,即愈……

狐臭漏腋第五

狐臭有天生的,也有被人传染上的。天生的狐臭较难治疗,被人传染上的易治,然而也须不间断地醋敷矾石散三年,同时还要进服五香丸,才可痊愈。并非药一敷就愈,只能说敷药时可暂得一愈。五香丸在第六卷中**五香丸**由豆蔻、丁香、藿香、零陵香、青木香、白芷、桂心各一两,香附子二两,甘松香、当归各半两,槟榔二枚共十一味组成,研成末,制成蜜丸,白天三次晚上一次含化大豆大小的药丸。凡是有狐臭的忌吃油菜以及五辛,吃了会终身不治。

治疗胡臭方：辛夷、芎䓖、细辛、杜衡、藁木各二分

以上五味切细,用淳苦酒浸泡一夜,煎取药汁来敷腋,时间选在临睡之时,狐臭味全部去除后即可停敷。

解毒并杂治·卷二十四

 石灰散

主治胡臭。

石灰一升　青木香、枫香一作沉香　薰陆香、丁香各二两　橘皮、阳起石各三两　矾石四两

以上八味治后过筛，用绵布制成手指粗的籇子，长四寸，把药末展铺在籇子上，用绢袋装好，夹在腋下。在这之前，先用布将腋部揩痛，然后再夹住籇子。

治疗漏液，症见腋下湿而臭，严重的有时生疮　腋下以及足心、手掌、下阴、大腿内侧经常汗湿发臭的，用六物敷方

干枸杞根、干蔷薇根、甘草各半两　商陆根、胡粉、滑石各一两

以上各味药治后过筛，用苦酒调和均匀，在患处稍稍涂抹，当微汗渗水，就应换掉衣服再涂上，如此往复超不过三遍便痊愈。有的可能一年后复发，复发后再涂即可。

脱肛第六

肛门主肺，肺有热就在肛门上有反应，肺热就会肛门闭塞，大便不通。治疗肿缩生疮，疏通的药方　取白蜜三升煎燥，在冷水中调制，长短约六七寸，将它放入肛门中，再将身体倒立起来，头面朝下，白蜜很快烊化，不久即大便疏通泄下。

肛门主大肠，大肠有寒在肛门上有所反应，大肠有寒就会洞泄，要使肛门滞出，可用猪肝散。

 猪肝散

猪肝一斤，炒燥　黄连、阿胶、芎䓖各二两　乌梅肉五两　艾叶一两

以上六味，治后过筛，取温热的清酒一升送服一方寸匕，一日两次。若不能饮酒，用清白米汤送服亦可。

治疗肛门脱出方：磁石四两　桂心一尺　猬皮一枚

以上三味治后过筛，饮服一方寸匕，一日一次，肛门即缩。小心不要撑举重物以及快速束衣，断绝房事一周年，效果才佳《肘后方》中说：治疗妇女阴脱出外，用鳖头一枚，共四味。

治疗脱肛方：取黄蒲二两用猪油调和，敷在肛门上，并将肛门按进体内，二三次即可痊愈。

治疗肛门脱出很长，不进体内方：取生栝楼根制成粉末，用猪油调制成膏，温涂肛门上，随手按住，肛门自然缩回。

治疗脱肛，历时一年不愈，取死鳖头一枚完全烧过，制成屑，敷在肛门上，再用手按住肛门。

大肠寒冷，肛门脱出　灸脐中，多少岁的患者，则灸多少壮。

脱肛历年不愈　灸横骨一百壮。又，灸龟尾七壮，龟尾即是后穷骨。年后复发的，再涂即可。

瘿瘤第七

治疗石瘿、气瘿、劳瘿、土瘿、忧瘿等的药方：海藻、龙胆、海蛤、通草、昆布、矾石、松萝各三分　麦曲四分　半夏二分

以上九味治后过筛，每次用酒送服一方寸匕，一天三次。忌食鱼肉、猪肉、五辛、生菜以及各种难以消化的食品，十天后便有感觉，二十天即可痊愈。

五瘿丸方

取鹿靥，用上等好酒浸没，炙干，放入酒中，再将其炙香，含咽汁水，味尽后再换，如此含服十具即愈。

生瘿病上气短气　灸肺输一百壮。

生瘿病上气胸满　灸云门穴五十壮。

生瘿病有恶气　灸天府穴五十壮《千金翼方》又灸胸膛一百壮。

生瘿病有劳气　灸冲阳穴，有多少岁灸多少壮。

患瘿病　灸天瞿穴三百壮，在横向三寸的地方灸。

瘿气面肿　灸通天穴五十壮。

患五瘿　灸中封，壮数与年龄相同，穴位在两足背上四分下陷处。

患各种瘿病　灸肩骨禺左右相对的下陷处，男子左边十八壮右边十七壮，妇女右边十八壮左边十七壮，或许两三次，病愈即止。另，灸风池穴一百壮，穴位在夹颈后两侧。另，灸两耳后发际一百壮。另，灸头冲—作颈冲，将两手向前伸直，让手臂挨着头部，鼻尖所拄的位置即是关冲穴，壮数与年龄相同。

陷肿散

治疗二三十年的瘿瘤以及骨瘤、脂瘤、石瘤、肉瘤、脓瘤、血瘤；或者如杯盂大的息肉，经十年不愈，以致有溃溢，使人肉尽骨消；或坚硬或柔软或溃烂，让人惊悸、睡卧不安、身体抽搐，以及愈后复发。

乌贼骨、石硫黄各一分　白石英、紫石英、钟乳各二分　丹参三分　琥珀、附子、胡燕屎、大黄、干姜各四分

以上十一味治后过筛，用牛皮囊贮存好，不要泄气，若疮湿即直接敷药；若疮干则用猪油调和敷，一日三四次，以疮干为度。若脓汁或血汁未能除完，敷上五剂十剂停药，可使人不痛；若不消，加芒硝二两，效果佳。

治疗瘿瘤方：海藻、干姜各二两　昆布、桂心、逆流水柳须各一两　羊靥七枚，阴干

以上共六味，研末，制成小弹子般大小的蜜丸，含服一丸。

生肉膏

主治痈、瘤、溃漏以及金疮百疮。

当归、附子、甘草、白芷、芎䓖各一两　薤白二两　生地黄三两

以上共七味，切细，取猪油三升半煎药，待白芷颜色煎黄后去渣，取少量敷在患处，一日三次。

癞病第八

癞病有四种,分为肠癞、卵胀、气癞、水癞。肠癞和卵胀难以痊愈,气癞和水癞用针刺艾灸的方法容易治疗。

治疗癞病的药丸方:桃仁五十枚 桂心、泽泻、蒺藜子、地肤子、防风、防葵、橘皮、茯苓、五味子、芍药各二两 细辛、牡丹皮、海藻各一两 狐阴一具 蜘蛛五十只

以上共十六味,研制成末,加蜜调和制成丸。每次进服如梧桐子般大小十丸,以后可逐渐加到三十丸。

治疗睾丸偏大,癞疝,气胀,不能动方:牡丹皮 防风各二两

以上共两味治后过筛,用酒送服一方寸匕,一日三次。

治疗突然发癞病 先用蒲黄来量取两倍口的宽度,再用蒲黄从小腹的大横纹中央向上正对肚脐度量,不要有任何偏歪,灸蒲黄端头抵达的地方和小腹大横纹中央,共两处,多少岁的患者即灸多少壮。要好好将息,不要下重力、大声说话、怒言以及大笑。另,向上牵引阴茎,灸阴茎头在小腹所对的位置;或向下牵向肛门,灸阴茎头抵达的位置;或向左右横着牵和髋骨两边,灸阴茎头抵达的位置,皆有多少岁灸多少壮。另外,灸足厥阴,病在左灸右,病在右灸左,三壮,位置在足大趾本节骨缝中。

睾丸偏大,向上缩入腹部 灸三阴交,穴位在内踝上面三寸处,有多少岁灸多少壮。

睾丸偏大,有癞病 灸肩井穴,位置在肩关节与手臂的交接处,有多少岁灸多少壮。

男子患癞病 灸小指尖七壮,病在右可灸左指,病在左可灸右指。

男子睾丸偏大,有癞病 灸关元穴一百壮。

男子睾丸偏大,有癞病 灸玉泉穴一百壮,重复灸一次,穴位在屈骨下阴,因为它处在卑陋的地方,故人们多不灸它。同时,泉阴穴也在它的外侧。

男子睾丸偏大,癞病 灸泉阴穴一百壮,穴位在横骨边。

睾丸大,癞病 灸足太阳五十壮,重复三次。另,灸足太阴五十壮,位置在足内踝上方一手夫处。

睾丸偏大,癞病 灸大敦穴,位置在足大趾聚毛处,有多少岁灸多少壮。另,灸足大趾内侧离趾尖一寸的赤白肉际,多少岁的患者即灸多少壮,两只脚都要灸。另,灸横骨两旁十四壮,即阴茎两侧。

患阴癞 灸足大趾下横纹中央十壮,哪边肿就灸哪边。

从小到大阴下常有干癣的人,适宜依照治癣的药方治疗。有因五劳七伤而得病,症见阴下湿痒,搔痒时有黄水流出的,宜用补丸散主治,但仍须敷药治疗。也有患妒精疮的,用妒精方治。妒精疮,男子生在阴头节下,妇女生在玉门内,类似疳疮。患妒精疮吃了臼齐会剧烈疼痛,而疳疮却不痛。凡是虚热石热,露卧或当门睡取凉导致冷湿伤肌,聚热在里,变成热邪以及水肿,腹部发肿气急,大小

便不利,肿如皮囊盛水,颜色如老蚕,阴茎坚肿,疮水流出,皆为肾热虚损,强取风阴,湿伤脾胃的缘故。治疗方法:在内宜依方服用各种利小便的方剂,在外用蒺藜子汤洗四肢,洗完以后,用葱白膏敷疮,再用猪蹄汤洗阴茎。

蒺藜子汤

蒺藜子、赤小豆各一升　菘菜子二升　巴豆一枚,带皮壳　葱心青皮一升　蒴藋五升

以上六味,切细,加水二斗煮取药汁八升,淋洗发肿处。

猪蹄汤

治疗服石药后发热,因为劳损而发热更重,当风露卧而阴茎发肿。

猪蹄一只　葶苈子五合　蒺藜子一升,捣碎　黄柏五两　蒴藋三升

以上五味,切细,加水一斗煮取药汁三升,冷后洗阴茎,一日三次。

葱白膏

葱白、菘菜子、葶苈子、蒴藋根、丹参、蒺藜子各半升　猪油五斤

以上七味,切细,像煎猪油一样煎,去渣用。

治疗男子阴肿大如斗,阴核疼痛方:雄黄一两,研末　矾石二两,研末　甘草一尺,切细

以上共三味,加水五升煮水减去一半,洗阴部。

治疗阴部发肿皮肤痒方:将桃仁炒香,研成细末,用酒送服一方寸匕,一日三次。

治疗阴部发冷,渐渐有冷气侵入阴囊中,以致阴囊肿满、日夜疼痛烦闷,不能安睡方:取拣择干净的生花椒,用布帛包在阴囊上,厚约半寸,不久热气续通,一日换两次,肿消即止。

阴部肿疼　灸大敦穴三壮。

治疗阴部突发刺痛,汗如雨下方:小蒜、韭根、杨柳根各一斤

以上三味,合烧,浇上酒,用升腾的酒汽蒸阴部,即愈。

治阴部疼痛方　取甘草石蜜各等分,研成细末,用乳汁调和,涂阴部。

治妒精疮方　取麝香、黄矾、青矾各等分,研成细末,小便后敷阴部,不过三次即愈。

治疗阴蚀生疮或发痒方:雄黄、矾石各二分　麝香半分

以上三味,治后过筛,取粉扑疮,即愈。

治疗阴部恶疮方　取蜜煎甘草末,涂患处。

治疗男女阴疮方　取石硫黄末敷疮。

治男女阴痒生疮方　用嚼烂的胡麻敷患处。

治疗阴下生疮的洗方　取地榆、黄柏各八两,切细,加水一斗五升煮取汤汁六升,去渣,调节冷暖,洗疮,一日两次。只用黄柏煮汤洗,效果也佳。

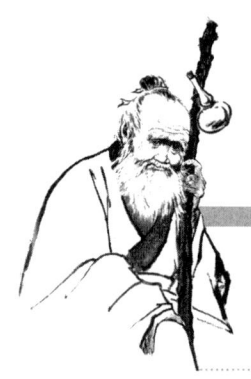

备急·卷二十五

猝 死 第 一

治突然休克而无脉搏跳动,无其他症候的,是其阴阳气都已衰竭的缘故,治疗的方法是以熨斗来灸烤其两肋下。《备急方》:此法又用于治尸厥证。

治突然梦中惊叫继而休克的处方:捣韭菜取汁来灌入其鼻孔中,对于严重者灌其两耳。 张仲景说:灌入口中。

治梦中呻吟、惊叫而醒转不来的处方:取伏龙肝末吹入其鼻孔中。

治突然休克 针刺间使穴百余下。

又 灸鼻下人中,此处又名鬼客厅。《肘后方》:此法可用来治尸厥证。

辟除梦中遇可怕之事而呻吟、惊叫 将如枣那么大的雄黄系在左腋下,能使人终身不被鬼邪迷住于梦中。 张文仲说:系带时,男子系在左腋下,女子系在右腋下。

治梦中遇可怕之事而呻吟、惊叫 灸两足大趾丛毛中各十四壮。《肘后方》说:这是华佗的方法,又用于救治中恶邪而猝死。

治中恶邪的处方:以葱心黄刺鼻孔中,血出即愈。《肘后方》说:刺入七八寸,无苦味,能使目中出血更好。崔氏说:刺时,男子刺左鼻孔,女子刺右鼻孔。

治中恶邪以及蛊毒的处方:以冷水来调和伏龙肝,如鸡蛋那么大,服用后必定会吐。

中恶邪 灸胃脘五十壮,即愈。

治猝忤又称客忤,因病邪侵袭而致,症见心腹绞痛胀满,气冲心胸,或神昏口噤。此病即现在的人们所说的中恶邪,相类似于猝死、鬼击,其治疗方法都可互相参照取用的处方以八合盐加三升水来熬取一升半汤药,分二次服用吐出即愈。《备急方》说:可用此方治鬼击。若小便不通利,将七枚笔头烧成灰,以水调和来送服,就通利了。

治猝忤昏死 灸手十指爪下各三壮,其余的治疗事项与上一方相同。《备急方》说:可用此方治猝死而张目反折的病人。又,灸人中三壮。又,灸肩井百壮。又,灸间使七壮。又,灸巨阙百壮。

还魂汤

主治忽然遭遇外邪,鬼击,飞尸,各种恍惚气绝没有知觉的病症,或已休克而口噤不开者,可将牙齿撬开灌下汤药,汤药入口不下者,分开病人的头发,左右挽捉,踏住肩头而向上牵引,这次药吞下后又增加用药量,直到一升服完为止,一会儿过后,已经休克的病人就会苏醒。其处方是:

麻黄三两　桂心二两　甘草一两　杏仁七十粒

以上四味药分别切细,以八升水来熬取三升汤药,分三次服用。《肘后方》

说：张仲景方无桂心，只用三味。

突然遭遇鬼毒邪风，以及被刀兵所伤，血漏入腹中而不出，烦满将死，其治疗的处方是 取雄黄粉，每次用酒送服一刀圭，每日三次，血即化为水。

鬼击之病，常在不知不觉间患上，被邪风突然所侵的当时，有如刀刺的感觉，胸肋腹内绞急切痛，不能按压，有的立即会吐血，有的鼻口出血，有的便溺下血，此病又名鬼排，其治疗的处方是 取如鸡蛋那么大的三枚艾，以五升水来熬取一升汤药，一次服完。

鬼击 灸人中一壮，立即痊愈，若不愈，再灸。又，灸脐上一寸处七壮，及两足跟白肉之际，直到痊愈为止。又，灸脐下一寸处三壮。

五绝，一指自缢；二指墙壁挤压；三指溺水；四指梦中惊叫或被鬼邪迷惑住；五指产后乳绝。皆治这五绝的处方：取一两半夏细细地筛过取其末，吹一粒大豆那么多的粉末吹入鼻孔中，即能回活，心口处还有热气的，一日之内都可救治。

治自缢而死的处方：凡是救自缢而死的人，特别需要先按定其心脏部位，不能一下子截断绳索，要慢慢地抱住解下来，心下尚还温热的，用毛或毛麻混织的毛布、地毯之类覆盖其口、鼻，两人向其两耳中吹气。

治自缢而死者 灸四肢大节陷大指本纹，其部位名叫地神，又灸七壮。

治中暑的处方 取道路上的热尘土来壅填在病人的心脏部位，稍冷后就换用，直到气通为止。

治落水而休克者的方法 屈溺水者两脚于活人的两肩上，使休克之人的背部与活人的背部相向，随即负持行走，吐出水后便能回活。

治落水而休克者的方法 解开休克者的衣服，灸脐中。凡是落水经过一晚上的，尚可救活。

治冬季落水，冻得四肢僵直，口闭不开，仍有微弱的气息者的方法：在大容器中将灰炒热，盛在囊中，靠近落水者的心脏部位，冷后就换用。直到心暖气通，眼睛转动，口也就开了。此时可用温热粥来给他慢慢地吞下，就能回活。若不先温暖其心脏，就用火来灸烤其身体，冷气与火气相搏，病人必定死掉。

治冻烂疮的处方：在夜半时烧猪后悬蹄，研细筛过，以猪脂调和，用来敷在冻疮上。

治入水手足肿痛的处方：以生胡麻捣来敷在肿痛处。

治酒醉后中酒毒，恐怕会烂五脏的处方：将热水倒在槽中，浸泡身体，冷后就换用。在夏季也用热水。

治饮酒而致头痛的处方：取五两竹茹，以八升水来熬取五升，去掉药渣，使其冷，加入破鸡蛋五枚，搅拌均匀，再熬两沸，一次饮完二升，即愈。

治饮酒后腹满不消化的处方：煮盐开水，以竹筒盛装来灌入肛门中。

治饮酒中毒的处方：煮大豆三沸，饮其汁三升。

治病酒的处方：豉、葱白各一升

以上二味药以四升水来熬取二升汤药，一次服完。

治饮酒与房劳而致亏虚受热，多日不食，四肢中虚热，饮酒不断，酒入百脉，心气亏虚，使人错谬失常，其处方是：

芍药、栝楼根、人参、白薇、枳实、知母各二两　甘草一两　生地黄八两　酸枣仁半升　茯神三两，《外台》写做茯苓

以上十味药分别切细，加一斗水来熬取三升汤药，分三次服用。

治连月饮酒，而导致咽喉烂、舌上生疮的处方：大麻仁一升　黄芩二两，《肘后方》用黄柏

以上二味药研成粉末，加蜜调和成丸药来含在口中。《千金翼方》用黄柏二两

治酒醉不醒的处方：饮葛根汁一斗二升，直到苏醒为止。《肘后方》说：以此方治连日大醉，烦毒不堪忍受者。

饮酒而使人不醉的处方：柏子仁、麻子仁各二两

以上二味治择捣筛后制成散药，一次服完，可饮平常三倍的酒。

饮酒而使其无酒气的处方：将干蔓菁根十四枚蒸三遍，取两钱末，在酒后用温开水送服。

治酒醉后多怒者的处方：取空井中倒生的草烧灰来让他服下，不要让他知道。

断酒的处方：取一遍吐毛的毛鹰，用水煮，除其毛，一次服完。

蛇毒第二

治因为天气热、乘凉时睡熟了，有蛇进入口中，挽拉不出来，其方法：用刀剖开蛇尾，塞入两、三枚生椒，裹住，片刻后蛇就会自行退出。《肘后方》说：以艾灸蛇尾即出。若无火，用刀周匝割蛇尾，截断蛇皮，于是捋皮倒脱，蛇即退出。

治蛇进入人口中及七孔中的处方：割破母猪的尾巴，沥血滴入人的口中，蛇即会自行退出。

治忽然被蛇缠绕解不开的方法　用热水淋蛇。若无热水，让人用尿淋。

治蛇蝎螫伤的处方：服小蒜汁，并用蒜渣来敷在螫伤处。《肘后方》说：用此方治蜈蛇螫伤。

治蛇毒的处方：将蜡融化，来滴注于疮上，若不愈，再融化蜡来滴注。

治蝮蛇毒的处方：以姜末来敷，干后又换。

治各种蛇毒的处方：雄黄　干姜各等分

以上二味药研成末，以射罔调和，装入竹筒中，随身携带上路，以备急用。

治各种蛇咬伤　灸被咬处二十一壮。若无艾，用相同于疮孔大小的火头来烧灼。

入山草深，辟众蛇的处方：干姜、麝香、雄黄各等分

以上三味药粗捣，用小绛袋盛装来佩带，男子佩带在左，女子佩带在右，中蛇毒时用来涂敷在疮上。《集验方》说：若无麝香，就用射罔调和来佩带。《救急方》说：用蜜调和而制成膏药，用来敷在蛇螫处，有较好的效果。

治蛇螫人，疮已痊愈，而余毒在肉中淫淫痛痒的处方：大蒜　小蒜各一升

以上二味合捣，以热开水淋，用其汁来灌疮，效果特别好。

治蛇骨刺人而中毒疼痛的处方：将如大豆般多的铁精纳入管中，吹入疮中，效果较好。

治蝎毒的处方：凡是蝎子，分雌雄。

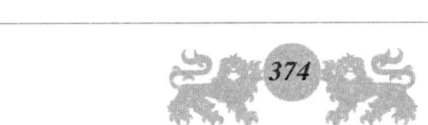

雄蝎子螫伤，痛只在被咬处；雌蝎子螫伤，会牵动各处都痛。其治疗的处方是：取齿中残余的米饭来涂敷；又可用猪脂来封住；又可用射罔来封住；又可用硇砂和水来涂敷，立即痊愈。

治蝎子螫伤的处方：以唾液调和生乌头末来涂敷螫伤处。

治蜂螫毒的处方：取瓦摩螫处，唾十四遍，放瓦回原处。

治蜂螫的处方：蜜五合　蜡二两　猪脂五合

以上三味和熬如膏，等冷后用来涂敷螫伤处。

治蜘蛛咬伤人的处方：以人尿淋。又可用油淀敷。又可炮制姜来贴。又可用乌麻油调和胡粉如泥来涂上，干后再更换。

治马咬伤人或踏伤人而发作疮毒肿热痛的处方：用马鞭皮烧末，以猪膏调和来涂敷。

治马咬伤人致睾丸脱出的处方：将睾丸向内推入，以桑皮做成细线来缝上，破乌鸡取其肝，细锉，用来封上，并且忍住不要小便，就能痊愈。

治犬马咬伤及马骨刺伤人，以及马血进入旧疮中的处方：取灰淋汁，趁热浸泡疮，冷后加热再浸。换几次灰汁，不让它腐烂人的肉，如此浸渍三日以上；出现肿痛的病人，炙烤石来熨，每日二次，直到消肿为止。

治马血进入疮中的处方：取妇女的月水来敷疮，效果神奇。

治马汗马毛进入人的疮中，肿痛得要死的处方　用水浸渍疮，换几次水就能痊愈。又可用石灰来敷。

被打第三

治被打击而头眼青肿的处方：炙烤猪肝来熨贴青肿处。

治从高处坠下所伤，以及被木石所压伤，或因落马所伤，对凡是伤损后瘀血凝积，气息微弱将死等严重症状，都无不能治的处方：取五升洁净的泥土，将土蒸到出现有水向下流的程度，分取一半，以几层旧布裹住来熨贴在病位上，不要使其太热，恐怕肌肤破损，冷后就换用，以疼痛止为度。凡是有损伤的，皆用这个方法来治，有神效。亦能治活已经休克而不能说话的患者，三十年积伤者亦能治愈。

治坠于车马间，被马鞍及各种物体造成体内肉裂的处方：以醋调和面来涂敷伤处。

当归散

治落马坠车所致的各种跌打损伤，腕折、扭脚疼痛不止，其处方是。

当归、桂心、蜀椒、附子各二分　泽兰一分　芎䓖六分　甘草五分

以上七味药全部一起炒香，治择捣筛后制成散药，每次用酒送服方寸匕，每日三次。凡是伤损都可服此药，十日痊愈，小孩亦同。《救急方》说：治坠落车

马、被打、伤腕折臂，疼痛而叫唤声不断，服这种散药后，呼吸之间不再大痛，十三日后筋骨相连。

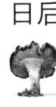 黄芪散

治腕折的处方。

黄芪、芍药各三两　当归、干地黄、附子、续断、桂心、干姜、通草各二两　大黄一两　蜀椒一合　乌头半两

以上十二味治择捣筛后制成散药，每次在饭前用酒送服五分匕，每日三次。《千金翼方》无大黄。

治折骨断筋的处方：干地黄、当归、羌活、苦参各二分

以上四味治择捣筛后制成散药，每次用酒送服方寸匕，每日三次。

治腕折骨损而痛不可忍的处方：以大麻根和叶捣取汁来饮服一升，若无生麻，就煮干麻取汁来服。主治因坠堕击打造成的瘀血、心腹胀满、短气等症状，也用此方。

治被伤而筋断的处方：取蟹头中的脑汁及足胫中的髓来炒，纳入疮中，筋就能续生。

治腕折，四肢骨碎，以及筋伤蹉跌的处方：取生地黄，多少不限，捣熟，用来敷贴损伤处。《肘后方》说：《小品方》要求捣烂后炒来裹伤处，用竹篾夹裹周围缚紧，不让人转动，如此一日可换十次药，三日即愈。若血积聚在折伤处，用刀子划破去除瘀血。

治四肢骨碎筋伤蹉跌的处方：以两升水来浸泡三升豉，取汁来服用。

治头破脑髓流出，中风而口噤的处方：将一斗大豆炒去腥味，不能太熟，捣为末，蒸熟，使气充满整个甑之间，而后装入盆中，以一斗酒来淋，每次温服一升，盖上被子发汗，同时敷杏仁膏于疮上。

治被伤后，风邪侵入四肢，造成角弓反张，口噤不能说话，或产妇堕胎。凡患以上病症者，皆用紫汤来治疗，特别严重者用超过五剂的量。

治被打损伤破肉，腹中有瘀血的处方：蒲黄一升　当归、桂心各二两

以上三味治择捣筛后制成散药，每次用酒送服方寸匕，白天三次夜间一次。

治被打后腹中有瘀血，以及治妇女瘀血，使之消为水，用白马蹄散方　将白马蹄烧至烟尽，捣筛，每次用酒送服方寸匕，昼三次夜一次。

治有瘀血者，其人健忘，不喜欢听到人声，胸中气塞、短气的处方：甘草一两　茯苓二两　杏仁五十枚

以上三味药分别切细，以二升水来熬取九合汤药，分两次服用。

治被殴打而损伤、瘀血，腹满烦闷的处方：用三升水来熬一升豉三沸，分两次服用，若不愈，再制药。再取麻子，与豉一样熬法，若仍不愈，再照前法熬豉。

治男子从高处坠下而五脏受损，轻微的唾血，严重的吐血，以及金疮、伤经、崩中都主治的处方：阿胶、艾叶、干姜各二两　芍药三两

以上四味药分别切细，以八升水来熬取三升，去掉药渣，加入阿胶使其融化，分作两次服用，身体瘦弱的人分三次服用。产后崩伤下血过多，虚喘，腹中绞痛，下血不止的女人，此方也可兼治，服药后皆能治愈。

治男子伤绝或从高处坠下而损伤五脏，轻微的唾血，严重的吐血，以及金疮、伤经者，用**阿胶艾汤**方。

阿胶艾汤

阿胶二两　干地黄、芍药各三两　艾叶、甘草、当归、芎䓖各二两　干姜一两

以上八味药分别切细,以八升水来熬取三升,去掉药渣,加入阿胶使其融化,分两次服用,身体瘦弱的人分三次服用。治妇女产后崩伤下血过多,虚喘欲死,腹中激痛,下血不止者,也用此汤药,有神奇的效果。

治从车马及树上坠落,而崩血、腹满、短气的处方　以五升大豆加一斗水熬取二升汤药,去掉豆,一次服完。严重者,不超过三次制药、服药即可痊愈。

治腹中瘀血,痛在腹中不出,满痛短气,大小便不通的处方:荆芥半分　䗪虫三十枚　大黄、芎䓖各三两　蒲黄五两　当归、桂心、甘草各二两　桃仁三十枚

以上九味药分别切细,用一斗水来熬取三升汤药,分三次服用。

桃仁汤

治从高处坠下,或从大树车马上坠落,胸腹中有血,呼吸困难的处方。

桃仁十四枚　大黄、硝石、甘草各一两　蒲黄一两半　大枣二十枚

以上六味药分别切细,用三升水来熬取一升汤药,绞去药渣,在寒温适当时一次服完,就会下泻,若下泻不止,就浸泡麻汁一杯,饮用后就能止住。

桃仁汤

治坠落而瘀血,用**桃仁汤**方。

桃仁五十枚　大黄四两　芒硝三两　桂心、当归、甘草各二两　䗪虫、水蛭各二十枚

以上八味药分别切细,用八升水来熬取三升汤药,绞去药渣,每次在寒温适当时服用一升,每日服三次。深师方,无芒硝。

治瘀血的汤药处方:大黄五两　桃仁五十枚　䗪虫、䗪虫、水蛭各三十枚　桂心二两

以上六味药分别切细,用酒水各五升合熬得三升汤药,在寒温适当时饮服一升,每日服三次。

治腕折伤后瘀血的处方:大黄六两　桂心二两　桃仁六十枚

以上三味药分别切细,用六升酒来熬取三升汤药,分三次服用。当下血即愈。

治从高处坠下而有瘀血的处方:蒲黄八两　附子一两

以上二味药研为末,每次用酒送服方寸匕,每日三次,若无效就把用量加大,根据病情来增减用药。

治从高处坠下而崩中的处方:当归、大黄各二分

以上二味药治择捣筛后制成散药,每次用酒送服方寸匕,每日三次。

治从车马上坠落,心腹积血,唾吐无数的处方:每次用酒送服方寸匕干藕根末,每日三次,若无干藕根末,就取新的藕根捣汁来服。

治腕折瘀血,用蒲黄散方。

蒲黄散

蒲黄一升　当归二两

以上二味治择捣筛后制成散药,每次在饭前用酒送服方寸匕,每日三次。

治腕折瘀血的处方:䗪虫二十枚　牡丹一两

以上二味治择捣筛后制成散药,用酒送服方寸匕,血即化为水。《备急方》说:用此来治长期瘀血在各处骨节,以及在骨节外不消除的,用以上二味药等分。

治杖疮的处方:石灰六斤　鲜猪血一斗

调和以上二味药,制成丸药,熟烧使其破开,再制成丸,如此烧三遍而止,取其末来敷在杖疮上。

治长期有刺在皮肤中不出的处方:服王不留行汁即出,同时取其根研为末来敷贴。

治刺在人肉中不出的处方:嚼白梅来涂上。《肘后方》用乌梅。

治竹木刺在人皮肤中不出的处方:用水送服蔷薇灰方寸匕,每日三次,连服十日刺即出。

治恶刺的处方:浓熬大豆汁来浸渍,直到痊愈。

凡是因为疮而肿痛者,严重的几天就会致死,或中风寒,或被水毒所侵,或中狐尿刺,治疗这些症候的处方 把蜡烧热纳入疮中,即使是对于新疮,也有很好的疗效。

治疮中水肿的处方:取炭白灰、胡粉等分,以脂调和来涂在疮孔上,等其疮中水出,疼痛就会停止。

治手足突然被水毒刺中的处方:捣韭菜及蓝青来敷上,以火炙烤,等其热透后就能痊愈。

治疮因受风邪而致肿痛的处方:将一斤栎木根皮浓熬,加入一把盐来浸渍疮肿。

治破伤风而肿的处方:厚厚地涂敷一层杏仁膏在肿处,点燃麻烛,遥遥地炙烤它。

治因疮而肿痛的病人,皆因受水毒或风寒邪气所导致,若其肿入腹,就会害死人,其治疗的处方:用温热的桑灰汁来浸渍,冷后再温热,要保持其热度。

治刺伤或中风邪水毒的处方:把鱼目烧成灰来敷患处。

凡在八月九月时被刺所伤,手足犯恶而露肿,这种病重的会害死人,不可轻视它,其治疗的处方是 以三枚生桑枝置于糖灰中,一推一拉地使其极热,然后砍断,以其正头一端炷于疮口上,热尽后就换用。能用完此药三枚,则那疮自然已烂,再取薤白捣末,用药棉裹住,投入热灰中使其极热,然后去掉药棉,以薤白来敷疮上,再用帛布赶紧裹住。若有患肿的,就取用此药,最好用薤白。

治漆疮的处方:取猪膏来涂上。

火疮第四

凡是被火烧损,注意不要用冷水来洗,否则火疮遇冷后,其热气会更深地转入骨中,损伤人的筋骨而难以痊愈。治疗被火烧后昏厥不省人事者,以冷水调和蜜来让他饮下,对口齿紧闭者,撬开其口灌入,然后用以下的处方来治疗

栀子四十枚　白蔹、黄芩各五两

以上三味药分别切细,用五升水、一升油合熬到水气停歇时,去掉药渣,冷却后用来淋疮,使它溜去火热毒,那么肌肤就得宽适了。如此做两天后,就可任意用其他膏药来敷或以汤药、散药来治。

治火疮溃烂的处方:柏白皮、生地黄、蛇衔、黄芩、栀子仁、苦竹叶各一分

以上六味药分别切细,加半升羊髓熬沸腾三次,去掉药渣,用来涂在疮上,

直到痊愈为止。

治被火烧伤所致的烂疮的膏药处方：柏白皮四两 竹叶、甘草各二两

以上三味药分别切细，加一斤半猪脂熬沸腾三次，去掉药渣，冷却后用来敷在疮上。《集验》用生地黄四两

治火烧所致的疮的处方：取丹参无论多少，用羊脂和猪髓、脑一起熬来敷贴。

治火疮溃烂的处方：将柏白皮切碎，用腊月猪膏来均匀完全地淹住，熬四五沸，等它变色后去掉药渣，用来敷在疮上。《肘后方》说：用桃白皮。

治火疮的处方：用未炒过的油麻调和栀子仁来涂在疮上，涂得越厚越好。疮已形成的，把白糖烧成灰来敷上，则会立即转燥而痊愈。

治被开水烫伤而致皮肤烂坏的处方：杏仁、附子各二两 甘草一两 羊脂五两 松脂如鸡蛋那么大的一枚

以上五味药分别切细，加五两不沾水的猪膏熬来涂上。

治被灸灼所伤或开水烫伤或被火烧伤而昼夜啼叫，用下面这个药方来止痛并消除瘢痕。

羊脂、松脂各二分 猪膏、蜡各一分

以上四味药，取松脂在药铫中熔化，切羊脂，嚼蜡来涂在松明上，隔一会儿后以微火烧使各种药物都熔化，用杯子在下承接其汁，用来敷患处。松明就是茂盛多脂的松木节。

治因灸灼所致的疮的处方：甘草、当归各一两 胡麻《外台》用胡粉 羊脂各六分

以上四味药分别切细，用五合猪膏来熬，去掉药渣，用来敷在疮上。

治因灸灼所致的疮痛肿且急的处方：取灶下黄土来捣碎，以水调和，熬热，用来浸渍患处。

治灸灼所致的疮，用薤白膏生肉止痛方。

薤白膏生肉止痛

薤白二两 羊髓一斤 当归二两 白芷一两

以上四味药分别切细，合熬到白芷的颜色变黄时，即为药已成，去掉药渣，取来敷在疮上，一日三次。

治因灸灼所致的疮脓肿溃破而不痊愈的处方：腊月猪脂一升 薤白一握 胡粉一两

以上三味药，先将薤白熬到变黄后去掉，以药棉裹一两石灰熬数沸后去掉，加入胡粉，一起加入猪膏中调和均匀，涂在旧布上，用来贴于患处，每日三次。

治因灸灼所致的疮受到风吹而冷痛肿胀的处方：只须靠近火去炙烤，疮得热气就会转为一种快感，直到有痛感时方止。每日如此炙烤六七次，就能痊愈。

治因针灸所致的疮出血不止的处方：将已死的蜣螂捣为末，加猪脂调和，用来涂在流血的疮上。

治疗金疮，不论其伤势大小，也不论冬天、夏天，在刚受伤出血时，就用石在敷上厚厚的一层，再裹上，这样既止痛，又能迅速痊愈。若无石灰，用灰亦可。若创口很深，不宜使其很快愈合的，就纳入少许滑石以使疮口不能随时愈合。凡是金疮出血后，其人必定发渴，应当忍住，吃燥食以及肥脂的食物来止渴。切记不要吃咸食，若多喝粥与浆，就会血动溢出，而病人就会有死亡的危险。又忌嗔怒、过度地说笑、矛盾地思虑，并忌劳

作,忌多吃酸、咸食物,忌饮酒、热羹、月霍之类,在金疮痊愈后也还如此,百天乃至半年过后,才可恢复以前的习惯。

治金疮的处方:把干梅枝烧成炭,捣成细末,敷于创口一晚上,即愈。也可用于治被打伤。

地黄膏

治金疮、火疮、灸疮不能痊愈的处方。

生地黄切,一升,捣碎后绞取三合汁　薰陆香、松脂各二两　羊肾脂五合,熬,　乌麻油二升　杏仁、蜡各二两　石盐一两,研成粉

以上八味药,先以微火将蜡溶化,其次加入羊脂溶化,接着加入乌麻由,再加入松脂溶化,然后加入杏仁,之后加入薰陆香,之后加入地黄汁,最后加入石盐。以微火熬到地黄汁水气尽,用药棉滤过,让其冷凝。刚受伤的各种疮,皆可用此药来敷,白天三次,夜间两次。注意禁忌生食、冷食、猪肉、鸡肉、鱼肉。用这种地黄膏来治疮,可先食恶肉而能使疮不结痂,其疮先从内痊愈,直到平复也无疮痂,不怕风,不流脓,甚妙。

治金疮出血不止的处方:捣车前草取汁来敷涂金疮,立即止血,连车前草根一并收用也有效。

治金疮出血不止的处方:蒲黄一斤　当归二两

以上二味治择捣筛后制成散药,每次用酒送服方寸匕,每日二次。

二物汤

治因金疮而导致的腹中瘀血,用二物汤方。

大麻子三升　大葱白二十枚

以上二味药分别捣熟,加入九升水熬取一升半汤药,一次服完。若瘀血未出完,腹中还有脓血,再制药来服就会吐出脓血。

内补散

治因金疮出血过多而虚竭,用内补散方。

苁蓉、甘草、芍药各四两　蜀椒三两　干姜二两　当归、芎䓖、桂心、黄芩、人参、厚朴、吴茱萸、白及《古今录验》写做桑白皮黄芪各一两

以上十四味治择捣筛后制成散药,每次用酒送服方寸匕,每日三次。

治金疮内漏的处方:取创伤口的血,盛在杯子里,与水一起服后即愈。

治金疮内漏而血不流出的处方:将牡丹皮治择捣筛后制成散药,用水送服三撮,血即可尿出。

治因金疮而内塞的散药处方:黄芪、当归、芎䓖、白芷、干姜、黄芩、芍药、续断各二两　附子半两　细辛一两　鹿茸三两

以上十一味治择捣筛后制成散药,每次在饭前用酒送服五分匕,每日三次,渐渐增加到方寸匕。

治因金疮而感觉烦满的处方:以苦酒浸泡一升赤小豆,炒至干燥,又浸,满三日后变成黑色,每次服方寸匕,每日三次。

治因金疮而感觉痛苦的处方:将杨木白皮烘至干燥,研为粉末,每次服方寸匕,每日三次,又用其末来敷在疮中,则会痊愈。

凡是金疮或刺疮,痛得不能忍受,各种方法皆不可治,就用以下这个处方以三升水来将一把葱熬数沸,用其汤液来浸洗疮上,止痛效果极其良好。

治因金疮而烦痛,大便不通利的处

方：大黄、黄芩各等分

以上二味药等分,研成粉末,以蜜调和成丸药,每次在饭前服如梧桐子般大的十丸,每日三次。

治金疮伤及筋骨,用续断散方：续断五两　干地黄、细辛、蛇衔、地榆各四两　当归、芎䓖、芍药、苁蓉各三两　人参、甘草各二两　附子各一两　干姜、蜀椒、桂心各一两半

以上十五味治择捣筛后制成散药,每次用酒送服一方寸匕,每日三次。

治被伤后肠往外不断流出的处方《肘后方》说：治肠向外流出后已经将要干燥并有草叶泥土沾在肠上者。做大麦粥,取汁来洗肠,然后向内推入,常研米粥来饮,二十天后才慢慢地做稠稀饭,一百天后才能痊愈。

治因金疮而肠往外流出的处方：磁石、滑石、铁精各三两

以上三味药,研成粉末来涂在肠上,然后用米汤送服方寸匕磁石,白天五次、夜间两次,肠就会回复到肚中。

治金疮,箭头在肉中取不出来的处方：白蔹、半夏各等分

以上二味药等分,治择捣筛后制成散药,每次用酒送服方寸匕,每日三次。创口浅的,十日后箭头就会出来；创口深的,二十日后箭头才会出来,终不会永留在肉中。

治箭头以及各种刀刃在咽喉或胸膈等各种隐处,取不出来的处方：牡丹皮一分　白盐二分,《肘后方》写做白蔹。

以上二味治择捣筛后制成散药,每次用酒送服方寸匕,每日三次,即能使箭头或刀刃出来。

治突然被毒箭所伤的处方：多饮葛根汁,并能治一切金疮。

治中射罔箭伤的处方：蓝子五合　升麻八两　甘草、王不留行各四两

以上四味治择捣筛后制成散药,每次用冷水送服二方寸匕,白天三次夜间二次。又以水调和药末来涂在疮上,干后就换药。

治被毒箭所射中的处方：捣葛根汁来饮服。又将葛白屑炒黄,敷在疮上以血。

治针折断入肉中的处方：以吸铁的磁石来吸出。

食治·卷二十六

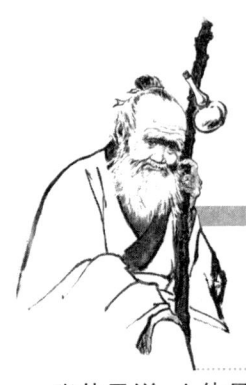

序论第一

张仲景说:人体是平和的,不可胡乱服药,只要好好将养即可。因为某些药物的药势是偏于某一方面的,它只对人体某一脏腑有益,胡乱使用会使人的脏气失衡,因此反而易受外界邪气侵犯。那些有生命的东西,都是借助食物来生存的,却不知道食物对人有好处也有坏处,百姓们天天在使用,而不知道,就像对于最与人接近的水与火也难以认识清楚其性质一样。于是撰写下这卷五味损益食治篇,以启悟人们在这方面并不多的认识,希望人们能勤谨地照此实行,则其效应有如影子随形、声音应口一般迅速可见。

河东人卫迅记载:扁鹊说,人所能依凭的是身体,而扰乱和气的是疾病,而治疗病痛的是药物,救济危急的是医生。食物,是一切有生命的生物安身立命的根本,要迅速拯救疾病必然凭借药物。不知道哪些食物对人体适宜的人,不足以保存其生命;不明白药物使用禁忌的人,不能用它来去除疾病。这两件事,是作为生命之灵长的人的重要的修养,若将其忽视而不学习,实在可悲。故食物能驱逐邪气而使脏腑安和,使心神愉悦志意舒爽,滋生气血。若能用食物来消除疾病使机体恢复平衡,以及释放情志,驱逐疾患,实乃为高明的人,是延年养老的神奇妙法,是养生术的极致。行医者,应当先洞察病源,了解病人因触犯什么而得病,先用食疗,食疗不愈,然后再用药。药之性势刚烈,就像统率军队,军队的猛烈狂暴,哪里能随便使用,若违背用兵之常法而用兵,就会带来巨大的损坏。以药物来投治于疾病,若用药温无准则,其凶祸同样像用兵之灾。高平人王叔和说食物不要太杂,食物太杂就可能有所冲犯,有所冲犯就可能有所损伤,或者当时虽然没有灾苦,但却会长期积累而成为人的祸患。又,吃鱼类菜肴,务必简少,鱼肉果实,取其对人有益的才吃。凡是平常饮食,每时都应当节俭,若贪味多食,面对盘子过度饱食,吃完后腹中便膨胀短气,就可能引起暴病,而成为霍乱;又,夏至以后到秋分这段时间,必须注意禁忌脂、腻、饼、肉羹、酥、油之类食物,它们与酒、浆、瓜果的性质相反而互相有妨害。那些体弱多病者,其原因皆是在春夏季受冷太过度,饮食又不节制的缘故。又,鱼蚱及各种腥冷的食物多对人有损,应断绝它们才更好。常吃乳、酪、酢等,使人有精力,胆气强盛,肌体润泽;但若突然多吃,也会使人腹胀泄利,不知不觉间害了自己。

黄帝问少俞道:饮食五味进入口中后,各有所喜欢归入的脏腑经络,也各有其病的发生。酸味走筋,过多地食酸味的食物,就会导致小便不通;这是为什么呢？少俞回答说:味酸的食物进入胃后,酸性收涩,只能行于上、中二焦,而随气化的出入较困难,便留滞胃中;胃中调和功能正常,就使酸味下注于膀胱,膀胱的皮菲薄而且濡软,遇酸后则卷曲收缩,使膀胱口受阻不通,尿液的通行受到影响,故小便不通。前阴是诸筋聚集的地方,故说酸入于胃而走筋。

黄帝问:咸味走血,过多地食咸味的食物,会使人口渴,又是为什么？少俞回答:将咸味的东西摄入胃后,咸味之气上走中焦,输注到血脉,与血相合,随血行走,血与咸味相合,则使血液浓稠,血液浓稠则胃中水液收涩,胃中水液收涩而干竭《甲乙经》说:血液浓稠则胃中的水液注入血脉之中,而使胃中水液枯竭。如果胃中水液不足,则不能上滋咽部,而使咽部焦干,舌根也干燥,故口渴。血脉是中焦精微输送到周身的道路,血也出于中焦,故咸味入于胃后,出于中焦而走血分。皇甫士安说:肾与三焦上合,血脉虽然属于肝与心,但它是中焦的通道,故咸味之胃后走血。

黄帝问:辛味走气,过多地食辛味的食物,会使人心中郁闷不舒,这是为什么？少俞回答说:辛味的东西摄入胃后,辛味之气走上焦,上焦禀受中焦的精微之气而营运它们散布于肌表腠理,若姜、韭的辛味熏蒸于上焦,时常影响到营卫之气,而回溜到心下,就会使人心中郁闷

不舒,隐隐作痛。辛味与卫气相伴而行,故辛味入胃后能走表、开发毛窍而与汗一同外出,故使人气盛。

黄帝问:苦味走骨,过多地食苦味的食物,会使人作呕,这是为什么？少俞回答说:将苦味的东西摄入胃后,其气燥而涌泄,五谷的气味皆不能胜过苦味,苦味之气行入下脘,皆影响到三焦的通道,而使其不通,以致水谷不得散布,胃的功能失常,故令人作呕。牙齿是骨的余部,苦味的东西从齿门进入,而又从齿门吐出,牙齿必黄黑而稀疏,所以知道苦味走骨。
皇甫士安说:水火相济,所以骨之气与心相通。

黄帝问:甘味走肌肉,过多地食甘味的食物,会使人烦闷,为什么？少俞回答说:甘味的东西摄入胃后,气味非常柔弱微小,不能上行到上焦,而与水谷共同留积在胃中。甘味使胃柔润,胃柔润则气行缓慢,以致虫扰动不安,虫扰动不安就会使人烦闷。甘入脾,脾主肌肉,甘味之气外通于肌肉,所以说甘走肉,肉就会多起粟状厚皮。

黄帝问道:食物的五味对生物的决定性影响,又是怎样的呢？伯高回答说:食风的生物富有灵性而轻健能飞,食气的生物平和宁静而寿命很长,食谷的生物有智慧而劳神,食草的生物愚蠢痴呆而力大,食肉的生物勇猛而多怒。所以肝在五行上属木、在五色上属青色,在五味上宜酸;心在五行上属火,在五色上属红色,在五味上宜苦味;脾在五行上属土,在五色上属黄色,在五味上宜甘味;肺在五行上属金,在五色上属白色,在五味上宜辛;肾在五行上属水,在五色上属黑色,在五味上宜咸。此乃五脏与五行

五色五方的搭配。

◆ 五脏所合法

肝与筋相合,它的荣华表现于爪;心与血脉相合,它的荣华表现于面色;脾与肉相合,它的荣华表现于唇;肺与皮肤相合,它的荣华表现于体毛;肾与骨相合,它的荣华表现于头发。

◆ 五脏不可食忌法

吃酸味太多,则皮肤干燥而毫毛摧折;吃苦味太多,则筋拘挛而爪甲枯槁;吃甘味过多,则骨骼疼痛而头发脱落;吃辛味过多,则肉坚厚而唇缩;吃咸味过多,则血脉凝滞而面上无光泽。

◆ 五脏所宜食法

肝脏发生了病变,适宜吃芝麻、犬肉、李、韭;心脏发生了病变,适宜吃麦、羊肉、杏、薤;脾脏发生了病变,适宜吃精米、牛肉、枣、葵;肺脏发生了病变,适宜吃黄黍、鸡肉、桃、葱;肾脏发生了病变,适宜吃大豆、黄卷、猪肉、栗、藿。《素问》说:肝脏在五色上属青色,宜食甘味的东西,粳米、牛肉、枣、葵菜等皆为甘味。心脏合赤色,宜食酸味的东西,小豆、犬肉、李、韭菜等皆为酸味。肺脏合白色,宜食苦味的东西,麦、羊肉、杏、薤等皆为苦味。脾脏合黄色,宜食咸味的东西,大豆、猪肉、栗、藿等皆为咸味。肾脏合黑色,宜食辛味的东西,黄黍、鸡肉、桃、葱等皆为辛味。

◆ 五味动病法

酸味走筋,筋发生了病变后则不能吃酸味食物;苦味走骨,骨发生了病变后则不能吃苦味食物;甘味走肉,肉发生了病变后则不能吃甘味食物;辛味走气,气发生了病变后则不能吃辛味食物;咸味走血,血发生了病变后则不能吃咸味食物。

◆ 五味所配法

米饭,甘味;《素问》说:粳米,甘味。 麻,酸味。《素问》说:小豆,酸味。 大豆,咸味。麦,苦味。黄黍,辛味。枣,甘味。李,酸味。栗,咸味。杏,苦味。桃,辛味。牛肉,甘味。犬肉,酸味。猪肉,咸味。羊肉,苦味。鸡肉,辛味。葵,甘味。韭,酸味。藿,咸味。薤,苦味。葱,辛味。

◆ 五脏病五味对治法

肝脏苦于拘挛时,则赶紧吃甘味食物来缓和它;肝脏需要疏泄条达时,则赶紧吃辛味食物来疏泄它;用酸味药来泻泄,禁忌受风吹;心脏苦于缓散时,则赶紧吃酸味食物来使其收敛;心脏需要柔软时,赶紧吃咸味食物来使其柔软;用甘味药物来泻心,忌食温热的食物、穿很厚的衣裳。脾脏被湿所苦时,赶紧吃苦味来使其干燥;脾需要缓和时,赶紧吃甘味来缓和它;用苦味药物来泻脾;忌食温暖的食物和吃得过饱,以及生活在湿地并穿湿衣服。肺脏苦于气上逆而有碍呼吸时,赶紧吃苦味来疏泄它;肺脏需要收敛时,赶紧吃酸味来使其收敛;用辛味药物来泻肺;禁忌吃寒冷的饮食和穿寒冷的衣裳。肾脏被干燥所苦时,赶紧吃辛味来润泽它,开通腠理,润致津液,以疏通气息;肾脏需要坚强的肾气,就赶紧吃苦味来使其坚强;用咸味药来泻肾;不要触犯火热,不要穿热衣吃温食。

所以药物是用来攻除邪气的,五谷是用来营养机体的,五肉是用来补益的,

食治·卷二十六

五果是用来作为辅助的,五菜是用来充养的。人的真精凭借饮食之气而资生,气通过营养真精来荣泽面色;人的身体凭借饮食之味而充养,味通过充养形体而资生力量。藏神的脏器有五个,心、肝、脾、肺、肾五脏,五脏之中又各藏五种神,共有五五二十五种;传导有形之物的脏器有四个,即胃、大肠、小肠、膀胱四腑,再加上四方、四时、四季、四肢我们现在所说的"四季",古人称为"四时"。古人所说的四季,是指"四时"的各末尾的十八天,"季"是"末"的意思。"四季"即是四立前十八天,共是五九四十五,用这些来辅助身体的元神,则可长生久视。人身的真精是顺应天之五气而有灵性的,若食物之气与真精相恶,就会使真精受到损伤;身体是受食物之味以成形的,若食物之味不相调谐则会使身体受到损伤。故圣人先讲究食物的禁忌而得保存性灵,然后制药来预防生命的意外。故对形体有所不足者就以气来温养他,对真精有所不足者就以味来滋补他,用气和味来温养滋补,以保存其形体与真精。

岐伯说:阳是无形的气,而阴则是有形的味。饮食五味滋养了形体;而形体的生长发育又依赖于气化活动。脏腑功能由精产生,精是依赖于真气而产生的,形体是依赖于五味而形成的。化生的一切来源于精;生精之气得之于形。味能伤害形体,气又能摧残精,精转化为气,气又伤于味。属阴的五味从下窍排出;属阳的真气从上窍发泄。五味之中味厚的属于纯阴,味薄的属于阴中之阳;阳气之中,气厚属于纯阳,气薄属于阳中之阴。作为五味来说,味厚会使人泄泻,味薄能使肠胃通利。作为阳气,气薄能渗泄邪气,气厚就会造成秘塞。《素问》说:气厚会助阳发热。亢阳促使元气衰弱,而微阳却能使元气旺盛。亢阳侵蚀元气,元气赖于微阳的煦养;亢阳耗散元气,微阳却使元气增强。气味之中,辛甘而有发散作用的属于阳,酸苦而有涌泄作用的属于阴。阴阳于人体内,是相对平衡的,若阴气偏胜了,必然损害阳气。同样,阳气偏胜了,也必定损害阴气,阴气与阳气相互协调平和,人就平安。在春季七十二天少吃酸味食物而多吃甘味食物,以养脾脏之气;在夏季七十二天少吃苦味食物而多吃辛味食物,以养肺脏之气;在秋季七十二天少吃辛味食物而多吃酸味食物,以养肝脏之气;在冬季七十二天少吃咸味食物而多吃苦味食物,以养心脏之气;在四立前各十八天少吃甘味食物而多吃咸味食物,以养肾脏之气。

果 实 第 二

槟榔 性味辛、温、涩,无毒。功用主治:消谷逐水,除痰澼,杀三虫,去除伏尸指尸病病根停遁隐伏,反复发作,发时心腹刺痛,胀满喘急的病症,治寸白虫。

豆蔻 性味辛、湿、涩,无毒。功用主治:温中,主治心腹痛,止吐呕,除口气臭。

蒲桃 性味甘、辛、平,无毒。主治筋骨湿痹,益气,增力强志,使人健壮,耐饥饿,对风寒的承受力增强。长期食用则可使身体轻健、延年益寿,并治肠间积水,调中。可作酒,常饮有益于人,行水,利小便。

覆盆子　性味甘、辛、平,无毒。功用主治:益气,使身体轻健,使人的头发不白。

大枣　性味甘、辛、热、滑,无毒。主治心腹邪气,安中,养脾气,助十二经,平胃气,通九窍,补少气,少津液,身中不足,治大惊、四肢沉重,可和百药,补中益气,强志,除烦闷、心下悬,治肠澼。长期服用可使身体轻健、不饥饿,如神仙般长生不老。

生枣　性味甘、辛。多食使人热渴气胀。若是患有寒、热证以及羸瘦的人,更不能食,否则会伤人。

藕实　性味苦、甘、寒,无毒。功用主治:食用它使人心欢,止渴去热,补中养神,增加气力,百病尽除。长期服用使身体轻健,不饥饿,延年益寿。又名水芝。其生根性味寒,止热渴,破积血。

鸡头实(芡实)　性味甘、平,无毒。主治湿痹,腰脊膝痛,补中,消除突发性疾病,增加精气,坚强志意,使耳目聪明。长期服用使身体轻健,不饥饿,耐老如神仙。

枳实　性味甘、辛、平,无毒。功用主治:安中,补五脏,不饥饿,使身体轻健。又名蔆。黄帝说:在七月不要食生蔆芰,否则会生蛲虫。

栗子　性味咸、温,无毒。功用主治:益气,使肠胃增厚,补肾气,使人耐饥饿。生食,治腰脚不遂有很好的效果。

樱桃　性味甘、平、涩。功用主治:调中益气,可多食,使人面色姣好,志性优美。

橘柚　性味辛、温,无毒。主治胸中瘕满逆气,通利水谷,下气,止呕咳,消除膀胱蓄热积水,破五淋,通利小便,治脾不能消化食物,而气冲胸中成吐逆、霍乱之证,止泻痢,去寸白虫。长期服用去口臭,下气,宣通心神,使身体轻健,长生不老。又名橘皮,陈久的为好。

津符子　性味苦、平、滑。过多食用会使人口伤,而对五味不敏感。

梅实　性味酸、平、涩,无毒。功用主治:下气,除热,除烦满,安定心神,止肢体痛,治偏枯麻木,除死肌,消除青黑痣,除恶疾,止下痢,治好唾口干,利筋脉。过多地食用会使牙齿损坏。

柿　性味甘、寒、涩,无毒。主要功用是宣通鼻耳之气,主治肠澼不足及火疮金疮,止痛。

木瓜实　性味酸、咸、温、涩,无毒。主治湿痹气,因霍乱而大吐下后脚转筋不止之症。其生树皮无毒,也可熬来用。

榠实　性味甘、平、涩,无毒。主治五痔,除三虫,杀虫毒、鬼疰、恶毒。

甘蔗　性味甘、平、涩,无毒。功用主治:下气和中,补脾气,通利大肠,止渴去烦,解酒毒。

软枣　性味苦、冷、涩,无毒。食用过多,会引发旧病,增加冷气,发作咳嗽。

芋　性味辛、平、滑,有毒。功用主治:使肠胃宽适,充养肌肤,滑中。又名土芝。过多地食用,会引发宿冷。

乌芋　性味苦、甘、微寒、滑,无毒。主治消渴痹热,益气。又名藉姑,又名水萍,在三月采收。

杏核仁　性味甘、苦、温,冷而利,有毒。主治咳逆上气、肠中雷鸣、喉痹下气、产乳金疮、寒心奔豚、心下烦热、风气去来、时行头痛等证,解肌,消心下急,杀狗毒。在五月采收,其一核两仁者对人

有害,宜除去它。杏实还生时,味极酸,采其中核犹未硬者,暴晒干来食用,很能止渴,消除冷热之毒。扁鹊说:不能长期服用杏仁,否则会使人目盲,眉发脱落,引动一切旧病。

桃核仁　性味苦、甘、辛、平,无毒。破瘀血、血闭瘕邪气,杀小虫,治咳逆上气,消除心下硬块,去除突然遭到暴打的瘀血,破症瘕,通利月水,止心痛。在七月采收,凡一切果核中有两仁者皆有害于对人,不能食用。其果实性味酸,无毒,食用过多,会使人发热。黄帝说:饱食桃后入水沐浴,会成淋病。

李核仁　性味苦、平,无毒。主治僵仆下坠所致的瘀血骨痛。其果实性味苦、酸、微温、涩,无毒,除固热,调中舒心。多食,会使人虚弱,故不可多食。黄帝说:不能共食李子和白蜜,否则会蚀人五脏。

梨　性味甘、微酸、寒、涩,有毒。功用主治:消除侵入体内的热气,止心烦。

不能过多地食用,否则会使人患寒中症,金疮患者与产妇不能吃,否则会使人萎困、寒中。

林檎　性味酸、苦、平、涩,无毒。功用主治:止渴,治多唾。不能过多地食用,否则会使人百脉俱闭。

柰子(苹果)　性味酸、苦、寒、涩,无毒。功用主治:耐饥饿,增强心气。不能过多地食用,否则会使人肤胀;长期患病者不可食,否则病情会更加严重。

安石榴　性味甘、酸、涩,无毒。功用主治:止咽喉干燥发渴。不能过多食用,否则会损伤人的肺脏。

枇杷叶　性味苦、平,无毒。主治哕气不止,下气。不用叶就削取生树皮来咀嚼,稍微咽汁,也可熬汤来冷服,有特别好的效果。

胡桃　性味甘、冷、滑,无毒。不能过多地食用,否则会引发痰饮症,使人恶心,吐水吐食。

菜蔬第三

枸杞叶　性味苦、平、涩,无毒。功用主治:补虚羸,益精髓。谚语说:离家千里,莫食萝摩枸杞。这是说萝摩、枸杞能强阳道、资阴气而致速疾。萝摩性味甘、平,又名苦丸,无毒。其叶厚、大、藤生,生摘它时有白汁渗出,种植的人家很多。也可生吃,也可蒸煮,食用它很有补益,与枸杞叶功用相同。

瓜子　性味甘、平、寒,无毒。功用主治:使人有光泽,面色姣好,益气,不饥饿,长期服用使身体轻健,耐老,又能消除胸

满、心中抑郁;但不可过多地食用,否则会患寒中证。可做面脂。又名水芝,又名白瓜子,就是冬瓜仁,在八月采收。

白冬瓜　性味甘、微寒,无毒。功用主治:消除小腹水胀,通利小便,止消渴。

凡瓜　性味甘、寒、滑,无毒。功用主治:消除口渴,不可过多地食用,否则会使阴下痒湿生疮,发黄疸。黄帝说:在九月不要食被霜打的瓜,否则临近冬季时就会发寒热及温病。开始食用时就使人欲吐,食后心内积水,自己不能消化,

有的成为反胃。凡瓜落入水中下沉者，食后会患冷病，终身不得痊愈。

越瓜　性味甘、平，无毒。不能过多地食用，否则会损伤肠胃。

胡瓜　性味甘、寒，有毒。不能过多地食用，否则会引动寒热，多发疟病，积瘀血热。

早青瓜　性味甘、寒，无毒。食用它能消除热烦，长期食用会使人健忘。

冬葵子　性味甘、寒，无毒。主治五脏六腑患寒热而羸瘦，破五淋，通利小便，妇女难产血闭。长期服用能坚强筋骨，生长肌肉，使身体轻健延年益寿。在十二月采收。其叶甘、寒、滑，无毒，宜于脾，长期食用利于胃气。其心有毒，能伤人，故百药忌食其心，。黄帝说：冻霜葵生食，会引动五种流饮病，流饮病严重时就会吐水。凡葵菜和鲤鱼鲊，食后害人。四季之月土旺时，莫食生葵菜，否则会使人饮食不化，引发旧病。

苋菜实　性味甘、寒、涩，无毒。主治青盲白翳，明目，驱除邪气，通利大小便，祛除寒热，杀蛔虫。长期服用能增加气力，使人不饥饿、身体轻健。又名马苋，又名莫实，即马齿苋菜。治反花疮因风热毒邪搏结而致病症，症见初起时如饭粒形状，渐渐长大，有根，溃破后有脓血流出，恶肉如花的形状向外反出，故名为"反花疮"。

小苋菜　性味甘、大寒、滑，无毒。可以长期服用。能增加气力，除热。不能与鳖肉共吃，否则会成为鳖瘕症，与蕨菜共食也会成为鳖瘕症。

邪蒿　性味辛、温、涩，无毒。主治胸膈中臭恶气，通利肠胃。

苦菜　性味苦、大寒、滑，无毒。主治五脏邪气，厌谷，胃痹肠澼，大渴热中，忽然患恶疮等。长期食用能安定心神，通益气血，明目，减少睡眠，使身体轻健，耐老、耐饥寒。又名荼草，又名选，又名游冬，经冬季而不死，四月上旬采收。

荠菜　性味甘、温、涩，无毒。功用主治：利肝气，和中，杀诸毒。其子实主要功用是明目、治目痛泪出证。其根主治目涩痛。

芜菁及芦菔菜　性味苦、冷、涩，无毒。能通利五脏，使身体轻健，通益气血。适宜于长期食用。芜菁子的主要功用是明目，使用时反复蒸晒多次，并能治疗黄疸病，通利小便，长期服用使人犹如神仙。其根主治消除风热毒肿，过多地食用会使人气胀。

菘菜　性味甘、温、涩，无毒，长期食用能通利肠胃，除胸中烦，解酒渴。它本是蔓菁，种植在江南就化为菘菜，也就像枳橘随所生土地而变。

芥菜　性味辛、温，无毒。辛味归入鼻。功用主治：除肾邪，对破除咳逆特别有效，下气，通利九窍，明耳目，安中，长期食用可以温中，又一种说法为寒中。其子实之味辛，子实的辛味也归入鼻，有毒，主治喉痹，一切风毒肿，可消除。黄帝说：芥菜不能与兔肉共食，否则会成恶邪病。

苜蓿　性味苦、平、涩，无毒。功用主治：安中，通利人体四肢，可长期食用。

荏子　性味辛、温，无毒。主治咳逆，下气，温中补髓。其叶主要功用是调中，除臭气。在九月采收，阴干后使用，其油也可做油衣。

蓼实　性味辛、温，无毒。功用主治：明目，温中，解肌，使人耐风寒，下水

食治·卷二十六

气,治面目浮肿,除痛疽。其叶味辛,归于舌,治大小肠邪气,利中,益志。黄帝说:如果蓼实吃得过多,有毒,会发作心痛病。与生鱼共食,会使人脱气,阴核疼痛,痛不欲生。妇女月经来时,不能吃蓼实及蒜,否则多成为血淋,下白带。在二月吃蓼实会伤肾,故二月不可食。扁鹊说:如果长期吃蓼实,会使人发寒热,损伤骨髓,杀男子之阴气而少精。

葱实 性味辛、温,无毒,宜于肺,其辛味归入头。功用主治:明目,补五脏不足。其茎白,性味平、滑,可做汤药,主治伤寒、寒热、骨肉碎痛,能发汗,治中风、面目浮肿、喉痹不通,安胎,杀桂毒。其青叶温、辛,归入目,除肝中邪气,安中,利五脏,益目精,发黄疸,杀百药之毒。其根须性味平,主治伤寒头痛。葱中涕及生葱汁性味平、滑,止尿血,解藜芦及桂毒。黄帝说:食生葱后接着啖蜜,会变作下痢;食烧葱并啖蜜,会气壅而死。在正月食生葱者,面上会起游风,故在正月不可食生葱。

格葱 性味辛、微温,无毒。除痹气恶毒,长期食用能增强胆气,强志。其子实主治泄精。

薤 性味苦、辛、温、滑,无毒,宜于心,辛味归入骨。主治金疮溃破,能生肌肉,使身体轻健,不饥饿,耐老。它就是菜芝,能除寒热,去水气,温中,消散瘀结的气,有利于产妇,病人,对患各种疮,以及中风寒、水肿者,生捣来敷上。哽骨在咽喉不得下者,食薤葱后就会消失。黄帝说:薤不能与牛肉一起做肉羹,否则食用后会成瘕疾,韭亦如此。在十月、十一月、十二月莫食生薤,否则会使人多涕唾。

韭 性味辛、酸、温、涩,无毒,辛味归于心,宜于肝。可长期食用,能安和五脏,除胃中之热。不利于心中腹中有积冷的病人,食用后必然会使病情加剧。其子实主治梦中泄精、尿色白之证。其根煮汁,可用来养发。黄帝说:冻霜韭不能生食,否则会引动宿饮,严重时必定吐水。在五月不要食韭,否则会使人的滋味受到损伤,使人乏气力。在二、三月宜食韭,大益于人的心脏。

白蘘荷 性味辛、微温、涩,无毒。主治中蛊毒及疟病,每次捣汁来服二合,每日二次。其根生用主治各种疮。

甜菜 性味甘、苦、大寒,无毒。主治时行壮热病,解风热恶毒。

紫苏 性味辛、微温。功用主治:下气,除寒中。紫苏子效果更好。

鸡苏 性味辛、微温、涩,无毒。主治吐血,下气。又名水苏。

罗勒 性味苦、辛、温、平、涩,无毒。功用主治:消除积水,散毒气。不能长期食用,否则会使荣卫诸气涩滞。

芜荑 性味辛、平、热、滑,无毒。主治五脏邪气,消散皮肤骨节中淫淫温行之毒,消除三虫,能化宿食不消,逐寸白虫,消散腹中温温急痛。又名"无姑",又名蘴。将它盛放在器物中,能消除水蛭,其气特别臭,此为山榆子的功效。

榆叶 性味甘、平、滑,无毒。主治小儿癫痫,小便不通利,被暑热所伤而困闷的症候,熬汁来冷服。

生榆白皮 性味甘、冷,无毒。通利小便,破五淋。其花主治小儿头疮。

胡荽子 性味酸、平,无毒。其功用是捎谷,能恢复饮食的味道。其叶不能

长期食用，否则会使人多忘。华佗说：胡荽菜，患有胡臭、口气臭、䘌齿的人食后会加剧病症。腹内患邪气的人更不能吃，否则吃后会引发旧病，患金疮者也要特别地禁忌。

海藻　性味咸、寒、滑，无毒。主治瘿瘤结气，能消散颈下结核痛，治肠内上下雷鸣，下十二水肿，通利小便，使男子阴气勃起。

昆布　性味咸、寒、滑，无毒。能下十二水肿，治瘿瘤结气、瘘疮，破积聚。

茼蒿　性味辛、平，无毒。能安定心气，养脾胃，消痰饮。

白蒿　性味苦、辛、平，无毒。主要功用：养五脏，补中益气，生长毛发。长期食用能延年益寿。

吴葵　又名蜀葵，性味甘、微寒、滑，无毒。其花能安定心气，其叶可用于除客热、通利肠胃。不能长期食用，否则会使人志性愚钝。若食吴葵后，被狗咬伤的，其疮永不会痊愈。

藿　性味咸、寒、涩，无毒。宜于肾。主治大小便频繁，除烦热。

香薷　性味辛、微湿，主治霍乱腹痛吐下，消散水肿、烦心，除热。

甜瓠　性味甘、平、滑，无毒。主治消渴、恶疮、鼻口中肉烂痛。其叶性味甘、平，主要功能是使人耐饥。扁鹊说：患脚气虚胀的人，不能吃甜瓠，否则永远不得消除其病症。

莼　性味甘、寒、滑，无毒。主治消渴、热痹，过多地食用会引动痔病。

落葵　性味酸、寒，无毒。其主要功能是滑中，散热实，使人面色悦泽。又名天葵，又名繁露。

繁蒌　性味酸、平，无毒。主治积年恶疮、痔病不痊愈者。在五月五日日中时采收，就叫滋草。又名鸡肠草，让它干后，烧作焦灰来使用。扁鹊说：男子患恶疮，阴头及阴茎发疮脓烂，疼痛不堪忍受，长期不愈的，用灰一分、蚯蚓新出的屎泥二分，用少量水来和研，使其柔软，如熬饼面时一样，用来敷涂在疮上，干后就再换，禁忌酒、面、五辛及热食等。黄帝说：繁蒌与鳝鲊一起食用，会引发消渴病，使人健忘。另有一种鸡肠菜，生长在靠近水渠中的温湿处，冬季生长，其模样像胡荽，可以用来治痔病。又名"天胡荽"。

鱼腥草　性味辛、微温，有小毒。主治蠼螋尿疮。过多地食用会使人气喘，食用太多会脚痛。

葫　性味辛、温，有毒，辛味归入五脏。其主要功能是用来消散痈疽，治䘌疮，除风邪，杀蛊毒气，只有一个子实者效果最好。黄帝说：一起食用生葫合青鱼鲊后，会使人腹内生疮，肠中肿，又成疝瘕。过多地食生葫后，又过性生活，就会使肝气受到损伤，使人脸上没有血色。在四、八月忌食葫，否则会伤人之神，损胆气，使人喘悸，肋气急，口味多被伤。

小蒜　性味辛、温，无毒，辛味归入脾、肾。主治霍乱、腹中不安，能消谷，理胃气，理中，除邪痹毒气。在五月五日采收，暴晒干。其叶主治心烦痛，解各种毒，治小儿丹疹。不能长期食用，否则会损人心力。黄帝说：食小蒜，啖生鱼，会使人夺气，阴核疼痛，痛不欲生。在三月食小蒜会伤人志性，故在三月不可食。

茗叶（茶叶）　性味苦、咸、酸、冷，无毒。可长期食用，使人有力，悦志，微

微动气。黄帝说:不能一起食用茶叶与韭,否则会使人身体沉重。

蕃荷菜(薄荷) 性味苦、辛、温,无毒。可长期食用,能却肾气,使人口气香洁,其主要功能是辟除邪毒,消除因劳损而致的疲困。身体瘦弱疲倦的者若长期食用,会引动消渴病,故此类人不可长期服用之。

苍耳子 性味苦、甘、温,其叶性味苦、辛、微寒、涩,有小毒。主治风头寒痛、风湿痹、四肢拘急挛痛,消除恶肉死肌、膝痛、水毒。长期服用能益气,使人耳目聪明,强志,轻健身体。又名"胡苍"、"地葵"、"謙"、"常思",蜀地的人称它为"羊负来";秦地的人称它为"苍耳";魏地的人称它为双刺。黄帝说:戴甲苍耳不能与猪肉共食,否则会害人。食甜粥时,又用苍耳甲来加入,就会成走注病即风痹。另外,两胁也会患病。立秋后注意不要食它。

食茱萸 性味辛、苦、大温,无毒。在九月采收,存放陈久的为好,其子实闭口者有毒,不能使用。其主要功能是止痛下气,除咳逆,除五脏中寒冷,温中,治各种冷实不消证。其生白皮主治中恶腹痛,止齿疼。其细根用于驱除三虫、寸白虫。黄帝说:在六、七月不可食用茱萸,否则会伤神气,引动人体内伏藏的邪气。对咽喉不通彻、被贼风所侵、口歪不能说话者,取一升茱萸,去除黑子及合口者,又取三升好豉,用清酒和熬此二物四、五沸,取汁来每次冷服半升,每日三次,得小汗即愈。蛋螫人,嚼茱萸敷贴上即止。

蜀椒 性味辛、大热,有毒。主治邪气,温中下气,治留饮、宿食,能使痛者作痒、痒者作痛。长期食用会使人乏气、失明。又主治咳逆,驱逐皮肤中寒冷,消除死肌,治湿痹痛、心下冷气,除五脏六腑之寒、全身骨节中积冷、温疟、大风、自汗,止下利,散风邪。合口的蜀椒对人有害,其中黑子有小毒,其功用是下水。张仲景说:可以炒来用。黄帝说:十月不要食椒,否则损伤人的心脏,使血脉伤。

干姜 性味辛、热,无毒。主治胸中胀满、咳逆上气,温中,止漏血出汗,驱逐风湿痹、肠澼下利、寒冷腹痛、中恶、霍乱、胀满、风邪诸毒、皮肤间结气,止唾血,生用功效更佳。

生姜 性味辛、微温,无毒,辛味归入五脏。主治伤寒头痛,去痰,下气,通汗,消除鼻中壅塞、咳逆上气,止呕吐,消除胸膈上臭气,宣通神志。黄帝说:在八、九月食姜会伤人之神而损寿,故八、九月不可食。胡居士说:姜能杀腹内长虫,但长期服用会使人少志少智,有损心性。

董葵 性味苦、平,无毒。长期服用能消除人心中烦急,引动痰冷,而身重多懈堕。

芸台 性味辛、寒,无毒。主治腰脚痹,若曾经患腰脚痛的人,不能食,否则必定会加剧病情。又能治游肿丹毒,加重胡臭,解禁咒之类,此典故出于《五明经》。其子实主治梦中泄精,与鬼交合者。胡居士说:世人称它为寒菜,特别辣,患胡臭的人食它后,就会加剧病情。陇西羌族中多种植来食用。

竹笋 性味甘、微寒,无毒。主治消渴,通利水道,增强气力,可长期食用。患有冷症的人食后会使心脏痛。

野苣 性味苦、平,无毒。长期服用可使身体轻健,睡眠减少。黄帝说:不能一起食用野苣与蜜,否则会发作痔病。

白苣 性味苦、平,无毒。食用它能增强筋力。黄帝说:不能共食白苣与酪,否则必生虫。

茴香菜 性味苦、辛、微寒、涩,无毒。主治霍乱,辟热,消除口气。臭肉和水煮,下少许茴香菜,则无臭气,故叫茴香;酱臭,加入茴香末也香。其子实主治蛇咬之疮长期不愈,可捣茴香子来敷上。又治九种瘘病。

蕈菜 性味苦、寒,无毒。主治小儿火丹,各种毒肿,除暴热。

蓝菜 性味甘、平,无毒。长期食用对肾特别有好处,并能填髓补脑,安利五脏,调和六腑。胡居士说:河东陇西羌胡人普遍种植来食用,汉族地带少有。其叶长大厚,煮来食用很甘美,经冬而不死,春季也有花,其花为黄色,生角结子,其子实对于治疗睡眠过多有特效。

扁竹轩 性味苦、平、涩,无毒。主治浸淫疥瘙疽痔,杀三虫,治女人阴蚀。扁鹊说:熬扁竹叶汁来给小儿冷服,可治蛔虫。

芹菜 性味苦、酸、冷、涩,无毒。其主要功能是增强筋力,消除伏热,治五种黄病,使用时生捣绞取汁,每次冷服一升,每日二次。

黄帝说:在五月五日莫食一切菜,否则会滋生百病。凡一切菜都须熟煮热食。时行病痊愈后,又食一切肉并蒜,食完后就性交,引起时行病复发的必死。时行病痊愈后未恢复健康,就食生的青色的菜,手足必青肿。时行病痊愈而未恢复健康,就食青色的菜,食完后又性交的,病复发,必死。在十月莫食被霜打过的菜,否则会使人面上无光泽,目涩痛,又可能发作疟疾、心痛、腰疼,或导致心疟,发病时手足十指爪甲都显青色,困顿痿疲。

谷米 第四

薏苡仁 性味甘、温,无毒。主治筋拘挛不能屈伸、长期患风湿痹、下气者,长期服用能使身体轻健增强气力。其根生用能下三虫。名医说:薏苡仁能消除筋骨中邪气导致的四肢麻木,通利肠胃,消除水肿,增强人的食欲。又名赣,又名感米,蜀地之人普遍种植来食用。

胡麻 性味甘、平,无毒。主治内脏受伤而虚弱羸瘦者,能补五脏,增强气力,生长肌肉,填补髓脑,使筋骨坚强,并用于治疗金疮,止痛,以及治伤寒温疟大吐后的虚热困乏。长期服用使身体轻健,延年益寿,明耳目,耐寒暑。将胡麻来做成油,其性味微寒,主要功用是通利大肠,治产妇胞衣不落。生胡麻用来摩疮肿,可以使秃发再生,消除头面游风。又名巨胜,又名狗虱,又名方茎,又名鸿藏。其叶名青蘘,主治初暑热所伤,其花主要功用是使秃发再生,在七月采收生长在最高枝头者,阴干后使用。

白麻子 性味甘、平,无毒,宜于肝。能补中益气,使人肥健不老。治中风汗出,行水,通利小便,破积血风毒肿,恢复血脉,治产后、哺乳后疾病。能使头发长

食治·卷二十六

长,可作为沐药,长期服用可延年益寿。

饴 性味甘、微温,无毒。其主要功用是补虚冷,增强气力,止肠鸣、咽喉痛,除唾血,消却忽然咳嗽。

大豆黄卷 性味甘、平,无毒。主治长期风湿痹、筋挛膝痛,除五脏胃气结积,益气,止毒,消除面部黑痣及雀斑,润泽皮肤毫毛,宜于肾。

生大豆 性味甘、平、冷,无毒,生捣来用,用淳醋调和来敷涂,能治一切毒肿,并止痛。熬汤来冷服,能杀鬼毒,逐水胀,除胃中热,消除风痹、伤中、淋露,下瘀血,散五脏结积、五脏冷寒,杀乌头毒,解百药之毒。长期服用,会使人身体沉重,故不能长期服用。其炒过的屑,性味甘、温、平,无毒。主治胃中热,消除身肿,除痹,消谷,止腹胀。在九月采收。黄帝说:服大豆屑忌食猪肉,炒豆不能给一岁以上十岁以下的小孩吃,食后又接着吃猪肉的,必气壅而亡。

赤小豆 性味甘、咸、平、冷,无毒。主要功用是下水肿,排脓血。又名"赤豆",不可长期服用,否则会使人枯燥。

青小豆 性味甘、咸、温、平、涩,无毒。主治寒热、热中、消渴症,止泄利,通利小便,消除吐逆、腹胀满。又名"麻累"、"胡豆"。黄帝说:青小豆和鲤鱼鲊一起吃,会使人肝黄,五年成干痟病。

大豆豉 性味苦、甘、寒、涩,无毒。主治伤寒头痛、寒热、辟除瘴气恶毒、烦躁满闷、虚劳喘吸、两脚疼冷,杀六畜胎子诸毒。

大麦 性味咸、微寒、滑,无毒。宜于心。主治消渴,除热。长期食用使人多力健行。温湿后做麦芽,消食和中。炒末使之赤黑,捣做细面,可止泄利,用清醋浆调和来服用,白天服三次,夜间服一次。

小麦 性味甘、微寒,无毒。主要功用是养肝气,消除客热,止烦渴、咽喉干燥,通利小便,止漏血唾血,可作成曲,六月做成的曲,性味温,无毒。主治小儿癫痫,食物不消化,下五痔虫,平胃气,消谷,止利。做成面的性味温,无毒,不能消热止烦。多食,会助长宿癖,加重邪气而难以治疗,故不可多食。

青粱米 性味甘、微寒,无毒。主治胃痹,热中,除消渴,止泄利,通利小便,增强气力,补中,使身体轻健,延年益寿。

黄粱米 性味甘、平,无毒。主要功用是益气和中,止泄利,人们称它为"竹根米",受风或卧湿地而致的寒中之疾,亦可消除。

白粱米 性味甘、微寒,无毒。主要功用是除热,益气。

粟米 性味咸、微寒,无毒。主要功用是养肾气,消除骨痹,热中,益气。

陈粟米 性味苦、寒,无毒。主治胃中热邪,消渴,通利小便。

丹黍米 性味苦、微温,无毒。主治咳逆上气、霍乱,止泄利,除热,消除烦渴。

白黍米 性味甘、辛、温,无毒,宜于肺。主要功用是补中益气。不能长期食用,否则会多热,使人烦躁。黄帝说:一起食用五种黍米与葵,会使人成痼疾。另外,以干肉加入五种黍米中储藏而食用的,据说会使人闭气。

陈米 性味咸、酸、微寒,无毒。除烦热,下气,调胃,止泄利。黄帝说:久藏的干肉放在米中满三个月,人不知而食后,会有害于人。

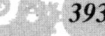

谷芽　性味苦、微温，无毒。主治寒中，下气，除热。

秫米　性味甘、微寒，无毒。主治寒热，通利大肠，治漆疮。

酒　性味苦、甘、辛、大热，有毒。能助行药势，杀百邪恶气。黄帝说：严重下痢后饮酒的人，膈上变为伏热。食生菜饮酒，不要灸腹，否则会使人肠结。扁鹊说：长期饮酒的人，会腐肠烂胃，溃髓蒸筋，伤神损寿。醉酒后睡在风吹的地方，或用扇子自己扇凉，皆会变成恶风。醉酒后用冷水洗浴，会变成疼痹。大醉后出汗，应当用粉来敷满全身，使其自干，否则会发作为风痹。平素没有做这些准备，吃饭后，就不要再饮酒，这样终身也不会干呕。饱食后，多饮水及酒，会成痞癖。

扁豆　性味甘、微温，无毒。主要功用是和中下气。其叶性平，主治霍乱吐下不止之症。

稷米　性味甘、平，无毒。主要功用是益气安中，补虚，和胃宜脾。

粳米　性味辛、苦、平，无毒。主治心烦，断绝下利，平和胃气，生长肌肉，温中。另一种为生粳米，性冷；炒粳米，性热。

糯米　性味苦、温，无毒。主要功用是温中，增强食欲。多热，会使大便燥结。

醋　性味酸、温、涩，无毒。主要功用是消痈肿，散水气，杀邪毒，与血一起运行。偏鹊说：食醋过多，会损伤人的骨。醋能调谐各种药，消毒。

荞麦　性味酸、微寒，无毒。食后难以消化，而引动大热风。其叶生食会引动刺风，使人身体发痒。黄帝说：将荞麦做成面，与猪、羊肉一起热食，不超过八九顿，热风就会发作。使人眉发脱落，再生后仍然稀少，甘肃泾川、陕西杉县以北普遍患此疾。

盐　性味咸、温，无毒。主要功用是杀鬼蛊邪注毒气，下部䘌疮治伤寒、寒热，能吐胸中痰澼，止心腹忽然疼痛，坚强肌骨。不能多食，否则会伤肺多咳，使人肤色黑，损筋力。扁鹊说：盐能消除一切恶风症，有疼痛的人可炒来熨贴。黄帝说：食甜粥后，食盐就会吐，或成为霍乱。

鸟兽第五

人乳汁　性味甘、平，无毒。主要功用是补五脏，使人肥白悦泽。

马乳汁　性味辛、温，无毒。主要功用是止渴。

牛乳汁　性味甘、微寒，无毒。主要功用是补虚弱羸瘦，止渴。加入生姜葱白，可止小儿吐乳，补劳伤。

羊乳汁　性味甘、微温，无毒。主要功用是补寒冷虚乏、少血色之证，使人热中。

驴乳　性味酸、寒，另说大寒，无毒。主治大热、黄疸，止渴。

母猪乳汁　性味平，无毒。主治小儿惊痫，用母猪乳汁来喂患惊痫的小儿，神妙。

马牛羊酪、蚰蜒_{草鞋虫}　入耳后，以马牛羊酪来灌耳即出。

沙牛及白羊酥　性味甘、微寒，无

毒。主要功用是消除胸中侵入的邪气，通利大小肠，治口疮。

牦牛酥 性味甘、平，无毒。主要功用是消除诸风湿痹，除热，通利大便，消除宿食。

醍醐以牛乳制成的食用脂肪 性味甘、平，无毒，反复提炼的为好。主要功用是补虚，消除诸风痹，对消除月蚀疮有显著效果，添髓补中填骨，长期服用可以延年益寿。

熊肉 性味甘、微寒、微温，无毒。主治风痹麻木，筋急五缓。如果腹中有积聚，患寒热，羸瘦的人吃了熊肉，疾病永远不得痊愈。其脂性味甘、微寒，治法同于肉，又能消除头疡白秃、面上黑斑、食饮呕吐。长期服用强志不饥，使身体轻健延年益寿。

黄帝说：各种肉，煮不熟生不敛的，食用后会成瘕病。熊及猪二种油不能用来点灯，其烟气熏入人眼会失明，不能看很远的地方。

公羊角 性味酸、苦、温、微寒，无毒。主治青盲，明目，杀疥虫，止寒泄、心畏惊悸，消除百节中瘀结的气及风伤、蛊毒、吐血、妇人产后余痛。烧公羊角可杀鬼魅，辟虎狼。长期服用能安定心神，益气，使身体轻健。不要让它被湿气所浸，否则有毒。其髓性味甘、温，无毒，主治男人、女人伤中而导致的阴、阳气不足，消除风热，止毒，通利血脉，增强经气，用酒来和服，亦可长期服用，无损于人。

青羊胆汁 性味冷，无毒。主治各种疮，能生人身之脉，治青盲，明目。青羊之肺性味平，可补肺治咳嗽，止渴，治小便多，伤中，止虚，补不足，除风邪。其肝的主要功用是补肝明目。其心，主治忧恚，膈中逆气。其肾，可补肾气虚弱，益精髓。其头骨主治小儿惊痫，可熬汤来给小儿洗浴。其蹄肉性味平，主治男子五劳七伤。其肉性味苦、甘、大热，无毒，主要功用是暖中止痛，治乳余疾，及头脑中大风证、汗自出、虚劳寒冷等证，能补中，增强气力，安定心神止惊，有利于产妇，而不利于患时行疾病者。其头肉性味平，主治风眩瘦疾、小儿惊痫、男子五劳七伤。其骨性味热，主治虚劳、寒中、羸瘦，曾经有热证者不能食。其生脂有止下利脱肛的功效，能消除风毒，治妇女产后腹中绞痛。其肚主治反胃，治虚羸、小便频数，止虚汗。

黄帝说：羊肉与醋共食，会损伤人的心脏；亦不能与生鱼酪混合共食，否则有害于人。凡一切羊蹄甲中有珠子白的，名叫"羊悬筋"，食后会使人发癫。白羊黑头，食其脑会发作肠痈。羊肚与饭汤常常共食，久而久之会成反胃，发作噎病。共食甜粥与羊肚，使人多唾，常吐清水。羊脑猪脑，男子食后会损伤精气，降低生育能力，若要想吃的，可将它们研如粉，和醋一起吃，但最好还是不吃。一起吃青羊肝和小豆，会使人目少明。一切生羊肝与椒一起吃，会破人五脏，伤心脏，最损害小儿。更忌水中柳木及白杨木。不能在铜器中煮公羊肉来吃，否则男子损阳，女子绝阴。严重下痢后，若食羊肉髓及骨汁，会成烦热难解之证，还会引动下利，故不可食。凡是六畜的五脏，接近草时草自摇动，以及得咸醋不变色，又堕在地上也不沾污，又与犬犬也不食的，皆有毒，会害死人。在六月食羊肉，会使人的神气受到损伤,故不可食。

沙牛髓　性味甘、温,无毒。主要功用是安定五脏,平和胃气,疏通十二经脉,调理三焦,温暖骨髓,补中,延续绝伤,增强气力,止泄利,除消渴;都用清酒来调和,温热后服用。其肝主要功用是明目;其胆可与百药共制成丸,性味苦、大寒,无毒,除心腹热渴,止下利,消除口焦干燥,益目精;其心主治虚妄,其肾除湿痹,补肾气,益精;其齿主治小儿牛痫;其肉性味甘、平,无毒,主治消渴,止吐唾出涎,安中,增强气力,养脾胃之气。不能常食,否则会引发旧病。自死的沙牛不能吃,但其喉咙主治小儿脾证。

黄犍沙牛黑牯牛尿　性味苦、辛、微温、平,无毒。主治因水肿而腹部和脚都胀满的患者,通利小便。

黄帝说:自死的乌牛头向北方的,食其肉有害于人。一切在盛热时突然死去的牛,不能吃,吃后会发作肠痈。患甲蹄的牛,食其蹄中拒筋,会使人发作肉刺。独肝牛肉食后会被毒死,牛食蛇而成独肝。患疥的牛马肉食后使人身体发痒。共食牛肉与猪肉,必定会生寸白虫,直接将黍米、白酒、生牛肉共食,也会生寸白虫,大忌。下利的人,食自死牛肉后必定更加严重。共食一切牛马乳汁及酪与生鱼,皆会成鱼瘕症。六畜的脾脏,人一生之中最好也莫食。在十二月莫食牛肉,否则会损伤人的神气。

马心　主治健忘。其肺主治寒热,筋痿。其肉性味辛、苦、平、冷,无毒,主治伤中,除热,下气,生长筋脉,强腰脊,使人壮健,强志畅意,使身体轻健,不饥饿。黄帝说:自死的白马,食其肉有害于人。白马黑头,食其脑会使人发癫。白马鞍下的乌色深入肉里者,食后会损伤人的五脏。下痢的人,食马肉后必然加剧病情。白马而青蹄,其肉不能食。一切马的汗气及毛都不能入食中,否则对人有害。每个因食马肉而心烦闷的人,饮美酒就能化解,饮白酒则会更加严重。在五月不要食马肉,否则会损伤人的神气。

野马阴茎　性味酸、咸、温,无毒。主治男子阴茎痿缩,少精。其肉性味辛、平,无毒。主治人马痫、筋脉不能自收、周痹、肌体麻木等证。不能食用病死的野马。

驴肉　性味酸、平,无毒。主治风狂,愁忧不乐,能安定心气。病死的驴不能食用。其头烧却毛,煮取汁,用来浸曲酿酒,对恶风证而颤抖不休者有特别的疗效,其皮也能治恶风证。

狗阴茎　性味酸、平,无毒。主治伤中,男子阳痿不起。

狗脑　主治头风痹、下部䘌疮、疮中息肉。其肉性味酸、咸、温,无毒,宜于肾,能安五脏,补绝伤劳损,久病而特别虚弱的人服用后,能使身体轻健、增强气力。

黄帝说:白犬与海鳅共食,必患恶病。白犬自死不伸出舌头的,食后有害于人。犬在春月多会发狂,若见其鼻起红斑而干燥,即将要发狂犬病了,不能食其肉。在九月莫食犬肉,否则会使人的神气受到损伤。

豚卵　性味甘、温,无毒。主要功用是消除阴茎中疼痛,治惊痫、鬼气蛊毒,除寒热贲豚、五癃、邪气、挛缩。又名豚颠,阴干,不要让它腐烂。

豚肉　性味辛、平,有小毒。不能长期食用,否则会使人周身筋肉碎痛,乏气。

大猪后脚悬蹄甲 无毒,主治五痔,若腹中有伏热、肠痈内蚀,可取酒来浸泡半日,炙焦后使用。大猪四蹄的性味小寒,无毒,主治因鞭棍致伤而患的各种败疮。母猪蹄性味寒,无毒,熬汤来服用,可下乳汁,对于解石药毒有特效。大猪头肉性味平,无毒,可补虚弱、乏气力者,除惊痫、鬼毒、寒热、五癃。其脑主治风眩;其心性味平,无毒,主治惊邪忧恚,虚悸气逆,妇人产后中风、血气凝滞、惊恐;其肾性味平,无毒,除冷利,理肾气,通膀胱;其肝性味苦、平,无毒,主治明目;猪嘴性味微寒,没毒,主治冻疮痛痒;其肝性味微寒,无毒,能补中益气,止渴,止严重下痢,治虚弱;其肠性味微寒,无毒,主治消渴,小便频数,补下焦虚竭;其肉间脂肪性味平,无毒,主要功用是煎成各种膏药,用于破冷结,散宿血,解斑蝥、芫菁之毒;猪洞肠性味平,无毒,主治洞肠挺出血多的病症。

公猪肉 性味苦、酸、冷,无毒,主治患狂病多日不愈者。

凡猪肉 性味苦、微寒,宜于肾,有小毒,主要功用是补肾气虚竭。长期食用,会使人少精,引发旧病,削弱筋骨,封闭血脉,使人肌体虚弱,故不可长期食用。有金疮的患者食后,会加剧疮情。猪血性味平、涩,无毒,主治突然流血不止,以清酒和炒来服用;又主治中风、绝伤、头中风而昏眩、及各种淋露、贲肫暴气等证。

黄帝说:凡猪的肝脏、肺脏与鱼鲊一起食用,会发作痈疽。一起食用猪肝与鲤鱼肠、鱼卵,会损伤人之神。豚脑会损及男子阳道,临房不能行事。在八月不要食猪肺,以及与饴一起食用的,到冬天就会发作痈疽。在十月莫食猪肉,否则会损伤人的神气。

鹿头肉 性味平,主治消渴,多梦而梦中看见怪异事物者,并能生血,治痈肿。其茎筋主治劳损。其蹄肉性味平,主治脚膝骨中疼痛不能踏地者。其骨主治内虚,延续绝伤,补骨,可做酒。其髓性味甘、温,主治男子妇女伤中、脉绝、筋急痛,咳逆,用酒调和来送服。其肾性味平,主要功用是补肾气。其肉性味苦、温,无毒,主要功用是补中,强五脏,增强气力。其生肉主治中风、口歪不正,使用时锉细,用来敷贴在歪的部位上。

华佗说:用生鹿肉和生椒捣来敷贴上,使人专门看,若其口角正则赶紧除下,否则它就会把方正的口角再牵向没歪的部位去。将其角磨取一升细屑,用五升白蜜调和,以微火炒使其稍微变色,暴晒干,再捣筛,每次服方寸匕,每日三次,能使人身体轻健,增强气力,强骨髓,补绝伤。

黄帝说:"鹿胆呈白色的,食其肉对人有害。不能一起来食用白鹿肉和蒲白作羹,否则会发恶疮。在五月不要食鹿肉,否则会损伤人的神气。"胡居士说:鹿的性情惊而烈,很会辨别良草,终生常食九物,其余的不尝,群居必依傍山冈,生产时才回到洼泽中。祭祀神灵时用鹿肉,是因为它性烈而清净的缘故。凡是在服药的人,不能食鹿肉,否则服药必不得药力。这是因为鹿常食解毒之草,所以能制毒并消散各种药力。九草,指葛叶花、鹿葱、鹿药、白蒿、水芹、甘草、齐头、蒿山、仓耳、荠苨。

獐骨　性味微温，无毒。主治虚损泄精，其肉性味甘、温，无毒，主要功用是补益五脏。其髓主要功用是增强气力，使人面色悦泽。獐无胆，故性怯弱多惊恐。黄帝说：在五月莫食獐肉，否则会损伤人的神气。

麋脂　性味辛、温，无毒。主治痈肿、恶疮死肌、寒热、风寒湿痹、四肢僵直、风头肿气等证，能宣通腠理，柔润皮肤。不能让它接近男子阴茎，否则会使其阳痿。又名"宫脂"，在十月采取。黄帝说：共食生的幼鹿肉与虾汁，会使人心脏疼痛；一起吃生的幼鹿肉与野鸡，会生固疾。

虎肉　性味酸，无毒。主治恶心欲呕，增强气力，止多唾。不可热食，否则会损坏人的牙齿。虎头骨主治风邪。虎眼睛主治惊痫。

豹肉　性味酸、温，无毒，宜于肾。主要功用是使五脏安和，补脱臼损伤，使身体轻健，益气，长期食用有利于人。

狸肉　性味温，无毒。主要功用是补中，使身体轻健，益气，并治各种传染病。

黄帝说：在正月莫食虎、豹、狸肉，否则会损伤人的心神，且损寿。

兔肝　主治目暗。兔肉性味辛、平、涩，无毒。主要功用是补中益气，止渴。兔无脾，所以跑得快，大概因为兔之所属的二月时北斗星斗柄指在卯位而二月建卯，卯为木位，木克土，故兔无脾，脾为土，马无脾也跑得快。黄帝说：兔肉与獭肝共食，三日内必成遁尸；与白鸡肝、心共食，使人面部失色，一年内成瘅黄；与姜共食，变成霍乱；与白鸡肉共食，使人血气不流通。在二月莫食兔肉，否则会损伤人的神气。

生鼠　性味微温，无毒。主治踒折，续筋补骨，捣来敷，三日换一次。

獭肝　性味甘，有小毒。主治鬼疰蛊毒，消除鱼鲠，止长期咳嗽，使用时皆烧成灰，用酒调和来服。獭肉性味甘、温，无毒，主治时病疫气，牛马时行病，都煮取汁来冷服，治六畜病时灌入其口。

狐阴茎　性味甘、平，有小毒。主治女人绝产，阴中痒，小儿阴疝卵肿。狐肉并五脏及肠肚，性味苦、微寒，有毒，主治蛊毒、寒热、五脏固冷、小儿惊痫、成年人狂病见鬼证。

黄帝说：麋肉与鹄肉一起吃，会发作症瘕。青蹄的野猪，不能食。以及兽红足者也不能食。自死的野兽头向北方倒伏在地者，不能食。兽有歧尾的，不能食。在十一月莫食经过夏天的臭脯肉，否则会成水病，发作头昏眩、男子阴痿等证。在甲子日莫食一切兽肉，大吉。鸟飞来投人不肯离去的，其口中必有物，拨开其口而看却无的，拔其一毛，然后放飞，大吉。一切禽兽自死而无伤处者，莫食。在三月三日莫食鸟兽五脏及一切果菜五辛等物，大吉。

丹雄鸡肉　性味甘、微温，无毒。主治女人崩中漏下、赤白沃，补虚温中，能治愈久伤、不肯痊愈的乏疮，通神，杀恶毒。

黄雌鸡肉　性味酸、咸、平，无毒。主治伤中，消渴，小便数而不禁，肠澼泄痢，补益五脏，治绝伤、五劳，增强气力。鸡蛋黄性味微寒，主要功用是消除热火灼烂所导致的疮，可做琥珀，乃神物。其卵白汁性味微寒，主治目热赤痛，消除心下伏热，止烦满、咳逆、小儿泄痢、患难产、胞衣不出等证的妇人，食用时生吞。

白雄鸡肉　性味酸、微温，无毒。主要功用是下气，驱除狂邪，安和五脏，治伤中、消渴。

乌雄鸡肉　性味甘、温，无毒。主要功用是补中，止心痛。

黑雌鸡肉　性味甘、平，无毒。主要功用是除风寒湿痹、五缓六急，安胎。

黄帝说：一切鸡肉与鱼肉汁一起吃，会成心瘕。鸡有五种颜色的，食其肉必发狂。若有六趾四距的黑鸡、白头家鸡及野鸡，鸡蛋有八字纹，鸡及野鸟死后不伸足爪者，吃后有害于人。鸡蛋清与蒜一起吃，会使人短气。一起蒸食鸡蛋与鳖肉，有害于人。鸡肉与獭肉共食，会发作遁尸注，这种病是药所不能治的。食鸡蛋时吃生葱，会变成短气。共食鸡肉与犬肝肾，对人有害。共食生葱与鸡、犬肉，使人肛门终身流血。一起吃乌鸡肉与鲤鱼肉，会生痈疽。鸡、兔、犬肉一起食，必泄痢。一起吃野鸡肉与家鸡蛋，会发作遁尸症，仿佛有尸鬼缠身，四肢百节疼痛。小儿五岁以下未断乳的，不能食鸡肉。在二月莫食鸡蛋，否则会使人常恶心。在四月莫食暴鸡肉，否则会发作内疽，在胸膈下出漏孔，男子少阳，妇女绝孕，虚劳乏气。在八月莫食鸡肉，否则会损伤人的神气。

雉肉　性味酸、微寒，无毒。主要功用是补中益气，止泄利。长期食用会使人瘦。雉𦯁主治蚁瘘。黄帝说：在八月建酉日食雉肉，会使人短气。在八月莫食雉肉，否则会损伤人的神气。

白鹅脂　主治忽然耳聋，熔化其脂来灌耳。其毛主治射工水毒。其肉性味辛、平，利五脏。

鹜肪　性味甘、平，无毒。主治风虚、寒热。其肉能补虚乏，消除邪热，安和脏腑，通利水道。黄帝说：在六月不要食，否则会损伤人的神气。

鸳鸯肉　性味苦、微温，无毒。主治瘘疮，用清酒来浸，先将鸳鸯肉炙烤热，用来敷贴在瘘疮上，也可炙来服下。又治相思成梦者。

雁肪　性味甘、平，无毒。主治风挛拘急，偏枯，血气不通利。其肉性味甘、平，无毒，长期服用长鬓发须眉，益气，使人不饥饿，使身体轻健，耐暑。黄帝说：在六月不要食雁肉，否则会损伤人的神气。

越燕屎　性味辛、平，有毒。主治杀蛊毒鬼注，驱逐不祥邪气，破除五癃，通利小便，炒香来用可治口疮。越燕肉不能食。黄帝说：在十一月不要食鼠肉燕肉，否则会损伤人的神气。

石蜜　性味甘、平，微寒，无毒。主治心腹邪气、惊痫痉，安和五脏，治各种先天不足，益气补中，止腹痛，解百药毒，消除众病，调和百药，温养脾气，消除心烦，治饮食不下，止肠澼，除肌中疼痛，治口疮，明耳目。长期服用可以强志，使身体轻健，不饥饿，耐老，延年如神仙。又名"石饴"，像膏一样白的为好，即现在各处山崖上的野蜜蜂酿的蜜。蜜的颜色青赤，性味酸，食后使人心烦，这种野蜂是黑色，像虻。黄帝说：在七月莫食生蜜，否则会使人忽然下痢，发霍乱。

蜜蜡　性味甘、微温，无毒。主治下利脓血，补中，续绝伤，除金疮，增强气力，使人不饥饿，耐老。白蜡主治长期泄泻，已经痊愈而又见血的病人，补绝伤，利小儿，长期服用使身体轻健，不饥饿。

这种蜜蜡生在蜜房,或木石上,恶芫花、百合,它就是现在常用的蜡。

蝮蛇肉 性味平,有毒,用它来酿酒可以去癫疾、诸九瘘、心腹痛等证,消除结气,除蛊毒。蝮蛇腹中所吞的鼠性味平,有小毒,主治鼠瘘。

原蚕雄蛾 性味咸、温,有小毒。主要功用是增强精气,强男子阳道,交接不倦,对治疗泄精有特别疗效。不用相连的。

鲫鱼 性味甘,无毒。主治百病。

鳗鲡鱼 性味甘、大温,有毒。主治五痔瘘,杀诸虫。

鳝鱼肉 性味甘、大温,黑色的无毒。主要功用是补中养血,治沈唇,在五月五日捕取。其头骨性味平,无毒,烧来服用可止长期下痢。

鲜鲜鱼 性味平,无毒。主治少气、呼吸困难,足不能站立之证。黄帝说:在四月莫食蛇肉鲜肉,否则会使神气受到损害。

乌贼鱼骨 性味咸、微温,无毒。主治女子漏下赤白经汁、血闭、阴蚀肿痛、寒热、症瘕、不育、惊气入腹、绕脐腹痛、男子阴中痛而肿等证,使人能生育。乌贼鱼肉性味酸、平,无毒,主要功用是益气强志。

鲤鱼肉 性味甘、平,无毒。主治咳逆上气、瘅黄,止渴。黄帝说:食桂后接着食鲤鱼肉,对人有害。腹中宿有症病的人食鲤鱼肉,对人有害。

鲫鱼 性味甘、平,无毒。主治一切疮,使用时烧成灰,以酱汁调和来敷,每日二次,并能消除肠痈。

黄帝说:鱼的白目不能食。鱼有角的,食后会发心惊,有害于人。无肠胆的鱼食后,三年内男子阳痿不起、妇女绝孕。鱼身有黑点的,莫食。一起吃任何鱼与菜,会发作蛔虫蛲虫。一切鱼尾食后对人无益,多有勾骨着人咽喉,有害于人。白背的鱼也莫食,凡赤鳞的鱼莫食,无腮的鱼莫食。食无全腮的鱼后,会发痈疽。鲋鱿鱼对人无益,其尾有毒,可治齿痛。鲵䱉鱼有毒,不能食。在二月庚寅日莫食鱼,大恶。在五月五日不要用鲤鱼卵与猪肝一起吃,否则必不消化,成恶病。下痢的病人食一切鱼,必加剧,导致困扰难治。共食秽饭、腐肉、臭鱼,对人有害。在三月莫食海中沙鱼肉及一切鱼肉,否则会使人饮食不化,引发旧病,损伤人的神气,失气恍惚。

鳖肉 性味甘、平,无毒。主治伤中,益气,补不足,疗脚气。黄帝说:在五月五日一起吃鳖卵与鲍鱼卵,会发作瘅黄。鳖腹下成五字的,不能食。鳖肉、兔肉与芥子酱一起吃,对人有损。三足的鳖食后,对人有害。一起吃鳖肉与苋蕨菜,会发作鳖瘕,对人有害。

蟹壳 性味酸、寒,有毒。主治胸中邪热宿结痛、口歪面肿之证。用散漆烧蟹壳,会引来老鼠。蟹黄能解结散血,愈漆疮,养筋益气。

黄帝说:蟹目相对足有斑的,食后有害于人。在十二月莫食蟹鳖,否则会使人的神气受到损伤。龟鳖肉与猪肉一起吃,对人有害。秋果菜与龟肉一起吃,会使人短气。饮酒时吃龟肉及菰白菜,使人生寒热。在六甲日莫食龟鳖的肉,否则会使人的心神受到伤害。螺、蚌与菜一起吃,会使人心痛三日发一次。无须的虾,腹下遍体乌色的,食后有害于人,大忌,莫轻视。在十一、十二月莫食虾、蚌等带硬壳的动物。

养性·卷二十七

养性序第一

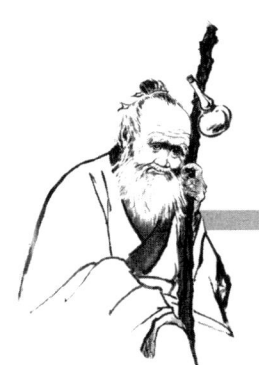

扁鹊说:黄帝说,每一昼夜滴漏下水一百刻。一刻时间,人大约呼吸一百三十五次,十刻呼吸一千三百五十次,百刻呼吸一万三千五百次。人生在世,不过数息之间,的确如此啊!哎!以前的人们只知叹息时光的流逝,而为什么不去做些有益生命的事情来自补呢?我常常想:一天一夜有十二个时辰,十天十夜有一百二十个时辰,百天百夜有一千二百个时辰,千天千夜有一万二千个时辰,万天万夜有一十二万个时辰,这正好是三十年的时间。假若长寿的人能活到九十岁,也只能拥有三十六万个时辰。区区一百年,仅在片刻之间,生命如此短暂,就是与朝菌、蟪蛄也不能相比啊。为什么不善自摄养,而是放纵自己的情欲,孜孜不倦地追逐名利,挖空心思地去谋求虚名,直到老死也不满足呢?故修身养性的人懂得这个道理,对待名和利这些东西,他们向来都是看得很淡;对待非名非利的东西,也同样可有可无的,故他们到死也不会遇到什么危厄。我慨叹时下世风怪僻,人们都放纵淫逸而丧失性命,于是就趁无事空闲的日子,粗略地写下有关养性的内容,用以褒扬人伦之道,有同样心态的君子可以与我做志同道合的同路人。

养性,即通过修炼使人的秉性趋向善的方面。若人性本来就是善的,即使不去修炼不会有什么危害;当人性趋向善以后,人的身体内外皆受不到百病侵袭,祸乱灾害也就无从生成,此乃养性的要旨。善于养性的人,总是在疾病尚未发作之前就懂得防范,这是他们的原则。所以养性的人,不仅仅是服食药饵、修炼功法,而且还兼修多个方面的品行,如果各个方面的品行完备了,即使断绝了药饵,也足以享受天年。德行不完备者,纵然服食玉液金丹,也不可能长生不老。故老子曰:善于摄养的人,周游各地也不会遇上诸如老虎、犀牛之类的猛兽,这就是他完备的道德带来的福祉,长寿岂能靠服食药饵就能获得呢?德行完备的圣人之所以要用药饵,是用它来挽救有过失的人。愚昧的人长期患病却不去修炼,哪怕只是一种品行,一生疾病缠身也终无后悔之心。这就是像岐伯、医和、巫彭、俞跗那样的良医,如今已不复存在的原因。

嵇康说过,养生有五大难处:第一难是名利之心不除;第二难是喜怒之意不去;第三难是声色之心不除;第四难是膏粱厚味不绝;第五难是神情忧虑精神散乱。只要有这五难存在，虽然心里渴望长寿，口里吟诵的是养生的至理名言，吃的是食物的精华，呼吸的是天地精气，也只能损害人的操节、缩短人的寿命。只要心中无这五种杂念，于是日渐增加诚信，道德日渐周全，不刻意祈善而自有福气，不求长寿而寿元自延，这就是养生的大旨。然而或许还有一类人，他们时刻把仁义谨记在心中，但却未做多少善事，这种情况或许又稍次了。

黄帝问岐伯说：我听说上古时候的人们，都能活到一百岁，而动作还没有显出衰老的迹象。如今五十岁的人们，动作就显得很衰老了。这是时代不同了呢，还是人们已失去了养生之道的缘故呢？岐伯说：上古时代的人，大都懂得养生的道理，效法自然，明白术数，饮食有节，作息有一定的规律，不妄事操劳，故能够使形体和精神两相称合，享尽天年，度过百岁才死去。而现在的人就不是这样了，他们把酒当作水浆来饮，习惯于好逸恶劳，酒醉至极还肆行房事，纵情色欲，因而使精气竭尽，真元散失。不知道保持精气的充沛，不明了固守精神的重要，只图一时快乐，作息无规律，违背了养生的真正乐趣，故五十岁的人便已衰老。

在上古时代，对于深明修养道理者的教诲，人们都能够遵从。对于四时不正的虚邪贼风，都能够适时回避；同时思想上保持恬淡虚无，真气居藏于内，精神内守而不耗散，这样病从何而来？所以他们精神都很安闲，清心寡欲；心境安定，无忧无虑；形体虽劳，并不过分疲倦；真气平和而调顺；心想事成，吃什么都香甜，穿什么都舒服，随遇而安，无虚荣，不妒忌彼此间地位的高下，人们皆朴实自然，平易近人。因此不正当的嗜好，也不会干扰他们的视听；淫乱邪说，也不能迷惑他们的心志；不论愚者、智者、贤者、不肖者皆不惧怕外物影响自己，因为他们所做的一切皆一致于养生之道。总之，他们之所以能够活到百岁而动作还不衰颓，是因为他们的养生之道完备而无偏颇啊！因此，人们的长寿与否取决于是否有所节制，若将息调理得当，就会长生不死；恣情纵欲，那么生命就如同早晨的露水般短暂。

岐伯说：人活到四十岁，体内阴阳之气自然地去了一半，日常起居就显得衰老了；到五十岁会身体沉重，耳朵不聪眼睛不明；到了六十岁，气力就会极度衰弱，九窍不通利，下虚上实，涕泪时常流出。因此说：知道这个道理的人会时刻注意，于是身体可保强健，不通晓这个道理的人肆意妄为，于是容易衰老。人身体的秉赋起初都差不多，到后来却不尽相同。聪明的人审察相同之处，愚昧的人审察不同之点。到后来，愚昧的人气力不足，聪明的人气力有余。有余就会耳聪目明，身体轻强，老当益壮，身体强壮的就会更加注重事物的自然之理。因此圣人恬淡无为，淡泊滋味，让身心畅快适意，使精神得以固守，于是圣人生命无穷，与天地齐寿。此乃圣人修身养性的方法。

春季三个月，万物复苏，天地间生气勃发，草木欣欣向荣。人们宜当夜卧早起，在庭院中散步，披散开头发，舒缓形体，使神智随着春天的生发之气而舒畅活泼。一定要应和这春阳生发之气而决不能折逆。此乃适应春天生养的方法，

违背了此法,则会伤肝,到了夏天,就要得寒主的病。因为春天生养不足,供给夏季盛长的物质基础也就差了。

夏季三个月,草木繁盛秀美,天地阴阳之气相交,各种植物皆开花结果。人们应该夜卧早起,不要厌恶白天太长,保持心平气和,容色才会显得秀美,并使腠理宣通,夏气疏泄,就好像"所爱在外"。这就是适应夏天"长养"的道理,若违反了这一道理,心会受伤,到了秋天,就会得疟疾。因为夏天长养的基础差了,供给秋天收养的能力也就差了,冬天到来时,就会生病。

秋季三个月,草木自然成熟,金风渐来,天气劲急;暑湿之气已去地气清朗。这个季节,人们应早睡早起,与鸡俱兴,安定意志,藉以舒缓秋天收敛肃杀之气。意志怎样才能得到安定呢?即精神内守不急不躁,平和秋天肃杀之气;不使意志外弛,使肺气清朗。这就是适应秋天"收养"的方法。若违背了,则易伤肺,到了冬天,就要生完谷不化的飧泄病。因为秋天收养的基础差了,供给冬季潜藏之气的能力也就差了。

冬季三个月,万物生机潜伏闭藏,水结冰、地冻裂。这时,人们勿扰动阳气,应早睡晚起,一定要等到日光显露再起床。使意志如伏似藏,像有私心似的,又如已有所得。还应该避寒就温,不要让皮肤腠理开泄出汗,从而使阳气衰竭。这就是适应冬季藏伏的方法。若违背了,肾易受伤,到了春天,就要得痿厥病了。因为冬天闭藏的基础一差,供给春季生养的能力也就差了。

自然的春、夏、秋、冬四季依次推移,形成了生长收藏的规律;又有金木水火土的变化,产生了寒暑燥湿风的气候。人有五脏,五脏化生出五气,发为喜怒悲忧恐这些不同的情志。故大喜大怒,皆可伤气。寒暑外侵,则会损伤形体。大怒会伤阴气,大喜会伤阳气。因此说对于喜怒如不加以调节;不善于调适寒暑,就不会使生命安固。若人们能顺应四时进行摄养,就会免受夭折枉死。

仲长统说:王公大人的宫室中,美女上千;卿士的院子里,侍妾数百。这些人白天沉湎于歌舞升平、纸醉金迷的生活,夜晚则放纵情欲,耗竭精血。整天不问世事,漠然视之。耳中弥漫的是靡靡之音,眼睛中满是淫面邪色。宴乐则足不出户,出游则放荡不归。上面有王公如此的先例,下面众多的人就会竞相效仿。以致生育紊乱,结婚生子太早,甚者孩童就已结婚;有的患有疾病而肆行交媾,这样精气薄恶,血脉不充,婴儿先天便气血不足。等到降生后,养护又不得法,用丝绵絮来包裹身体,用燥烈的五味来削损脏腑,使得先天气血不足的婴儿更加虚弱、柔脆。而婴儿还未长大成人时,又在环境的熏陶下,恣情纵欲。这样的的人世代相传,病也随之代代相传。加上国家无医术高明的医生,或医生无良好的职道德和信诚的工作态度,常常出现误治和过失,恰逢患上某种疾病,因误治而丧命就在所难免了。故曰:如今少有百岁寿星的原因,正是由于人们行为的不检点。

抱朴子说:有人问导致身体受损的,难道仅仅是色欲吗?仲长统说:哪里才只是它啊!令人长生的关键,在于房中。明智而崇高的人懂得这个道理,可以延

年除病，其次不会自己伤害自己。且若在年青力壮时，就知道用还阴丹来补脑，采撷谷物瓜果的精华，故即使不服药物，也不会少于一二百岁。不懂得养生之术的人，古人把这比作用冰杯盛汤，用羽苞蓄火。而且又因才思不足却过度思考而受伤，力量不足却强力撑举而受伤，以及深忧重喜、悲哀憔悴、喜乐过度、欲求过重、凄凄切切、久谈言笑、寝息失时、挽弓引弩、沉醉呕吐、饱食即卧、跳足喘乏、欢呼哭泣、阴阳不交等等。诸如此类对人体所造成的伤害日久天长地积累下来，积累到尽头，人便早亡了。伤害积聚到尽头也就无言养生之道了，所以养生的人，要做到：不向远处吐口水，不要疾步行进，不要极度地听，不要极度地看，不要长时间静坐，不要站立过久以致疲劳，不要睡得过度。天气寒冷之前穿上厚衣，天气炎热之前换上单衣；不在极度饥饿时吃东西，吃也不能过饱；不在极度口渴时饮水，饮也不能过多。饱食过多就会留结积聚，渴饮过多就会生成痰澼。不要过分劳累，不要过分悠闲，不要流汗，不要过多吐口水，不要车马劳顿，不要极目远望，不要多食生冷食物，不要当风饮酒，不要频频沐浴，不要幻想连翩，不要规造异巧的东西。冬天不要穿得过暖，夏天不要过于贪凉；夜晚不宜露天睡卧，睡中不宜用扇；避免大寒、大热、大风、大雾的侵害。五味不宜偏多，因为酸味伤脾，苦味伤肺；辛味伤肝，咸味伤心，甜味伤肾。五味克五脏的道理，一致于自然五行间相克的自然之理。

上述所论及那些伤害，人们并不会即刻就能觉察，是说积累日久便损命折寿。所以善于养生的人，起居遵照四时规律，劳作休息和谐而有节制，真气平和调畅；调节筋骨，就做导引功；祛疾散邪，就行吐纳之术；通行营卫之气，有补泻的方法；节宣劳逸，有予夺的机要。忍怒以保全阴气，抑喜以滋养阳气，随后先服草本、木本药物用以补救体内亏缺的东西，而后服用金丹来固守。养性的妙理，尽在其中。那些竭力追求情欲、淫乐的人，自认为达识知命，绝不拘泥于异端邪说之中，于是极力渲泄情欲，不到精疲力竭绝不罢休，此类人，听说养生之道，都不及风过耳、闪电经目。即使身体沉浸在淫逸中渐渐枯竭，真气在胭脂红粉中渐渐耗绝，自己也心甘情愿，他们又怎么可能听得进去修身养性的道理呢？他们不但不接纳，反而将此称为妖言讹言。若想让他们相信这些道理，就正如让瞎子照镜子、让聋子听音乐一样，纯属无稽之谈！

魏武帝下诏给皇甫隆：听说你年过百岁了，而体力不衰，耳聪目明，颜色和悦，这可是件大好事啊！能将你平日所服食的东西、施行修养的方法告诉我吗？如果可以传授，请呈上密函。皇甫隆上奏道：臣听说天地之间，唯有人最宝贵；人最宝贵的，又莫过于生命。广袤的大地上，自从有了人类，因劫运连连，生命犹如闪电，转瞬即逝。每当想到这些，都会感慨万分。生不再来，逝不可追，为什么不克制情欲，修身养性来保全爱惜自己呢？如今四海平定，天下太平，当施展自己的才华，传布自己的德行，活上一万年；从一万年到无穷，又当通过修道而得。但道的义理易知，实行起来却难。我曾听说道人蒯京，年已一百七十八岁，

身体却依然很强壮。他的养生秘诀,即每天早晨服食玉泉,多次叩齿,这样就能使人身体强壮面色红润,去除三虫而使牙齿坚固。玉泉,即口中的唾液。每天早上未起床的时候,嗽上满口唾液并吞咽下去,再叩齿十四遍,这叫练精。

嵇康说:丰年多病,饥年少疾。这话不假!关中地区,土地贫瘠,物产稀少,民风俭朴节约,所吃的食物不过是些酸菜肉酱而已,因此那里的人们少病而长寿;江南岭表地区,土地肥沃,物产丰富,海中的鱼陆地上的菜肴,应有尽有,故当地人多病而早亡。北方做官的人到南方上任,面对如此丰盛的物产,于是认为到了福地。故不论地位的尊卑,年龄的大小,全都尽情吃喝;夜长醉饱,四体热闷,裸露睡眠,以致积食不消。不到一月,无论大小全部生病。有的患霍乱、脚气、胀满;有的患寒热疟痢、恶核疔肿;有的患痈疽、痔漏;有的患偏风猥退,若不懂得如何医治,只好等待死亡。这样的情况,举不胜举,除了解释为水土不服之外,都不知道疾病是怎么得的。静心想想,实在令人扼腕叹息啊!因此,学习养性的人须首先明白这些道理,用以自我告诫,自我防范。

抱朴子说:一个人的身体就像一个国家,胸腹相当于宫室,四肢即如城郊边境;骨节就如下属百官,神为一国之君,血为臣,气是庶民,知道怎样调治身体就能知道怎样治理国家。君主爱惜民众,故国家安定;人爱惜气,就会保全整个身体。民心涣散国家就会衰亡,气竭绝就会身死。死去的不可能复生,衰亡的则不可能再存了。故圣人皆要将隐患消除在未发起之先,预治未发作的疾病。在事情未发生之前着手处理,而不是在事情发生之后才去挽救。民众难以豢养就容易危害国家,气难以清越就容易身体混浊。故君主如能传播威严与美德,国家社稷就可得保全;舍弃嗜欲,就可以坚固人的血气。于是本性保存,精神气固守,祛除百病,延长寿命。

道林养性第二

孙真人说:虽然经常服食药饵,若不懂得养性的方法,也难以长寿。养性之道在于经常稍事劳作,但不能使身体过分疲劳,以及不能勉强自己干力所不及的事情。流水不腐,户枢不蠹,皆在说明经常运动的水和门轴不易腐烂的道理。

养性讲究不久行、久立、久坐、久卧、久视、久听。因为久视伤血,久卧伤气,久立伤骨,久坐伤肉,久行伤筋。还不能过量摄食,不过量饮酒,不强行撑举重物,不要忧思,不要大怒,不要悲伤愁苦,不要大惊大惧,不要跳跃,不要多言,不要大笑;不要急急地去满足自己的私欲,不能经常心怀忿恨,这些皆会使人寿命受损。若不违犯这些,人则会长生。善于养生的人,一般都能做到少思、少念、少欲、少事、少语、少笑、少愁、少乐、少怒、少好、少喜、少恶。这十二条是养性的关键。多思则神殆,多念则志散,多欲则损智,多事则形体受损,多语则气乏,多笑则伤五脏,多愁则心慑,多乐则意溢,多喜就会使人头脑昏乱健忘出错,多怒则全身诸脉不定,多好又使人专逆不理,多恶则让人形体憔悴,心情不愉悦。若不根除这十二条,则会出现营卫失调,气血妄行的现象,以致丧失生命的根本。只有不多不少,适度而施为,才是养生之道。于是知道,没有外来干扰就是真人初学道时的方法。如果能做到这些,即使是处在瘟疫横行的地方,也无染疾之忧。

若想要屏绝外部干扰,就必须使五神指肝心脾肺肾,坚固不受外邪侵犯,遵循四正即言正行正坐正立正的原则,最不能胡思乱想,若经常想到纵欲,那么恶毒邪气就会乘虚而入。故孔子曰:思应无邪。应经常练习黄帝的内视法吐纳法之一,即意视身体某个部位的功法,目不外视,思想集中,想着气入五脏,五脏如同钟磬一般悬在腹中,肝、心、脾、肺、肾五脏的颜色分明,依此不间断地练习。也可在每天早上起床后,面向正南方,将两手平放在双膝上,心眼观气,气向上进入头顶,向下抵达涌泉。如此每天早上练习,就是所说的迎气。平常用鼻吸气,嘴吐气,轻轻的吐一小口,不要将嘴张得太大,如此使气出的少,而进的多。每次吃饭前,使气先入,则气为主,气为主则利血气运行,于是可达养生的目的。

凡是心中有爱,不能爱得过深;心中有恨,也不能恨得过深,否则,两者皆会损性伤神致使外邪入侵。也不可深加赞赏,也不能过度诋毁。对待各种事物,要用心平等,若觉得心性已经有所偏颇,就应该寻找原因,并加以纠正。处于贫困状态就不要认为永远贫困,处于富裕环境中也不要认为永远富裕,无论贫富贵贱,也应时常固守养生之道,不能因为贫富而使志意心性改变。应知书达理,未知的事的不要妄言,不要使自己的大功大德受到损伤,身上应常带好药,口中常说友善的话,心中不存非分之想。待人接物要诚心诚意,恭恭敬敬,不要欺诈虚伪,并常使人快乐,终身行善,即使被人攻击,也不要起恨心。因在君王面前竭尽礼数,而被人中伤,则用大道来平定自己的心情。

有道义存在的地方,就不会孤立具有崇高品德的人,不要认为行善却得不到善报,而萌生抱怨之意,仇恨之心。起居不要让心不知满足,倘若心中有不满足之处,也必须平抑,不要让不满的情绪升腾起来。人若知道满足,是上天赋予他的福祉。所到之处,也不要要求太多,要求太多就会心意疲惫而情志劳苦。一个人经常患病的原因,就是因为他不能够修身养性。平常无病之时习以为常,纵情恣欲,无所禁忌,欺罔幽明,无所不做。还说这是什么顺适性情,其实这一切皆是后来生病的根源。等到身体亏虚不堪,虚汗肆流时,即使呼唤苍天也无可奈何了。这都是因为平时粗心大意,不能很好地审察自己的行为而造成的恶果。其实只要能稍稍用点时间来反省一下自己的言行,就会知道所做的一切皆能使疾病滋生。一切疾病,并非上天注定,而都是自己一手造成的。等到一朝发病,就是医和、医缓这样的名医,也无济于事了。但人们却去诽谤医生的无

能，药无效。故理智而爱惜生命的人，时常反省，为自己的过失而羞愧内疚，约束自己的行为，常做善事。至于所居之处，不得绮糜奢华，这会使人贪得无厌，这也是导致祸害的根源。最好的居处能避风雨暑湿，幽雅朴素、干净整洁。衣服用具，不必用珍贵的金玉之类，它们能增加人的过失，过于奢华反而使人徒生烦恼。膳食不要过于丰盈，常能节约为佳。空闲时散散步，语如钟声，睡觉则采用狮子卧法右肋侧睡。并时常谨记：美食须熟嚼，生食不粗吞，问我居止处，大宅总林村。胎息守五藏，气至骨成仙。以及日食三个毒，不嚼而自清。

心性修炼平和后，还必须谨慎言语。说话读书朗诵的时候，要时常想到声音在气海中即脐下，每天太阳下山后，就不要说话诵读了，宁愿等到来日天明再进行。早上起床后只谈吉利的事情，不要计较钱财。还有吃饭时不能说话，边说话边吃饭的人，易患胸背疼痛的病。睡觉时，也不能过多地谈笑，因为五脏正如钟一样，不悬起来就不能发音，所以睡时不能发声。走路时不能说话，若要说话就必须停下来才说，否则就会使人失气。冬至那天不能言，即读诵只能语即回答问话，若有人问你，你非回答不可，则可言。

已经注意到了言语，还要节制饮食。善于养性的人，必定是饥饿以前吃饭，口渴之前饮水；吃饭要少食多餐，不会一顿吃得过多过饱，否则就会难以消化。经常保持半饱半饥的状态。过饱伤肺，过饥又伤气，吃咸又伤筋，吃酸则伤骨。所以宜吃清淡的食物，细嚼慢咽使米脂入腹，而不让酒脂入肠。如果要进食则首先要除去烦恼暴数为烦，侵触为恼。如果吃五味，不能突然发怒，过多的发脾气会惊扰元神，夜间会梦见自己高高飞扬。不必顿顿吃大肉，否则百病易生。宜少量吃肉，要多吃饭，以及少吃腌菜，同时不能吃生的蔬菜、米、小豆、陈腐臭物。不能饮浊酒和食面，否则会使气孔闭塞。不吃生肉，否则会伤胃。所有肉类必须煮熟煮烂，待凉后再吃，吃完以后应把口漱干净，这样可保护牙齿不坏，口中不臭。刚吃完热食，立即用冷醋汤漱口的，会使人口臭，患虫牙病。再如果刚吃过咸热食物，就饮用冷醋浆水，容易失声生成尸咽。因风毒热气而在咽喉生疮。凡是吃热食出汗，不要吹风，否则头疼头痛，使人目涩多瞌睡。饭后应用手按摩面部和腹部，让津液流通。然后缓缓地散步几里，回来后用粉抹腹数百遍，使食物易消化，很益人，开胃健体，不生百病。完毕之后再进行修炼，让身心畅快。吃饱后立即睡觉，就会滋生百病，食物不消化会生作积聚。吃饱后仰卧，会形成气痞，变为头风。伤于寒邪的，寒邪未解又吃热食，必成刺风。在深夜不能吃饭。又说：晚上不能过醉过饱，吃的时候不要过度思虑，否则会使人元气受损。上午九点至十一点吃饭后，不须饮酒，终身不会干呕。茅屋漏水滴在干肉上，吃后成瘕结。凡晒肉做脯，肉不能干的，必有毒；有马蜂经过或逗留的饮食，必有毒，能害人。腹内积聚不消的，勿吃鲮鲤鱼肉，有毒。湿食及酒浆面上照不出人影的，勿吃，否则会突然泄泻；若已吃且腹胀的，可用药将其急取下。每隔十日吃一次葵，葵性滑，可通五脏间的壅塞之气。蔬菜不要合心食用。饮酒不能过多,过多则尽快催吐为妙。不要饮醉,否则终身百病不除。长期饮酒,会腐烂肠胃,酒毒浸霪骨髓灼伤筋肉,损伤元神折损年寿。醉后不可当风,向阳,否则会使人发狂;又不能当风而卧,不能叫人扇风,否则都会使人即刻得病;醉后不能露天而卧,也不能卧在黍麦稻秆中,以免发癞疮;醉后不可强行进食,否则会发作痈疽、暗哑,或生疮;醉饱后不能坐车骑马跳踯;醉后不能行房事,否则,轻则生面斑、咳嗽,重则伤绝脏脉而殒命。

凡是人饥饿时应蹲着小便,若已吃饱则站着小便,做到这一点可无病。忍尿不解,会膝冷生成痹病;忍大便不解,会生成气痔。不要强行排出小便,否则两足及双膝发冷;大便不用呼气及强解,会使人腰疼目涩,顺其自然为好。

凡是遇到出泉水的山凹或水凹地带,不能久居,因常饮此泉会生瘿病。很深的阴地下的冷水不可饮用,否则必生成疟疾。饮食调和,时刻注意衣服的添减。湿衣及汗衣,皆不能久穿,否则使人生疮以及患风瘙。大汗时最好能换去衣服,不换的应赶快洗去汗水,否则会令小便不利。凡大汗时不要脱去半边衣服,这样易得偏风、半身不遂。春天不能穿单薄的衣服,否则使人伤寒患霍乱、饮食不消、头痛。衣服的增减与季节相符了,睡觉事宜也还须协调。

凡是睡觉的方向,春夏朝东,秋冬朝西。头不要朝北,墙的北面也不要安床。睡前坐在床边先脱左脚的鞋,不要在屋脊正下方睡觉。睡后不要留灯烛,否则会使魂魄及六神不安,多愁怨;头边不要放置火炉,以免日久引发火气,导致头重目赤,眼睛和鼻干涩;睡觉时耳朵不要对着风孔,风吹入耳中即患耳聋;夏季不宜露面而卧,否则使人面皮增厚,易成癣,或患上面风;冬季不要蒙头睡,这样才能够长寿。睡眠时莫把脚悬搁在高处,以免时久生成肾水以及有损房事,足冷。每每看见十步直墙,不要顺墙而卧,恐利风吹人而发癞以及身体沉重。出汗的时候不要勾床悬脚,恐日久成血痹,两足沉重、腰疼;白天不宜卧睡,否则会使人失气;睡觉时不要大声说话,恐损人气力;晚上睡觉时宜闭口,开口即失气,且邪恶之气也会从口中侵入,久而成消渴病以及血气丧失;屈膝侧卧,能益人气力,胜过正面仰卧。按,孔子强调:不要像尸体上样僵卧。所以说:睡不厌蜷,觉不厌舒。衣食寝处都适宜了,并能顺应时令气候,就是懂得了养生之道了。故善于养生的人,从不违犯日月之忌,从不相违背于年运季节。要知道一日之忌,是晚上不要吃饱;一月之忌,是阴历月末勿大醉;一年之忌,是晚上不要远行;终身之忌,是晚上不要燃烛行房。

每天晚上应固守真气。气,冬至日从涌泉出发,十一月到达膝部,十二月到达大腿,正月到达腰部,名叫三阳成;二月到达胳膊,三月到达项部,四月到达头顶,这是纯阳之气在运行,纯阴之气的运行与此相仿。故四月、十月不能行房,以避开纯阴纯阳之气运行。每个冬至日,可以在北墙下铺上厚厚的草而卧,这称做受元气。每年八月初一以后,即用微火暖足,不要让脚发冷而没有生气,应常使气在下,不要向上泄出。早春时节,封

冻未释,人们穿衣宜下厚上薄,以养阳收阴,可以继世长生;若养阴收阳,则可导致灭门之灾。所以说:冬季天地之气关闭,人的血气伏藏,不能劳累出汗,发泄阳气,否则损人。又说:冬日脑受冻,春秋脑足俱受冻,此常为圣人之法。春天宜晚睡早起,夏天和秋天宜入夜就睡且早起,冬天则应早睡晚起,做到这些,很有益于人体。虽说是早起,但并非在鸡鸣以前;虽说是晚起,也并非在日出以后。凡是冬季遇到突发的暴热天和夏季遇到突发的寒凉天,都不要受这些热邪寒邪的侵袭。患上流行疾病的人,皆为因为冲犯了这些寒热邪气引起的。此刻须调节气息,使寒热平和,可免祸患。

居处法第三

凡是人居处的地方,房屋必须周密,不能有哪怕是细小的缝隙,才不致有风邪毒气侵入。稍微感觉有风,就不要强忍久坐,必须赶快躲避;长期居住在这样的屋子里,不知不觉便会中风。以前有忽然得了偏风,四肢不遂,或身体如角弓反张,或失音不语的,都是因为忽略了这一点。身体既被风邪伤害,各种病便应运而生,邪气便趁虚而行,十有八九的患者皆因这种情况而丧命。所以房屋务必要周密,不能轻视它,千万要小心啊!不要堵塞居处的窨井和水沟,否则使人耳聋眼瞎。

凡居家或出门在外,突遇狂风暴雨、闪电雷鸣、天空阴暗、大雾等天气,宜赶快进入房中关好门窗,待一切过后才出门,否则损人。有的当时可能没有什么不适,但已留有后患。阴天大雾不利远行。

凡居家沐浴,必须在密室里,水不能太热,也不能太冷,否则都会滋生百病。冬天沐浴不能汗出淋漓,沐浴后不能触风冒冷;刚洗完头发后不要当风,头发未干不要挽髻、不要睡卧,以免患头风眩

闷、头发秃、面发黑、牙齿痛、耳失聪,以及头生白屑。饥饿时不要洗澡,吃饱后不要洗发。洗发后须少吃些许饮食。夜间洗发后,要吃点东西再睡觉,否则会使人心虚、汗多、梦多。凡用过夜的蒸饭水洗浴,会生癣,洗脸则脸上无光泽,洗脚则脚疼痛以及生甑畦疮。用热淘米水洗头,再用冷水清洗,会生头风。用饮水来沐头,也会发作头风。患流行病后,则刚出汗而缓解时,不要用冷水洗浴,恐心包受到损害而不能恢复。

凡居家,应时常戒约全家老少,稍有不适就要早点说出来,不要隐瞒和忍耐,恐过时不知,便成重病,而不可救治。稍感不适,即按摩搓揉身体,让百节通利,使邪气得以宣泄。平时无论有事无事,常须隔日踩背和四肢一次。头项不适就要着重踩,这样即可避免流行疾病的侵害。其中的妙处,这里不再一一赘述。

凡居家或远行,应常常随身携带熟艾一升,以及备急丸、避鬼丸、生肌药、甘湿药、疗肿药、水银、大黄、芒硝、甘草、干姜、桂心、蜀椒。不必再准备其他药了,

这些都是必不可少的常备药,还要随身携带一两卷百一备急药方,以及避毒蛇、蜂、蝎毒的药。

凡自觉十日以来身体健康的,即须灸三数穴来泄风气,每日必须调气补泻,按摩导引为佳。不要认为自己会永远健康,常常应当居安思危,预防各种疾病。凡是手痉挛无力者,春秋两季皆应吃一次转泻药,则不会患流行疾病。

按摩法第四

◆ 竺国按摩法十八势

一、两手相握,如洗手一样扭转。

二、两手交叉,反复向胸前翻转。

三、两手相握,一同按压胫骨,左右相同。

四、两手重叠按大腿,慢慢扭转身子,左右相同。

五、用手如拉五石力之重弓,左右姿势相同。

六、握拳向前击,左右姿势相同。

七、如推石头一样,左右姿势相同。

八、握拳行扩胸运动,左右姿势相同。

九、平坐,身体微微倾斜,如推山状,姿势左右相同。

十、两手抱头,宛转至大腿部位,这是抽胁动作。

十一、两手撑地,缩身屈背,向上挺身三次。

十二、两手反敲背部,左右姿势相同。

十三、平坐,伸直二脚,再用一只脚向前虚拉,左右姿势相同。

十四、两手撑地回头,这是虎视法,左右姿势相同。

十五、站立,扭转身子三次。

十六、两手交叉,将左、右脚分别踏在手中,左右姿势相同。

十七、站立,用脚前后虚踏,左右姿势相同。

十八、平坐,伸两脚,用手将脚牵引至膝下,用手按住,左右姿势相同。

以上十八种姿势,只要每天按照这种方法做三遍,一个月后百病即可迅速消除,补益延年,增强食欲,眼明身健,不易疲劳。

◆ 老子按摩法49式

第1式:两手重按大腿,左右扭转身体十四遍。

第2式:两手搓捻大腿,左右扭肩十四遍。

第3式:两手抱头,左右扭腰十四遍。

第4式:左右挑头十四遍。

第5式:一手抱头,一手托膝曲折三遍,左右相同。

第6式:两手托头上举三次。

第7式:一手托头,一手托膝,从下向上三遍,左右相同。

第8式:两手攀头,向下顿足三次。

第9式:两手相扭,从头上绕过,左右三遍。

第10式:两手相叉,托心,前推回挽

三遍。

第11式:两手相叉,按摩心脏部位三遍。

第12式:曲腕,筑肋,挽肘,左右各三遍。

第13式:左右挽,前后拔,各三遍。

第14式:舒手挽颈,左右三遍。

第15式:反手接触到膝,手挽肘,覆手于膝上,左右各三遍。

第16式:手摸肩,从上至下摸遍,左右相同。

第17式:两手空拳虚击三遍。

第18式:向外振抖手三遍,向内振抖三遍,覆手振抖三遍。

第19式:两手相叉,反覆搅,各七遍。

第20式:摩扭指三遍。

第21式:两手反摇三遍。

第22式:两手反叉,上下扭肘无数遍,这期间闭住吸气只呼出十次。

第23式:两手上耸十遍。

第24式:两手下顿三遍。

第25式:两手相叉,从头上绕过,左右伸肋十遍。

第26式:两手握拳,反背,上掘脊,上下各三遍。

第27式:两手反捉,上下直摩脊三遍。

第28式:覆掌握腕,向内向外振动三遍。

第29式:覆掌前耸三遍。

第30式:覆掌两手相叉,交横三遍。

第31式:覆手横直,接着耸三遍。

第32式:如果手冷,从上拍打至下,发热就停止。

第33式:舒展左脚,以右手承托住它,左手捼脚,从下至上直脚,三遍。右手捼脚也这样。

第34式:前后扭转足三遍。

第35式:向左扭转足,向右扭转足,各三遍。

第36式:向前向后回扭足,三遍。

第37式:直脚三遍。

第38式:扭大腿三遍。

第39式:向内、向外振动脚三遍。

第40式:如果脚冷,拍打至发热时停止。

第41式:扭大腿,随意多少遍;顿脚三遍。

第42式:回缩又伸直脚三遍。

第43式:如虎蹲踞,左右扭肩三遍。

第44式:推天托地,左右三遍。

第45式:作左右推山姿势,负山拔木姿势,各三遍。

第46式:舒直向前,顿、伸手三遍。

第47式:舒两手、两膝,也各三遍。

第48式:舒脚直反,顿、伸手三遍。

第49式:扭转内脊、外脊各三遍。

调气法第五

彭祖说:"让心神平和而引导气息的方法,应当在紧闭的密室中,安稳温暖的床席上,正身偃卧,枕高二寸半,闭上眼睛,闭气于胃脯中,用一鸿毛放置在鼻上,使鸿毛不动而经过三百遍丹田呼吸的时间。耳里什么也听不见,眼里什么也看不见,心里什么也想不到。能够这样,则寒暑不能侵害,蜂虿不能毒蛰"。

每天旦夕为阴阳转换之时。旦,天明五更初,暖气至,就频频伸展身体、睁眼,这时阳气上升,叫阳息而阴消;黄昏时分大阳落山后,冷气至,这时就上床打坐或睡倒,这时阴气下降,叫阳消而阴息。早晨五更初暖气至,傍晚日落后冷气至,这冷气暖气常出入于天地日月、山川河海、人畜草木,在万事万物中往复代谢,时刻不止。一进一退,如昼夜更迭,如潮汐往来,为天地生息的规律。面向南方,展开两手放置在膝上,缓缓地按捺肢节。口中吐出浊气,鼻中引入清气。良久,慢慢地则可用手左托、右托、上托、下托、前托、后托,鼓怒睁眼,张口叩齿,摩眼,押头,拔耳轮、挽发、放松腰肢、咳嗽、发阳气而振动等。可双作亦可单作、反手操作,这样以后,又引擎足部仰向上振动,数八九十而后停止。眼睛慢慢地高仰又下视而让心意静定下来,做禅观内视的方法。闭上眼睛存想,想见空中的太和元气像紫云堆成的盖,五色分明,向下进入我的毛际,随之渐渐进入头顶,如雨过初晴,如云进入山中透过毛皮钻入肉里的感觉一般,到达骨到脑。渐渐地下行进入腹中,四肢五脏都受到它像雨水般的浸润,像水彻底渗入地里一般,就会觉得腹中有汩汩的声音。这时意念须专注,只存想我的意念,一点也不能让心跑到外界去,就会觉得元气到达气海。须臾,气就自己到达涌泉穴,就会觉得身体在振动,两脚蜷曲,使坐床也有拉拉的声音,这就叫导气一遍。一遍、二遍,乃至每天三遍、五遍,就会身体悦怿,面容上有光辉,鬓毛润泽,耳目精明,使人饮食有滋有味,气力强健,百病全消。这样坚持做功五年十年,长期进入存想状态而不忘记。

人身本是虚无的,只是游动的气所组成。若此气顺畅,何种疾病都不会滋生,若呼吸不当,则百病就会竞相发生。善于养生的人,须懂得调理气息的方法。调气之法能治疗千千万万的病患,运用调气法一百天就能再生出眉毛胡须来,其他的就用不着说了。

练习调气法,应在夜半后正午前,此时为生气,可调息;正午后夜半前为死气,不可调息。调气时应仰卧在床,铺要厚软,枕高与身体相平,舒展手脚,两手握大拇指节,手离身体四五寸,两脚相距四五寸。频频叩齿,饮玉浆,引气从鼻入腹,气足就停止。有力则继续引气。然后长时间闭气直到发闷时,方才从口中将气细细地吐出,慢慢吐气,又从鼻中细细地引入。出气——照前面的方法进行。闭口,在心中数数,耳不能听见,恐有误乱。同时以手下筹码来计算闭气时数的数目,能闭气数至一千就离神仙不远了。若天阴雾恶风猛寒,就不服气,只闭气。

若患寒热证,及突发性痛疽,不管是否在正午,可在疾患未发前一顿饭的时间练习调气,若未好转痊愈的,第二天照样练习。

若心患冷病,就将气呼出;患热病,就将气吹出。若肺患病,即嘘出气;肝患病即呵出气,脾患病即唏出气,肾患病即呬出气。夜半后吐气八十一次;鸡鸣后吐气七十二次;天明吐气六十三次;日出后吐气五十四次;上午七点至九点吐

气四十五次;上午九点至十点吐气三十六次。练习前,先左右导引三百六十遍。

病有四种:一、冷痹;二、气疾;三、邪风;四、热毒。若有患者,照此法安心调气,无不愈的。

凡百病不离五脏,五脏各有八十一种疾病,加上由冷邪、热邪、风邪、气邪导致的病共计四百零四种,故治疗前应详察各种病的同异之处,做到胸中有数,对症调治。

有心脏病的人,身体冷热相交。相法:心是红色,患者会梦见穿着红色的衣服的人,手持红色的刀杖与火来恐吓自己。疗法:用呼气法和吹气法来治疗,冷证用呼气法,热证用吹气法。

有肺脏病的人,胸背满胀,四肢烦闷。相法:肺的颜色是白色,患者常梦见美女俊男,相依相偎,一会儿忽又梦见父母、兄弟、妻子儿女。疗法:用嘘气法吐出肺脏中的病邪。

有肝脏病的人,忧愁不乐,悲思,常常头眼疼痛。相法:肝脏是青色,患者梦见有人穿着青衣,提着青刀杖,或狮子、虎狼来吓唬人。疗法:用呵气法吐出肝脏中的邪气。

有脾脏病的人,全身游风习习,疼痛烦闷。相法:脾脏是黄色,与土的颜色相通。患者时而梦见小孩顶撞大人,或人鬼不分,或像旋风一样团团转。治法:治唏气法吐出脾脏中的邪气。

有肾脏病的人,身体发冷,阴虚,面目恶瘘。相法:肾脏的颜色是黑色,患者会梦见黑衣及野兽提刀持杖来恐吓人。用口四气法治疗。

冷病患者,练习大呼法三十遍,细呼法十遍。呼法:鼻吸气,口吐气,使呼出的气相连续不绝;热病患者,练习大吹法五十遍,细吹法十遍。吹时应像吹东西一样,使吹气发出"吹"音。

肺有病的,练大嘘法三十遍,细嘘法十遍;肝有病的,练大呵法三十遍,细呵法十遍;脾有病的,练大唏法三十遍,细唏法十遍;肾有病的,练大口四法五十遍,细口四法三十遍。

上述这十二种调气法,若有病就依照着静心练习,无不愈的。但都须先左右导引三百六十遍。

服食法第六

人在春天可服小续命汤五剂以及各种滋补的药散各一剂;夏季酷热,则服肾沥汤三剂;秋季服黄芪等药丸一两剂;冬季服药酒两三剂,到立春日为止。终身遵照此法,则百病不生。世俗之人见识浅薄,只知道钩吻可杀人,却不晓得黄精能延年益寿;只知五谷能解饥,不知百药能救命;只明了施泻以生育,不懂秘固的颐养。故才有那些服饵的药方。

郄愔说:若要服用药饵,应先了解药饵的性味、功效是否与自己相适宜。不能看见别人服后有效便跟着服用。最先进服的应是草本木本药,然后再进服丹石药,此未用药的大要。所谓精粗相代,即精药凭借粗药而发挥的作用。人从小到大,以五谷为主食,身体机能已习惯了五谷,所以不能突然地大量进服药物。凡是进服药物最好是缓慢地,少量地进行,不要像饥饿了吃东西充饥一样,只有长期服食,才能使骨髓充实,五谷自断。如今的人大多期望在朝夕之间就得到效果,片刻之间药效就有所反应。然而脏腑还未充实,便断绝谷粮,开始消除谷气,服药又有何用?且还肆行房事,行为举止、思想品性丝毫无别于市井俗人,因此而导致祸患,又有什么奇怪的呢?服药饵也大体有一定的次序,不懂得方法,就不只是交媾有损了,最终也不得药力。故服药饵,必先去除三虫。除去三虫后,再服草本药,效果较好;接着服木本药,得到药力后,再服石药。依此顺序服用,方可接受药性,安然无恙,长寿延年。

去三虫方:生地黄汁三升,在向东的灶上用苇火上煎三沸,倒入清漆二升;用荆匕搅匀,太阳投影移动一尺,就放入真丹三两;再移动一尺,就放入瓜子末三升;再移动一尺,放入大黄末三两,改用微火煎,不要煎焦,待可做丸为止。而后制成如梧桐子般大小的药丸,一次一丸,每日服三次。服后浊血自鼻中流出,一个月后诸虫尽下,五十天后百病痊愈,面色有光泽。

服天门冬方:将天门冬晒干,捣细后过筛。饭后服一方寸匕,一日三次。可服十次,小儿服尤妙,与松脂制成蜜丸服更好,多多益善。

又方:将天门冬捣取汁水,用微火煎取五斗,下白蜜一升,胡麻炒沫二升,合在一起煎,并不停地搅拌,至可做丸时即停火,放入大豆黄末和为饼,直径三寸,厚半寸。每日服三次,一次一枚,百日以后才有效。此方,包罗了各种药方的妙处,为最好。也可酿酒服用。开始服时感觉诸多不适,久服则病去。药方在第十四卷中。蒯道人常服此方,年近二百岁还显得年轻,常常告诉皇甫隆说:只消取天门冬去掉心皮,切后制干,用酒送服一方寸匕,一日三次,就可令人不老,且补中益气,能愈百病。

天门冬产于奉高山谷,在泰山名叫淫羊食,在嵩山名叫天门冬,在华山名叫管松,在衡山名叫百部,在恒山名叫无不愈,在平原和丘陵地区名叫颠棘。虽然处处皆有,且名称各异,但其实为同一种药。最好的为背阴地生长的。取来切细,在烈日下晒干。久服使人长生,气力百倍。治虚劳绝伤,年老衰损羸弱,瘫痪不遂,风湿麻木,冷痹,心腹积聚,恶疮、痈疽、肿、癫疾。严重的浑身脓坏,鼻柱败烂,服后皮脱虫出,颜色肥白。此药无所不治,也治阴痿、耳聋、目暗。久服则白发变黑,齿落更生,延年益寿,入水不溺。服二百天后,神形泰然,消除百病;拘急的得以缓解,羸弱的得以强壮。三百天后身体轻便,二年后可远行及奔马,三年后心腹痼疾皆除。

服地黄方:取生地黄五十斤,捣烂,绞取汁,澄去渣,用微火煎,减过半,放入白蜜五升,枣脂一升,搅匀,至可做丸为止。每日三次,每次服鸡蛋大小的一枚,令人白胖。

制作熟干地黄法:采地黄,去掉须、叶及细根,捣绞取汁用来浸泡肥大的。然后取出放在甑中,将土像米一样盖在

养性·卷二十七

地黄上,蒸一时辰,取出晒燥,再放入汁中浸泡,又蒸,至汁尽为止,晒干即可。也可直接切后蒸半日,用酒淋几次,将甑的四周封好,到黄昏时取出,晒干。捣碎后制成蜜丸服用,亦可。

枸杞酒方: 取一百二十斤枸杞根,切细,加东流水四石煮一昼夜,取清汁一石,像家酿法一样浸药曲。熟后取清酒,放在密闭的容器中,将干地黄末二斤半,桂心、干姜、泽泻、蜀椒末各一升,商陆末二升,用绢袋贮装,放在酒底,塞紧器皿口,埋入地下三尺,并用重物盖好。二十一日后在日出时取出,其酒赤如金色。清晨空腹服半升,服十日万病皆愈,三十日瘢痕消失。恶疾患者,可用一升水,和半斤酒,分五次服即愈。

黄帝杂忌法第七

早上起床后,莫睁开双眼洗脸,否则会使人眼睛发涩、失明、多泪。清晨应时常谈论些善事,勿出恶言。听到恶事后立即面对恶事所来的方向吐三次口水,如此才能吉利。又,不要嗔怒,不要怒叱呼叫,不要哀声叹气,不要说无可奈何,这些都叫做清祸。不要立膝而坐,并把手臂交叉放在膝上,不要让头发盖住面部,这些皆不吉祥。不要把脚伸向火边,不要对着灶咒骂。凡是坐立行走不要背着太阳,大吉。不要面朝北方长久坐思,否则就会生成不详。凡是想外出,应时常想到河魁和天罡星就在头上,无论走向哪里都会很顺利。若要征战,想到北斗星柄在前方指向敌人,大吉。不要朝着北方穿衣戴帽,凶。不要朝着西北方向吐口水,会冲犯河魁天罡星,凶。不要咳吐,吐也不必远,否则会导致肺病,让人手脚沉重以及背痛、咳嗽。也不要向着西北大小便,不要杀戮鬼蛇,不要怒视太阳月亮,容易让人失明。行路以及骑马不用回顾,否则易散去元神。走路不要践踩庄稼。凡是路过神庙,小心莫入。进去务必要恭恭敬敬,不得举目肆意观看,应当像面对威严的君王一样庄重肃穆,这样才能享受神另付的赐福。否则,就会灾难来临。也不能回首观看神庙,忽遇龙蛇,不要心中惊奇,也不要注意瞻视,忽遇鬼怪变异之类东西,也应立即强抑住不要见怪。并念咒语:见怪不怪,其怪自坏。走路的时候以及在众人中看见非常眩丽的女子,小心不要长久注视而爱恋上她,或许她就是鬼魅,诱惑人堕入情网。无论是空山旷野,还是人数众多的地方,皆应如此。凡是山中、水中有沙虱的地方,因沙虱害人,故不要在那里洗浴。要渡水时,在驴马后面赶紧渡过,沙虱不会害人。有水蜮的地方,水蜮射人影,人就会死去,要渡水的,用东西打击水面,水蜮自会散去,急忙渡过可不受损。各个山中都有孔洞,想要进洞采宝的,只有在三月和九月,其他的月份山中闭塞,毒气交杂可致人于死地。凡是空腹的时候不能见死尸,臭气进入鼻孔,舌上会生成白色物。口中经常发臭,要想见死尸的,都必须事先饮些酒,见了才能避毒。远行在外,感受热气,莫逢河便洗脸,否则可能会生乌皮。

房中补益第八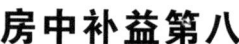

论说：四十岁以下的人们，多有肆意放纵；到了四十岁以上，顿时觉得气力一下就衰退了。衰退来到以后，就会连接不断地发生各种疾病，时间长久了不予医治，于是不救而亡。故彭祖说：用人来治疗人，可以使真元得到真元。因此人年到四十岁，须懂得房中之术。房中术的道理和方法都很简单，但人们却不能实现。方法是一夜与十女同房，闭精固精而已。如此房中之术就完成了。兼吃些药饵，一年四季不要断绝，这样人的气力就会百倍增长，而智慧日日更新。当然，这种方法并不是想要极尽淫乐，苟求快决的做法，施行的人务必要存有用节欲来增强养生效果的观念。也不是想苟且增强气力，宠爱女色来纵隋，它的用意在于驱除疾病补益身体。此乃房中之术的微旨大义。四十岁以下的人们，即服食房中药饵，都是用它来迅速招致祸端，千万要小心谨慎！因此年未满四十岁的，不足以与他论道房中之事。若色心未正尽，又服食房中药饵，倍力行房，不过半年，精髓就会枯竭，死神也随之一步步进近，所以年少的人千万要小心。人年满四十岁，不间断地服炼乳散，可以不老。又，服食云母，足以治疗疾病，延年益寿。人年满四十岁以上的，不要服食泻药，应常服补药，有非常好的效果。

平脉·卷二十八

平脉大法第一

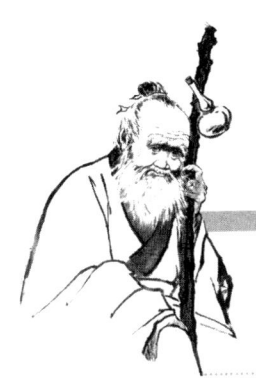

医生最重要的事情,即切脉。若未能深究其中的道理,医生又凭什么成为医生呢?故古代高明的医生,无论任何事情的境界皆不同于普通人,仓猝也好,颠沛流离也罢,做任何事情都以医为依据,因此他们能感知鬼神,通晓天地之间的规律,既可用来普济百姓,也可以作为自己立身的凭借。如果与常人一样混迹在市井俗务之中,那么任何事情都会败坏,又怎能赢得百姓对他们的敬仰呢!总之,学医的人一定要摒弃世间俗情,将全部心思倾注在医学上,那么就可达到医和、扁鹊那样的伟业。

医经上说:医生经常选择在早上诊脉,因为那个时候阴气未动,阳气未散,饮食未进,经脉气血还未充盈,人体络脉调匀,气血未乱,故异常的脉象才可能被诊断出。切脉的动静,辨别眼睛的神彩与光泽,观察五色,审视五脏气血的有余或不足,以及六腑的强弱,身体的盛衰,以这些作为参考,可以断定人的生死。

医经上还说道:都选在早上的时候辨脉,不吃饭不说话,要节省体气,假若要做点什么,也要稍等一顿饭功夫后才能诊脉,医生亦同样应如此。当气息平定以后,先诊寸口脉,最先用重指按抵硬骨,定位后便慢慢举指,让手指按入皮肉中不深不浅,与皮毛相宜,指力如有三粒豆的重量。诊脉的轻重,应根据人的强弱肥瘦,着意斟酌进退和举按的合适力度,这就是被称做浮法和沉法的诊脉方法。无论用沉法还是浮法诊得的脉象,都应相应于四时五行、人的五脏。若不这样,当根据脉象轻重相薄,去探寻病情并弄清真正的病因。

人这禀受阴阳之气而成就的躯体内,气有中正平和,有躁有静,各不相同。气脉涌动也相一致于人的禀性和气质,故呼气一次动两次脉搏,吸气一次亦动两次脉搏,呼吸平定的中间脉又搏动一次,总共有五次,这就是平和中适的脉。春秋两季昼夜等长,没有偏多或偏少的时间,其他的日子则是呼气脉来的次数多,吸气时次数少,或者吸气时脉搏次数多,呼气时次数少,此则不同,如冬夏昼夜长短不同一样。凡是气脉呼吸效法昼夜,变通效仿四季,然而对于呼吸定息之间脉来五次的限度相应而言,并没有什么违背,正如时刻、四季有长有短,但一年的时序并不遗漏一样。就像人有强有弱,他们的呼吸也虽有差异,但昼夜呼吸的频率还是相依随于时间,即所谓的呼吸效法昼夜的更替,变通效仿四季的运迭。

诊脉时,应先刻意调整自己的呼吸,使自己的呼吸一致于病人呼吸,然后才去审察病人的脉搏次数,计算呼吸平定之间脉来的次数,脉来五次的称为平人呼吸平调的人。如果脉数有多或有不足,就要探寻病情,弄清病源在哪里。

有人问道什么是三部脉?回答说:三部脉,即寸脉、关脉、尺脉。人身形有长有短,体形有肥有瘦,取尺寸分三关的方法是这样的:从肘中间的横纹到手掌鱼际后皱纹,把它分成十等分,倒回取第九分,就是尺部;从鱼际后皱纹开始,再向后度取十分之一,即是寸部;把寸部十等分再取九分的中央,末寸口部,这个地方的骨自然突起。故曰:阴脉在尺内一寸诊得,阳脉寸内九分诊得。从寸口开始退后六分是关分,从关分又退后六分是尺分。从鱼际向腕后高骨退行一寸,它的中间名叫寸口。从寸口到尺部名叫尺泽,故称这一段为尺寸。寸口以后尺部以前称为关部。阳脉出阴脉人,就是以关为界限,就像天地人名为三个不同的地界一样。寸脉主与上焦应合,包括头和皮毛,在手的上部终结;关脉主与中焦从腹到腰相应合;尺脉主下焦,从小腹到足底部相应合。此三部法,正如天、地、人三才,头、腹、足三元一样。

十二经都有动脉,独取寸口,用以判决五脏六腑的生死吉凶,为什么要这样呢?是因为寸口是脉共同会聚的地方,是手太阴经的动脉。人呼气一次脉运行三寸,吸气一次脉运行三寸,吸呼平定之间,脉一共运行六寸,人一天一夜,总共呼吸一万三千五百次,脉运行五十遍,遍游周身,漏古时的计时器水滴下百刻,营气卫气在阳经里运行二十五遍,在阴经中也是二十五遍,称为一周,故五十遍后在手太阴再次会合。太阴脉,就在寸口,即五脏六腑经脉的地方,故在诊脉法中诊取寸口。人有三百六十脉,即是效法一年有三百六十日而得来的。

诊五脏脉轻重法第二

最初把脉,力度如有三颗菽重,在皮肤表层所得的脉是肺脉金秋三月,庚辛之气;如有六颗菽重的力度,在血脉上得到的脉是心脉;火夏三月,丙丁之气;如有九颗菽重的力度,在肌肉中得到的脉是脾脉土旺四季,季夏六月,戊己之气;如有十二颗菽重的力度,脉与筋平的,是肝脉木春三月,甲乙之气;重按下去,直抵硬骨,手指轻举而脉来得疾的,是肾脉水冬三月,壬癸之气。

心脉肺脉的脉象皆浮的,怎样来区分呢?即脉势来时浮而大散的,是心脉像火一样浮散;脉势来时浮而短涩的,是肺脉。取法各金而动作涩肾脉、肝脉都沉,怎样来区分呢?如此区分:脉势来时牢而长的,是肝脉;如花草生茵长叶一般,重按时脉软,手指轻举时脉势实的,是肾脉濡弱如水,举重胜船。脾处在中央,所以脉处在中间,是阴阳之脉《千金翼方》说:迟缓而长的是脾脉。

指下形状第三

浮脉,手指举起指力很小,手指下按时仅须稍稍用力。

沉脉,轻取触摸不到,重按时感觉明显重按才得。

涩脉,脉态细小,跳动极慢,来势艰难不相连属,或似止非止。

滑脉,往来进退都很流利,如一连串的珠子在指下滚动—一种说法是如水向前流动。

洪脉,洪脉在指下的感觉极其粗大—一种说法是浮而大。

细脉,细脉比微脉的脉体稍大,虽然时时表现为细小,但有明显得搏动。

微脉,微脉的脉体极其细小、柔软,搏动在稍事用力时便有消逝的感觉,总是若有若无的—一种说法是脉体小;一种说法是指下感觉脉势快;一种说法是力量轻;一种说法是用按的手法诊则有快速消逝的感觉。

弦脉,手指轻按的时候似无脉来,重按如张开的弓弦,有张力—一种说法像张开的弓弦,重按也不改变;另一种说法是浮紧的才称为弦脉。

紧弦,感觉如同切按绳索般—一种说法是像不停转动的绳索一样没有定势。

迟脉,在一呼一吸的时间内,脉共来三次,起落过程相当缓慢—一种说法是轻举搏动力量微弱,重按脉象尽牢;一种说法是重按为牢,轻举则感觉不到。

数脉,其脉势来去都很急促—一种说法是一呼一吸之间搏动六七次;一种说法数即是进。

缓脉,脉搏起落都很迟缓,只比迟脉稍快—一种说法是缓脉浮大而软,阴脉与阳脉相同。

弱脉,脉象十分柔软,位置较深,脉体细小,重按时指下觉得要消失—一种说法是重按才感觉得到,轻指浮取,就没有感觉。

动脉,搏动的地方,在关部和紧靠关部上面一点处,显得没头没尾,如一粒豆子般大小,在指下坚紧地摇动。

伏脉,靠近硬骨才能感觉得到,须用极重的手法—一种说法是在关上重按而感觉不到的叫伏脉。

芤脉,脉体较大,搏动柔软无力,稍稍重按,便觉得脉管中央空虚,两端脉象较为明显—一种说法是指下感觉不到,两边才有。

软脉,极其柔软,浮浅而纤细。

虚脉,搏动迟缓,脉象浅浮,脉体大而软,稍用重力,指下突然空虚无力。

实脉,脉体较大、较长,超出寸口部位,似琴弦,搏动坚定有力。

促脉,搏动较快,有时会停歇一下,然后再继续。

结脉,搏动缓慢,有时会歇止一下,然后再继续。有结脉的病人能活命。

代脉,搏动几次后中止,没有自行补偿能力,隔较长时间后才重新搏动,有代脉的病人会丧命。

散脉,脉体较大,时快时慢地搏动,浅浮,有散脉的病人气实血虚,有表无里。

革脉,有点像沉脉、伏脉,但脉体实大而长,如弦张开,感到稍有力度。

弦脉与紧脉相类似,浮脉类似于芤脉,软脉类似于弱脉,微脉类似于涩脉,沉脉类似于伏脉,缓脉类似于迟脉,革脉类似于实脉,滑脉类似于数脉。

五脏脉所属第四

心部脉在左手关前寸口又名人迎,肝部脉在左手关上,肾部脉在左手关后尺中,肺部脉在右手关前寸口又名气口,脾部脉在右手关上,肾部脉在右手关后尺中。

脉法赞中说:肝脉和心脉出自左手,脾肺之脉出自右手,肾脉和命门皆出自尺部,魂魄谷神,都见于寸口。左手主司五脏,右手主司六腑男人左手脉大为正常,女人右手脉大为正常。关前一分处,是辨定人生死的主要地方,左手为人迎,右手为气口,再辅之以神门脉来判断生死,两手的神门脉都在关部之后的凹陷中。若人在这两处没有脉象,则会病死或疾病终身不愈。全身经络受到损衰的程度,皆由它们在人体的分属部位显现出来。三阴经三阳经,谁先病谁后病,应当尽数知晓。阴经病则治五脏,阳经病则治六腑,准确地审知病邪究竟藏在何处,如何捕取,应当准确审知,则能针入病愈。脉有三部,阴、阳之间相互制约,体内运行荣卫气血,随着呼吸的出入,荣卫气血运行于身体上下而遍布全身,髓着呼吸流行于经脉,津液也在全身流通,这些活动都与时节相应和,荣卫气血的流布就是效法自然之征象而比照四时运行的规律。脉象春弦秋浮,冬沉夏洪,通过察色观脉审知,脉象有大小之分,一时之间,变幻无常,尺寸脉象的变异,或短或长,若诊断稍有谬误,其后果就会关系到病人的生死存亡。病总是在改变,脉象的进退低昂,让人心意迷惑,往往会失去判定的依据,希望您为我详尽陈述,使我能分辨清楚。深师说:你所问的问题,是医道的根源。脉有三部,尺脉、寸脉以及关脉,营气卫气在体内周游运行,并不失去一定的标准。肾脏脉沉,心脏脉洪;肺部脉浮,肝脏脉弦,这些皆是定律,不会有半分差错。对于脉的出入升降,若用漏刻来计量它的活动情况,即滴漏的水每下降二刻度,脉就周流全身一遍,旋即又回到寸口,脉的虚实全可从这里得知。脉相互间制约和变化,阴阳之间也如此。中风脉象就会浮虚,中寒脉象就会紧弦,脉象沉潜是水邪蓄积的征象,患支饮证时脉象就会急弦,动弦的脉象是有痛证,数洪的脉象则会热烦,假若有病征与脉象不合,应当明了这是病有变化的缘故。三部脉各不相同,病也各自不同,脉太过、脉不及都同样必有值得怀疑之处,病邪不会凭空出现,其中必有难以捕获的原因,要仔细审察表里,探究三焦,弄清病根藏在何处,斟酌察看,料度腑脏,如此诊看才能断病如神。

分别病形状第五

脉象数的,病生在六腑;脉象迟的,病生在五脏。

脉象长而弦的,病生在肝脏《脉经》中说病从肝中出;

脉搏动的力量小,血少,病生在心脏;

脉象下坚上虚的,病生在脾胃;

脉象滑而微浮的,病生在肺部;

脉象大而坚的,病生在肾脏。

脉象滑的,血多气少;

脉象涩的,血少气多;

脉象大的,气血都多还有种说法是脉势来时大而坚的,血气俱实;

脉象小的,血气俱少还有种说法是脉势来时细而微的,血气俱虚;

脉象沉细滑疾的,有热邪;

脉象迟紧的,有寒邪;

脉象盛滑紧的,病生在体表外,属热证;

脉象小实而紧的,病生在体内,属冷证;

脉象小弱而涩的,这种病已生了很长时间;

脉象滑浮而疾的,这是刚刚患上了病;

脉象浮滑的,病人有外热,主有风邪痰饮,难治。

脉象沉而紧的,上焦有热,下焦有寒,遇冷即泻下;

脉象沉而细的,下焦有寒,小便次数多,时常绞痛难耐,严重下痢。

脉象浮紧而滑直的,外有热内有寒,大小便困难。

脉象洪大紧急的,病邪很快侵入体表,有头部发热之苦,生痈肿;

脉象细小而紧急的,病邪很快侵入体内,是寒邪即生作疝瘕积聚,腹中刺痛。

脉象沉重而直前绝的,肠中出血。

脉象沉重而中散的,因吃了冷食而成腹症;

脉象直前而中散绝的,生消渴病。

脉象沉重而前不至寸口,徘徊欲绝的,病在肌肉中,是遁尸证。

左手脉象转为沉重的,气微,有阳气在胸中;

右手脉转出不至寸口的,体内有肉症腹中结块,坚硬不动。

脉势来时如连成的珠子一样,但不前去的,大肠有风寒伏留不去;

脉势来时好像停滞不前,寸口脉软的,小肠膜中有结热伏留不去。

脉势来时左右弹的,血脉有病,即有瘀血;

脉势去时左右弹的,病生生在筋骨之中。

脉来时大去时小的,头痛目眩;

脉来时小去时大的,胸满短气。

寸部有脉,尺部无脉,病人当吐,不吐则死;

寸部无脉,尺部有脉,虽然病人有些困乏但没有痛苦。

脉,是血的府舍。脉象长的,气机畅顺;脉象短的,气机有病;脉象数的烦心;脉象大的,有病侵入。寸部脉盛实的,气高,尺部脉盛实的,气胀。脉代的,气衰;脉细的,气少;脉涩的,心痛。脉来势急促,连续不断有如泉涌,病侵入且有危险;脉势松懈脱散去时如弦断的,离死不远了。脉短而急的,病在上焦;脉长而缓的,病在下焦。脉沉而弦急的,病在体内;脉浮而洪大的,病在体表。脉实的,病在体内;脉虚的,病在体表。寸脉诊断体表病症,尺脉诊断脏腑病症。脉浮的为病在表,沉的为病在里。脉滑是实病、下泻,脉数的是热病、虚病,脉浮的是虚病、风病,脉动的是痛症、惊悸,脉沉的是水邪、实病,脉弱的是虚病、恐惧,脉迟的是寒,脉涩的少血,脉缓的是虚,脉洪的

是气,脉紧的是寒。脉弦数的生疟疾,疟疾的脉象自会为弦,弦数的多热,弦迟的多寒。脉微的人病虚,脉代而散的人身死,脉弦的疼痛麻痹,脉偏弦的生饮病,脉双弦的肋下拘急生痛,病人瑟瑟怕冷,脉大的体内有寒热,脉伏的有霍乱,安卧在床时脉盛的称为脱血。凡是失汗过多,肺中寒邪,饮冷水咳嗽,下痢,胃中虚冷,这些病症的脉象都紧。

脉象浮而大的,是风邪。

脉象浮大的,感受风邪头重鼻塞。

脉象浮而缓的,皮肤麻木,风寒侵入肌肉。

脉象滑而浮散的,患摊缓风;症见四肢不能活动或无力,脉滑的是患了鬼疰身体虚弱而中病邪,心腹刺痛,或闷绝倒地,愈后余气不停,时有发动,死后传染给他人。

脉象涩而紧的,患有痹病。

脉象浮洪太长的,患风眩癫疾。

脉象大坚疾的,有癫病。

脉象弦而钩的,肋下疼痛如有刀刺,症状如同蜚尸病,困顿至极,却不得死。

脉象紧而急的,患有遁尸病。

脉象洪大的,患伤寒热病。

脉象浮洪大的,患伤寒,秋天吉利,春天会生病。

脉象浮而滑的,有宿食。

脉象浮滑而疾的,饮食不消化,脾消化功能不强。

脉象短疾而滑的,患有酒病。

脉象浮而细滑的,伤于痰饮。

脉象迟而涩的,中了寒邪有症结病。

脉象快而紧的,体内有积聚,扣击生痛。

脉象弦急的,患疝瘕小腹疼痛,又为癖病。

脉象迟而滑的,发胀。

脉象盛而紧的,发胀。

脉象弦小的,生寒澼。

脉象沉而弦的,体内有悬饮,生痛。

脉象弦数的,有寒饮,在冬夏两季生成难治。

脉象紧而滑的,吐逆。

脉象小弱而涩的,反胃。

脉象迟而缓的,有寒邪。

脉象微而紧的,有寒邪。

脉象沉而迟的,腹中藏有冷病。

脉象微弱的,有寒邪,少气。

脉象实紧的,胃中有寒,有不能饮食之苦,时时下痢的,难治。

脉象滑数的,心下结,热盛。

脉象滑疾的,胃中有热。

脉象缓而滑的称为热中病。

脉象沉而急的,中暑气,暴发虚热。

脉象浮而绝的,有气。

脉象大而滑的,中有短气。

脉象浮短的,病人肺受侵害,各种气都很微少,不过一年即死,治疗方法相同于咳嗽。

脉象沉而数,有水肿,冬天不治会自愈。

脉象短而数的,心痛心烦。

脉象弦而紧的,肋痛,脏器受伤有瘀血一作有寒血。

脉象沉而滑的,下体沉重,也会出现背脊疼痛。

脉来时细而滑的,重按时指下空虚,趁势急持脉象直的,是因为僵仆或从高处堕下而受伤,病在体内。

脉象微浮,秋天吉利,冬天会成病。

脉象微数,即使剧烈也不会成病,不能劳累。

脉象浮滑疾紧的,当是生病很久,易愈。

脉中出现阳邪,脉象浮洪。

脉中出现阴邪,脉象沉细。

脉中出现水谷之气,脉象坚实。

脉势来时忽大忽小,忽长忽短的,有鬼祟。

脉势来时洪大而动摇的,有鬼祟。

脉势来时深而不显,有解散的趋势,四肢麻木沉重,为土祟。

脉与肌肉相得,把持很久才来的,可用下法治疗。

脉象弦小紧的,可用下法治疗。

脉象紧而数的,寒热俱发,必用下法治疗才能痊愈。

脉象弦迟的,宜用温药。

脉象紧数的,可采取发汗法治疗。

三关主对法第六

各种浮、弦、沉、紧、涩、滑的脉象,若出现在寸口,就是膈以上的部位有病头部;若出现在关上,就是胃以下的部位有病腹部;若出现在尺中,就是肾以下的部位有病腰脚部。

◆ 平寸口脉主对法

寸口脉滑而迟,不沉不浮,不长不短的,就是无病,这种脉象出现在左手、右手皆一样。

寸口脉太过与不及:寸口脉指下感觉短的,头痛。

指下感觉长的,足胫痛。

指下感觉急促上击的,肩背疼痛。

寸口脉沉而坚的,病在内脏。

寸口脉浮而盛的,病在体表。

寸口脉沉而弱的,有寒热及疝瘕,小腹疼痛。

寸口脉沉而弱的,头发必会脱落。

寸口脉沉而紧的,常受心下有寒之苦,时时疼痛,有积邪。

寸口脉沉而滑的,胸中有水气,面目发肿,有微热,为风水病。

寸口脉沉大而滑,脉沉即是血实,脉滑即是气实,血气相搏,血气进入五脏者即死,进入六腑的即愈。

寸口脉沉的,胸中短气。

寸口脉沉而喘的,有寒热。

寸口脉浮而滑的,头部疼痛。

寸口脉浮大的,若重按反而显得涩,尺中脉象也微而涩,因此可知有积食滞气。

寸口脉弦而紧,弦即是卫气不能通行,卫气不通行即怕寒,有水在肠中游走。

寸口脉紧或浮的,膈上有寒,肺下有水气。

脉势上至寸口脉象为紧的,中了风邪,中风而头痛的脉象相同于此。

脉势上至寸口脉象为弦的,有积食。

脉势下出寸口脉象为弦的,头痛。

寸口脉弦大的,妇女半生漏下,男子亡血遗精。

寸口脉微而弱,微即恶寒,弱即发热,该发热时不发,骨节疼烦,心中似烦而非烦,出大汗。

寸口脉微而弱的,气血俱虚,男子吐血,妇女下血,吐汁水。

寸口脉动而弱的,动即是受惊,弱即是受恐。

寸口脉缓而迟的,缓即是内虚,迟即是有寒,虚寒相互搏激,于是想吃温食,若吃了冷物即会咽喉疼痛。

寸口脉迟而缓的,迟即是有寒,缓即是有气邪,寒邪与气邪相搏,于是发生绞痛。

寸口脉迟而涩的,迟即是有寒,涩即是少血。

脉来时经过寸口进入鱼际的,遗尿;脉从鱼际出的,逆气喘息。

寸口脉脉势来时只表现为实的,心劳。

寸口脉脉来如肉羹上漂浮的油脂一样迁移不定的,阳气微弱;脉势如蜘蛛丝一样细软无力而连续不断的,阴气衰。

两手寸口部阳绝的,病人受心下寒毒之苦,口中热。

寸口脉偏绝的,则患臂偏不遂,病人两手寸口脉皆绝的,无药救治。

寸口脉脉势忽大忽小,是阴脉病,其病有阴脉患风痹之苦,节气更迭时常会发作,身体发冷。

寸口脉脉势来时忽小忽大的,是阳脉病,苦于皮肤生病,出汗怕冷,下部麻木。

寸口脉浮的,中风邪发热头痛,宜进服桂枝汤、葛根汤、针刺风池穴、风府穴,然后对着火烤,抹上治风膏,蒙头捂汗。

寸口脉紧的,头痛不堪,这是伤于寒邪,宜服用麻黄汤发汗,针刺眉冲、颞颥在头部两侧耳上方处,再抹伤寒膏。

寸口脉微的,身体有寒流鼻血,宜服五味子汤、麻黄茱萸膏,使汗发出。

寸口脉数的,呕吐,胃部有热熏胸膛,宜服药催吐,以及针刺胃脘,服除热汤。若伤寒有七八天至十天,体内有热烦满发渴的,宜服知母汤。

寸口脉洪大,胸肋满的,宜服生姜汤、白薇丸,也可用紫菀汤来使其下泻,针刺胃上脘、期门、章门穴。

寸口脉缓,皮肤麻木的,肌肉有风寒,宜服防风汤,用药来敷熨效果亦佳,灸各个治风的穴位。

寸口脉滑,是阳气实,胸中壅满,吐逆,宜服前胡汤,针刺太阳、巨阙穴泻实。

寸口脉弦,心中愤懑忧郁,头微痛,心下有水气,宜服甘遂丸,针刺朗门泻气。

寸口脉弱,是阳气虚弱,自汗,宜服茯苓汤、内补散,适当进些饮食,好好休养,勿过度劳累,针刺胃脘补益阳气。

寸口脉涩,是胃气不足,宜服干地黄汤,自行调养,并调和饮食,针刺胃脘补益胃气一种方法是针刺足三里。

寸口脉芤的,吐血;微芤的,衄血,因体内空虚导致流血,宜服用竹皮汤、黄土汤,灸膻中穴。

寸口脉伏,胸中逆气,噎塞不通,这是各种气上冲胸中,应服用前胡汤、大三建丸,针刺巨阙穴泄气。

寸口脉沉的,胸中疼痛牵引肋痛,胸中有水气,宜服泽漆汤,针刺巨阙穴泄气。

寸口脉软弱,自汗,这是虚损病,宜服干地黄汤、薯蓣丸、内补散、牡蛎散以及牡蛎粉,针刺太冲穴补虚。

寸口脉迟的,上焦有寒,心痛,咽酸,吐酸水,宜服附子汤、生姜汤、茱萸丸,饮食调和以使上焦温暖。

寸口脉实,即是脾肺生热,呕逆气塞;寸口脉虚则脾胃生寒,食不消化。热即宜服竹叶汤、葛根汤.寒则服茱萸丸、生姜汤。

寸口脉细,发热呕吐,宜服黄芩龙胆汤。呕吐不止的,宜服橘皮桔梗汤,灸中府穴。

◆ 平关脉主对法

关上脉浮而大的,胃中有风,症见张口喘气耸肩,心下不安,吃则想吐。

关上脉微浮的,胃中有积热,呕吐虫尤虫,心中健忘。

关上脉滑而大小不均的,必吐逆,这是病快要到来的征兆,不出一两天会再次发动,病人喜欢喝水,喝水即注痢,若注痢停止的能活命,不止的必死。

关上脉紧而滑的,是蚘虫发动。

关上脉弦而长的,脐周围疼痛如有刀刺。

关上脉涩而坚,大而实,重按指下感觉同样有力的,这是中焦实,脾肺有伏结,气塞,实热在胃中。

关上脉脉体宽大而尺脉寸脉细的,病人必定心腹有冷积,结聚症瘕,喜热的饮食。

关上脉时来时去,忽大忽小,忽缓忽疾的,是胃有寒热邪气,病人瘦弱,不想饮食,如生疟疾一般。

关上脉浮,腹满不想吃饭的,浮即是虚满,应服平胃丸、茯苓汤、生姜前胡汤,针刺胃脘,先泻后补。

关上脉紧的,心下满痛不堪,脉紧是实症,应服茱萸当归汤,再加二两大黄更佳,针刺巨阙、下脘泻实。

关上脉微的,胃中了冷邪,心下拘急,应服附子汤、生姜汤、附子丸,针刺巨阙穴补益胃气。

关上脉数的,胃中有客热,应服知母汤、除热汤,针刺巨阙、上脘泻客热。

关上脉缓的,不想吃饭,这是脾胃之气不足,应服平胃丸、补脾汤,又针刺章门穴补脾胃。

关上脉滑的,胃中有热,脉滑是热实气满所致,故不想进食,吃则呕吐,宜服朴硝麻黄汤、平胃丸,针刺胃脘泻实热。

关上脉弦的,胃中有冷,心下厥逆,脉弦则是胃气虚,应服茱萸汤,温调饮食,针刺胃脘补胃虚。

关上脉弱的,胃气虚弱,胃中有客热,脉弱是虚热所致,况且有"有热不可猛攻,否则热去寒即起"的说法,正宜服竹叶汤,针刺胃脘补益胃虚。

关上脉细虚的,腹满,宜服生姜汤、茱萸蜀椒汤、白薇丸,针刺艾灸胃上脘、中脘、下脘。

关上脉涩的,血气逆冷,脉涩即为血虚,宜服干地黄汤、内补散,针刺足太冲穴补虚。

关上脉芤的,大便出血,宜服生地黄以及生竹皮汤,灸膈俞,若继续便血,针刺关元穴,严重的服龙骨丸。

关上脉伏的,有水气,溏泄,宜服水银丸,针刺关元穴,可使小便通利,溏泄停止即停药停刺。

关上脉洪的,胃中热邪,必生烦满,宜服平胃丸,针刺胃脘,先泻后补。

关上脉沉的,心下有冷气,苦于体内胀满、吞酸水,宜服白薇丸、茯苓丸、附子汤,针刺胃脘补益。

关上脉软的,虚冷不堪,脾气弱,重下病,应服赤石脂汤、女萎丸,针刺关元补脾气。

关上脉迟的,胃中有寒,宜服桂茱萸、枝丸汤,针刺胃脘补胃。

关上脉实的,胃中疼痛,宜服茱萸乌头丸、栀子汤,针刺胃脘补胃。

关上脉牢的,脾胃气塞,热盛,会出现腹满回响,应服紫菀丸、泻脾丸,针刺胃脘泻热。

◆ 平尺脉主对法

尺脉浮的,邪气在下焦。

尺脉弱的,下焦冷,无阳气,热上冲头面。

尺脉弱寸脉强的,胃络脉受伤。

尺脉偏滑疾,面赤如喝醉了酒,受外热即会生病。

尺脉细微的,溏泄,下冷利。

尺脉虚小的,足胫寒冷,痿痹脚疼。

尺脉涩的,便血,不利,多汗。

尺脉沉而滑的,生寸白虫病。

尺脉细而急的,筋挛痹,不能行走。

尺脉大的,膀胱中有热,小便赤痛。

尺脉粗,时常发热的,称为患热中病,病人腰胯疼痛,小便赤热。

尺脉用力按压不消失的,妇女则会闭经。尺脉与关脉相应和而脉象为滑的,男子气血实,女子即有身孕。

尺脉来时有断绝的,女子月经不利,男子小腹有滞气。

尺脉寸脉都软弱的,体内煴热,手足逆冷,出汗。

尺脉寸脉都沉的,关上无脉的,心下喘。

尺脉寸脉都沉的,若关上有脉,苦寒而心下疼痛,阴中冷,双脚麻木。

尺脉寸脉都微的,心力小不想说话,血气不足,患者脚弱气短。

尺脉寸脉都微的,手足头面有热;都迟的是有寒,手足头面有冷风。

尺脉浮的,下焦中了热风,小便困难,宜服滑石散、瞿麦汤,针刺横骨、关元泻热。

尺脉紧的,脐下疼痛,应服当归汤,灸天枢穴,针刺关元穴补益。

尺脉微的,厥逆,小腹中拘急,有寒气,应服小建中汤,针刺气海穴。

尺脉数的,怕冷,脐下热痛,小便赤黄,宜服白鱼散、鸡子汤,针刺横骨取泻。

尺脉缓的,脚弱下肿,小便困难,且有余沥,宜服瞿麦散、滑石汤,针刺横骨取泻。

尺脉滑的,血气实,经脉不通利,宜服大黄汤、朴消煎,去经脉瘀血,针刺关元穴。

尺脉弦的,小腹疼痛,小腹以及脚中拘急,宜服当归汤、建中汤,针刺气海取泻。

尺脉弱的,气少发热,骨烦,宜服前胡汤、干地黄茯苓汤,针刺关元穴补。

尺脉涩的,足胫逆冷,小便赤,宜服附子四逆汤,针刺足太冲补。

尺脉芤,下焦虚的,小便有血,应服竹皮生地黄汤,灸丹田、关元。

尺脉伏的,小腹疼痛有癥疝,水谷不消化,宜服桔梗丸、大平胃丸,针刺关元补。

尺脉沉的,腰背疼痛,宜服肾气丸,针刺京门穴补肾。

尺脉软的,双脚不收,风痹,小便困难,宜服瞿麦汤、白鱼散,针刺关元穴。

尺脉牢的,腹满阴中急,宜服葶苈子茱萸丸,针刺丹田、关元、中极穴。

尺脉迟的,下焦有寒,宜服桂枝丸,针刺气海、关元穴泻。

尺脉实的,小腹疼痛,小便不禁,应服当归汤加大黄一两,通利大便,针刺关元穴补。

五脏积聚第七

人有积、聚以及谷气三种疾病。积,是内脏的病,终身不会转移;聚,是内腑的病,发作有一定的时间,转移不定,疼痛也相随转移,这种病可治;谷气,肋下牵痛,按压痛处即消失,病愈后再次复发的就是谷气。病愈则以不再复发为准,今又复发病的,即为谷气。

诊断各种积的方法:脉来时细软附骨的,就是有积。寸口脉结的,积在胸中,出寸口脉微的,积在喉中;关上脉结的,积在脐旁,关下脉微的,积在小腹;尺中脉结,积在气冲;脉上关上部,积在心下。上述各种脉从左手出积在左,从右手出积在右,从两手出积在中央,各按照它们所分属的部位来处治。寸口脉沉而横的,肋下以及腹中有横积发痛。关上脉弦的,腹中急痛,牵引腰背疼痛,腹中有寒疝瘕。脉弦紧而细微的,是症结。寒痹、症瘕、积聚的脉象都弦紧。若病在心下,即是寸口脉弦紧;在胃部,即是关脉弦紧;在脐下,即是尺脉弦紧。一种说法是关脉长弦,脐的周围有积。诊断一种腹病的脉法:左手脉横则症结在左,右手脉横则症结在右,脉头大的症结在上,脉头小的症结在下。还有一种方法:横脉出现在左手则积在右边,出现在右手则积在左边。脉象偏的洪实而滑的也是有积,弦紧也是有积,为寒痹、疝痛。体内有积,脉上没有表现的,难治;出现在一种脉上,易治;若在各种脉象上皆无反映,不可救治。左手脉大右手脉小,病在上部则为左肋,在下部则为左脚;右手脉大左手脉小,病在上部则为右肋,下部则为右脚。脉弦而伏的,腹中有症但不能移动,病人会不治而死。脉势来时细沉时直的,身体有痛肿。若腹中有伏梁,脉来时沉而虚的,会出现泄注。脉来时小而沉实的,胃中有积聚,不能下食,食后即吐。

阴阳表里虚实第八

弦脉为少阳经之脉,缓脉为阳明经之脉,洪脉为太阳经之脉,即为三阳脉;微脉为少阴经之脉,迟脉为厥阴经之脉,沉脉为太阴经之脉,即为三阴脉。

脉象有一阴一阳,一阴二阳,一阴三阳;也有一阳一阴,一阳二阴,一阳三阴。如此说来,寸口处有六种脉在一起搏动。然而医经上将这种没有六脉俱动的情况,称之为脉浮、沉、长、短、滑、濇。凡是脉象浮、滑、长的,为阳脉;沉、濇、短的,为阴脉。所以称一阴一阳,是指脉势来时沉而滑;一阴二阳,是指脉势来时沉滑而长;一阴三阳,是指脉势来时浮滑而长,时有一沉。之所以又称一阳一阴,是指脉势来时浮而濇;一阳二阴,为脉势来时长而沉濇;一阳三阴,为脉势来时沉濇而短,时有一浮。各自根据它们经脉所处的位置,去推究病理的逆顺。

脉有阳盛阴虚,阴盛阳虚的说法,是指哪种情况呢? 即脉浮取时弱小,沉取时实大,所以称之为阴盛阳虚;脉沉取时弱小,浮取时实大,故称为阳盛阴虚,这是阴阳虚实的意思。凡是脉象为浮、大、数、动、长、滑的,是阳脉;沉、涩、弱、弦、短、微的,是阴脉。患阳病出现阴脉的,与病理相违逆,表明病人有死亡的危险;患阴病出现阳心下即是寸口脉弦紧,在胃部即是关脉弦紧,在脐下即是尺脉弦紧。一种说法是关脉长弦,脐的周围有积。诊断证一种腹病的脉法:左手脉横则症结在左,右手脉横则症结在右,脉头大的症结在上,脉头小的症结在下。还有一种方法:横脉出现在左手则积在右边,出现在右手则积在左边。脉象偏得洪实而滑的也是有积,弦紧也是有积,为寒痹、疝痛。体内有积,脉上没有表现的,难治;出现在一种脉上,易治;若在各种脉象上均无反映,不能治。左手脉大右手脉小,病在上部则为左肋,在下部则为左脚;右手脉大左手脉小,病在上部则为右肋,下部则为右脚。脉弦而伏的,腹中有症但不能移动,病人则不治而亡。脉势来时细沉时直的,身体有痈肿。如果腹中有伏梁,脉来时沉而虚的,会出现泄注。脉来时小而沉实的,胃中有积聚,不能下食,食后即吐。

何时得病第九

怎样才能知道人是因露卧生病的? 即阳脉中有阴脉;怎样才能知道人是在夏季得病的? 即阴脉中有各种阳脉;怎样才能知道人是在春季得病的? 即没有肝脉;没有心脉,是在夏季得的病;没有肺脉,是在秋季得的病;没有肾脉,是在冬季得的病;没有脾脉,是在四季中脾旺的日子即四季中四立前十八天中得的病。

扁鹊华佗察声色要诀第十

病人五脏精气衰竭,神明不守,声音嘶哑的死。

病人抚摩衣缝,谵语的,无药救治。

病人阴脉阳脉全都没有,掣衣撮空、妄言的死。

病人妄语,言语错乱,以及不能说话的,无可救治。如果患的是热病,可以医治。

病人阴脉阳脉都已消失,不能讲话的,三天半后即死。

病人两眼角都泛黄的,疾病刚刚痊愈。

病人面目发青的不死,如草般碧青的死。

病人面黄目赤的不死,但红得像血的死。

病人面黄目白的不死,但白得像枯骨的死。

病人面黄目黑的不死,但黑得像煤灰的死。

病人脸色与眼睛颜色相同的不死。

病人面黑目青的不死。

病人面青目白的死。

病人面赤目青的,六天即死。

病人面黄目青的,九天必死,即所谓的乱经。喝酒后吹风,风邪侵入胃经,导致胆气妄泄,眼睛变青,即使是上天相救,也不可能起死回生。病人面赤目白的,十天死去。如果忧愤思虑,心气内竭,面色转好的,这是死期快到的征兆。

病人面白目黑的死,这表明营气卫气都已衰竭,血脉空虚。

病人面黑目白的,八天死去。由于肾气受到内部病邪的侵袭,病邪趁势留积的缘故。

病人面青目黄的,五天即死。病人卧床,心痛短气,脾气衰竭而且内体受到病邪侵袭,过了百天又有所好转,勉强站起但又不稳,要么跌坐在地上,要么倚床站立,能治愈这种病的医生,可以称得上是神医。

病人脸上没有神采光泽,面如土色,不进饮食的,四天即死。

病人脸上没有神采光泽,以及牙齿发黑的,不可救治。

病人眼、耳、鼻、口起黑色,并进入口中的,必死。

病人眼耳以及面颊发红的,五天内必死。

病人从额上发际,一直到鼻梁两颧骨上起黑色的,五天内必死。

病人或肤色较黑的健康人如果起白色,并进入眼睛和口鼻中的,三天内死去。

病人或健康的人脸色突然变成马肝色,远望像是青的,近看像是黑的都会死去。

病人面色发黑,眼睛直视,怕风的死。

病人脸色发黑嘴唇发青的死。

病人脸色发青嘴唇发黑的死。

病人脸色发黑,两肋下胀满,不能自己转侧的死。

病人眼神惶恐,直视,喘气耸肩的,一天即死。

病人阴脉结阳脉绝,眼睛无神,神情恍惚的死。

病人阴脉阳脉都绝竭,眼眶下陷的死。

病人眉毛歪斜的,七天即死。

病人如鱼口一样张开,不能关闭,而且只有气出不见气入的死。

病人口张开的,三天即死。

病人嘴唇发青,人中歪斜的,三天死去。

病人嘴唇歪斜,人中饱满的死。

病人嘴唇和口里突然发干的,不可救治。

病人唇肿齿焦的死。

病人牙齿突然变黑的,十三天即死。

病人舌头卷缩,睾丸内缩的,必死。

病人汗出不流,舌头卷缩而且发黑的死。

病人头发直立的,十五天即死。

病人头发如同干麻一般,而且容易发怒的必死。

病人头发眉毛冲起的死。

病人爪甲发青的死。

病人爪甲发白的,不可医治。

病人手足指(趾)甲下面的肉发黑,八天即死。

病人营气卫气都已竭绝,脸上浮肿的必死。

病人突然发肿,脸色灰白或发黑的死。

病人手掌发肿,没有纹理的死。

病人肚脐肿翻出来的死。

病人阴囊、阴茎都肿的死。

病人脉绝口张,脚肿的,五天即死。

病人脚背发肿,呕吐,头部沉重的死。

病人脚背以上发肿,两膝肿大如斗

的,十天即死。

病人卧床不起,屎遗出而不知觉的死。

病人发出尸臭的,不可救治。

肝脏有病,皮肤发白,在属肺的庚辛日死去。

心脏有病眼睛发黑,在属肾的壬癸日死去。

脾脏有病唇色发青,在属肝的甲乙日死去。

肺部有病面颊发赤,眼睛发肿,在属心的丙丁日死去。

肾脏有病面部浮肿,嘴唇发黄,在属脾的戊己日死去。

青要像苍璧那样青,不能青如蓝色。

赤要像帛裹朱一样红,不能是赭红。

白要像鹅毛,不能像盐一样白。

黑要像重漆,不能像炭一样黑。

黄要像罗裹雄黄,不能像黄土一样黄。

诊五藏六腑气绝症候第十一

病人肝气绝,八天即将死去,这是怎样知晓的呢? 肝气绝的病人脸色发青,只想卧睡,眼睛看不清楚人物,汗水如水一般流个不停。

病人胆气绝,七天即死,怎么知道呢? 胆气绝的病人眉毛倾斜。

病人筋绝,九天即死,怎样才能知晓呢? 筋绝病人手足爪甲变青,呼骂不停—种说法是八天死。

病人心气绝,一天即死,怎样才能知晓呢? 心气绝的病人喘气耸肩,惊悸直视,立即死去。

病人肠气绝,—种说法是小肠六天即死,怎样才能知晓呢? 肠气绝的病人头发如干麻一样直,不能屈伸,自汗不止。

病人脾气绝,十二天即将死去,怎样才能知晓呢? 脾气绝的病人口冷脚肿,腹部发热,胪胀,泄痢而不知觉,并毫无时度—种说法是五天死。

病人胃气绝,五天即死,怎样才能知晓呢? 胃气绝的病人脊柱疼痛,腰部沉重,不能翻转—种说法是腓肠平,九天死。

病人肉绝,六天即死,是怎样知晓的呢? 肉绝的病人耳干,舌头发肿,溺血,大便赤泄—种说法是脚肿,九天死。

病人肺气绝,三天即将死去,怎样才能知晓呢? 肺气绝的病人口张,只有气出没有气入—种说法是鼻口虚张,短气。

病人大肠气绝,无药可救,是怎样知晓的呢? 大肠气绝的病人泄痢无度,泄痢停止即死。

病人肾气绝,四天即将死去,怎样才能知晓呢? 肾气绝的病人牙齿暴枯,面色正黑,眼睛仁变黄,腰部疼痛如要断折一般,自汗如流水一样—种说法是人中平,七天死。

病人若是骨绝,其牙齿变黄脱落,十天即将死去。

如出现各种没有根脉即五脏六腑之脉的浮脉,病人均会死亡。

诊四时相反脉第十二

春季三月,木旺,肝脉正常,应当先来,其次是心脉,稍后是肺脉,再后是肾脉,这种脉象是旺相的顺脉。到了六月土旺时,脾脉应当先至反而未至,倒是肾脉先至,这是肾反脾,病人七十天即将死去。那么什么是肾反脾呢?夏天火旺,心脉应当先到,肺脉紧随其后,而肾脉反倒先来,这就是肾反脾,出现的时间在五月、六月,忌丙丁日。有脾反肝出现的,三十天即将死。什么是脾反肝呢?春天肝脉应当先至的反而不至,而脾脉反倒先至,这就是脾反肝,时间在正月、二月,忌甲乙日。有肾反肝呈现的情况,三年即将死去。什么是肾反肝呢?春天肝脉当先至而不至,肾脉反倒先至,即肾反肝,时间在七月、八月,忌庚辛日。出现肾反心,二年即死。什么是肾反心呢?夏天心脉应当先至反而不至,肾脉反倒先至,这就是肾反心,时间在六月,忌戊己日。在这一节中不讨论肺金之气,因为简捷地论述难以说清楚,又推及五行生克,更加复杂,所以在其他篇章中,另行收录,可查阅。

凡是治疗疾病,要观察病人的形貌神气和色泽,审察脉象的盛衰,疾病的新旧,然后才能施治。形气相适宜,脸上浮现出光泽,脉与四时相吻合,病就易治;如果形气相背离,脸色憔悴无光泽,脉象非常实坚,脉与四季相违背,病就难治。脉与四时相违背的,春天得肺脉,夏天得肾脉,秋天得心脉,冬天得脾脉,脉势一到脉象皆为悬绝涩的,称为"逆"。春夏脉象沉涩,秋冬脉象浮大,生热病。脉势静的泄痢,脉体大的脱血,脉象实的病在体内,脉象坚实的病在体表,脉不实,叫做逆四时,皆难以治疗。四季之脉都以胃气为本。虽然四季中各有旺相的脉,若胃气无就难以痊愈。什么叫胃脉,即脉势来时弱而滑的,有这种脉的疾病易治。

诊脉动止投数躁数死期年月第十三

脉搏动一次停止一次的,两天死。一医经上说一天死。

脉搏动两次停止一次的,三天死。

脉搏动三次停止一次的,四天死。或五天死。

脉搏动四次停止一次的,六天死。

脉搏动五次停止一次的,七天死。或五天死。

脉搏动六次停止一次的,八天死。

脉搏动七次停止一次的,九天死。

脉搏动八次停止一次的,十天死。

脉搏动九次停止一次的,九天死。另一说法是十一天死。另一医经上说十三天死,或者是立春即死。

脉搏动十次停止一次的,立春死。另一医经上说立夏死。

脉搏动十一次停止一次的,立夏死。另一医经上说夏至死,又说立秋死。

脉搏动十二、十三次停止一次的,立秋死。一医经上说立冬死。

脉搏动十四、十五次停止一次的,立冬死。另一医经上说立夏死。

脉搏动二十次停止一次的,一年死,或者立秋则死。

脉搏动二十一次停止一次的,二年死。

脉搏动二十五次停止一次的,二年死。一医经上说一年死。还有一种说法是立冬死。

脉搏动三十次停止一次的,二年死或者三年死。

脉搏动三十五次停止一次的,三年死。

脉搏动四十次停止一次的,四年死。

脉搏动五十次停止一次的,五年死。

脉搏动不满五十次停止一次的,五年死。

五行之气完备,阴阳之数均衡,营气卫气随同经脉在人体内周流出入而养助人身,每时每刻从不停息,于是五脏之气得以健旺生成并相互扶助。

脉每搏动五十次而不停止的,五脏之气完备,即没有病患。

脉每搏动四十次而停止一次的,有一个脏器无气,再过四年,春草长出的时候死去。

脉每搏动三十次而停止一次的,有两个脏器无气,再过三年,麦子成熟时死去。

脉每搏动二十次而停止一次的,有三个脏器无气,再过二年,桑椹红了的时候死去。

脉每搏动十次而停止一次的,有四个脏器无气,一年内死去,与时节相应而不发动的,过清明即死,最远不会超过谷雨。

脉每搏动五次而停止一次的,五脏都没有脏气,再过五天即死。

脉每搏动一次而中断很久的,心脏有旧病,主中治。

脉每搏动二次而中断很久的,病位于肝脏,枝中治。

脉每搏动三次而中断很久的,病位于脾脏,下中治。

脉每搏动四次而中断很久的,病位于肾脏,间中治。

脉每搏动五次而中断很久的,病位于肺脏,枝中治。

五脉有病,虚羸的人得了会死,之所以这样,是因为药不能医治,针刺又力不能及。强壮的人还可以治疗,这是因为他们脏气齐全的缘故。

扁鹊诊诸反逆死脉要诀第十四

扁鹊说:辨别死脉的脉气,犹如汇集的群鸟,又如一马奔驰,仿佛流水一般交相奔驰,连属不断,又如悬石纷纷坠落一般。死脉脉气出于筋的上面,藏在筋的下面,在坚涩的关脉里面,而不在营气卫气之中,死脉脉气乘生病之机而发作,不

平脉·卷二十八

大容易觉察出来。

脉病而人不病,脉势来时如屋漏滴水或鸟雀啄食一样的人死屋漏,即是脉一来就绝止,但不连属不断;雀啄,即是脉来非常散疾,绝止后重又突然到来。医经上病得了七八天,脉象如屋漏滴水雀鸟啄食的死。脉来时如弹射石子般急速,脉去时如解开绳索般动数,并随之散乱,没有次序并像黍米一样弹人手指的死。脉困的,病人脉象如虾子游水,慢慢起来,一会儿又退去,不知脉在哪里,很久脉又起来,起来迟而去得快,又如鱼儿戏水,摇头摆尾久久不去的死。脉象如悬薄卷索的死,脉象如豆子旋转的死,脉象如偃刀一样的死,脉象涌动久久不去的死,脉忽来忽去、突然停止后又重来的死,脉中激烈的死、脉上下分散的死。脉有表无里的死。结脉一旦消失人即死。那结脉又是指得什么呢?脉体在指下像麻子一样动摇,属肾经,这种脉体就叫结脉,结脉消失死期就很近了。脉势来五次不再增减的人死,这种脉医经上称为代脉。那什么又叫代脉?脉搏动五次停止一次的脉。脉来七次则人呼吸一次,半个时辰内不再有所增减,这种脉也叫代脉,有这种脉的人非死不疑。医经上说生病有的死,有的不治自愈,有的几年、几月也不会痊愈,通过切脉可以来预知,病人的生死存亡,继而可以完全知晓。

假若病人眼睛关闭,不想见人,诊得的脉象应当是肝脉弦急而长,如果反倒切得肺脉,浮短而涩的必死。

病人如果眼开发渴,心下坚固的,脉象应当紧实而数,反倒切得脉象沉滑而微的死。

病人如果吐血再衄衄鼻中出水是衄,鼻中出血是衄,脉象应该沉细,而反诊得脉象浮大牢的死。

病人如果谵言妄语,身体当有热邪,脉象应当洪大,手脚反而厥冷,脉象反而沉细微的死。

病人如果腹大而泄下,脉象应当微细而涩,脉象反而紧大而滑的死。

经书上说身形和脉象与疾病相反的死,此事是无可奈何,就像病若是头痛目痛,脉象反而短清的死一样。

病若是腹痛,脉象反而浮大而长的死。

病若是腹满而气喘,脉象反而滑利而沉的死。

病若是四肢厥逆,脉象反而浮大而短的死。

病若是耳聋,脉象反而浮大而涩的死。

病若是眼睛不明,脉象反倒大而缓的死。

身体左边有病而右边疼痛,右边有病而左边疼痛,下边有病而上边疼痛,上边有病而下边疼痛,这些都称为"逆",有"逆"的人不可治。

脉势来时用沉的手法切得脉象绝濡,用浮的手法切得脉连绵不止而且推手的,半月死一作半日。

脉势来时微细而绝的,人生病则当死。

人病脉不病的能活命,脉病人不病的则丧生。

人患尸厥病,喊不答应,脉象绝的死,脉象应大反而小的死。

肥胖的人脉体细小如丝,如要断绝

的死。

体瘦弱的人得躁脉会死去。
身体干涩而脉势往来滑的死。
身体滑而脉势往来涩的死。
人身体瘦小而脉体往来大的死。
人身体粗大而脉体往来小的死。
人身体矮而脉势往来长的死。
人身体长而脉势往来短的死。

尺脉向上与寸口脉相应太迟的,半日死去。

诊断五脏六腑十二经脉,都有脉象与病症相反的情况,这种反逆情况一旦出现,就是死亡的征兆。

诊百病死生要诀第十五

凡是诊脉的时候,都要观察病人身体的大小长短以及性气的缓急。脉象的迟速、大小和长短,都和人的身体形状以及性气一致的,吉利,反之就不吉利。

诊断伤寒发高热的人,其脉象浮大的能活命,脉象沉小的丧命。伤寒之后已经出汗,脉象沉小的能生,脉象浮大的则丧身。

患温病三四天以内不出汗,脉象大疾的生,脉象细小难以切得的不可救治。

患温病不时发大热,脉象细小的死。

患温病下痢,腹中疼痛剧烈的死,不能救治。

患温病不出汗,或出得不够的死。厥逆而出汗,脉象坚强急的生,脉象虚缓的死。

患热病二三天,身体发热,腹中胀满,头部疼痛,饮食正常,脉象直而疾的,八天死。或四五天后头痛,腹痛呕吐,脉来势细强,十二天死。或八九天后头不疼痛,身体也不疼痛,目眼不发红,颜色未改变,反而下痢,脉势来时累累不断,按压又不弹手,脉体不时变大,心下坚,十七天死。

患热病七八天,脉象不软不散,病人病症应表现为说不出话,此后三天,不出温汗者死。

患热病七八天,脉象微细,小便不利,而且口中暴燥,脉代,舌焦干黑的死。

患热病未出汗,脉象盛躁疾,出汗的有生的希望,不出汗的难以痊愈。

患热病已经出汗,脉象静安的有生的希望,脉象躁的不易治疗。

患热病脉象躁盛而未出汗的,阳气最盛,会不治而死。

患热病已经出汗,脉象时常躁盛的,阴气最盛,死期已经临近了。

患热病已经出汗,大热经久不去的,死期已经不远了。

患热病已经出汗,热未除去,脉象微躁的,应谨慎小心不能用针刺医治。

患热病而发热厉害的,阳脉阴脉都已衰竭,小心不能针刺,病人不出汗,必下痢。

中了风邪患有麻木痿躄的病人,脉象虚的能延生,坚急疾的会死。

患了癫病的病人,脉虚则可治,脉实不可治。

患癫病,脉象实坚的生,脉象沉细小的死。

患癫病,脉搏大滑的,时间长了自会痊愈。脉象沉小急实的,不可治,脉象小坚急的也不可治。

患头痛目痛,长时间凝视却看不见东西的死。

人心腹中患有积聚,脉象坚强急的生,虚弱的死。另外,脉象实强的生,沉的也生。脉象大,腹部剧胀,四肢逆冷,脉形长的死。腹部胀满,便血,脉象大时而绝的,极度下血,脉象小疾的死。

心腹疼痛不止,脉象细小而迟的生,脉象坚大而疾的死。

患肠澼便血,身体发热的死,身体发冷的生。

患肠澼便白沫,脉象沉的生,脉象浮的死。

患肠澼便脓血,脉象悬绝的死,脉象滑大的生。

患肠澼这类疾病,身体发热,脉象不悬绝滑大的生,脉象悬濇的死,可以通过脏器来测定。

患肠澼下脓血,脉象沉小连属不断的生,脉象数疾而大且发热的死。

患肠澼筋挛,脉象小细安静的生,脉象浮大而紧的死。

病人洞泄,饮食不消化,下脓血,脉象微小的生,脉象紧急的死。

病人泄注,脉象缓,不时小结的生,脉象浮大而数的死。

患䘌蚀、阴疮,脉象虚小的生,脉象紧急的死。

患咳嗽,脉象沉紧的死,脉象浮直的生,脉象软的生,脉象小而伏匿的死。

患咳嗽,羸瘦,脉形坚大的死。

患咳嗽,脱形发热,脉象小坚而急的死,肌肉消瘦脱形,热不去的死。

咳嗽干呕,腹胀下泄,脉象弦急欲绝的死。

吐血衄血,脉象滑小而弱的生,脉象实大的死。

出汗像衄血此处指非外伤而局部出血一般,脉象小滑的生,脉象大躁的死。

吐血,脉象紧强的死,脉象滑的生。

吐血而且咳嗽上逆,脉象数而且身体有热,不能睡卧的死。

伤寒家咳嗽而且气上逆,脉象数散的死,这是病人形体被损的缘故。

气上逆,脉象数的死,这是人形受损的缘故。

气上逆,喘息低昂,脉象滑,手脚暖和的生;脉象涩,四肢寒冷的死。

气上逆,脸部浮肿,喘气耸肩,脉象大的,不可治,再有下痢必死无疑。

气上逆,大汗淋漓,脉象虚静不躁,隐伏难以触及的生,脉象坚强的死。

寒气上攻,脉象实而顺滑的生,脉象实而逆涩的死。

患消渴,脉象数大的生,脉象细小浮短的死。

患消渴,脉象实大,病程历时长久的尚可医治;脉象悬小坚急,病程历时长久则不可医治。

患消渴,脉象沉小的生,脉象实坚大的死。

患水肿,脉象洪大的可治,脉象微细的不可治。

患水肿而胀闭,脉象浮大软的生,脉象沉细虚小的死。

患水肿病,腹部肿大如鼓,脉象实的生,脉象虚的死。

突然中了恶邪,吐血数升,脉象沉数而细的死,脉象浮大疾快的生。

突然中恶邪,腹部肿大四肢胀满,脉象大而缓的生,脉象紧而浮的死,脉象紧细而微的也可活命。

生疮,腰脊强急抽风的,均不可治。

感受寒邪热邪而抽风,脉象代绝的死。

金疮出血太多,脉象虚细的生,脉象数实大的死。

金疮出血,脉象沉小的生,脉象浮大的死。

伤口大出血一二石,脉势来时大的,二十天即将死去。

砍刺都能损伤身体,多少会有血流出,若流血不能自止,脉势来去皆大的,七天即死。

从高处堕落而内出血,腹中胀满,脉象坚满而强的生,脉象小弱的死。

人受百药毒害,脉象微细的死,脉象洪大而快的生。

病得严重而脉象不顺调的人,不易痊愈。

病得严重而脉象洪大的人,容易痊愈。

人阴脉阳脉都结的,他上面的牙齿看起来如熟小豆一般,脉象躁的死。

病人内外皆虚,身体发冷出汗,微呕且烦忧,手足厥逆,身体不能安静的死。

脉象实满,手足寒冷,头发热,病发生在春秋两季人能活命,发生在冬夏两季则丧生。

老年人脉象微,阳脉强阴脉弱的生,脉象盛大气息急数的死。

阴脉弱,阳脉强,脉势来时脉象为代,一月后死去。

尺脉清而坚,是血实气虚。发病则腹中疼痛,逆满,气上行,这是因妇女胎中绝伤,有恶血,时间长久而结成瘕,在冬季得病,到来年秋季黍穄成熟时死。

尺脉细微的,血气都不充足,脉细而来势有力的,是谷气不足,病气逢其旺盛时节就鼓动,在枣叶发出时病人死,这种病得在秋季。

左手寸口脉偏动,忽大忽小毫不整齐。从寸口到关部,关部到尺部这三部的位置,在每一处都动摇不定,且各不相同,在仲夏得病而具有这种脉象的,桃花落时死去。

右手寸口脉偏沉伏,忽大忽小,早上脉象来势浮大,晚上来势沉伏。浮大即是太过,向上从鱼际出;沉伏即向下不能抵达关中。这种脉象往来无定势,时时复来的,榆叶枯落时人就会死。

右手尺部脉每搏动三十次停止一次,一会儿再恢复;尺脉每搏动二十次停一次,忽动忽静,与呼吸的次数不相应。病人有这两种情况出现的,即使能吃饭也不能痊愈,蘩草生出的时候死去。

左手尺部脉每搏动四十次停止一次,停止后又复来,来势逆如摸直木一样,又如张开的弓弦一样绷急,就像两人共拉一根绳索一样,病人若有这种脉,到立春的时候就会死去。

诊三部脉虚实诀死生第十六

正常人的三部脉大都差不多,只有像小孩、单薄的人、妇女这一类人脉象小而软。四五岁的小孩,一呼一吸脉共来八次,脉象细数的吉利。

三部脉有时来有时不来,表明胃中有冷气结聚,故使脉运行不畅通。

三部脉虚,久病的人遇这种情况会死。脉象虚而濇,病程历时长久的也死,脉象虚而滑的也死,虚而缓的也死。虚而弦急,患癫病的也会死。

三部脉脉象实而大,长期生病的人得这种脉必死。脉象实而滑,久病者呈现这种脉则生。突然生病而有这种脉的则死。脉象实而缓的生,实而紧的也生。实而紧急的,患有癫病可治愈。

三部脉强,脉形与病情不相吻合,生病即死。

三部脉微弱,脉形与病情不吻合,得这种脉的人必死。

三部脉粗,久病的人得此脉会死;突然生病得这种脉能生。

三部脉细而软,久病的人得此脉能生,脉细而数的也能生,脉微而紧的也能生。

三部脉微而伏,久病的人得了会死。

三部脉软,久病的人得此脉,不治自愈,治疗反会死去,猝然发病得这种脉能生。

三部脉浮而结,久病的人得此脉会死。脉象浮而滑的,久病的人得此脉会死。

三部脉浮而数,长期患风邪病得此脉能生,猝然发病得此脉会死。

三部脉芤,久病的人得此脉能生。

三部脉弦而数的,久病的人得此脉能生,突然发病得此脉则死。

三部脉革,久病的人得此脉能生,突然发病得此脉会死。

三部脉坚而数,若患蛊毒病得此脉必死。脉象数而软,蛊毒病人得此脉能生。

三部脉如水上肥脂漂浮,久病的人得此脉会死,突发病得此脉会生。

三部脉如蛛丝相连,久病的人得此脉会死,突发病的得此脉能生。

三部脉如角弓,久病的人得此脉会死。

三部脉连属如贯珠,久病的人得此脉会死。

三部脉如水淹流,久病的人得此脉不治自愈,治疗反倒丧命。

三部脉如屋漏滴水般无规律可循,久病的人得此脉十四天会死去。

三部脉如雀鸟啄食一样急促,久病的人得此脉七天后即丧身。

三部脉如锅中沸水翻腾,早上得此脉晚上死,夜半得此脉中午死,中午得此脉半夜死。

三部脉急切,腹中有病,又腹痛而引起腰体屈曲,针刺上下即可愈。

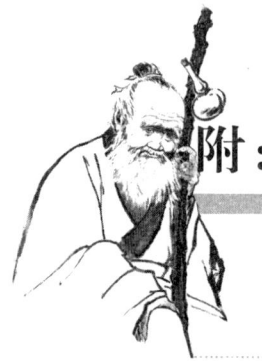

附:古今医学常用度量衡对照表

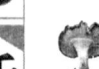 **1. 重量单位**

一厘:约等于 0.3125 克。

一分:约等于 10 厘(0.3125 克)。

一钱:约等于 10 分(3.125 克)。

一两:约等于 10 钱(31.25 克)。

一斤:约等于 16 两(500 克)。

 2. 用药剂量

一方寸匕:约等于 2.74 毫升或金石类药末约 2 克,草木类药末约 1 克。

一钱匕:约等于 5 分 6 厘,或 2 克强。

一刀圭:约等于一方寸匕的十分之一或 0.274 克。

一撮:约等于 4 圭或 1 克强。

一勺:约等于 10 撮或 10 克。

一升:约等于 10 合或 10 克。

一斛:约等于 5 升或 30 克。

一石:约等于 2 斛或 10 斗或 100 克。

一铢:1 两等于 24 铢。

一枚:以较大者为标准计算。

一束:以拳尽量握足,去除多余部分为标准计算。

一片:以 1 钱重量作为 1 片计算。

一茶匙:约等于 4 毫升。

一汤匙:约等于 15 毫升。

一茶杯:约等于 120 毫升。

一饭碗:约等于 240 毫升。